王德炳论文选集

U0197218

北京大学医学出版社

WANGDEBING LUNWEN XUANJI

图书在版编目（CIP）数据

王德炳论文选集/王德炳编. —北京：北京大
学医学出版社，2017.11
ISBN 978-7-5659-1662-5

Ⅰ. ①王… Ⅱ. ①王… Ⅲ. ①临床医学－文集 Ⅳ.
①R4-53

中国版本图书馆 CIP 数据核字（2017）第 205502 号

王德炳论文选集

　　　　编：王德炳
出版发行：北京大学医学出版社
地　　址：(100191) 北京市海淀区学院路 38 号　北京大学医学部院内
电　　话：发行部 010-82802230；图书邮购 010-82802495
网　　址：http://www.pumpress.com.cn
E - mail：booksale@bjmu.edu.cn
印　　刷：中煤（北京）印务有限公司
经　　销：新华书店
责任编辑：陈　奋　张立峰　责任校对：金彤文　责任印制：李　啸
开　　本：710mm×1000mm　1/16　印张：27.5　字数：521 千字
版　　次：2017 年 11 月第 1 版　2017 年 11 月第 1 次印刷
书　　号：ISBN 978-7-5659-1662-5
定　　价：80.00 元
版权所有，违者必究
（凡属质量问题请与本社发行部联系退换）

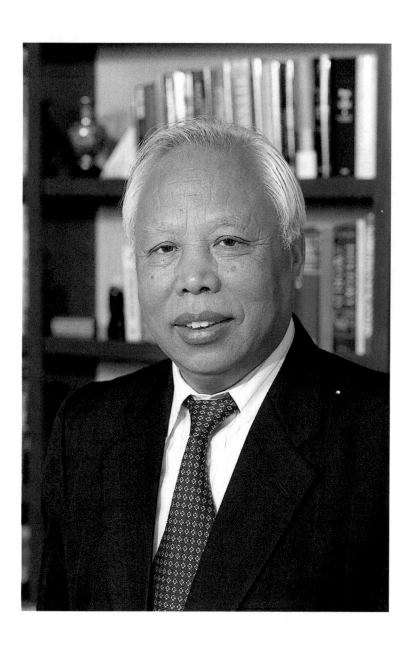

王德炳简介

　　王德炳（1937—），男，汉族，中共党员。1960 年毕业于北京医学院（现北京大学医学部）医疗系。历任助教、住院医师、主治医师、副主任医师、主任医师、副教授、教授、博士生导师，北京大学人民医院电子显微镜实验室主任，北京大学人民医院内科副主任，血液病研究所副所长，人民医院副院长，北京医科大学副校长，1991—2000 年任原北京医科大学校长。北京大学与原北京医科大学合并后，2000 年 4 月至 2002 年 4 月任北京大学党委书记、校务委员会主席。长期以来，从事医疗、教学、科研工作和医学教育领导工作，对原北京医科大学的发展和中国医学教育改革做出贡献。专长内科血液病：白血病的基因诊断及治疗，巨核细胞造血调控及血小板生成素的研究。社会兼职：第九届、十届全国政治协商会议委员，全国高等学校设置评议委员会副主任委员，全国高等教育自学考试指导委员会医药学类专业委员会主任，国家卫生和计划生育委员会国际与合作中心理事会理事，全国临床医学专业学位教育指导委员会委员，中国高等教育学会医学教育专业委员会主任委员，中国医药信息学会主任委员，中国免疫学会血液免疫专业分会主任委员，中国医师协会副会长、道德建设委员会主任委员，中华医学会常务理事，中华医院管理学会卫生部属（管）医院管理分会主任委员，北京医学会副会长，原北京医师协会副会长，北京医科大学校友会会长，深圳产学研基地理事会理事，国家卫生和计划生育委员会人体器官移植技术临床应用委员会副主任委员，教育部医学教育认证专家委员会副主任委员，国家卫生和计划生育委员会教材建设委员会副主任委员，第七届全国高等教育自学考试指导委员会委员兼医药类专业委员会主任委员，深圳北京大学、香港科技大学医学中心主任，香港科技大学荣誉科学博士（2001 年 11 月），澳大利亚 La Trobe 大学荣誉科学博士（2002 年 6 月）。

自　序

　　1955 年，我考取了原北京医学院（现北京大学医学部，以下简称"北医"）医疗系，自此进入了这所由中国政府创办的第一所医学院校。时至今日，已有 62 个春秋。工作岗位虽然有所变化，但始终没有离开北医大家庭，做过教师、临床医师以及学校的管理工作。

　　这本《论文选集》是我多年从事临床医学和医学教育工作的小结，全文收录的论文分为两部分：医学教育和血液病学的临床研究。

　　医学教育部分主要是针对医学教育规律、医学教育质量、医学人才培养、医学院校与综合性大学合并后的管理体制、医学教育规模、医学教育质量保证体系等问题进行的研究。

　　血液病学的临床研究论文包括电子显微镜标本制备及临床应用、血小板生成素的研究，其他相关的临床研究收录了部分文章篇名。

　　1960 年大学毕业后，我被分配至生物物理学教研室亚显微结构组，研究在电子显微镜观察下光学显微镜所看不到的细胞结构。当时的电子显微镜是原德意志民主共和国赠送给我国的，在那个年代是很先进的，在我国十分稀少，我的老师郑富盛、彭学敏给我的研究课题是肝细胞的亚显微结构。北医人民医院于 1983 年成立了电子显微镜实验室，我任主任。除了承担医院的有关电镜方面的研究外，主要结合血液病的临床进行电镜观察，特别是再生障碍性贫血、溶血性贫血的扫描电镜，毛细胞白血病、巨核细胞白血病的透射电镜观察。

　　血小板生成素的研究是国家"九五"攻关课题。我是课题的负责人及项目的设计者，所发表的论文，第一作者主要是研究生，我是通信作者。1991 年，北医血液病研究所建立了联合查房制度，即临床与实验室和有关科室对疑难病例一起进行讨论，提高了诊断及治疗水平。这部分论文是临床医师与实验室的工作人员集体创作，此书选择了部分论文全文刊印，部分只列出了篇名、作者等信息。

　　《论文选集》之所以能够出版，首先要感谢和我一起工作的临床医师、实验室工作的老师以及研究生们。还要感谢北京大学医学出版社的大力协助，感谢出版社的责任编辑陈奋、张立峰编辑的辛勤工作，感谢医学教育研究所殷晓丽老师对于论文的查询、搜集工作。

　　由于有的论文发表较早，有些插图，特别是电镜图片不够清晰，希望大家批评指正。

王德炳

目　录

第一部分　医学教育

第二部分　血液病学的临床研究

一、电子显微镜标本制备及临床应用 ·················· 130

第一部分　医学教育

加强领导，深入研究我国医学教育存在的问题

王德炳

（全国高等医学教育学会　北京大学医学部，北京 100083）

[摘要] 本文论述了 21 世纪我国医学教育面临的挑战，存在问题，研究这些问题的重要性。

[关键词] 医学教育；高校；问题

[中图分类号] G649.21　　　　[文献标识码] A

[文章编号] 1671-8569（2003）4-0001-02

Strengthing Research in Medical Education

WAHG Debing

（Association of Medical University and College in China
Peking University Health Science Center，Beijing 100083，China）

[Abstract] The article elaborates the Challenge and Problems of the medical education in China in the 21th century as well as the importance of studying these problems.

[Key words] Medical Education；Challenge；Problem

21 世纪是生命科学世纪，医学是生命科学重要组成部分，医学及生物医学科技发展迅猛。健康是人们关心的永恒主题。党的十六大提出了全面建设小康社会的奋斗目标，健康素质是提高全民族素质的重要方面。教育国际化，世界医学教育联合会（WFME），美国中华医学基金会（CMB）都先后出台了医学教育国际标准，受到了全世界医学院校的领导和医学教育专家的关注。

在这样大背景下，我国医学教育如何发展，是值得深思的问题。

1 21世纪我国医学教育面临严峻的挑战

1.1 医学及生物医学科技发展迅猛，教学内容必须更新，课程需要进一步整合

生命科学是21世纪前沿学科之一，医学是生命科学最重要组成部分。医学分子生物学的崛起将会改变医学的面貌。基因组的工作确定了人类基因只有31 746亿碱基对，有3万～3.5万基因，密码差异不到0.1%。后基因组的工作将揭示基因结构与功能。分子生物学的进展将在分子水平上阐明人体结构与功能，疾病的病因和发病机制，提出基因诊断和基因治疗的方案。

学科发展趋势一方面是微观、细化，同时不同学科的交叉，融合组成新的学科，交叉、融合的结果出现了新技术，取得重大成果。如干细胞研究、生物芯片技术、纳米技术。干细胞的研究将会促进重大疾病的治疗、器官移植等取得突破。生物芯片技术就是医学和信息学结合的结果，将给疾病的快速诊断方面带来希望。纳米技术研究取得很大进展，在推动肿瘤的治疗、驱动微型机器人等方面取得了令人振奋的成果。学科发展、整合，重大技术的出现，就需要给医学深厚的知识，我们的教育内容必须更新，课程要重新整合。

1.2 疾病严重危害着人类健康，医学教育的任务更加艰巨

（1）传染病仍很猖獗，第一次卫生革命的任务远远没有完成。过去曾有一个时期认为传染病已经基本消灭，现在面临的任务主要是第二次卫生革命，解决非传染性疾病的问题。事实证明，这种观点是错误的。20世纪80年代，结核、鼠疫、霍乱、白喉等古老传染病的复苏，性传播疾病AIDS、梅毒、淋病来势凶猛。新的传染病如埃博拉出血热、疯牛病、西尼罗病毒病出现，特别是SARS在世界的流行，震惊了全世界。预防和控制传染病仍是我们的重大任务。加强医学生的预防观念及预防知识非常重要。

（2）慢性非传染性疾病是影响我国劳动力，威胁人口健康的重要问题。我国人口老龄化进展迅速，基数大，速度快。1999年统计60岁以上人口占人口总数的10%，2001年统计，65岁以上人口占7.1%，2026年预计我国老龄人口将占世界老龄人数的1/4。随着社会经济的发展，不良生活方式的增长，精神、心理障碍、意外伤害、自杀、环境污染、中毒……明显增加。心脑血管疾病、阻塞性肺疾病分别列居我国城市和农村居民死因第一位，恶性肿瘤居第二。精神疾患占我国疾病总负担1/5，精神障碍在我国疾病总负担排名中居首位，WHO把2001年新世纪开始年定为精神卫生年。

1.3 随着医学模式、医疗模式的转变，医学教育思想必须转变，培养 目标应符合国际医学教育基本标准

医学模式由生物医学模式向生物—心理—社会医学模式转变是现代医学一个重大课题；医疗模式由个人诊治向群体防治、综合干预转变是医生工作方式、工作范围、工作重点的一个重大变化，这两种模式的转变都涉及医学教育观念的更新，教育思想的转变，涉及如何培养医生，要培养一个什么样医生的问题。

医学教育观念的更新，首先是对医学的认识，医学是一门综合学科，它不仅是生物科学，不仅是研究疾病的病因，发病机制，诊断治疗，一定要包含社会医学、环境医学、医学社会学、医学心理学、医学伦理学……要加强与人文社会科学联系，增加人文社会科学内容，它研究的对象是人，不是病。人是与社会密切相关的社会人，不是仅有自然属性的自然人。医学的目的不仅是预防治疗疾病，而是促进健康，WHO 关于健康的定义是不仅是没有疾病或不受伤害，而且还是生理、心理和社会幸福的完整状态。

其次就是面向 21 世纪，我们要培养什么样的医学生？21 世纪的医生应该具备 5 种功能，即 WHO 所提出的 "Five Star"，即提供好的医疗服务，能做出正确决策，较好的沟通能力，社区卫生的领导者，善于管理的管理者。

如何培养这样的医生就需要明确我们的培养目标，实际上培养目标和国际医学教育标准或基本要求是一致的。面对这些问题必须深化教育改革，更新内容，改变教学方法，因此面向 21 世纪，我国医学教育面临着严峻的挑战，任务十分艰巨。

2 我国医学教育存在的主要问题

2.1 医学教育管理体制问题

近年来，我国医学教育管理体制发生了重大变化，绝大多数的重点高等医学院校和综合性大学合并，由国家卫生部主管变为教育部主管。医学院校独立建校已有近 50 年的历史，这样一个重大的历史变革必然会涉及很多问题，比如教育部和卫生部的协调问题，医学院校在综合性大学的地位问题，附属医院和大学及医学院的关系问题，附属医院的建设及投资渠道问题，学科之间的融合问题。

目前，医学教育管理体制尚未完全理顺，上述问题有待进一步解决。因此，制约了医学学科和医学教育的发展，不利于医学教育改革深化，影响了高等教育管理体制和办学体制改革成果的巩固和提高。

2.2 学制与学位问题

随着历史时期的变化对医学生的培养目标也不同，因此，我国医学教育的学制与学位存在着多种学制、不同学位并存的局面。新中国成立前某些医学院校学制制为 7 年和 8 年，协和医学院和华西医学院授予博士学位。新中国成立后因急需医学人才，学制为 5 年，没有学位。1959 年，重点医学院的确立，学制为 6 年（如北医、上医等），协和重新建立，确定为 8 年制延续至今。改革开放后，考虑到提高医学教育质量，少数重点医学院校确定为 7 年制，现在已达 60 多所院校。授予硕士学位，多数院校仍为 5 年制，授予学士学位。北医与北大合并后，教育部批准临床医学，口腔医学 8 年制，授予医学博士学位，在医学博士学位中又有二种学位：临床医学博士、医学科学博士。

总体来讲，我国医学教育学制偏短，有一年的公共基础课程（包括政治、体育、外语、学军、物理、化学、数学……），一年的生产实习，而国外医学院校一般不包括生产实习。学制偏短，影响了医学人才综合素质的培养，难以满足日益增长的社会需求，不利于国际医学教育权威组织的认可和竞争力。

2.3 终身教育体系问题

医学教育是一个统一的整体，大体上可分为三个阶段：学校教育，毕业后教育（住院医师培训、全科医生培养、研究生教育），继续教育或称为终身教育，主要是专科医师培训以及持续不断的知识更新。存在的问题是，学校教育与毕业后教育界限不清，学校教育的内容包含了一部分毕业后住院医师培训的内容，而忽视大学应加强基础以及潜能的培养，住院医师培训的标准和培训机构还缺乏认证。更为薄弱的一环是专科医师的准入标准和机构尚未确立，知识更新的教育不严格。

2.4 医学教育质量保证体系问题

医学教育的核心是质量，没有质量保证就没有生命力。

我国医学教育质量保证体系不健全，没有认证机构，缺乏科学的评估体系。各类学校定位不清楚，医学生培养目标不具体，最近某些医学院校的扩招数量很大，师资和实习基地不足，水平不高，严重影响了教育质量。世界医学教育联合会（WFME）提出国际医学教育标准规定了 9 大领域，36 个领域定义基本标准及提高质量标准，美国中华医学基金会（CMB）提出全球医学教育最低要求 7 个领域。医学教育的国际化，促进了我国质量认证体系的建立，加快了我国医学教育最基本要求的研究。

3 加强领导，深入调查研究

上述问题既是现实的问题也是带有全局的关系到医学教育长远发展的问题。这些问题已经引起了教育部领导的高度重视，决定成立中国医学教育管理体制和学制改革研究课题组，课题领导小组由教育部和卫生部领导参加，由全国高等医学教育学会执行，教育部拔出经费给予支持。课题组集中了全国医学教育界的专家以及部分高等学校的领导参与研究。

科学研究是严肃的，首先要有严谨求实的科学态度。要坚持历史唯物主义，要了解我国医学教育的过去和现状。采取不同方式，深入调查研究。要进行对比研究，掌握国际医学教育的动态，外国医学教育管理的模式，医学院和附属医院的关系，学制和学位以及发展趋势，要和我国医学教育进行对比，既要学习国际上医学教育先进经验，又要结合中国实际情况，不能照搬。要客观、全面地占有资料并进行分析，在召开现场调查座谈会时，既要听取医学教育专家，医学院校领导的意见，又要听取综合大学领导，非医学教育专家的意见，对于不同意见，特别是少数人意见要特别注意。

课题研究的过程也是学习的过程，特别是教育思想，管理理念，医学教育规律等都需要我们再学习，再认识。

研究的最终结果要经过实践和历史的检验。每一位研究者都要承担起这个历史责任，为国家政府部门科学决策时提出科学的依据，以巩固医学教育改革成果，促进我国医学教育事业的发展，培养出高质量的医学人才。

参考文献

[1] 叶小梁. 2002 年世界科技发展综述 [A]. 2003 年科学发展报告 [C]. 北京：科学出版社.
[2] 李立明，吕筠. 公共卫生领域热点问题回顾 [J]. 中国公共卫生. 2002，18（11）：1281-1283.

［原载：医学教育探索，2003，2（4）：1-2，5.］

中国高等医学教育管理体制和学制学位改革研究总体报告

王德炳

（中国高等教育学会医学教育专业委员会，北京　100083）

［摘要］教育部和卫生部于 2003 年批准立项"中国高等医学教育管理体制和学制学位改革研究"课题。课题涉及高等医学教育管理体制、高等医学教育学制与学位、终身医学教育体系、医学教育质量保障体系四个方面。2005 年，此课题如期完成并通过结题验收。本文介绍了课题立题的背景、课题的组织机构及研究方法；扼要地报告了课题的研究结果。

［关键词］高等医学教育；管理体制；学制；学位；终身教育；质量保障

［中图分类号］R-4；G647　　　　［文献标识码］B

The general study report of reform in higher medical administration structure, and educational and degree system of China

WANG Debing

（Special Committee of Medical Education, China Association of Higher Education, Beijing 100083, China）

［Abstract］ In 2003 Ministry of Education and Ministry of Health grant to the task——The study of Chinese higher medical education management system and educational system reforms. The topic involves four aspects, higher medical education management system, educational system and academic degrees of higher medical education, lifelong medical education system, medical education quality guarantee ststem. In 2005, this topic had been completed and passed the check before acceptance as scheduled. This paper introduces the background, organization and research methods of the topic and compendious research results as well.

［Key words］ Higher medical education; Management system; Educational system; Academic degree; Lifelong education; Quality guarantee

1 立题背景

中共十六大提出了全面建设小康社会的奋斗目标，并特别强调要使"全民族的思想道德素质、科学文化素质和健康素质明显提高"。人民的健康水平是小康社会的重要组成内容，也是国家综合实力的重要指标。良好的健康素质是指个体生理、心理和社会适应能力的良好状态，它是社会劳动生产力的基础，是国民经济和社会发展的重要资源，也是新时期构建和谐社会的战略目标的要求。在提高全民族健康素质、全面建设小康社会的过程中，离不开先进的医学科学和高素质的医学人才做保障。而培养医学人才的主要园地是大学的医学院和医科类大学，他们是医学人才会聚和医学知识创新的重要基地，医学人才素质的高低反映了高等医学教育质量的好坏。因此，高等医学教育在为全面实现小康社会的进程中发挥着举足轻重的作用，在为社会提供高质量医学专门人才和医学科学知识，提高全民族的健康素质，支持、保护和促进人民健康方面，肩负着重大的社会责任，必须高度重视和深入研究高等医学教育。

同时，从医学教育的重要性来看，重视、改革和发展高等医学教育，提高医学教育质量，使之适应卫生改革发展的需要，适应人民群众不断增长的对健康的需求，是社会对医学教育的要求。首先，我国高等医学教育是高等教育的重要组成部分。我国现有高等医学院校 190 余所（含综合大学中的医学院），占全国 1731 所（见"教育部 2004 年全国教育事业发展统计公报"）普通高等学校的 1/9；医学生在校人数达 97.6 万人（见"2005 年中国卫生统计摘要"）。其次，生命科学与医学是 21 世纪的前沿科学，21 世纪高等医学教育培养出来的医学人才不仅要有高尚的医学职业道德、精湛的医学技能、深厚的人文底蕴以及经济、信息管理等方面的能力，还要具备知识创新能力。第三，生物医学工程技术的发展将极大地影响到国家的经济建设、社会安全和稳定。作为生命科学重要组成部分的医学科学，通过揭示生命、健康与疾病的奥秘将对人类的健康和整个社会的发展产生重大的影响。第四，生命健康是以人为本的，发展高等医学教育，提高医疗卫生服务质量，是科学发展观的重要体现。因此，提高医学教育质量，使之适应培养高层次人才的需要，是提高医学人才质量、实现小康社会的重要保证。

新中国成立 50 多年来，我国高等医学教育取得了显著的成绩。建国初期，我国高等教育实行院系调整，医学院校从综合大学中分离出来，独立办学，促进了医学教育的发展，加速了医学人才的培养，解决了当时的"缺医"问题，为保障人民群众的健康、为卫生领域输送医学人才、充实卫生技术人员队伍作出了巨大的贡献，促进了我国卫生事业稳步、快速的发展，对我国经济和社会的快速发展起到了不可估量的作用。据卫生部 2004 年统计数据显示，我国卫生技术人员从 1950 年的 55.5 万人到 2003 年的 430.65 万人，增加了近 7 倍的人数；人口死亡率从 1949 年的 20‰ 降为 2003 年的 6.4‰；人口预期寿命，1957 年全国 11 个省、市的 70 个市、1 个县和 126 个乡的统计为 57 岁，2000 年全国普查为 71.4 岁。然而，随着时间的推移，这种独立设置的医学教育办学体制，在人才培养和学科发展方面也逐渐显现出缺憾和问题。从 20 世纪 90 年代末期开始，随着我国高等教育管理体制改革的推进，原来独立设置的大多数重点医学院校相继与综合性大学或多科性大学合并，高等医学教育步入了新的历史时期。院校的合并为医学教育带来了新的发展契机，也使医学教育面临着新的挑战。至 2004 年底，我国已有 74 所综合性或多科性大学中设有医学院系。合并以后的医学院校充分享受了综合大学丰富的教学资源，教学环境得到了明显的改善，医学生的综合素质获得了提高；同时，医科院校的加入也使得综合大学形成了学科更加齐全、结构更加优化、综合实力更强、办学效益更高的新的发展格局。但是，我们必须清醒地认识到，医学教育还存在着一些突出的问题，这些问题有的是由于院校合并后对医学教育的规律性、重要性认识不够所造成的，有的是过去长期存在的问题，有的是扩招后所产生的负面影响。例如，医学教育管理体制尚未理顺，医学教育学制和学位混乱，医学教育质量保证体系缺如，继续医学教育体系不完善等。在一定程度上，这些问题既有碍于医学教育的发展，也不利于高校管理体制改革成果的巩固，因此亟待我们进行研究解决。

有鉴于此，教育部、卫生部联合于 2003 年设立了"中国高等医学教育管理体制和学制学位改革研究"课题。本课题的内容既是当前医学教育界关注的热点，也是关系到我国医学教育长远健康发展的重大课题。本研究课题的设立是及时的和必要的。

2 课题的重要性及意义

为了实现十六大提出的全面建设小康社会的奋斗目标，构建社会主义和谐社会，贯彻落实《中国医学教育改革和发展纲要》的精神，切实保障人民的健康，为社会提供优秀的医学人才，适应医学教育国际化发展的需要，我们把医学教育中存在的问题分为四个子课题进行了翔实、细致、深入的研究。其目的在于更好地促进医学教育的发展，保障医学教育的质量，培养优质的医学人才。

2.1 高等医学教育管理体制

在我国高等教育进行重大调整与改革后，特别是我国医科院校并入综合大学后，医学教育得到了长足发展，但就我国综合大学医学教育管理体制总体而言，对医学教育如何依托综合大学的优势健康发展，进而促进大学综合实力的提高还缺少明确的思路；对医学教育规律的认识也有待于进一步提高。因此，深入、全面地研究国内外综合大学医学教育的管理体制和管理模式，找出其中的共同规律和发展趋势；确立适合国内综合大学医学教育的管理体制和运行机制方案；提出既符合中国国情，又符合我国综合大学校情的高等医学教育管理体制和运行模式，具有重大的理论价值和现实意义。这项研究不仅能够为我国综合大学医学教育管理体制改革决策提供科学依据，为我国高等教育管理体制改革决策提供借鉴，而且也将对促进我国高等医学教育的发展产生重大、深远的影响。

2.2 高等医学教育学制与学位

由于历史的原因，我国现有的医学教育学制长短不一，医学人才培养规格多种多样。我国现有培养医生的教育模式主要有三年制医学专科教育（不授学位）、五年制高等医学教育（授予学士学位）和七年制高等医学教育（授予硕士学位）三种，此外，尚有 8 所院校举办八年制高等医学教育（授予博士学位）。1978 年我国建立学位制度后，学位教育中设立了医学学士、医学硕士和医学博士学位。1997 年国务院学位委员会通过实施临床医学专业学位后，又将医学学位分为医学科学学位和医学专业学位两种。医学科学学位分为学士、硕士、博士三个层次，医学专业学位分为硕士和博士二个层次。

当前，无论从我国社会、经济、科技发展对卫生事业提出的更高要求，还是从增强我国医学国际合作与竞争力的迫切需要，都要求我们必须有规范的学制学位体系，切实提高医学教育人才培养质量。《中国医学教育改革和发展纲要》中提出了"高等医学教育在坚持现行学制的基础上，逐步扩大长学制教育，并在实践中进一步规范医学教育学制"的目标。因此，建立科学合理的医学教育学制学位体系，以发展长学制为主要内容的高等医学教育学制学位改革势在必行。

2.3 终身医学教育体系

医学教育是终身教育、是连续的统一体，国际医学教育界对此早已达成共识。医学教育连续统一体包括三个阶段："医学院校教育（学校教育）""毕业后医学教育"和"继续医学教育"。每个阶段的医学教育都承担着各自特定的任务和使命。其中，毕业后医学教育又包括：临床医学研究生教育、住院医师培训、全科医师培养及专科医师培训几个方面。目前，我国临床医学研究生教育与住院医师培训相对独立，实施住院医师规范化培训制度发展不平衡；全科医学教育层次混乱，教育经费投入严重不足；专科医师培训体系尚未建立；继续医学教育项目质量不高。因此，迫切需要建立一种适合我国国情的医学终身教育体系，理顺各阶段、不同层次人才培养的关系。

2.4 医学教育质量保障体系

我国医学教育在教育理念与人才培养模式、课程体系与教学内容、教学方法与教学手段、教学质量保证与运行机制等方面与国外存在着较大的差距。随着我国社会、经济和科技的迅速发展，对医学教育的质量、医学人才的医疗水平提出了更高的要求。高质量的医学教育有赖于完善的医学教育质量保障体系。到目前为止，世界上绝大多数国家都制定了符合各自国情的医学教育质量标准和相应的质量保证体系，对医学教育和医学生培养质量定期进行评估认证，以此规范医学教育办学行为，保证医学教育质量。同时，医学教育国际标准的出台和世界医学院校注册制度的实施也要求我国的医学教育必须与国际接轨。医学教育质量保障体系的建立将对保证和提升我国医学教育质量，增进与国际间医学教育的交流，培养参与国际竞争的医学专门人才具有重要意义。因此，尽快建立我国医学教育质量保证体系，对医学教育办学机构进行定期认证和质量评估，以此规范医学教育办学行为，这是提高医学人才培养质量的重要措施，也是促进医学教育持续健康发展的基本保障。

在医学教育的改革发展中，要树立和落实科学发展观，深刻认识医学教育面临的机遇、形势和任务，坚持全面协调和统筹兼顾，促进综合大学中医学教育的持续、快速、健康、协调发展。

本课题的研究涵盖了医学教育发展过程中的重要问题，通过课题组研究人员的广泛调研和反复论证，综合和体现国内外医学教育发展规律，课题获得了重要的研究成果。课题组提出的建议将对我国医学教育的改革提供科学依据并指明方向，而且也将对促进我国高等医学教育的发展产生重大影响。

3 课题组织机构

本课题在教育部及卫生部的直接领导下，由中国高等教育学会医学教育专业委员会具体负责组织实施。教育部周济部长、卫生部黄洁夫副部长任课题领导小组组长，教育部高等教育司一名副司长任课题研究小组项目总负责人，中国高教育学会医学教育专业委员会王德炳会长任课题研究小组项目总执行人。课题由国内 12 所综合大学和 4 所高等医学院校的 60 余位医学教育方面的专家共同参与完成。

本课题包括四个子课题，分别为"综合大学医学教育管理体制与运行机制研究"（负责人为王德炳会长、吉林大学李玉林副校长）、"我国高等医学教育学制与学位改革研究"（负责人为华中科技大学文历阳教授）、"医学终身教育体系研究"（负责人为复旦大学王卫平副校长）、"中国医学教育质量保证体系研究"（负责人为北京大学程伯基教授）。本课题于 2003 年 4 月启动，2005 年 3 月完成，研究时间历时 2 年。课题组研究人员经过不懈的努力，如期完成了全部四个子课题的研究任务。

4 研究方法

4.1 问卷调查法

对国内 60 余所综合大学（含医学教育）发出了有关综合大学医学教育管理体制的调查问卷；对 6 所医学院校的 60 名学生发出了关于医学教育质量保障体系中有关医学教育标准的问卷。

4.2 实地考察法

对美国、日本、德国、法国、英国等国家的医学教育管理体制进行了实地考察。

4.3 专家咨询法

向全国 101 所医学院校的 680 位医学院校领导、医学教育专家、教师、教学管理人员发出了有关医学教育质量保障体系的咨询问卷。

4.4 座谈、访谈法

协助全国政协教科文卫体委员会举办了"高等医学教育改革与发展座谈会"，有关领导、政协委员、综合大学和医科大学校长、专家和教授，总共 60 余人出席了会议。召开了"中国医学教育学制与学位改革座谈会"，全国人大常委会原副委员长吴阶平，教育部吴启迪副部长，6 名院士和 20 余名专家、教授参加了会议。召开了 4 次医学教育管理体制专题研讨会。同时，还召开了各类座谈会，如医学教育管理体制课题组先后召开 6 次座谈会，参会人员达 300

余人次。

4.5 文献查阅法

通过各种途径，广泛收集国内外相关资料，进行归纳、整理、对比、分析。医学教育学制学位课题组对英、美、法、德、澳、日、韩等国的医学教育学制进行了收集和整理；医学教育质量保证体系课题组对现有世界医学联合会、美国纽约中华医学基金会国际医学教育专门委员会、英、德、美、日、澳等国际组织和国家制定的医学教育标准和认证制度进行了分析和整理。

5 结论

中共十六届三中全会明确提出："坚持以人为本，树立全面、协调、可持续的发展观，促进经济社会和人的全面发展。"坚持以人为本，是科学发展观的本质和核心。医学不同于其他学科，其服务的对象是人，因此，医学教育有其自身的规律性。在高等教育改革和发展中，必须尊重医学教育的特点和规律。医学教育的特点和规律主要表现在以下几个方面：

（1）由于其直接的服务对象是人，因此，医学院校培养的医学生应该具有较高的素质，包括高尚的医德、良好的人文修养、团结合作的精神；同时，也要有深广的人文社会科学知识、自然科学基础、生物医学知识；还要有较强的能力，包括独立学习能力，分析问题、解决问题的能力，临床思维能力，临床操作技能，具有竞争、交流、合作的能力和发展潜力。

（2）医学是一门实践性强的学科，重视和加强实践教学是培养医学生不可缺少的重要环节。因此，要求医学院校应当配备良好的实验设施，完善实验室条件；作为临床教学基地的附属医院应在完成医疗任务的同时，加强临床教学意识，做好对学生的床旁教学工作。

（3）医学教育的连续性决定了医学院校与附属医院是不可分割的整体，附属医院隶属于医学院校对于保证医学生学习的连续性和人才培养质量有着重大的意义。

（4）由于医学教育的成本较高，因此需要国家对高等医学教育在原有基础上加大资金投入比例。

（5）要培养具有宽厚的人文知识和扎实的医学知识的优秀医生，不是短期培训就可以实现的，需要长期培养，同时，国外的长学制医学教育也为我国实行长学制医学教育提供了很好的依据。

鉴于以上医学教育的特点和规律，经过深入的分析、研究，课题组提出如下建议：

5.1 高等医学教育管理体制

建立教育部、卫生部有关医学教育的长效管理机制，成立部际领导小组，下设办公室，统筹考虑我国高等医学教育的管理体制和运行模式、医学人才的培养目标和培养模式及医学教育的资源配置，并制定相应的政策，协调处理好学校教育、毕业后教育和继续教育之间的关系，理顺附属医院经费的投入机制。

综合大学医学教育的管理应该实体化，管理上应该条块结合、以块为主，管理重心在医学院或医学部，赋予医学院相应的自主权、经费和其他资源的支配权，统筹医学教育和资源使用。同时，综合大学应该设立一名主管医学教育的常务副校长，以全面协调综合大学中的医学教育。

综合大学的附属医院应当隶属于医学部（医学院）管理，以保证医学教育理论和实践教学环节的顺利衔接。附属医院的院长人选，应当由医学部（医学院）提名，报大学批准、任命，临床教师的教师资格和岗位也应该由医学部组织评聘。

加大对附属医院医学教育、学科建设及教学设施的投入。

5.2 高等医学教育学制和学位

5.2.1 构建和规划适应我国国情及长远发展的医学教育学制体系　根据卫生服务目标和卫生人力现状，我国医生培养的重点应当从数量增长型转为质量提高型。学制是保证医学教育稳定和长远发展的重要方面，既要考虑现状，又要着眼于未来。根据调研结果，我国医学教育的学制应为：

（1）修业 3 年，不授予学位的医学专科教育；

（2）修业 5 年，授予医学学士学位的医学本科教育；

（3）修业 8 年，授予医学博士学位的高等医学教育。

三年制高等医学专科教育的任务是培养具有实际工作能力的基层普及型医师，毕业生就业主要面向区县及区县以下特别是农村边远地区的医疗保健机构。

五年制高等医学本科教育的任务主要是培养基础牢固、知识较广博、实际能力较强，具有进一步深造条件的高级医学专门人才，毕业生就业主要面向城市各级医疗卫生机构。

八年制高等医学教育旨在培养适应我国 21 世纪社会经济发展需要的、具有宽厚人文社会科学和自然科学知识基础、扎实的医学理论知识基础、较强的临床能力、较大的发展潜力、较高的综合素质的高层次医学专门人才。毕业生就业主要面向城市大型医院和医学教育及科研机构。

5.2.2 进一步规范医学学位体系　根据我国国情，参照国际医学学位制度，我国医学学位仍设科学学位和专业学位两种。医学科学学位设学士、硕士、博士三个层次，医学专业学位只设博士一个层次。建议八年制医学教育授予医学博士学位；同时，在有条件的院校试行以培养临床医学学科学术带头人为目标的专业博士学位（MD）和科学博士学位（PhD）的双学位教育计划。

5.3 终身医学教育体系

引进竞争机制，建立住院医师流动层。住院医师作为流动层成员在培训基地接受规范化培训，不属于单位在编人员，档案关系由社会人才服务机构代理，打破一次分配就业定终身的弊病。医学毕业生通过国家认可的住院医师培训基地培训，考试、考核合格并取得住院医师规范化培训相应阶段的合格证书和任职资格后，面向社会应聘相应的医师岗位。

出台我国的医学临床专科分类目录。构建专科医师的培养体系，建立专科医师的标准、考核和认证制度，建立专科医师培训基地的考核和认证制度。

建立适合我国国情的全科医学教育体系，制订有利于全科医师培养、考核、使用和管理的相关政策。开展多种形式的全科医师培训工作。以加大政府投入为主渠道，通过多种途径筹集资金，确保全科医师培训经费，鼓励高等医学院校毕业生接受全科医师规范化培训。

实行激励机制，将继续医学教育与各层次卫生人员的晋升、聘用、执业再注册等结合起来，并以法律、法规的形式将其固定下来。进一步完善继续医学教育。

5.4 医学教育质量保障体系

借鉴世界医学教育联合会制定的"医学教育国际标准"和发达国家制定的本国医学教育标准，结合我国医学教育评估的实际经验，制定了《中国本科医学教育标准》，具体包括"毕业生应达到的基本要求"和"医学本科教育办学标准"两部分。同时，制定了《中国本科医学教育标准操作指南》。建议教育部公布《中国本科医学教育标准》，并选择有关院校进行试点评估。

在全面研究国际医学教育认证制度和总结我国医学教育合格评估、优秀评估、水平评估和七年制评估经验的基础上，制定了《中国医科教育认证办法》，认证结果分为：完全认可、有条件认可和不予认可。建议在教育部和卫生部的联合领导下，设立"中国医科教育认证委员会"，由其负责认证的组织和实施。

6 建议

为了更加深入地研究医学教育改革和发展中出现的问题，培养高素质的医学人才，保障全体人民的健康，同时，也为进一步完善本课题的研究，我们建议应当对如下问题继续进行研究：

（1）在新的形势下，如何按照医学教育国际标准的要求，进一步提高和确保我国医学教育的质量。

（2）加强对医学教育的课程体系、教学内容、教学方法的研究，提高医学生综合素质，促进医学生全面发展。

（3）鉴于我国广大的农村仍然缺少医学人才，应该重点研究如何为农村培养适宜的医学人才。

［原载：医学教育，2005，（6）：1-4.］

医学生通识教育的再思考

王德炳　　殷晓丽

100191 北京大学医学部（王德炳），医学教育研究所（殷晓丽）

通信作者：王德炳，E-mail：wangdb@bjmu.edu.cn

DOI：10.3760/cma.j.issn.1673-677X.2016.05.001

［摘要］作为专业性极强的医学教育，医学生的通识教育十分必要，但是，如何开展通识教育目前尚在探索中。本文尝试结合医学专业的特殊性，对医学生的通识教育进行探讨，对医学生通识教育重点关注的内容和如何培养加以阐释，希望为未来医学生的通识教育改革提供参考。

［关键词］医学生；通识教育；能力；思考

基金项目：中华医学会医学教育分会和中国高等教育学会医学教育专业委员会 2016 年医学教育研究立项课题："拔尖创新医学人才培养体制和机制的研究"（2016B-RC019）

Rethinking on the general education of medical students

Wang Debing，Yin Xiaoli

Peking University Health Sciences Center，Beijing 100191，China（Wang DB）；
Institute of Medical Education，Peking University，Beijing 100191，China（Yin XL）

Corresponding author：Wang Debing，E-mail：wangdb@bjmu.edu.cn

［**Abstract**］As medical education is a highly professional education，it is necessary to carry out general education，but at present，how to carry out is still under exploration. This paper attempts discuss general education of medical students combined with the features with the features of medicine. The focus contents，the implementation are interpreted，hoping to provide the reference for the future reform of general education for medical students.

［**Key words**］Medical student；General education；Ability；Thinking

Fund program：2016 Medical Education Research Program of Society of Medical Education of Chinese Medical Association and Medical Education Professional Committee of China Association of Higher Education："Study on the

system and mechanism of top-notch creative medical talents cultivation"
(2016B-RC019)

严格地说，通识教育（general education）是美国高等教育在其历史发展中，将西欧的自由教育与美国的本土实践相结合而产生的一种高等教育思想和实践，它是美国高等教育的创新之举，通识教育的源头是欧洲的自由教育（liberal education）[1]。20世纪末通识教育传入我国，并与文化素质教育相结合，逐渐被国人所知，多所院校进行了相关探索。有关通识教育的研究层出不穷，有学者[2]认为就其性质而言，通识教育是高等教育的组成部分，是所有大学生都应该接受的非专业性教育；就其目的而言，通识教育旨在培养积极参与社会生活的、有社会责任感的、全面发展的社会的人和国家的公民；就其内容而言，通识教育是一种广泛的、非专业性的、非功利性的基本知识、技能和态度的教育。虽然很少有人质疑通识教育的必要性，但是如何开展通识教育却存在着较多的争议，诉求较多、持久性不足、教师和学生的参与欲望不强依然是通识教育面临的问题。作为专业性极强的医学教育，开展通识教育十分必要，如何开展仍然在探索之中。本文结合笔者多年医疗实践和教育经历，尝试对医学生通识教育进行探讨，对医学生通识教育重点关注的内容和实施阶段与方法加以阐释，以期为未来医学生的通识教育改革提供参考。

本文所说的医学生主要指临床医学专业的学生。医学生的通识教育与一般学生的通识教育既有共性，也有独特性。共性在于都需要培养积极参与社会生活的、有社会责任感的、全面发展的社会的人和国家的公民；独特性与医学生的学习特点和未来职业相关。作为临床医学专业学生。课业繁重众所周知，学习并非都在校园内完成，一半以上的学程需要在医院实施，相当于在一个相对复杂的社会环境中进行学习，且其未来职业大多是医生，每天的工作与生命相关，需要与患者、患者家属等多个层面的人物沟通交流，还需要完成临床课程和临床实习，职业的发展更是离不开医学研究。因此，对医学生的通识教育需要结合医学生的独特性，与专业教学相结合，重点关注以下3种能力的培养。

1 文化和生命的理解能力

从字面上看，对文化和生命的理解能力涉及两方面的内容，一是文化，二是生命，实际上两者是密不可分的。文化和健康与疾病的价值观和信仰密切相关，不同文化对生命的理解是不同的。不同地域有其独特的文化，不同阶层也有其独特的文化。理解了文化以及不同文化对生命的诠释，有助于医学生深入理解自己和患者的生命意义，有针对性地对不同文化背景的患者进行诊治和指导，做到共情、设身处地考虑患者感受并获得患者的支持和配合，达到最佳的治疗效果，提高患者的生存质量。在这方面，我们目前的通识教育是非常欠缺的。有位知名的癌症专家坦言，在自己得了癌症、真正体会到放化疗的痛苦之后，才真正理解了患者当初给他描绘的情景，并开始反思自己多年的行医生涯，认为治疗应该更加关注患者的生命质量，只是现在为时已晚，他已经不可能再去为任何患者制定治疗方案，而他的继任者能否理解并践行他的这番话是需要拷问的。医生在具体的医疗实践中，在多种因素的影响和作用下，所暴露出来的文化和生命理解力的欠缺不仅是很明显的，甚至是致命的。

我国的医学生经历了 12 年的应试教育，生活和思想几乎都被应试所左右，有不少学生身心疲惫，进入医学院校后，他们又进入了新一轮的繁重学习和疲于应付考试的状态。其中，多数学生知识面较窄，批判性思维欠缺，没有时间和能力对医生、医学，乃至人生的本质问题进行思索，对生命和生活的了解贫乏，对人性、生命、文化的理解也只局限于表层，加上多为独生子女，自我中心意识比较普遍。学生好像被一只无形的手推着去学习和生活，学习大多不需要思考，知识多背记，实习多跑腿，他们不需要为自己的学习选择和负责。这种近似于麻木和呆滞的应付状态，很难使他们积极主动地去思考一些深层次的重要问题，对文化和生命的理解是不全面的，做了医生以后，面对不同文化背景的患者难以在理解其文化基础上进行诊治。

医学生文化和生命理解能力的培养，可以通过医学预科教育（以下简称医预教育）阶段开展的通识教育，尤其是综合性大学的教育和熏陶来实现。通识教育可以帮助学生扩大知识面，构建合理的知识结构，强化思维的批判性和独立性，提升学生有效思考的能力、清晰表达的能力、做出明确判断的能力和辨别一般性价值的能力，避免因为过早偏执于某一学科而导致的学术视角狭隘，防止一叶障目的片面、盲人摸象的偏见，引见学生获得对世界与人生的本质意义的广泛而全面的理解，形成诚信、善良、质朴、感恩、求真、务实等道德品质，认识生命、珍惜生命，热爱生活，树立善待环境、敬畏生命、推己及人、服务社会的理念[3]。我国儿科学的奠基人诸福棠、皮肤病性病学的创建者胡传揆、妇产科学的开拓者林巧稚、公共卫生学的开拓者陈志潜、内分泌学的开创者之一的朱宪彝、胸外科学的奠基人张纪正、神经精神病学的开创者许英魁、泌尿外科学先驱和学科带头人吴阶平、血液病学的开创人之一邓家栋、骨科学的开创者方先之、医学教育家黄家驷都经过 3 年的医预教育后才进入北京协和医学院（以下简称协和）。协和八年制医学生对其在北京大学的医预教育给予了较高的评价，在 2005 年第二届八年制医学教育峰会上，北京协和医学院副院长鲁重美教授曾经说过：当问及协和校友"协和到底给了你什么？让你印象最深的是什么？"的时候，几乎百分之百的学生都提到了北京大学 3 年的预科教育，他们认为北大的教育使他们开始了由学生向成人的转变。北京协和医学院毕业生、作家冯唐总结其在协和学到 10 件事情，第一条就是在北大的医预教育让他系统地学到了关于天、地、人的知识。美国医学居于世界领先地位与其相对长，而厚实的通识教育密不可分。这就好似学习武功，内功的修炼在通识教育，外功的修炼在后期的专业教育，内功的修炼非一朝一夕能够完成，并且成效不能马上显现，却对人的后期成长意义重大。

2　沟通表达能力

沟通表现能力包括口头的、文字的，还包括肢体的。口头的沟通表达指当众发言或者与他人的交流，对医生而言，包括查房时的病历汇报和讨论，学术会议报告和讨论，同事朋友之间的交流等，其中包含倾听他人说话的能力，即理解力、领悟力。文字的沟通表达即书面表达，对医生而言，包括病历的书写、研究论文的撰写、邮件的往来等，其中包含阅读理解能力。肢体的沟通表达又称为非语言沟通表达，包括各种肢体语言，如患者体格检查时的姿势、动作，也包括同理心。医生的工作离不开与人的沟通，其沟通交流的对象也比较复杂，既有患者、患者家属，还有护士、上下级医生、辅助科室医生等，因此，交流表达能力十分重要。口头表达能力与其日常工作成效密不可分，书面表面能力除了与日常工作成效相关之外，还与其职业发展密切相关，尤其是当前晋升需要发表论文的相关政策，更是对此能力提出了很高的需求。沟通表达能力不仅与语言本身有关，还与参与者的知识面、文体和生命的理解能力等有关，没有足够的知识面和对文化与生命的理解力，沟通就像白开水，必需但无味、更无趣，很难达到应有的效果。

目前，许多医生的沟通表达能力不强、甚至较弱是不争的事实。某三甲医院医务处处长在接受访谈时坦言，1/3 的医疗纠纷与医生的表达能力不强有关。笔者接触过不少医学专业毕业的医学教育管理者、临床医生、临床研究人员撰写的论文，表达不规范、逻辑不连贯、脉络不清楚比比皆是，更不要提研究设计的科学性。这也难怪，我们的医学生都是所谓的理科生，上了大学后大多就不再学习语文，语文水平多止于高中，而长期的应试教育，学生的阅读十分有限，作文的训练也很有限，而且高中阶段的作文和后来的病历、研究论文等写作很不相同。此外，不论是小学、中学还是大学，多数学生除了课堂上回答教师的提问之外，极少有机会当众发言，其口头表达和沟通能力的训练和实践几乎为零。阅读量严重不足，沟通表达训练匮乏，研究写作训练欠缺，都会影响医学生后期的职业发展。

培养医学生的沟通表达能力十分必要，也有许多方式。许多医学院校的课程整合和教学改革都将其作为目标之一，而通过通识教育培养医学生的沟通表达能力既可行也有效。通识教育对学生的写作训练在不不顶尖大学受到关注，哈佛大学在 2006 年的通识教育改革中就明确要求学生在第一学年完成一门有效写作的必修课程。通识教育中，阅读经典、小班教学、适当的社会实践、实习都有助于医学生沟通表达能力的训练和提高，尤其是结合具体场景的训练，对沟通表达能力的训练具有十分重要的作用。

3　批判性思维与创新能力

思维让我们形成意见、做出判断、做出决定、形成结论，批判性思维是对思维展开的思维，我们进行批判性思维是为了考量我们自己（或者他人）的思维是否符合逻辑、是否符合好的标准，批判性思维的目标在于形成正确的结论、做出明智的决定[4]。对现有的知识、技术和信息进行批判性的评价，是医生解决问题所必须具备的能力，医生如果要保持行医的资格，就必须不断地获得新的科学知识和新的技能；进行良好的医疗实践，必须具有科学思维能力[5]。批判性思维能力是有效知识获取的基础，不要简单地接受当今新技术知识，而要运用批判的眼光审视技术发展与医学未来，尤其是当代医学技术许多都是面对未来的，具有很强的不确定性和不可预知性，如何运用医学知识和技术需要内在的思维沉淀[6]。批判性思维能力与文化和生命的理解力、沟通表达能力是密切相关的。

长期以来，我们的教育在批判性思维能力培养方面是严重不足的，甚至对批判性思维都缺乏介绍。集中表现为许多学生既不能提出合适的问题，也做不出有新意的推断，更不能对他人的言论进行有根据的反驳，此种现象在小班讨论课上尤其明显。这其实也是导致一些大学的教改难以取得应有成效的主要原因。许多学生比较容易接受和相信来自书本、课堂甚至网络的相关信息，缺乏必要的深入思考，更谈不上批判性地分析接受。实际上，国内医学教育偏重理工科思维，追求科学主义取向。在单纯科学为基础的教育模式下，学生的批判性思维能力一般较为薄弱，极容易陷入单一思维的陷阱，简单相信"凡是科学证明的就一定是正确的"等宣教[6]。

作为医学生，批判性思维能力培养的最佳时期应该是医预教育阶段，尤其是通识教育过程中。因为批判性思维能力的培养和训练离不开人文社会学科，而医学专业课程中人文社会科学知识极少，通识教育是医学生少有的了解和学习人文社会科学知识的机会。因此，大学需要视医学生通识教育的设计和规划，在学习中，培养和训练他们对思想和论证的合理分析、辨别、解释、推理、判断、挖掘和扩展的能力[7]，这是批判性思维能力基础。而且，让他们理解批判性思维的目的和作用不仅仅是方法上、技能上的，还要有求真、公正和反思的精神气质[7]。不迷信专家、权威，不迷信指南。通过通识教育中批判性思维能力的培养和训练，以及后期专业课程中有意识地应用和强化，使医学毕业生达到《全球医学教育最低基本要求》中确定的目标。在职业活动中表现出有分析批判的精神、有根据的怀疑；懂得从不同信息资源获得的信息在确定疾病的病因、治疗方案等的重要性和局限性；应用个人判断来分析和评价问题，主动寻求信息而不是等待别人提供信息；根据从不同信息资源获得的相关信息，运用科学思维去识别、阐明和解决病人的问题；理解在做出医疗决定中应当考虑到问题的复杂性、不确定性和概率[5]。

4 研究的基本能力

研究的基本能力包括提出问题、分析问题、解决问题的能力，既与个人的科研意识和能力密切相关，也与个人的好奇心和追本溯源的能力相关。医学家张孝骞说过，医学不像其他学科，可以通过定律进行推导，通过公式进行演算；同一种疾病在不同人的身上会有不同的表现，可以说，每一个病例都是一个研究课题[8]。医生诊疗水平的提高需要经验积累，需要悟性，需要投入，需要用心，要做到这些的前提就需要医生具有一定的知识积累和相当的智力、体力支持，而最核心的是医生好奇心、追本溯源的意识和能力，也就是其研究的基本能力。为什么同样的体征却患有不同的疾病？为什么不同的体征却患有相同的疾病？为什么同一种治疗方法效果如此不同？采用这处治疗方法对患者其他系统疾病会有何种影响？我们如何监测这些治疗方法的预后？如何评价文献相关的报道？等等。张孝骞的小本本就是医生的经验积累、悟性、投入及用心，是医生追本溯源能力和精神的真实写照。

不过，我们的中小学教育几乎没有涉及有关科研的内容，对科研的基本过程不清楚，更不要说按照科研的基本过程加以训练。加上应试教育中的题海战术，学生的好奇心大多已经泯灭，追本溯源的能力不仅没有得到培养，甚至被扼杀。而医学生的课业负担较重，用人单位对临床技能的过分关注，促使他们将宝贵的时间过早多地用于临床技能的训练上，对研究基本能力的关注严重不足，学生参与科研更多的是为了增加就业的砝码而非研究能力的培养。这也难怪，持续的应试教育和简单的知识传递方式已经在一定程度上削弱了学生的好奇心、学习兴趣和思考的能力。

医学生研究基本能力的培养，在大学入学之初，如果不进行必要的补课，后期专业课程负担较重，就很难再找出时间安排，研究的基本能力不足势必成为医学生未来职业发展的短板。如果大学能够在医预教育阶段实施较好的通识教育，使医学生学会思考，激发和保护医学生的好奇心，并使他们掌握基本的思维方法；在医学教育阶段，激发医学生对医学的兴趣，养成医学研究的意识，熟悉医学研究的过程，掌握基本的研究方法：这样，在他们未来的医生职业生涯中，就会对生命和健康拥有持续的探索欲望，就能够积极开展临床医学相关问题的研究，探寻疾病的机理、发病的机制和合理有效的治疗方案，促进医学科学的发展。

综上所述，通识教育对医学生十分必要，在设计时应当重点关注其文化和生命的理解能力、沟通表达能力、批判性思维能力、研究的基本能力的培养，课程教学与社会实践、实习相结合，医学院也需要为医学生减负，腾出时间供医学生自学、思考和休息，改变当前多数医学生疲于应付的学习状态。同时，创造条件和机会让他们去了解生活，了解疾病与生活的关系，以及医生在许多疾病面前的束手无策，促进他们体会患者及其家属因病所累、因病而苦的心情，使之成为他们理解生活、生命和文化的基础，学习动力的源泉，同情心和责任心所在。许多医生就是由于家人遭受疾病之痛，而决心从事医学事业并做出巨大贡献的，如我国妇产科学的开拓者林巧稚教授，就是因为母亲过早死于妇科疾病而下定决心从事妇产科学工作的。当通识教育培养了医学生的文化和生命理解力，训练了他们的沟通表达能力，培养了他们的批判性思维能力，锻炼了他们研究的基本能力，形成了他们问题探究的意识，那么，他们未来的职业发展不仅将会少去许多羁绊、增添更多助力，还必将推进医疗生态的改善和健康中国的建设。

利益冲突　无

作者贡献声明　王德炳负责研究设计、研究实施、论文修改；殷晓丽负责研究实施、论文撰写

参考文献

[1] 杨叔子，余东升. 文化素质教育与通识教育之比较 [J]. 高等教育研究，2007，28（6）：1-7.

Yang SZ，Yu DS. Comparison between cultural quality education and genreal education

［J］. Journal of Higher Education，2007，28（6）：1-7.

［2］李曼丽，汪永铨. 关于"通识教育"概念内涵的讨论［J］. 清华大学教育研究，1999，
（1）：96-101.

［3］通识教育再认识——徐飞教授在上海交通大学的讲演［N］. 文汇报，2010-11-20
（006）.

［4］［美］布鲁克·诺埃尔·摩尔，理查德·帕克. 批判性思维［M］. 朱素梅，译. 北京：
机械工业出版社，2015：2-5.
Moore BN，Parker R. Critical thinking［M］. Zhu SM，Translate. Beijing：China Ma-
chine Press，2015：2-5.

［5］四川大学医学教育研究与发展中心，全国高等医学教育学会. 全球医学教育最低基本
要求［M］. 北京：高等教育出版社，2002：7.

［6］刘学政. 以胜任能力为导向的转化式医学教育［J］. 中华医学教育杂志，2016，36
（2）：161-164，DOI：10.3760/cma. j. issn. 1673-677X. 2016. 02. 001.
Liu XZ. Competency oriented transformative medical education［J］. Chin J Med Edu，
2016，36（2）：161-164. DOI：10.3760/cma. j. issn. 1673-677X. 2016.02.001.

［7］董毓. 批判性思维原理和方法：走向新的认知和实践［M］. 北京：高等教育出版社，
2010：前言.

［8］张孝骞. 北京协和医学［M］. 北京：中国协和医科大学出版社，2007：141-143.

（收稿日期：2016-06-06）

（本文编辑：郭立）

［原载：中华医学教育杂志，2016，36（5）：641-644.］

全国高等医学教育学会第三届理事会工作初步构想

王德炳

（北京大学医学部，北京　100083）

[摘要] 全国高等医学教育学会第三届会员代表大会是一次成功的会议。本文简要地阐述了新一届理事会工作的初步构想，主要任务是针对当前医学教育中存在的迫切需要解决的问题进行调查研究；积极开展学术交流，努力办好学术刊物；加强国际医学教育交流与合作。

[关键词] 全国高等医学教育学会；理事会；工作；构想

[中图分类号] G642.0；R-4　　　　[文献标识码] B

各位代表：

感谢大家对我的信任，选举我为第三届全国高等医学教育学会会长。虽然我在高等医学教育的岗位上工作了多年，但对于学会工作、特别是全国高等教育学会的工作，以前参与的比较少。所以，对于学会工作来讲，我是一个新兵。

这次会议的召开处在一个非常关键的时刻，也是一个非常重要的时刻。21世纪初，我国高等医学教育改革进入了一个关键时期。特别是在管理体制方面，出现了很大的变化。原有的卫生部所属的医学院校基本上与综合大学合并。这一变化，既给我们带来了很大的发展机遇，也产生了许多问题。这些问题不解决，医学教育的发展就会出现困难。

国际上，经济全球化，教育国际化，特别是医学教育国际标准的建立和实施对我们的医学教育有很大的推进作用。

本次会议也是学会新老的交替，新选理事50人左右，比以往任何一届更换的人数都多。

这次会议取得了圆满的成功。首先，有大家积极广泛的参与。我们参会的有200多名代表，达到了空前的规模。其次，各主管部门领导高度重视。教育部、卫生部、国家中医药管理局、总后卫生部等有关部门的领导光临会议。第三，汕头大学为本次会议提供了良好的服务，值得感谢。通过这次大会，选举了新一届理事会，修改了学会章程。章程中增加了很重要的一条，就是成立了专家委员会。专家委员会的成员都是资深的医学教育专家。因此，这是一次圆满成功的会议，也是一次具有凝聚力的会议。

现在，我就学会今后的工作提出一些初步构想，具体的计划和安排经常务理事会讨论决定后再布置。

1 针对当前医学教育中出现的迫切问题进行调研，为政府主管部门决策提供建议

学会将密切结合中国医学教育的实际，针对当前出现的一些重大问题进行研究，为我国有关部门决策时提供建议参考，促进医学教育的发展。同时，扩大学会的工作范围，特别是在评估和认证方面，在教育科研成果的鉴定方面。当前，医学教育中有这样一些问题需要研究。

1.1 高等医学教育在高等教育中的地位和作用

这个问题应该在全社会，特别是在综合大学的第一把手校长和书记头脑中留下深刻的认识，应该使他们了解医学教育的规律、医学教育的特点。如果没有深刻的了解和认识，我们的医学教育就不可能得到发展。

1.2 领导体制改变后对医学教育的影响与对策

学校领导体制改革后，特别重要的是教育部和卫生部之间的沟通以及其中它们之间的关系对医学教育所带来的影响。

1.3 大学合并后的管理体制以及医学学科在大学中的地位

1.4 附属医院和大学的关系

教育部高等教育司司长已经明确指出，附属医院和医学院必须是一个整体。原北京医科大学在和北京大学合并过程中，讨论的最关键的问题就是管理体制的问题，其中，附属医院是医学教育不可分割的一部分，绝不能把附属医院从医学院中分离出去。最近，这个问题已经引起了教育部领导的高度重视。值得特别提及的是，林蕙青司长为此做了很重要的工作。我们还要继续努力。医学院校和附属医院的关系应该从两个方面认识，首先医学教育需要医院，其次医院的学科建设、医师队伍和科学研究必须和医学院相结合，才能促进其全

面发展。否则，医院就是一个单纯的医疗服务机构，就不可能有特殊的地位。作为一个整体的附属医院和医学院，实际上是双赢的。

1.5 高等医学教育规模、效益、结构

高等医学教育的规模太大，不可能提高质量，也不可能健康发展。我们需要根据中国的实际情况确定高等医学教育的规模。

1.6 医学教育的国际化问题

现在提出了医学教育国际标准问题，程伯基副理事长在本次会上就此做了一个很好的报告。目前，WHO世界医学教育联合会和美国纽约中华医学基金会都在做这方面的工作。我们的目的是一致的，就是为了提高医学教育的质量，使我们培养的医生得到国际的认可。因此，应该统一起来考虑。

1.7 学制和学位问题

这是当前摆在我们面前的一个十分重大的问题。我们应该配合教育行政部门做好调研和论证工作。

1.8 评估和认证工作

2 积极开展学术活动，努力办好学术期刊

现在我们已经有了20个分会，要加强我们分会的学术交流活动。学会也要召开专题性的学术会议，请一些高水平的，包括国外的专家来作学术报告。同时，要办好我们的学术杂志，一个是"中国高等医学教育"，一个是"医学教育"。办好杂志是学会很重要的工作，通过杂志可以了解信息和动态，进行学术交流。

3 加强国际医学教育学术交流

教育国际化发展很快，要提高我们的教学水平，提高我们的教育质量，就必须坚持开放。我们只有与世界上的重要的医学院校进行交流，只有与世界上重要的医学教育的组织合作和交流，才能提高我们自己的水平。比如，世界医学教育联合会，美国高等医学院校联合会，纽约中华医学基金会，通过与这些组织进行交流与合作，我们可以了解世界医学教育的发展动向。

学会的挂靠单位，一个是北京大学医学部，一个是浙江大学医学院。挂靠

学校要为学会的工作创造条件，包括物力、人力。

大家对学会期望值很高，我深感压力很大。好在有王镭同志做我们的名誉会长，在座的还有许多老的学会的领导，还有我们全体理事、我们团体会员单位的支持，还有许多同志希望加入我们的理事会，我感到希望很大。总之，任重而道远。希望我们大家齐心努力，我们学会就有希望，我们的医学教育就有希望。

谢谢！

［原载：医学教育，2002，（6）：1-2.］

中国高等医学教育管理体制改革的思考与建议

王德炳

（北京大学医学部，北京　100083）

[摘要] 本文介绍了近年来我国高等医学教育管理体制的变化，分析了高等医学教育管理体制的现状及存在的问题，探讨了高等医学教育的重要性和地位，医学教育的规律和特点，医学院应当成为具有管理功能的实体，附属医院在医学教育中的重要性，高等医学院校的层次、规模、质量和效益，并提出了促进医学教育发展的有关建议。

[关键词] 高等医学教育；管理体制；改革；思考；建议

[中图分类号] R-4；G642.0　　　　[文献标识码] B

The reflections and suggestions on the reform of higher medical education system in China

WANG Debing

（Peking University Health Science Center，Beijing 100083，China）

[Abstract] This article introduces the changes of higher medical education system of China in recent years；analyzes the statue quo and the problems existed in the administrative system of higher medical education；discusses the importance and status，the rules and characteristics of medical education，the entity of medical school for functional running，the critical roles of affiliated hospitals in medical education，and the level，size，quality，and benefits. Also some suggestions for promoting the development of medical education are proposed.

[Key words] Higher medical education；Administrative system；Reform；Reflection；Suggestion

1 我国高等医学教育管理体制的变化

世纪之交，在党中央和国务院的领导下，高等学校管理体制发生了历史性的变化，其目的是改变条块、部门分割，做到优势互补、资源共享，提高教学质量及办学效益。国家教育部提出了高等教育管理体制改革的八字方针，即"共建、调整、合作、合并"，我国高等医学教育管理体制发生了历史性的变化。

在此形势下，我国高等医学院校与综合大学合并的势头迅猛发展。其中，原卫生部所属的 11 所医学院校中已有 9 所合并到教育部所属的综合性大学之中，如原北京医科大学与北京大学合并，原上海医科大学与复旦大学合并等。同时，原地方独立设置的一些医学院校也与教育部所属的综合性大学进行了合并，如原浙江医科大学并入浙江大学，原湖北医科大学并入武汉大学等。此外，还有一些地方医学院校通过合并提高了办学层次，如原九江医学专科学校与当地的其他专科学校合并组建九江学院，九江学院医学院开办了本科医学教育等。在共建和调整方面，中国协和医科大学与清华大学采取共建的形式，组建了清华大学北京协和医学院；原卫生部所属中国医科大学调整到辽宁省管理。

通过高校管理体制改革，原来隶属于卫生部领导的医学院校变为教育部领导；原来独立设置的医学院校成为综合性大学的一部分。据不完全统计，截至 2004 年底，含有医学教育的综合性大学或学院已经达到了 74 所。

这种分分合合的情况，恰恰经历了 50 年的周期变化。新中国成立以前，不少医学院校是综合性大学的一部分，如北京大学医学院、浙江大学医学院等。20 世纪 50 年代，由于当时国家经济建设和社会发展的需要，医学院从综合性大学中分离出来，独立建校，为我国培养了大批医药卫生人才，发挥了重要的历史作用。50 年后，为了顺应时代的发展，建设世界一流的大学，医学院与综合性大学再次走到了一起。

2 高等医学教育管理体制的现状和问题

2.1 医学教育管理模式类型

医学院校与综合大学合并后存在着多种医学教育管理模式，主要有以下三种类型。

2.1.1 大学—医学部（医学院）型　合并后的原医科大学更名为医学部（医学院），大学通过医学部（医学院）来管理与医学相关的学院及附属医院。医学部（医学院）为一管理实体，原来所有的重要职能部门基本保留，如医院管理处、教务处、科研处、财务处等。医学部主任由大学的常务副校长兼任；医学部各学院、各附属医院的正职领导，经医学部考察后推荐到大学，由大学党委常委会任命。详见图1。这种模式有利于大学对医学教育的统一领导，有利于调动医学部（医学院）的积极性，有利于医学教育的整体性及系统性，有利于医疗、教学、科研的全面发展，有利于提高医学教育质量。

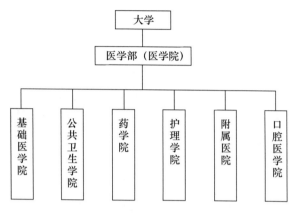

图1　大学—医学部（医学院）型结构框架

2.1.2 大学—医学院型　合并后的医学院与公共卫生学院、口腔医学院、药学院、护理学院以及各附属医院并列成为大学的二级单位，直接由大学统一领导，附属医院与医学院之间无隶属关系。详见图2。这种模式的优点是管理的层次及中间环节减少，缺点是医学教育的完整性及系统性被割裂，基础医学与临床医学不能很好地结合，医学教育在大学中的地位被削弱，影响了医学教育质量的提高。

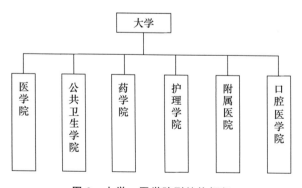

图2　大学—医学院型结构框架

2.1.3 大学—虚拟医学中心型　此种类型的特点是医学中心只是一种对外代表医学教育整体的形式，学校不赋予医学中心任何行政管理职能，因而不是管理实体。原有医学教育的整体结构被分解成若干个二级学院（包括附属医院），学校及各职能部门对各个学院进行垂直领导和管理。详见图3。

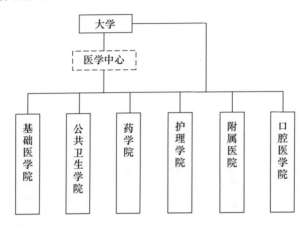

图3　大学—虚拟医学中心型结构框架

2.2 院校合并的优势

医学院校与综合性大学合并给医学教育带来了如下的优势：

（1）通识教育与人文、社会科学教育得到加强；

（2）医学教育与其他学科门类交叉融合，学科建设开始得到快速发展；

（3）大学能够吸引大量的国内外优秀人才，形成高水平的师资队伍；

（4）增加了对医学教育的投入；

（5）提高了医学院教师的待遇；

（6）医学生的生源质量有了普遍的提高。

2.3 院校合并后存在的问题

医学院校与综合性大学合并后在医学教育方面存在着如下的问题：

（1）大学权力过分集中，医学教育缺乏自主权，医学院的一些重要职能部门被取消；

（2）大学对医学教育的规律性和特殊性缺乏认识；

（3）大学对医学教育的重要性认识不足，医学教育的地位得不到保证；

（4）医学院与医学相关学院被分离；

（5）大学、医学院和附属医院的关系成为突出问题：附属医院由大学直接领导，使得医学院与附属医院的联系被切断。附属医院的经费由地方卫生部门直接拨款，采取行业管理及属地化管理，医学院不了解卫生部门的方针政策，造成附属医院和医学院分离。

3 思考与建议

3.1 高等医学教育的重要性和地位

3.1.1 医学教育是高等教育的重要组成部分 进入新世纪，我国高等教育实现了跨越式发展，其中医学教育的发展起到了相当重要的作用。据初步统计，截至 2003 年年底，我国医学院校数量为 193 所（含综合大学中的医学院），约占全国高等院校数量的 9.2％；医学生在校人数达 81 万余人，约占高等院校在校生人数的 7.4％。医学教育已经成为我国高等教育的一支不可忽视的重要力量。

3.1.2 生命科学与医学是 21 世纪的前沿科学 进入 21 世纪，生物技术与医学飞速发展，分子生物学、干细胞技术、纳米技术、生物芯片技术、生物组织工程学等科学技术都实现了新的突破，发展趋势由微观的、单一学科的研究向宏观的、多学科交叉融合的方向发展。国际间的生物、医学技术竞争日趋激烈。生命科学与医学领域的技术发展有赖于大量基础宽厚、具有发展潜力的高素质专业人才的培养。

3.1.3 生物医学工程技术的发展将极大地影响到国家经济建设、社会安全和稳定 有关统计表明，生物技术是继信息技术之后生产力中最活跃的因素，欧美的生物技术产业目前已占 GDP 的 15％～20％，生命科学与生物技术的飞速发展为医疗、制药等行业开辟了广阔的发展前景。同时，生物安全成为国家安全和社会发展的决定性力量。从 20 世纪末至今，全世界出现了多次重大的传染病流行及生物安全问题，如艾滋病已经成为全球重大传染性疾病，克隆技术向人类自身的挑战，疯牛病的出现，禽流感的流行乃至 2003 年 SARS 的爆发等，均是关系到国计民生、甚至国家命运的严重问题。

3.1.4 人民健康水平的提高是国家进入小康社会的重要标志之一 党的十六大明确提出了全面建设小康社会的目标和任务，人民的健康水平是小康社会的重要组成内容，提高人民群众的健康素质、构建完善的医疗卫生体系是社会实现小康的重要环节。全面建设小康社会，有赖于医学科学的发展和高水平医学人才的培养。因此，大力发展医学教育，培养具有高超职业素质、良好职业道德的优秀医生，是提高医疗服务水平、满足人民群众日益增长的健康需求的根本措施，也是构建社会主义和谐社会的需要。

3.2　医学教育的规律和特点

3.2.1 医生的服务对象是人，医疗服务关系到人的生命　同其他学科的教育相比，医学教育的质量要求更高，应当努力使医学生在素质、知识、能力等各个方面都达到较高的水平。

全面的素质包括：高尚的医德、良好的人文修养和文化底蕴、团结合作的精神。

深广的知识包括：扎实的自然科学基础、广博的人文社科知识、深厚的生物医学知识。

较强的能力包括：独立学习能力；分析问题、解决问题的能力；客观、循证、正确决策的临床思维能力；临床操作技能；具有交流、竞争、合作的能力和继续发展的潜力。

3.2.2 医学教育具有很强的实践性　从本科教育开始，就要求医学院校具有良好的实验室条件，如充足的实验动物和人体标本，丰富的病理、微生物标本，完备的实验室器材等。附属医院作为临床教学基地，是医学生进行医学实践最重要的场所，是办好医学教育的至关重要的条件，应当有足够的临床教师，足够的床位数、病人和病种，临床医生应当有较强的教学意识及教书育人的责任感。

3.2.3 医学教育成本较高，应当加大投入　医学教育的实践性强，教育教学成本较其他学科高，而高等医学教育更是培养高层次、高质量医学人才的精英教育，政府应当增加经费投入，并控制招生数量，保证学校教学的高水平运行。根据世界高等教育通行的规律，医学院校的学费标准最高，政府投入也最大，如英国政府每年向每个医科学生的拨款达到 12 000 英镑。据有关调查显示，现今我国高等医学教育的生均成本约为每年 15 000 元，而政府财政拨款与成本的差值较大，生均成本已经超出生均拨款近万元。

3.2.4 医学教育周期较长，应当实行长学制　根据世界医学教育界的共识，医学教育的全程是由三个不同的但又相互联系的阶段组成的，即学校医学教育、毕业后医学教育和继续医学教育。与学制有关的学校教育属于打基础的教育，主要应当打好宽厚的自然科学、人文社会科学和医学的基础，使医学生具有在将来的临床工作中进一步提高的发展潜力。当今世界各国医学教育的学制从 6 年至 8 年不等，其中以 6 年以上的长学制居多，占到 73%。而我国的医学教育普遍实行 5 年制和 7 年制的学制，无法适应社会发展和国际医学教育标准的要求。

3.2.5 医学教育需要优秀的师资力量，师生比较高　医学教育的实践性强，很多实验课程、临床技能的学习以及科学研究工作必须要求较少的学生在主管教师及助教的指导、帮助下进行，否则将严重影响教学质量。据世界卫生组织2001年颁布的医学教育生师比的调查数据显示，全世界平均为2.73，美国为1.11，美洲为2.50，欧洲为3.31，东南亚为2.42，非洲为5.42。而我国目前医学教育的生师比平均已经超过了16。代表着当今国际医学教育先进教学方法的PBL教学（以问题为基础的教学，Problem-Based Learning）实行小班授课，一名或几名指导教师只负责十几名甚至更少的学生的教学。因此，医学院校必须配备足够数量的基础和专业教师，保证合理的教师队伍结构，以适应教学和科研的需求。

3.2.6 医学教育是一个连续统一的整体，是一项系统工程 由于医学学科的特殊性，决定了医学教育是一种终身教育。目前，国内外医学教育界已经达成共识，将医学教育划分为医学院校教育、毕业后医学教育和继续医学教育。医学院校教育主要教授医学、自然科学、社会科学的基本知识和临床技能，培养医学生的全面的能力，为今后从事临床、教学、科研工作奠定坚实的基础和发展潜力。毕业后医学教育是医学院校教育的延续，是医学生成长为医生的重要阶段，包括研究生教育和住院医师培训，全科、专科医师培训。在这一阶段，要求医科毕业生通过严格、规范的训练，具备将医学理论知识运用于医疗实践的能力，进而深入到临床医学各个专业更深层次的研究领域。继续医学教育是医务工作者不断更新、补充医学新理论、新知识、新技术、新方法的过程，是把握医学科学最新进展、并将其成果应用于医疗实践的重要环节，这一过程将贯穿于医务工作者职业生涯的始终。

3.2.7 医学教育的国际交流、合作性较强 当今世界的经济全球化、一体化趋势不可避免，而医学具有很强的全球通用性和可比性，医疗卫生市场不断开放，医学专业人员的国际交流日益增加。为了规范各国医学教育的培养目标和办学行为、保证医学教育的质量，世界医学教育联合会（World Federation for Medical Education，WFME）发布了《本科医学教育全球标准》，美国纽约中华医学基金会（China Medical Board，CMB）所属的国际医学教育委员会（International Institute of Medical Education，IME）也制定了全球医学教育的基本要求（Global Minimal Essential Requirement in Medical Education，GMER），准备依此推进医学教育的国际认证。这就要求我国医学教育必须积极适应国际医学教育的改革和发展趋势，加快国际化进程，尽快建立符合我国医学教育实际的质量保证体系，保证和提升我国医学教育质量，培养高质量的医学人才。

3.3 医学院应当成为具有管理功能的实体

现代大学管理理念认为，大学中最具有活力的单位应该是学院，学院是组织教学、科研的基本单位，是大学下属的最重要的管理机构。而各学院的教授、学者们是大学活力的源泉，是他们使学校的教学、科研活动得以顺利进行并向前发展。因此，学校的管理权力不应当过度集中，而需要分散和下放。也就是说，大学管理权力的重心要下放，应当给予医学院较多的自主权，使之成为具有管理功能的实体。院校合并不是简单的权力集中，而是优势互补、资源共享，是最大限度地利用学科综合优势提高办学效益。衡量一所大学合并效果的标准是看学科建设是否加强，学科交叉融合是否得到体现，教育质量是否得到提高，师资队伍状况是否得到改善，广大师生员工是否感到满意。

为了保证管理顺畅，在运行机制上应当由一位大学的常务副校长或副校长任医学院院长或医学部主任，作为主管领导专门负责医学教育。

医学院（医学部/中心）应当成为管理的实体，直接管理医学相关学院、临床医学院、附属医院以及护理学院（系）。医学部（医学院）应当设立必要的机构，如教学、科研、医院管理等部门。

医学教育管理的工作方法可以实行条块结合、以块为主。医学院（医学部/中心）接受大学直接管理，大学职能部门对医学院（部）职能部门具有指导功能。

国际知名大学中的医学院，如哈佛医学院、约翰·霍普金斯医学院、加州大学洛杉矶分校医学中心、杜克大学健康医学中心、德州大学休斯敦医学中心等，都具有相对的独立性及自主权。

3.4 附属医院在医学教育中的重要性

基础医学与临床医学有着密不可分的联系和贯序性，医学生的学习生活至少有二分之一的时间要在临床医院中度过，因此，医学院与附属医院是医学教育中的一个不可分割的有机整体。应当由医学院与附属医院统筹解决教学和科研、教学和医疗、医疗和科研的关系，避免出现基础与临床脱节、临床学院各自为政的复杂局面。

3.4.1 附属医院的任务是医疗、教学及科研三位一体，缺一不可 医院的首要任务当然是为人民群众提供优良的医疗服务，但是作为大学医学院的附属医院，为国家培养高水平的医学人才是不可推卸的责任。同时，医院要提高医疗服务水平、增强综合实力，在激烈的竞争中不断发展，必须依靠大学的科研优势、大力进行学科建设。附属医院的医疗卫生服务、医学教学、医学科学研究三者既密切联系，又各自发挥功能，不能忽视其中的任何一项工作，应当使医、教、研相互促进，形成良性循环。我国医疗卫生事业几十年的经验表明，只有解决好医、教、研的相互关系，附属医院才能实现更好的发展，成为本地区医疗卫生行业的排头兵。

3.4.2 附属医院与医学院存在着相互依存的关系，有着共同的利益，应该实现互利双赢 附属医院为医学院培养人才，同时也源源不断地吸收优秀的毕业生补充自身的医疗队伍。附属医院的发展为医学院提供了更好的临床教学条件，可以安排更多的医学生完成高质量的临床实习；与此同时，附属医院也通过大学来提高自己的知名度和公众形象，借助大学雄厚的科研力量发展自己的临床学科。医学生利用附属医院充足的医疗资源、临床病例进行医疗实践；而带教医生也通过临床教学工作提高了自身的业务素质、教学意识，培养了自身的科研能力和组织、管理能力。因此，附属医院与医学院应该紧密合作，谋求共同的发展。

3.5 高等医学院校的办学层次、规模、质量和效益

通过 21 世纪初大规模的院校合并和扩大招生，我国高等教育初步进入了大众化阶段，毛入学率已经达到 19% 以上，实现了跨越式发展，满足了人民群众接受高等教育的期望。其中，各级各类的医学院校的招生、办学规模也在不断扩大，而一些学校发展速度过快的现象令人担忧。有些学校一味追求办学的经济效益，不顾医学教育规律盲目扩大招生，而相应的办学条件、经费和师资等方面的投入没有及时跟进，临床教学基地建设没有跟上，其教育质量的保证面临着严峻的挑战。医学教育关乎人的生命，医学教育质量的控制是根本问题。因此，应该相对控制医学类专业的招生数量，增加教育教学经费的投入，努力促进医学教育质量的巩固和提高。

我国人口众多、地域广阔，各地区发展极不平衡。在经济发达地区，人民的生活水平提高后，对医疗卫生服务的要求非常高，而同时在贫困落后地区，缺医少药问题亦非常严重，这就要求医学教育的质量评价体系应当进行相应的调整。国家级重点大学、省级院校、职业技术学校、民办学校等各层次医学院校的办学目标、水准、功能不同，都应该形成各自的办学特色，不能强求统一。在学制上，应当构建以三年制、五年制和八年制为基本学制的医学教育学制体系：三年制医学专科教育的任务是培养具有实际工作能力的基层普及型医师，面向区县、特别是农村边远地区的医疗保健机构；五年制医学本科教育的任务是培养基础牢固、知识较广博、实际能力较强，具有进一步深造条件的高级医学专门人才，主要面向城市各级医疗卫生机构；八年制高等医学教育的任

务是培养基础扎实、临床医学专业实践技能较强、具有发展潜力和后劲的高层次医学人才，主要面向城市大型医院和医学教育及科研机构。

3.6 几点建议

首先，教育部与卫生部应当加强相互沟通，建立长效医学教育工作机制。建立部际间的相关机构，如由部级领导组成领导小组，由司局级领导组成工作小组，由医学教育专家组成专家委员会，充分发挥专业学会的中介机构的作用。两部长效机制的主要功能是协调、决策有关医学本科教育、毕业后教育以及终身教育的重大问题；解决附属医院的投资渠道问题、教育教学经费问题、临床教师编制的岗位及待遇问题等。值得高兴的是，两部部际长效工作机制和相关机构即将建立，真诚希望能够很好地发挥其协调功能。

其次，教育部应当加强对医学教育的领导，在高等教育司的领导下，应单独设立医学教育处，领导、协调医学教育工作。

第三，召开合并院校主要领导会议，讨论综合性大学与医学教育如何共同健康发展的问题，尤其应该广泛听取各大学党委书记、校长的意见，使综合大学主管领导能够相互交流经验，更好地发展我国的高等教育。

第四，组织关于医学教育基本问题的调查和研究工作，在此基础上召开高等医学教育工作会议，更好地指导医学教育工作。

第五，国家应当适度增加对医学教育的投入。

我国高等医学院校与综合性大学合并至今刚刚经历了5年多的时间，其管理体制、运行机制等问题还有待于进一步探索和解决，医学教育的规律、特点也需要更深一步地认识。我们应当充分总结历史经验，继续深入开展调查研究工作，以巩固高等教育体制改革的成果，提高医学教育质量，培养合格的医学人才，为社会主义现代化建设服务；充分利用院校合并后学科强强互补、交叉融合的优势，加强学科建设和科研工作，在新世纪医学、生命科学领域取得由我国原创的具有重大意义的研究成果；加强医学教育的国际化，建立完善的医学教育评估认证体系，促进我国医学教育整体水平的提高，力争在世界医学教育领域中占有一席之地。

[原载：医学教育，2005，（2）：1-4.]

医学生临床思维能力培养探析

殷晓丽　王德炳

［摘要］临床思维能力是临床医生最为重要的基本能力之一，医学生临床思维能力的培养奠定了医生临床思维的基础。本研究在对临床思维的内涵和特点进行阐释的基础上，具体分析了当前影响医学生临床思维能力培养的因素，并对医学生临床思维能力的培养进行了探讨。

［关键词］临床思维能力；医学生；培养；探讨

Discussion on the cultivation of clinical thinking abilities of medical students

Yin Xiaoli*　Wang Debing*

Institute of Medical Education, Peking University Health Sciences Center, Beijing 100191, China Corresponding author: Wang Debing, E-mail: wangdb @ bjmu. edu. cn

［Abstract］Clinical thinking ability is one of the most important abilities of doctors which must be cultivated from the beginning as medical students. Based on the interpretation of the meaning and characteristics of clinical thinking, the factors which influence the cultivation of the clinical thinking abilities of medical students were analyzed and the measures to carry on the cultivation were discussed.

［Key words］Clinical thinking ability; Medical student; Cultivation; Discussion

临床思维能力是临床医生诊断和治疗患者疾病的思维能力，是临床医生最为重要的基本能力之一。虽然临床思维能力对临床医生的重要性没有受到质疑，但"在当前的医学教育中，存在着一种轻视临床思维的趋向。尤其是由于现代科学技术的发展及其在临床上的广泛应用，似乎许多临床问题只要有先进设备便可以迎刃而解，强调分析推理已属多余。"[1]但实际上，并非如此。临床误诊病例中70%以上主要是由于临床医生思维方法不当造成的[2]。一位临床医生的实际能力，除了其专业知识、临床经验之外，在很大程度上取决于他的临床思维方法，思维方法的正确与否，直接关系到一个医生的成长，关系到医疗质量的好坏[2]。临床思维的训练和提高贯穿于临床医生的整个职业生涯，而在校教育阶段医学生临床思维能力的培养奠定了医生临床思维的基础，对临床医生的职业发展具有十分重要的意义。目前，专门探讨医学生临床思维能力培养的研究比较少，对影响医学生临床思维能力培养的因素缺乏深入分析，大多没有提出有针对性的、行之有效的对策建议。本文尝试通过阐释临床思维的内涵和特点，在深入分析医学生临床思维能力培养的影响因素的基础上，就如何培养医学生临床思维能力进行探讨，希望能够引起相关人员的重视，促进医学生临床思维能力的培养和提高。

1   临床思维的内涵及特点

临床思维有广义和狭义之分，根据相关研究[3-5]，本文将临床思维（clinical thinking）定义为：医生在临床工作中运用医学科学、自然科学、人文社会科学和行为科学的知识，以患者为中心，根据收集到的临床资料（包括病史、体格检查、辅助检查等），借助可以利用的最佳证据和信息，结合患者的心理、社会、环境和文化背景，通过批判性的分析、综合类比、推理等，形成诊断、治疗、康复和预防的个性化方案并予以执行和修正，最终达到正确诊断和治疗疾病、维护健康、预防疾病的思维过程。目前研究和应用较多的是诊断思维和治疗思维，而康复思维和预防思维则较少提及，尚有待研究。临床思维贯穿于对疾病诊断、观察、治疗、康复和预防的全过程，临床思维过程主要包括临床资料的收集、临床及辅助检查资料的分析和总结、诊断过程、治疗过程、康复和预防指导。

临床思维具有主观性、紧迫性、资料不完备和不断修正等特点。主观性是指患者的体征要通过医生的主观感觉和检查获得，患者的症状要凭患者的主观感觉描述，这就不可避免地存在医生的选择性倾听和患者的选择性表述，从而影响资料的准确获取。紧迫性是指医生往往需要在很短的时间里、根据已经掌握的不完整资料对患者做出诊断或进一步处理的意见，尤其是当患者病情危急、生命垂危时。资料的不完备性是指医生进行诊断时，资料往往并不完备，虽然科学技术的发展使得临床资料的获取更为快捷和准确，但短时间内收集齐备所有资料也是不现实的，何况检查项目的选择还要通过临床医生最初的假设进行，不可能让患者做所有的项目。"临床资料的全面性只能是相对的、有条件的，临床思维的重要内容之一就是要考虑使临床资料的采集恰如其分，既能够提供充分的事实依据，又能够避免进行不必要的过多检查。"不断修正是指医生进行初步诊断并确定治疗方案后，在治疗过程中，需要通过观察病情的发展和变化，再次验证初步诊断，对其进行完善、修改甚至否定，如此反复，以得出正确的诊断并采取合理、有效和及时的治疗，同时进行康复和预防指导。正是基于这些特点，临床思维的原则首先就要考虑常见病与多发病、当地流行或发生的传染病与地方病；尽可能以一种疾病去解释多种临床表现，但应当以患者为整体，抓准重点、关键临床现象，如果确有几种疾病同时存在，则应该分清主次，先处理严重问题；器质性疾病与功能性疾病鉴别有困难时，首先考虑器质性疾病，一种病症的良恶性不能判断时，先按照恶性病检查，再按照良性病治疗；考虑疾病的个体差异和动态变化，密切关注治疗效果，不断审视诊断和处理的正确性，注意发现治疗的副作用和并发症；适时给予康复和预防指导。因此，在医学生临床思维能力培养过程中，需要让他们掌握常见病、多发病以及当地流行或发生的传染病与地方病的诊断和治疗，学会通过分析、综合、类比和推理等分清疾病表现的主次，透过现象抓住本质，正确诊断和制定治疗方案，密切关注疗效以反思诊断和调整治疗方案，同时给予患者必要的康复和预防指导。

2 影响临床思维能力培养的因素

2.1 主观上不重视临床思维能力培养

当前，不论是学校、教师还是学生对医学生临床思维能力培养主观上都不够重视，其中最突出的是教师，因为教师的态度代表了学校并影响了学生的态度。教师不重视的原因归结起来有两点：一是临床诊断和治疗多倚重临床高科技检查手段，没有临床思维好像也能进行诊断和治疗；二是各类疾病指南的出现，医生往往可以直接得到有关疾病的种种现成答案，不需要通过临床思维去找寻。但实际上，医学科学技术的发展，高精尖医疗仪器设备的应用，虽然使一些疾病的检查手段日益丰富和精准，但对具体的患者而言，是不可能也没有必要进行所有检查项目的，临床医生需要通过临床思维对患者的检查项目进行限定；使用疾病治疗指南也需要通过临床思维从众多的疾病现象中找到本质和关键的现象。

2.2 客观上缺乏临床思维能力培养条件

临床思维能力的培养离不开医学生临床轮转中对常见病、多发病的学习，离不开问诊、体格检查等基本技能的训练，更离不开带教教师的具体指导，目前这些方面都存在着一定的问题，导致临床思维能力培养条件欠缺。

（1）学科的发展使得临床分科过细，医生的知识面相对较窄。因为患者的认可度等多方面的原因，医学院校的临床学院几乎很少设置综合性病房，学生轮转实习的病房多建立在三级学科或四级学科层面，科室较多且相互分割，学生在有限的实习时间内，不可能轮转所有的科室，而且病房多收治诊断明确的某类疾病或疑难杂症患者，学生见得最多的不是常见病、多发病，而是疑难杂症和某种疾病，使其在有限的轮转时间内不能完成对常见病、多发病的学习和掌握，从而严重制约了他们的临床思维能力培养。

（2）教师的教学意识不强，部分教师的能力和水平有限，知识面较窄，临床基本功不够扎实，加上工作任务繁重，除了医疗还有科研，往往不能对学生进行具体、有效的指导，尤其是临床思维，学生疲于应付常规性工作，无暇思考和反思。2009—2012年，笔者之一对国内医学教育水平较高、医学教育质量较好的15所举办八年制医学教育院校的70余名相关人员进行了访谈和调查，受访者主要是主管医学教育的院校领导、教学管理负责人、教学管理人员、带教教师、八年制学生及其辅导员（以下简称访谈调查）。访谈调查中学生反映教师都很忙，学生不问，教师一般不会主动为学生讲解，实际上也顾不上；而教师却抱怨工作太累，并坦陈对教学的投入有限，针对临床思维的指导更为有限。这些严重影响了医学生临床思维能力的培养。

（3）法律、法规的欠缺及医患关系的紧张，使得门诊实习以及体格检查等项目的完成变得十分困难。1998年颁布的《中华人民共和国执业医师法》没有对临床实践教学活动做出规定，也未对参与者所应具有的权利和义务有所规定，使得临床实践教学活动成为事实上的违法行为。2002年9月1日起施行的《医疗事故处理条例》深受同年4月1日起施行的《最高人民法院关于民事诉讼证据的若干规定》的影响，后者将医疗纠纷侵权诉讼纳入举证责任倒置范畴，一旦发生医疗纠纷，医院有责任拿出证据来证明自己没有发生医疗过错，否则法院将判医院败诉，并赔偿患者损失，教师或医院为了规避风险，必然减少学生的实践机会。2008年8月18日卫生部和教育部联合印发的《医学教育临床实践管理暂行规定》对临床实践教学活动的合法性进行了有条件的限定，在一定程度上缓解了由《中华人民共和国执业医师法》和《医疗事故处理条例》带来的负面影响。但其第十一条规定，在安排和指导临床实践活动之前，应当尽到告知义务并得到相关患者的同意。实际上，因为患者对医学生并不信任，一旦被告知，许多人将不可能同意"被实习"，从而使学生减少了临床实践的机会。第十二条明确规定，医学生参与临床实践时要在带教教师的指导下，按照相关的操作规范来进行操作。事实上，限于人力物力，多数医院不可能长期为实习医师一对一地配置带教教师[6]。这些状况严重影响了学生的学习机会和临床思维能力的培养及训练。访谈调查中，教师认为学生不具体负责患者，无压力，不上心，感觉学生总是按照上级医生的指派去做某些事情，而且看不到做这些事情的意义，经常是下意识反应、大脑处于停止思考的状态，达不到举一反三的效果。此外，长期以来临床医学与公共卫生的割裂，康复医学发展的滞后，以及卫生体系中对疾病预防的忽视，使得临床医生普遍缺乏康复和预防思维，几乎不对患者进行必要的康复和预防指导，医学教育培养方案对此鲜有规定，具体教学中也没有对学生进行这方面的培养。

2.3　临床思维能力本身难以测评

影响临床思维能力培养的另一个重要因素是临床思维能力本身不易测量，这与临床思维的特点相关，因其贯穿于疾病诊断、观察、治疗、康复和预防的全过程，要准确测量需要专人在实际工作中通过较长时间的观察，可操作性较差；而且临床思维既包括诊断思维和治疗思维，又包括康复思维和预防思维，全面考查这些思维能力并非易事。虽然客观结构化临床考试（objective structured clinical examination，OSCE）的逐渐普及，使得部分临床思维能力的测量变得较为容易，但实际上，目前还没有一种测量方式能够在限定的时间，比如学生单位考试的时间内，较为准确、全面地测量学生的临床思维能力。目前，临床思维中临床资料的收集多通过患者或标准化病人来考查，诊断和治疗思维多通过病例分析来考查，而康复和预防思维几乎没有考查。近些年来，因为医患关系紧张，使用真实的患者受限，而由于成本和认识等方面的原因，标准化病人的应用并不广泛，从而影响了对学生的临床资料收集能力的考查。病例分析虽然能够在一定程度上考查学生的诊断和治疗思维能力，但也并不全面。

3　临床思维能力培养的路径探索

培养和提高医学生的临床思维能力，需要解决主客观上的限制，并探索适宜的评价方法。

3.1　建立适宜机制，提高对临床思维的重视

任何学习，如果主观上不重视或不愿意，往往很难取得好的效果，对临床思维能力而言，教师和学生的重视十分关键。为了提高他们对临床思维的重视程度，学校（或医院）需要开展有关培训，尤其要通过分析那些因为临床思维

局限、简化、倒转和偏执而导致漏诊和误诊的案例，并对高科技与疾病诊治的关系有清醒的认识，通过分析高精尖检查技术的局限、不必要检查加重患者经济负担、影响医患关系等内容，使教师和学生充分认识临床思维的重要性；同时，在继续医学教育中培养和提高临床医生的康复和预防思维。学校还要建立相应的保障和激励机制，提高教师的教学意识和投入，让教师有意识、有精力对学生进行临床思维能力培养。访谈调查中，受访者提到当前教师的晋升是以发表论文数量作为主要的评判依据，医疗和教学往往不具有影响力；评聘中，对于教学虽然也有要求，但很难细化和量化，教师的教学情况几乎不影响其职称的晋升。"在临床医师中曾经流传这样的说法：搞教学是'支出'，搞科研是'收入'，搞医疗是'收''支'平衡。"[2]年轻医生们认为，为了晋升职称，必须发表一定数量和质量的论文，这给他们带来了很大的压力[7]，影响了他们将精力投入临床和开展教学。好在有些院校已经意识到这一问题并进行了一些改革，比如北京大学医学部，近年增补职称晋升条例，向从事教学的教师倾斜。此外，学校（或医院）还需要通过继续医学教育或老专家的传帮带对临床思维能力不强的教师进行再培训，同时减少临床带教教师除教学外的其他任务，使带教教师可以将主要精力用于学生指导。国家有关部门需要完善法律法规建设，缓解医患紧张关系，进一步确立临床实习教学的合法地位，为医学生的培养创造机会和条件。

3.2 探索培养路径，提高临床思维能力

3.2.1 重视基础课程学习以提高学生基本思维能力 基本思维能力主要指逻辑思维能力和辩证思维能力，两者是临床思维能力的基础。"逻辑思维能力是临床医师进行临床实践活动的基本思维能力，是建立临床思维的基础。医学是一门实践学科，具有极强的逻辑性。即使是同一种疾病，其发生的机制也可能并不相同，不同的病人可能有不同的临床表现，对治疗的反应也会不尽相同。但疾病的发生、发展、转归和预后均具有严格的逻辑关系，存在着必然的辩证和因果联系，医生应当处理好整体和局部、动态和静态、表现和本质等辩证关系。"[4]吴阶平院士十分重视唯物辩证法的学习和运用，提出了实践、思考、学习（知识）三结合医学教育思想。基础教育阶段，包括医学预科教育阶段的自然科学和人文社会科学的学习，除了为学生奠定较为宽泛的知识基础外，对医学生基本思维能力的培养亦具有重要作用，尤其是自然科学学科中的实验教学对医学生基本思维能力培养具有重要意义，教师和学生应当予以重视。

3.2.2 加强临床教学环节以培养学生临床思维能力 培养临床思维能力

的关键在于不断进行临床实践，如果没有充分的临床实践，面对患者的时候就会感觉无从入手，这就是理论和实践脱节。教材上介绍的都是典型的疾病特点，是前人实践经验的总结，而患者是最生动的教材、是最好的教师，只有多接触不同的患者，多参加临床实践，不断丰富和增加感性认识，通过观察病情、进一步开展辅助检查、病例讨论、诊断性治疗甚至临床病理解剖等，使思维建立在丰富的感性认识的基础之上，才能提高自己的思维能力，增强思维的正确性和敏感性[4]。具体可以采用以下方式：

（1）扩展学生的实习空间，增加学习机会。由于医学院校的附属医院大多是三级甲等医院，分科较细，并以诊断明确的某类疾病或疑难杂症为主，因此，建议增加门诊实习，并探讨与非三级甲等综合性医院，尤其是社区医院的联合，建立教学联合体，增加学生的学习机会，使学生能够掌握常见病、多发病、慢性病的诊断和治疗，并对康复和预防有所了解。门诊实习，可以尝试开设实习门诊专区，给予患者优先就诊和让专家确诊的机会，争取门诊患者对教学工作的支持。目前，一些院校已经开始与社区和基层医院联合，为学生安排一定的社区和基层卫生实践，比如，北京大学医学部安排所有五年级的临床医学专业学生，在学习全科医学期间到社区医院实习 1 周，而八年制临床医学专业学生在六年级时还需要到基层医院实习 3 周。不过，还需要探寻更长时间和更为深入的联合培养医学生的方式，并配备教学意识强、有责任心、经验丰富的带教教师，关键是通过对常见病、多发病的诊治培养学生的临床思维能力，并让学生对康复和预防疾病有所了解，为康复和预防思维的培养奠定基础。约翰·霍普金斯大学医学院在医学生的培养中，设计了垂直见习模块，始于一年级第二学期，持续 12.5 个月，每周半天，学生在门诊或社区和一位教师一起工作，直接接触患者，练习问诊和体格检查等基本技能，同时学习更高级的医疗技能[8,9]。

（2）加强带教教师的示范和指导作用。带教教师对医学生临床思维能力的培养起着十分重要的作用，他们通过见习或实习中对学生问诊、体格检查、病例书写等的示范和指导以培养学生的临床思维能力。早年北京协和医学院（以下简称老协和）就十分重视对学生问诊和体格检查、病例书写等的指导，其带教经验值得借鉴。老协和毕业生吴阶平院士曾说："我认为问病史本身就是一个分析、综合、归纳、演绎的过程。首先病人主诉病情，然后你就去问，比如说头痛，到底是符合脑瘤的头痛，还是感冒的头痛，是眼睛疾患的头痛，还是鼻窦炎的头痛，你就得去分析，还得去进一步追问。接着就进行体检，发现有一个有价值的特征，当初病人也没有说，你也没有问，于是又要再一次追问，所以，问病历至少有这么三个阶段，病人自己说，医生问，然后再补充问。"[2]

1937届老协和毕业生何观清回忆道[10]：在内科见习时，对每个新进院的病人，学生都要询问病史，进行体格检查和血、尿、便常规检查，做出诊断，写出病史及住院记录（但无处方权），然后请导师陪同到病人病床边核对自己所做的检查和诊断，再回到导师的办公室去，由导师提问刚才看过的那个病人的病情、诊断、治疗、转归等问题，从导师的提问及诱导中，学生受益匪浅。老协和要求学生手写病历，并认为"写大病历的阶段至为重要，要通过它形成一种终身不改的习惯，即使在诊务繁忙之中也能如条件反射般运用，在诊治病人的过程中不遗漏任何要点。这种训练是短暂的，稍纵即逝，一旦落课就无法再补，切勿等闲视之[11]。"老协和教师对学生所写病历的修改也极为认真。1943届毕业生张安教授回忆他当年写的第一份病历被导师钟惠澜改得没有几个字是自己的，3份病历下来，钟教授改得越来越少[11]。规范的病历既能够反映患者的病情，同时也能够反映出医生的临床思维及写作能力。通过病历书写，可以使医学生重温在物理诊断学课程中所学过的症状学并规范体格检查手法、熟悉常规的临床诊疗手段，病历书写的过程有助于提高医学生的临床思维及分析、综合问题的能力[12]。笔者之一访谈调查的医学院校都要求学生撰写病历，协和的要求相对较高、最为严格，其规定医学生实习见习期间每周撰写1份大病历，见习期间有专门修改病历的导师，实习期间就是由病房带教的教师修改，但他们都不会像老协和的导师那样与学生到患者面前核对学生的检查和诊断，也不会针对患者进行启发和引导，学生虽然也手写病历，但可以先通过计算机进行粘贴、剪裁，减少了思考、分析等思维训练过程。可见，这些要求与老协和相比尚有差距，其他院校的差距就更为明显。

（3）重视提高临床教学的效果。临床教学包括见习和实习，其中的教学查房、疑难病例讨论、临床病理讨论等环节，对学生临床思维能力的培养十分重要。关于教学查房、疑难病例讨论、临床病理讨论等等，有关临床思维能力培养的文献[13-18]一般会有论及，临床上也都比较常见，而且被认为有利于培养学生的临床思维能力，但实际效果还有待提高。不论是教学查房、疑难病例讨论，还是临床病理讨论，其核心都是通过高年资医生的引导，让学生了解正确的临床思维过程，包括从症状、体征及临床化验所见，到做出初步诊断、设计治疗方案、根据治疗情况调整治疗方案等，从而模仿学习高年资医生的临床思维方法并积累经验。疑难病例讨论和临床病理讨论往往还有多个学科医生的参与，有多项辅助检查结果，如影像和病理等，而核心讨论者的水平相对较高，能够根据尸体解剖所见和组织病理改变，核对诊断和治疗方案，对学生临床思维能力的培养和提高帮助更大。不过，为了取得较好的效果，应当提前让学生了解患者的情况，通过查阅相关资料做出初步诊断和治疗方案，并在查房或讨论时与高年资医生和专家的诊断和治疗方案进行对比分析，以获得逐步提高。老协和的临床病理讨论每周举行一次，每次 1 小时，安排在第三和第四学年，共计 44 周。讨论前一周发给学生一份病例摘要（一般 1～2 页），介绍病人的发病及死亡经过，包括症状、体征及临床化验所见，要求学生据此做出诊断；讨论时，病理教师带领学生观看尸体解剖或介绍尸体解剖所见和组织病理改变，核对学生做出的诊断，很受学生欢迎[10]。不过，因为目前尸体解剖较为困难，临床病理讨论开展得较少。

3.3 探索临床思维能力测评方式，合理评价临床思维能力

鉴于当前较难科学、全面地测评学生的临床思维能力，因此，建议采取形成性评价的方式测评学生的临床思维能力。也就是说，临床教师在实习过程中需要关注和记录学生在病史采集、体格检查、检查项目选择、检测结果判读、医疗文书撰写、患者治疗的观察思考、患者康复和预防指导等方面的表现，适时进行评判并为学生提出改进建议，通过日常学习和实际临床工作中的持续关注和引导全面测评学生的临床思维，促进学生临床思维能力的提高。

总之，临床思维对临床医生具有重要意义，国家相关部门需要完善法律法规建设，学校需要建立相应的机制，为医学生临床思维能力的培养创造条件和机会；同时，需要探索科学的临床思维能力测评方式，准确、全面地评价医学生的临床思维能力。当然，良好的临床思维离不开丰富的理论知识和临床实践，医学生需要不断拓宽自己的知识面，保持持续的知识更新，不断进行临床实践、积累临床经验。

参考文献

[1] 彭瑞骢，谢竹藩，黄莛庭，等. 论医学生临床思维能力的培养//彭瑞骢. 彭瑞骢文集 [M]. 北京：北京大学医学出版社，2012：127-136.

[2] 刘振华. 医学人才学 [M]. 北京：清华大学出版社，2005.

[3] 曾勇，鲁映青. 论临床思维概念 [J]. 医学教育探索，2005，4（1）：46-48.

[4] 沈守荣. 临床技能学 [M]. 北京：人民卫生出版社，2011.

[5] 张之南，著. 治学与从业——一名协和老医生的体会 [M]. 北京：中国协和医科大学出版社，2007：39.

[6] 殷晓丽，王德炳，沈文钦，等. 影响我国临床医学专业博士培养质量的制度因素分析 [J]. 复旦教育论坛，2011，（3）：88-92.

[7] Heng-Feng Yuan，Wei-Dong Xu，Hai-Yan Hu. Young Chinese doctors and the pressure of publication [J]. Lancet，2013，381（9864）：e4.

［8］殷晓丽，郭立，门寒隽，等. 约翰·霍普金斯大学医学院医学博士培养模式特点及其启示［J］. 中华医学教育杂志，2012，32（1）：149-153.

［9］Charles M Wiener，Patricia A Thomas，Elizabeth Goodspeed，et al. "Genes to Society" ——the logic and process of the new curriculum for the Johns Hopkins University School of Medicine［J］. Academic Medicine，2010，85（3）：498-506.

［10］严观清. 我在协医及第一卫生事务所的工作经过//政协北京市委员会文史资料研究委员会，编. 话说老协和［M］. 北京：中国文史出版社，1987：167-181.

［11］讴歌. 协和医事［M］. 北京：生活·读书·新知三联书店，2009.

［12］郭丹杰. 长学制医学生临床思维培养的探索与实践［J］. 中华医学教育杂志，2009，29（4）：35-37.

［13］刘磊，田卫东，李声伟，等. 在医学教学中注重培养学生的临床思维能力［J］. 西北医学教育，2004，12（2）：161-162.

［14］王海平，林常清. 加强医学生临床思维能力的培养［J］. 医学教育探索，2006，5（9）：869-870.

［15］曾勇，王国民，蔡映云，等. "临床思维"的理解与培养［J］. 复旦教育论坛，2005，3（1）：90-93.

［16］张健，青文婕，陈悦，等. 浅议医学生临床思维能力的培养［J］. 医学与哲学（人文社会医学版），2009，30（9）：69-70.

［17］黄利川. 探讨医学生临床思维中存在的问题与教育对策［J］. 中华全科医学，2008，6（10）：1056-1057.

［18］彭奕华，许红雁. 临床实习中医学生临床思维能力培养的思考［J］. 中华医学教育杂志，2009，29（6）：104-105，114.

［原载：中华医学教育杂志，2014，34（1）：10-13.］

美国一流大学医科类学院管理与办学体制考察报告

祁国明[1]　王德炳[2]　姚　泰[3]　秦怀金[1]　葛丽军[4]

（1. 卫生部科教司，北京 100044；2. 北京医科大学，北京 100083；

3. 上海医科大学，上海 200032；4. 卫生部国际合作司，北京 100044）

[**关键词**] 美国；大学医科类学院；管理体制

　　管理体制改革是近年来我国高等教育改革的重点和难点。为了积极推进我国高等医学院校管理体制改革，并为做好医科大学与综合性大学合并工作提供依据，卫生部科教司组织了"美国一流大学医科类学院管理与办学体制考察组"，于 1998 年 12 月分别对美国 3 所不同类型的一流大学——约翰·霍普金斯大学（The Johns Hopkins University）、哈佛大学（Harvard University）和加州大学洛杉矶分校（University of California at Los Angeles，UCLA）进行了考察。考察内容主要包括：医学院及其他医科类学院与大学之间在领导、管理、投资、教学与科研等方面的关系；医学院及大学与医院之间在领导、管理、投资、医疗、教学等方面的关系；医科类学院内部的领导、管理和投资机制等。考察采用听取介绍、座谈和实地参观等多种方式。现对几个重要问题报告如下：

一、3 所大学医科类学院管理与办学体制及其特点

　　约翰·霍普金斯大学和哈佛大学为私立大学，两大学及其医学院和公共卫生学院的综合实力均名列美国大学之首；加州大学洛杉矶分校为公立大学，其排名位居美国公立大学的前列。约翰·霍普金斯大学、哈佛大学和加州大学洛杉矶分校的管理组织结构及其相互之间的关系见图 1、2、3。从图中可以看出，3 所大学的最高领导机构均是董事会（Board of Trustees），私立大学与公立大学董事会的组成不同。约翰·霍普金斯大学和哈佛大学的董事会主要由捐资者个人组成，加州大学洛杉矶分校董事会则主要由州长和州议员组成。董事会主

要职责是筹资和任命校长。校长一经任命后，就完全独立行使对大学的管理，董事会不干预校长的管理，校长除每年向董事会报告大学运转与经营情况外，其主要职责是筹资和任命副校长与学院院长。约翰·霍普金斯大学和加州大学洛杉矶分校均有一位常务副校长（Provost）主管医学院、公共卫生学院等医科类。大学对各学院的控制，除学院师资聘任需由大学正式认可，以及大学为学院制订投资指南外，其他事务均由各学院负责，医学院等各医科类学院在管理和筹资上均相当独立。学院下的系及其师资（教授、副教授、助理教授）是大学最具活力和权力的管理层次，因为美国大学尤其是一流大学的筹资来源中最重要的是研究基金（如约翰·霍普金斯大学和哈佛大学公共卫生学院的70％以上资金来源于研究基金），而研究基金均是靠师资申请来的，课题负责人全权负责研究基金的管理与使用。

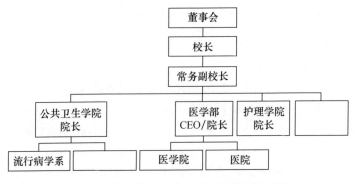

图 1　约翰·霍普金斯大学组织管理结构图

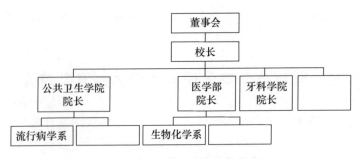

图 2　哈佛大学组织管理结构图

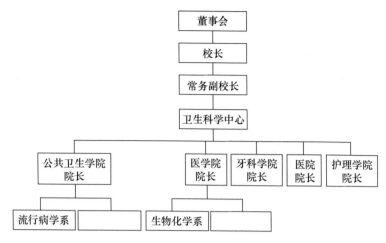

图 3 加州大学洛杉矶分校组织管理结构图

私立大学医科类学院的投资机制与公立大学不同。如约翰·霍普金斯大学和哈佛大学等私立大学几乎没有政府直接投资，其医学院的主要筹资渠道是研究基金、医疗服务、学费和捐赠等；而美国公立大学除上述筹资渠道外，州政府直接拨款是另一重要筹资来源，如加州大学洛杉矶分校，州政府投资约占学校总经费的 1/3。

3 所大学医科类学院的管理与办学体制虽不完全相同，但均具有以下几个特点：

1. 医学院、公共卫生学院等医科类学院是大学的重要组成部分，但在管理和投资上，各学院均保持相对独立，具有很大的自主性。

2. 医院是医学教育的重要组成部分，3 所大学医学院与医院的联系密切，相互关系模式各异。

（1）约翰·霍普金斯大学医学院与医院几年前合并为约翰·霍普金斯医学部（Johns Hopkins Medicine），医学院与医院在管理和投资等方面均统一为一个整体，由约翰·霍普金斯医学部的执行总裁（CEO）（同时为医学院院长）统筹负责医疗、教学和科研工作。

（2）哈佛大学医学院与附属医院没有隶属关系，医院的管理与投资均是独立的，相当于教学医院，医学院与医院的联系主要靠双方共同的利益，以及哈佛大学医学院良好的教学传统。

（3）UCLA 医学院与 UCLA 医院、公共卫生学院、牙科学院以及护理学院共同组成卫生科学中心（Health Science Center），医院和医学院同属大学，并均由分管卫生科学中心的常务副校长负责，虽然医学院与医院的管理与投资各自独立，但常务副校长可根据医疗、教学等方面的需要，协调两者的关系。

3. 医科类学院间关系密切。各学院间联系的机制虽然有行政管理的因素，但更重要的还是靠各自的内在需要。目前联系的主要机制有以下 3 种：

（1）管理上统一。如约翰·霍普金斯大学医学院与医院合并为约翰·霍普金斯医学部，UCLA 各医科类学院组成卫生科学中心。

（2）各学院研究项目之间的合作。

（3）各学院教育项目之间的联合与合作。如医学院的 M. D. 项目与公共卫生学院的 MPH 项目的联合。

二、几点体会

1. 医学院与医院必须保持密切关系，这是办好医学教育的客观要求。3 所大学医学院与医院的联系机制尽管不同，但医学院与医院均保持密切关系是其共同特点。约翰·霍普金斯大学医学院与医院早先均是大学下的两个独立机构，为了加强医院的竞争力，有利于医学院的临床教学，促进临床医学与基础医学的更加紧密结合，1996 年大学董事会决定将医学院与医院合并为约翰·霍普金斯医学部，医学部的 CEO 由医学院院长兼任，医院临床科室主任同时为医学院相应系的主任，医学院与医院的关系更加紧密。哈佛大学医学院与医院的关系在美国也是独特的，所有附属医院与医学院均无隶属关系，对此，哈佛大学医学院院长也认为：医学院与医院的这种关系不利于医学院的临床教学，对其他一般医学院是很难想象的，但哈佛大学医学院靠其独特的实力以及重视教学的传统弥补了上述体制的不足。同样，UCLA 医学院与医院在教学、医疗、科研等方面也存在密切关系。总之，医院是医学院实施临床教学的基地，保持医学院与医院的密切关系是办好医学教育的客观要求。

2. 研究基金是一流大学医科类学院最重要的筹资来源。所考察的 3 所大学是名副其实的科研型大学，研究基金均是它们最重要的筹资来源。约翰·霍普金斯大学和哈佛大学医学院的 50% 以上的经费来源于研究基金；在公共卫生学院则更高，如约翰·霍普金斯大学公共卫生学院 1997 年总经费 1.58 亿美元中，研究基金占 73.1%，间接费用占 14.0%，学费占 10.3%，捐款占 1.4%，其他占 1.1%。这些大学的师资如果申请不到研究基金，很难再待下去。

3. 分权式管理（Decentra lization）是美国大学管理的重要特点。3 所大学的组织管理结构图显示，大学董事会、校长、学院（院长）、系（主任）是其自上而下的几个主要管理层次，但绝大部分的实质管理权均在学院和系一级。这种管理模式是大学筹资机制的部分反映，因为美国大学尤其是私立大学的筹资主要在学院和系两个层次上。分权式管理可增加各学院的办学自主权，调动学院、系及其师资的筹资积极性，增强办学活力。

4. 多种模式办学是美国医学教育的一个重要特点。美国有 126 所医学院，其中 74 所为公立医学院，52 所为私立，绝大多数为综合性大学的组成部分，也有独立设置的。所考察的 3 所大学医学院，2 所为私立，1 所为公立。无论是 3 所医学院自身的管理、投资与办学机制，还是医学院与大学、医学院与医院、大学与医院的关系机制均有不同，各具特点，这种不同并没有影响医学院的办学水平和人才培养质量，而恰恰是各医学院办学特色的体现。

三、几点建议

1. 继续保持医学院与医院的紧密联系是医科大学与综合大学合并工作应遵循的一个原则。医院是实施临床医学教育的基地，这在客观上要求建立一种有利于医学院和医院共同发展的互利机制，以保持医学院与医院的密切关系。这种关系不应因医科大学与综合性大学的合并或医科大学的管理与办学体制的变化而减弱。

2. 能否做到既实现资源共享，又最大限度地保持医科类学院在管理与筹资等方面的自主性，是医科大学与综合性大学合并能否成功的关键。医科大学与综合性大学合并的根本目的是提高办学质量和效益。合并不仅要有利于综合性大学整体实力的提高，而且要有利于医科类学院的发展和医学人才的培养。医科类学院在长期的办学实践中，积累了丰富的办学经验，逐步形成了自己独特的办学特色，建立了与卫生行政部门的密切联系，办学规模较大。与综合性大学合并后，作为综合性大学的一个组成部分，在管理和投资等方面，继续充分发挥医科类学院上述优势和特色，给予医科类学院较大的自主权，关系到能否继续保持和进一步增强医科类学院的办学活力，关系到医科类院校能否更好地为卫生事业服务，也最终影响到综合性大学的整体办学水平和教育质量的提高。从美国医科类学院与大学的关系及其管理机制上也可以看出，保持医科类学院管理与投资的相对独立，使医科类学院享有较大的自主权，是提高综合性大学及其医科类学院办学效益和质量的有效途径。

3. 应鼓励进行多种医学教育管理与办学模式的改革探讨。美国医学院的多种管理与办学模式给了我们一点启示，那就是，我国正在进行的高等医学教育管理体制改革，国家应允许并鼓励各高等学校结合自身实际，进行多种形式和模式的管理与办学体制的改革探讨。医学院校与综合性大学应加强联系，实现资源共享与优势互补是发展趋势。但两者的关系机制究竟如何；若医学院校与综合性大学合并，医科类学院与综合性大学在管理、筹资等机制方面的关系怎样等，国家应允许进行不同模式的探讨。只有这样，各校才能根据本地教育资源、卫生人力需求以及各校的实际，研究提出适合本校实际的学校管理与办学模式。

［原载：中国高等医学教育，2000，（4）：59-61.］

农村全科医学人才培养的几点思考

殷晓丽　王德炳　郭　立

[摘要] 培养"下得去、留得住、用得好"的农村卫生人才一直备受关注且面临挑战。本文分析了当前农村全科医生培养和使用中存在的问题，从制度保障和人才培养方面提出了相应的建议，希望通过改革使培养出来的全科医学人才能够为保障和提高农村人口健康水平发挥应有的作用。

[关键词] 农村卫生人才；全科医生；培养模式；思考

基金项目：2014 年北京大学医学部医学教育研究立项课题（北医［2014］部教字 17 号）

Thought on the cultivation of rural health personnel

Yin Xiaoli　Wang Debing　Guo Li

Institute of Medical Education，Peking University，Beijing 100191，China（Yin XL，Guo L）；Peking University Health Sciences Center，Beijing 100191，China（Wang DB）

Corresponding author：Wang Debing，E-mail：wangdb@bjmu. edu. cn

[Abstract] It has been exploring and still a challenge to cultivate rural health personnel as going down staying down and using well. In this paper，the main problems among cultivation and use of rural health personnel were analyzed. It suggested that the institutional guarantee and cultivation model should be reformed to make the heath personnel going down staying down and using well，thus ensure and improve the health level of rural people.

[Key words] Rural health personnel；General practitioner；Cultivation model；Thought

Fund program：Peking University Health Sciences Center Medical Education Program in 2014（PUHSC Edu 2014 No. 17）

2016 年 8 月，在全国卫生与健康大会上，中共中央总书记、国家主席、中央军委主席习近平同志发表重要讲话，强调要把人民健康放在优先发展的战略地位，以普及健康生活、优化健康服务、完善健康保障、建设健康环境、发展健康产业为重点，加快推进健康中国建设，努力全方位、全周期保障人民健康，为实现"两个一百年"奋斗目标、实现中华民族伟大复兴的中国梦打下坚实的健康基础。要实现这样的目标，离不开基层卫生人才，但是基层卫生人才数量不足、质量不高却是不争的现实，尤其是农村卫生人才的问题更为突出。2011 年 7 月，国务院颁布《关于建立全科医生制度的指导意见》（国发［2011］23 号）（以下简称《指导意见》），其中指出："建立全科医生制度，为基层培养大批'下得去、留得住、用得好'的合格全科医生，是提高基层医疗卫生服务水平的客观要求和必由之路。"并对基层全科医生的培养进行了规定。但是，如何培养全科医生，使他们"下得去、留得住、用得好"依然面临巨大的挑战，尤其是农村全科医生。有媒体报道，自从 2009 年实施新医改以来，许多地方的乡村医生队伍有所减少、作用有所弱化，北京等地的许多村级医疗卫生机构，甚至因为缺少人员而无法正常运转[1]，乡镇卫生院人员流出现象仍然比较严重[2]。随着全科医生制度的建立，多数乡村医生将逐渐通过转岗培训等方式转为全科医生。但是，经过规范化培训的人才难以下得去，合格的全科医学人才留不住[3]。2000 年，浙江省首批培养了 30 名全科医生，不到一年仅剩 5 人还在从事全科医学门诊[4]。全科医生制度的建立为提高农村医疗服务水平提供了可能，但是在可以预见的将来，而且可能是在较长的一段时间内，农村卫生人员的匮乏还难以彻底解决。影响全科医生"下得去、留得住、用得好"的原因何在，本文尝试对此进行分析，并从制度保障和人才培养方面提出相应的建议，希望为农村全科医生的培养、使用提供参考。

1 影响农村全科医生"下得去、留得住、用得好"的主要因素分析

1.1 制度保障尚有缺陷

1.1.1 毕业生接收政策的无力影响全科医生的"下得去"　从有关调查和笔者了解的情况来看，农村基层卫生机构并不缺人，编制几乎都是满额，甚至超编，但有水平或者水平高的医生却严重不足，即使在编的医生或者医疗辅助人员水平有限，但因为种种原因对这些人员也无法辞退。新毕业到农村基层卫生机构就业的全科医生会在一定程度上影响在编人员的既得利益，因此并不受欢迎，甚至遭到拒收，如某省一所高校的第一届农村订单定向医学生就有被来

源地基层卫生机构拒收的现象。如果用人单位和培养单位以及上级行政主管部门没有充分协调好，毕业生接收政策将会十分无力，必然导致毕业生的就业处于尴尬境地。这种尴尬境地如果不能得到及时有效解决，必将影响后期学生报考相关专业的积极性，对全科医生制度的实施产生不利影响。

1.1.2 薪酬模式的欠合理影响了全科医生的"留得住" 《指导意见》虽然对全科医生的薪酬做出了规定，签约服务费是其重要的部分，但是目前农村全科医生并没有获得村民的足够信任，签约服务较难实行，签约服务费几乎没有，薪酬大多来源于医疗服务，尤其是药费。同样，因为村民的信任度不高，医疗服务量十分有限，导致全科医生薪酬较低，严重影响其工作积极性。有关调查结果显示，乡村医生收入较低、工作量大，以药养医的现象仍然存在，乡村医生对收入的满意度普遍较低[5]。薪酬较低、生活条件艰苦、子女上学受限等，必然影响全科医生的去留，加上部分农村基层卫生机构的排外行为，必然影响全科医生的"留得住"。

1.2 培养方式尚存不足

1.2.1 选拔方式影响了全科医生的"下得去" 目前，医学生主要是从高中毕业生中选拔，在选拔过程中，只有笔试没有面试，对学生的性格、品行等缺乏初步的考查，更不用说对其专业思想的了解。而中学教育缺乏有关专业和职业教育的内容，学生对专业与职业的认识非常有限，加上农村卫生工作宣传缺位，致使学生对医学、全科医学缺乏基本的认识，对农村卫生工作缺乏必要的了解，在选择面向农村的临床医学专业时具有一定的盲目性。入学后，随着学习的深入，对全科医学或者农村卫生工作逐步了解，与同期其他临床医学专业学生相比，学习的艰苦程度相当，但前景并不乐观，尤其是考虑到未来工作的艰苦性和可能面临的困难，专业思想的动摇时有发生。因此，部分学生选择坚持完成学业，但寻找机会不去农村服务。同时，还有少数学生入学前就已经对此专业比较了解，只是将其作为一个跳板而已。可见，选拔方式在一定程度上影响了全科医生的"下得去"。

1.2.2 培训方式影响了全科医生的"用得好" 《指导意见》虽然对全科医生的培养做出了规定，但是从近些年的实际情况来看，不论是在校期间的培养还是后期的规范化培训，基本上还是以临床实践能力培养为主，对与全科医学相关的能力，比如预防保健、患者康复、健康管理和慢性病管理等方面培养较弱。学生在校期间的实习和轮转以病房为主，门诊时间相对较少，对常见病、多发病和慢性病的诊治机会较少，更缺乏对各种地方病的学习，加上目前各校的全科医学师资尚在培养中，带教教师实际上大多为专科医生，因此很难培养学生的全科医学思维。临床培养基地多建在城市大医院，这些医院分科较细，以疑难杂症、危急重症疾病的诊治为主，较少涉及预防保健、健康管理和中医药等，这可能与基层实践基地和公共卫生机构尚处于初建阶段、师资和经验不足有关。实际上，农村基层卫生机构与城市大医院日常工作的职责和内容存在差异，许多到城市大医院进修回来的医生认为，进修中所学习的技术在农村基层卫生机构得不到发挥，以致学无所用[2]。基于城市取向的全科医生培养方式，培养出来的全科医生在基层多适应不良，很难实现全科医生的培养目标，即承担预防保健、常见病多发病诊疗和转诊、患者康复和慢性病管理、健康管理等一体化服务，这就影响了全科医生的"用得好"。

2 改革农村全科医生培养和使用的举措

2.1 加强制度保障

2.1.1 加大毕业生就业的扶持力度　鉴于目前农村基层卫生机构的编制不足与合格全科医生稀缺的矛盾，为了让毕业生能够真正"下得去"，可以考虑面向农村的临床医学专业毕业生自带编制（如果医生的编制还继续存在）、自带工资，原有的农村基层卫生机构编制实行自然减员法，其在编人员退休或者其他原因退出后，编制自然失效，不再增补除这些毕业生之外的人员，这样可以逐渐扩大全科医生在农村基层卫生机构的比例，直至全部成为全科医生。

2.1.2 改革全科医生的薪酬方式　国际上常见的全科医生薪酬支付方式主要有5种，工资制、按照服务支付、按照管辖人员数量支付、按照病种支付和混合支付[6]。鉴于目前我国全科医生水平不高，大多还没有获得服务对象的信任，首诊制也未建立，多点执业尚未实现，因此，可以采用工资制加绩效的支付方式。这样的薪酬方式，将全科医生的薪酬与药品、检查等收入脱钩，以使他们在为村民服务时不为利益左右而保持相对客观公正，因而更容易获得村民的信任；同时，也可以避免使其收入偏低，因为目前患者对农村基层卫生机构及其从业人员的信任度较低，就诊人数偏少，药品、检查、治疗等的收入十分有限。绩效模式可以借鉴英国的做法，全科医生的工资除了要根据他们的工作情况（包括患者的要求和工作量）确定外，还要考虑他们提供的服务的质量，如儿童健康、生育计划以及慢性病等方面做出的成绩，通过一些绩效指标的考查，如免疫接种率、期望的健康改善率等，对全科医生的工作进行考核，而夜间出诊、儿童免疫检查、生育、流产等的有偿服务，医疗保险机构会按照注册患者的标准人员数量支付给全科医生[7]。

2.1.3 增加全科医生的成就感　为了增加全科医生职业的吸引力，有关研究[8,9]提出了开展基层医生的学历教育、提高待遇、加强技能培训等等建议，这些建议都有其合理性，本文不再赘述。笔者认为，提高农村全科医生的待遇是必需的，但这并不是一种完全有效的方式，而且以目前国家的财力，让他们与城市大医院专科医生的收入看齐基本不可能。待遇的提高要有一个过程，这既需要国家投入的增加，也需要全科医生调整心态、明确自身定位。因此，应当调整基层全科医生的参照系，他们的参照系不是城市大医院的专科医生，毕竟两者工作职责和内容不尽相同，而应当是服务于不同地域的农村全科医生。通过不同地域农村全科医生的努力和服务，为当地村民提供必要的医疗保障，获得服务对象的信任和尊重。同时，政府在农村全科医生的职称晋升、子女升学就业等方面应当给予必要的政策倾斜，比如同等条件下优先考虑，让他们感受到政府的关注和支持。这些都有助于增加农村全科医生的成就感。

2.1.4 加强全科医生的正面宣传和引导 对农村全科医生进行正面的宣传和引导十分必要，既有利于其加强自律，也有利于增进患者的信任，还有助于增加自身成就感。2010 年，由中央电视台举办的大型公益活动——"寻找最美乡村医生"系列活动，深入生动地展现了最美乡村医生"扎根乡村、医者仁心、执着奉献"的最美品格，其中讲述的许多乡村医生的事迹令人感动、意义深远。

2.2 改进选拔和培养方式

2.2.1 调整选拔方式 选拔对农村比较了解、热爱农村、愿意服务农村的高中毕业生，最理想的生源应该是从需要全科医生的地方选拔，毕业后回到当地服务。鉴于当前高中阶段职业教育的缺失，选拔前相关机构可以对农村全科医生的工作性质和内容进行较为具体的宣讲，使报考者对未来农村卫生工作有一个较为全面的认识。选拔那些人品好、能吃苦并愿意服务农村基层的农村学生。这些报考者毕业后回到当地工作，作为本地人，与自己的服务对象——村民有着千丝万缕的联系，他们生活在同一个地域，具有共同的语言和生活习惯，能够顺畅交流，全科医生对患者的家庭经济状况、心理及患病原因都有所了解，患者也能够很清楚地将自己的病情、症状等相告，实际上这样的服务才能实现生物—心理—社会医学模式，也才能让培养出来的全科医生"下得去""留得住"。

2.2.2 改进培养方式 农村全科医生的培养需要结合农村基层卫生工作岗位的需要，培训内容除了常见病、多发病、慢性病的诊疗和转诊之外，重点需要培养预防保健、康复治疗、慢性病管理和健康管理，增加如营养学知识、个人环境卫生维护、护理技能等，尤其是结合本地特点的简便有效的防病、治病方法，如地方病的防治、当地中草药的使用等，与城市大医院专科医生疑难杂症、危急重症的诊治相互补充。通过为村民的日常生活保健以及常见病、慢性病和地方病等的诊治提供切实的指导和帮助，获得村民的信任和支持，维护和促进村民的健康，改进和提高村民的生活质量。当全科医生的培训内容与实际工作相符时，既能指导村民防病，又能指导村民治病，还能指导村民合理膳食、均衡营养、采集使用本地中草药等，降低村民的医疗卫生费用，给村民带来实惠，村民才有可能信任全科医生，并建立签约服务，全科医生才能"留得住"。

综上所述，本文就农村全科医生培养和使用中的一些问题进行了分析。加强相关制度建设，加大相关专业毕业生去农村做全科医生的扶持力度，借鉴发达国家的经验，改革农村全科医生的薪酬方式，增加农村全科医生的成就感，加强农村全科医生的正面宣传和引导，调整农村全科医生的培养方式，加强其预防保健、康复治疗和健康管理的能力，使他们真正适宜并胜任农村全科医生工作，如此"下得去、留得住、用得好"才会成为可能。同时应当认识到，农村全科医生仅仅做到"下得去、留得住、用得好"是不够的，还需要"有发展"。为此，需要制定相关政策，提供必要的制度和待遇保障，使农村全科医师及其子女能够在各方面具有良好的发展前景，这以稳定农村全科医生队伍、提高农村全科医生服务水平至关重要。未来，我们将针对农村全科医生"有发展"进行专门研究。

利益冲突 无

作者贡献声明 殷晓丽负责研究设计和文章撰写；王德炳负责研究设计、研究指导和论文修改；郭立负责研究指导和论文修改

参考文献

[1] 廖新波. 乡村医生应向"全科医生"转变 [N]. 新华每日电讯，2015-03-26 (3).

[2] 李晓燕，孔辉，张光鹏. 我国乡镇卫生院人员流出特征及原因分析 [J]. 中国初级卫生保健，2013，27 (9)：43-45.
Li XY, Kong H, Zhang GP. Human resource flowing characteristics and causes analysis in township health centers in China [J]. Chinese Primary Health Care，2013，27 (9)：43-45.

[3] 魏士轩，尹爱田，马东平，等. 全科医生制度建设的人才问题及成因研究 [J]. 中国卫生资源，2014，17 (3)：227-228.
Wei SX, Yin AT, Ma DP, et al. Study on human resouree problems of the construcion of general practitioner system [J]. Chinese Health Resources，2014，17 (3)：227-228.

［4］王小莉，全科医生靠培养不如靠留人［J］. 中国社区医师，2008，24（7）：7.

［5］刘聚源. 2010 年中国乡村医生现状调查［D］. 北京：北京协和医学院/中国医学科学院，2011.

Liu JY. The study of rural doctors' current status in China，2010［D］. Beijing：Chinese Academy of Medical Sciences/Peking Union Medical College，2011.

［6］徐静，钱东福. 国外全科医生的薪酬支付方式探讨［J］. 中国卫生人才，2015（1）：28-30.

［7］张小娟，朱坤. 部分发达国家全科医生薪酬支付方式介绍［J］. 中国全科医学，2014，17（17）：1931-1933，1936. DOI：10. 3969/j. issn. 1007-9572. 2014. 17. 001.

Zhang XJ，Zhu K. Review of remuneration of general practitioners in some developed countries［J］. Chinese General Practice，2014，17（17）：1931-1933，1936，DOI：10. 3969/j. issn. 1017-9572. 2014. 17. 001.

［8］侯建林，柯杨，王维民. 我国全科医生制度面临的困难和发展建议［J］. 医学与哲学（人文社会医学版），2011，32（12）：8-10，14.

Hou JL，Ke Y，Wang WM. Challenges and suggestiovs of general practitioner system in China［J］. Medicine & Philosophy（Humanistic & Social Medicine Edition），2011，32（12）：8-10，14.

［9］线福华，路孝琴，吕兆丰. 全科医生培养模式及其实施中相关问题的思考［J］. 中国全科医学，2012，15（8A）：2498-2501.

Xian FH，Lu XQ，Lyu ZF. Chinese general practitioner training scheme：challenges and strategies［J］. Chinese General Practice，2012，15（8A）：2498-2501.

［原载：中华医学教育杂志，2017，37（2）：166-168，311.］

临床医学专业学位与高层次临床医师的培养

北京医科大学　王德炳　郭述贤　张成兰　侯　卉　方伟岗

目前，我国高层次临床医师的培养有临床医学研究生和临床住院医师规范化培训两个主要途径。过去应用型临床医学研究生的培养模式介于临床医学专业学位与医学科学学位之间，在培养过程中较难把握临床能力与科研能力训练的合理安排，同时培养数量有限，自 1986 年至今的 13 年间，北京医科大学仅培养出 387 名应用型临床医学博士。另外，随着 1993 年卫生部颁发的《临床住院医师规范化培训试行办法》的实施，北京医科大学已有 160 名临床住院医师获得 5 年培训合格资格，并有 430 名临床住院医师正在培训中，这批优秀人才如何获得学位是广大医务工作者十分关心的问题。因此，改革医学学位制度，设置临床医学专业学位势在必行。

1997 年 4 月，国务院学位委员会第十五次会议审议通过《关于调整医学学位类型和设置医学专业学位的几点意见》，并决定首先选择实施临床医学专业学位进行试点，相继颁发了《临床医学专业学位试行办法》等文件。这项改革不仅将有力地推动临床医学研究生教育培养模式的转变，更好地解决原来培养的临床医学研究生临床工作能力不够的问题，而且将有利于调动临床住院医师的积极性，推动临床住院医师规范化培训制度的完善。这对促进我国高层次临床医师的成长，提高我国临床医师队伍整体素质和水平，提高医疗保健服务质量具有重要的意义。

为了更好地落实国务院学位委员会颁发的《临床医学专业学位试行办法》，做好试点工作，有必要回顾总结一下北京医科大学在高层次临床医师培养方面的基本经验以及开展临床医学专业学位试点工作的主要做法。

一、培养高层次临床医师的基本经验

北京医科大学根据 1983 年卫生部、教育部联合颁发的卫科教字 77 号文件

《关于培养临床医学硕士、博士学位研究生的试行办法》精神，于 1984 年开始招收临床医学研究生，并在 1986 年根据国务院学位委员会、教育部、卫生部联合印发的学位字 22 号文件《培养医学博士（临床医学）研究生试行办法》精神，进一步改革了临床医学研究生培养模式，建立了应用型临床医学研究生培养制度，其培养模式采取了"分段连续培养，中期筛选分流，直接攻读博士学位"的培养办法。在培养过程中突出了临床能力的培养，坚持中期筛选分流，引进了竞争淘汰机制，取得了较好的效果。1986—1998 年学校共培养出应用型医学博士（临床医学）387 名，医学硕士（临床医学）322 名。

在此期间，为了处理好应用型临床医学研究生培养与临床住院医师培训之间的关系，北京医科大学在一些临床学科逐步采取两者结合的同步培养，并允许优秀临床住院医师参加临床医学研究生的"阶段考核"及入学考试，择优"插班转博"攻读博士学位的办法，这样就把两者的培养与学位授予工作有机地结合起来，取得了较好的效果。北京医科大学自 1991 年开始进行临床住院医师规范化培训以来，经过 7 年探索和实践，已有 135 名临床住院医师通过临床医学研究生"阶段考核"及"转博"入学考试，并被录取为临床医学博士研究生，现已有 32 名获得医学博士（临床医学）学位。

经过十几年的改革和实践，我们不仅培养出了一批高质量的临床医师，同时也积累了临床医学研究生培养和临床住院医师规范化培训相结合的经验，为开展临床医学专业学位试点工作打下了良好的基础。

二、开展临床医学专业学位试点工作的主要做法

实施临床医学专业学位在我国还是首次，尽管我们在培养高层次临床医师方面积累了一些经验，但与临床医学专业学位授予标准还有一定的差别，深化改革的任务还很重。同时，这项改革涉及的面较广，协调管理的任务更重。因此，北京医科大学在国务院学位委员会颁发《临床医学专业学位试行办法》后，学校领导对此项工作十分重视，经过反复研究讨论，确定了"加强领导、突出特点、坚持标准、确保质量"的工作方针，为全面启动临床医学专业学位试点工作做了认真准备。

（一）加强领导，建立可行有效的运行机制

开展临床医学专业学位试点工作，在北京医科大学涉及研究生教育、成人教育、七年制临床医学生教育以及人事、医院管理、学位授予等教育和业务行政管理部门；在各医院内部又涉及更多的管理部门和业务科室。面对这种情

况，如果没有一个坚强有力的统一组织领导，就不可能做到协调、有序地进行试点工作，也就难以保证学位授予质量。为此，学校成立了"临床医学专业学位工作委员会"，校长任主任委员，有关副校长任副主任委员，其他委员包括了有关职能部门的负责人及二级单位领导和医学专家，办公室设在研究生院。该委员会在校学位评定委员会领导下工作，负责临床医学专业学位工作的指导、协调、咨询等。近期内已组织有关职能部门、二级单位领导和有关专家，根据《临床医学专业学位试行办法》，结合北京医科大学的实际，分别制定了"北京医科大学临床医学专业学位实施细则""临床医学专业学位培养方案""临床能力考核指标和办法"等，达到了统一认识、明确要求、坚持学位授予标准、确保学位授予质量的目的。

（二）突出特点，坚持以提高临床能力为重点的全面素质培养

临床医学专业学位的特点是侧重于临床应用实际工作能力，以培养高层次、高质量临床医师为目标。因此，临床能力是临床医学专业学位的核心。在实施临床医学专业学位的过程中，一定要突出加强临床能力培养与考核的特点，这是保证和提高学位授予质量的关键，否则临床医学专业就没有生命力。

加强临床能力的培养不能简单地把临床能力理解为临床操作能力，临床能力应该包括临床思维、分析综合、诊断治疗、临床技能等内容。另外，作为一个高层次、高质量的临床医师的培养，应该提高他们的全面素质，其内涵应包括知识、能力、医德医风、团结协作、社会交际能力等方面的内容。因此，我们在制订"实施细则"和"培养方案"时，要注意处理好课程学习、临床能力培养与科研训练三者之间的关系，特别重视坚持以提高临床能力为重点的全面素质培养。为此，我们在制订"临床医学专业学位培养方案"时，提出了以下措施：

1. 在培养学制上，临床医学研究生与临床住院医师规范化培训基本上同步，将临床医学研究生原来的第一阶段 2 年，第二阶段 3 年的"2、3"制，改为与临床住院医师规范化培训相同的"3、2"制，这不仅有利于两者培养安排上同步，同时，增加了第一阶段在二级学科内进行临床能力训练的时间，使其临床能力在二级学科内打下更加扎实的基础。

2. 在临床能力训练上，提出临床工作的量化指标，包括"转科"时间和内容，技能操作例数，抢救危重病人记录等内容。这样既有利于保证临床能力训练的时间、内容和质量，又可以为临床能力的考核与评估提供可靠的依据。

3. 在论文要求上，严格按《临床医学专业学位试行办法》规定的内容和要求进行。注意纠正以前从事大量实验工作、脱离临床实际进行科研训练的倾

向。专业学位论文一定要密切结合临床实际，并且明确临床医学硕士专业学位论文是完成一篇病例报告（含文献综述）并通过答辩，采取不脱产的方式进行；临床医学博士专业学位论文能紧密结合临床实践，选定科研课题，实施科学研究，完成一篇具有一定临床应用价值的学位论文并通过答辩，采取业余时间为主，脱产时间不超过半年，以保证从事临床工作的时间。

4. 在课程内容和教学方式上，强调要为培养目标和提高临床能力服务。临床基础课的内容要密切结合临床，结合本学科的特色开出适合临床需要的课程。上课方式灵活多样，一般利用业余时间上课，以保证足够的临床训练时间；采取自学与专题讲座相结合的方式进行教学，教师根据本学科的实际指定学生必须阅读一定数量的参考书和期刊；专题讲座以介绍本学科最新进展为主，结合本单位本学科的特色进行专题报告；组织多学科临床大查房，进行疑难病例讨论，培养学生的临床思维和分析综合能力。

5. 在指导方式上，第一阶段强调科室集体指导，各科有1名科主任主管协调培养工作，各轮转科室有专人负责指导临床能力训练，发挥集体作用，保证培养质量。第二阶段实行导师指导和科室集体培养相结合的方式，保证和监控培养质量。

6. 在培养方式上，临床医学研究生继续采取"分段连续培养、阶段考核筛选、择优进入第二阶段、直接攻博士学位"的培养方式。研究生完成第一阶段主要培养内容，进行阶段考核分流：优秀者升入第二阶段，直接攻读博士学位；考核成绩合格，但未能升入第二阶段者，完成第一阶段全部内容并达到要求，可申请临床医学硕士专业学位；考核成绩不合格者，终止学习。在职临床住院医师采取"临床住院医师规范化培训，逐级在职申请学位"的培养方式。

（三）坚持标准，严把学位授予质量关

在培养过程中，根据北京医科大学的经验，可以采取临床医学研究生和在职临床医师同步培养的办法，在学位授予上必须坚持同一学位授予标准，严把学位授予质量关。

设置临床医学专业学位的目的，就是要培养高层次、高质量的临床医生，要求他们不仅要有渊博的知识、精湛的医术，而且要有高尚的医德和严谨的医风，具有认真负责和全心全意为患者服务的精神。因此，为全面保证学位授予质量，必须十分重视对思想品德的培养和考核。北京医科大学规定在申请临床医学专业学位前，首先要通过思想品德与素质的考核。其考核内容包括：敬业精神与工作责任心、医疗作风与科研作风、医疗道德与服务态度、团结协作与人际关系、遵纪守法及劳动纪律、自学能力与创新精神等6个方面，并规定以

二级学科组成考核小组，对本学科研究生进行统一考核，根据考核内容进行评议及评分。只有思想品德与素质的考核合格，才能进行临床能力考核和学位论文答辩。

为了严格临床能力考核与学位论文答辩工作，北京医科大学规定按学科专业组成考核答辩委员会，对学位申请人进行临床能力考核与学位论文答辩。对临床医学硕士专业学位申请者，申请人课程考试及临床能力考核合格，学位论文答辩通过，该委员会经无记名投票，全体委员 2/3 以上同意方可提出建议授予临床医学硕士专业学位的决议，经过学位分会审核批准，报校学位评定委员会确认备案，授予临床医学硕士专业学位；如有其中 1 项不合格，该委员会应作出是否同意在半年内重新考核或答辩一次的决议；如 2 项均不合格，该委员会应作出不授予临床医学硕士专业学位的决议，并报学位分会备案。对临床医学博士学位申请者，申请人课程考核及临床能力考核合格，学位论文答辩通过，该委员会经无记名投票，全体委员 2/3 同意，方可做出建议授予临床医学博士专业学位的决议，经学位分会审核、校学位评定委员会批准，授予临床医学博士专业学位；如有 1 项不合格，该委员会应做出是否同意半年内重新考核或答辩一次的决议；2 项均未通过，该委员会应做出不授予临床医学博士专业学位的决议。

实施临床医学专业学位将对北京医科大学高层次、高质量人才培养的改革和发展产生重大影响，我们一定积极探索，开拓创新，在实践中不断总结提高，努力做好试点工作，为完善我国的医学学位制度做出新贡献。

［原载：医学教育，1999，（5）：22-25.］

临床医学专业学位的生命力在于加强临床能力培养

王德炳　郭述贤

[摘要] 本文论述了加强临床能力培养是保证临床医学专业学位授予质量的核心问题，指出临床能力应包括应用临床基本理论及知识解决临床实际问题的能力、临床技能、临床思维能力等内容，提出坚持实践第一、善于思考和严格考核是加强临床能力培养的重要措施，并指出处理好知识和能力结构、管理部门和学科之间以及业务能力与思想素质培养的关系是保证临床能力培养质量的重要问题。

实施临床医学专业学位是我国医学学位制度的一项重大改革，这项改革不仅将有力地推动临床医学研究生教育模式和观念的转变，有利于解决原来培养的临床医学博士、硕士学位获得者由于缺乏临床能力的培养，到工作岗位上临床医疗工作能力不够的问题，而且将极大地调动临床住院医师的积极性，推动临床住院医师规范化培训制度的建立和健全。随着临床医学专业学位教育制度的建立和完善，必将促进我国临床医学高层次专门人才的成长，对提高我国临床医师队伍整体素质和水平，提高医疗保健服务质量具有重要的意义。对待这样一项重大改革，我们的任务和责任是重大的。要把这项工作做好，我们认为最重要的是在实施过程中加强临床能力的培养和考核，这是保证和提高培养质量的核心问题，现就此问题谈三点粗浅看法。

一、临床医学专业学位的生命力在于加强临床能力培养

临床医学专业学位不同于医学科学学位，其主要区别在于临床能力。医学科学学位主要是侧重学术理论水平和实验研究能力，以培养从事医学基础理论或应用基础理论研究为主的研究型人才为目标。临床医学专业学位主要侧重临床应用实际工作能力，以培养高层次临床医师为目标。也就是说临床医学专业学位培养的是高层次、高质量的医生，而不是培养只能搞科研、不会看病的科

研人才。因此，在实施临床医学专业学位教育的过程中，一定要突出应用，加强临床能力的培养，这是保证和提高培养质量的关键，否则临床医学专业学位就没有生命力。

加强临床能力的培养不能简单地把临床能力理解为临床操作能力，临床能力还应包括应用临床基本理论及知识，解决临床实际问题的能力、临床思维能力等内容。在《临床医学专业学位试行办法》中，在临床能力上对临床医学硕士专业学位要求具有较强的临床分析和思维能力，能独立处理本学科领域内的常见病，能对下级医师进行业务指导，达到住院医师规范化培训第一阶段培训结束时所要求的临床工作水平；对临床医学博士专业学位要求具有较严密的逻辑思维和较强的分析问题、解决问题的能力，熟练地掌握本学科的临床技能，能独立处理本学科常见病及某些疑难病症，能对下级医师进行业务指导，达到住院医师规范化培训第二阶段培训结束时所要求的临床工作水平。上述要求就是临床医学专业学位在临床能力上的培养目标和标准。培养过程不管是通过临床医学研究生培养途径，还是通过住院医师规范化培训的渠道，只要获得临床医学专业学位，在临床能力上就必须达到上述的标准。因此，我们只有对临床能力有个全面理解和要求，才能在培养各个环节中坚持标准，严格要求，达到临床医学专业学位的授予标准，保证学位授予质量。

二、加强临床能力培养和考核的三方面工作

如何加强临床能力的培养？我们认为应抓好各个环节的培养和考核，并着重抓好三方面工作。

1. 重实践

临床医学是一门应用性科学，在医学史上许多疾病的诊断和治疗手段是在实践中发现和发展的，可以说一切解决临床实际问题的能力，都是在临床实践中获得的。同时，衡量临床能力和水平，也必须在临床实际工作中来检验。所以，作为临床医学专业学位教育必须要始终坚持实践第一的观点，要按《临床医学专业学位试行办法》制订培养方案，在培养过程中一定要加强实践，突出应用，才能达到临床医学专业学位对临床能力的要求。加强临床能力培养必须有从事大量临床实践的机会，要有足够的临床实践的时间和病种及操作机会来保证。为此，在安排临床训练时，要在临床医学二级学科范围内和相关学科的临床科室进行轮转，使学生奠定坚实的二级学科基础，然后进行专科训练。只有在大量的临床实践活动中，才能加深对所学书本知识的理解和运用，才能积

累丰富的临床工作经验，不断提高临床工作能力。

2. 善思考

在临床实践中我们还有这样的体会，大家通过同样的临床实践活动，而没有得到同样的效果。为什么呢？那就是由于对待实践的态度不同，有的是有准备地去实践，善于思考，而有的则是无准备，不去积极思考，所以得到不同的效果。因此，在临床实践中作为学生一定要善于动脑筋，积极思考，有意识有准备地去观察病人，经过"去粗取精、去伪存真、由此及彼、由表及里"的过程，找出疾病的诊断和治疗的内在规律。只有通过实践—认识—再实践—再认识的反复深化，才能不断提高临床工作能力。同时，我们认为作为老师对临床医学高层次人才的培养，不仅要教给他们怎么做，还要引导他们去思考为什么这样做。要十分重视加强临床科学思维的训练，培养他们独立思考的能力，使他们不仅掌握与临床医疗密切相关的医学基础专业知识，而且学会运用知识的能力，树立创新意识。另外，在培养过程中，要特别注意加强思想品德、医德医风及团结协作精神的教育，使他们具有高尚的思想政治品质，同时还要注意随着医学模式从纯生物模式向生理—心理—社会模式的转变，引导他们从人的生命活动的自然和社会整体的立场来研究人类的健康和疾病问题。所以，我们要求高层次医学专门人才，不仅要有医学科学知识，还要具有一定的人文科学和社会科学知识的三维知识结构，只有具有宽广的知识面，才能在观察处理病人时减少主观和片面性，从而有所发现、有所创造。

3. 严考核

严格考核，坚持临床医学专业学位授予标准是保证学位授予质量的重要环节。《临床医学专业学位试行办法》规定，对临床医学研究生继续采取"分段连续培养、中期考核筛选、择优进入第二阶段、直接攻读博士学位"的办法；对经过住院医师规范化培训的在职临床医师，在完成住院医师规范化培训第一阶段或第二阶段并通过考核且成绩优秀者，要通过在职人员申请学位的方式获得学位，还必须在学位授予单位的相应学科、专业，在导师指导下从事不少于6个月的临床工作，并由指导教师提出是否同意申请临床医学硕士或博士专业学位的意见。这些都是保证临床能力的培养、确保临床医学专业学位授予质量的措施。

对临床能力的考核应贯穿在每个培养阶段。如果每个阶段都能认真对待，严格要求，那么最后的质量就能保证。所以，考核的办法可采取平时考核与阶段考核相结合，定性与定量相结合，自我评价与专家考核相结合的方式。考核的内容可根据临床医学专业学位的授予标准，应重点加强对临床工作能力，知识面及临床思维能力，组织管理能力，医德医风及团结协作精神等的考核。为了保证考核工作的质量，我们认为加强领导和组织管理，制订严格的临床医学专业学位临床能力考核的细则，明确各个阶段临床能力考核的具体指标和办法是非常必要的。各试点单位应成立各级临床医学专业学位临床能力考核小组，制订考核办法，规范考核管理，认真组织实施，不断总结考核的做法和经验，确保学位授予质量。

三、保证临床能力培养质量的三个关系

目前获得临床医学专业学位主要通过临床医学研究生培养和住院医师规范化培训两个渠道，不管哪个渠道都必须按照《临床医学专业学位试行办法》授予学位的标准规范培养方案。其中，能否保证临床能力培养质量有认识上的问题，也有组织管理上的问题。认识上主要是转变原来的观念，正确处理好知识和能力结构的关系；组织管理上主要是加强领导和协调，正确处理好管理职能部门及学科之间的关系；在培养过程中还要处理好业务能力与思想素质培养的关系。

1. 处理好知识和能力结构的关系

对攻读临床医学专业学位者的培养的内容，如何处理好课程学习、临床技能和科研能力训练三者之间的关系是保证学位授予质量的重要问题。我们对这三者关系的理解是知识面要宽、临床能力要强、科研能力训练结合临床要紧。根据这种理解，我们认为较难把握的是临床能力与科研能力之间的关系问题。临床医学专业学位突出的是临床能力，在《临床医学专业学位试行办法》中对科学研究的要求是：临床医学硕士专业学位仅要求"能结合临床实际，学习并掌握临床科学研究的基本方法，完成一篇学位论文并通过答辩"；临床医学博士专业学位也仅要求"具有从事临床科学研究工作的能力，能紧密结合临床实践，选定科研课题，实施科学研究，完成一篇具有一定临床应用价值的学位论文并通过答辩"。所以，在处理临床能力与科研能力训练的关系时，一定要把临床能力训练放在首位，同时，对临床科研能力也要有一定的要求，并要通过学位论文答辩。因此，我们必须改变过去培养应用型临床医学研究生及住院医师规范化培训的培养模式和观念，一定要按照临床医学专业学位对知识和能力结构的要求去培养，才能达到临床医学专业学位的授予标准。

2. 处理好管理部门及学科之间的关系

要保证临床能力的培养质量，必须组织协调好各管理部门及学科之间的关

系，这是由临床医学专业学位的授予对象和培养特点决定的。

临床医学专业学位目前的授予对象是符合条件的临床医学研究生和在职临床住院医师。两种培养对象，一种是学生，一种是在职人员。在管理部门上涉及研究生教育、毕业后教育、医务、人事、学位等部门，这些部门之间需要很好地组织协调。另外，临床医学专业学位的特点是突出临床能力的培养，临床医学研究生和住院医师多数时间都集中在临床科室，不仅有"转科"和"专科"训练安排，还要有足够的病床、病种及手术操作等条件的保证。这种临床能力训练的组织安排要比课程学习和科研训练复杂得多，如果没有很好的组织协调管理工作，就难以保证临床能力训练的质量。因此，我们必须加强领导，处理好各管理部门及学科之间的关系，才能使临床训练工作到位，确保临床能力训练质量。我们认为，各试点单位应该成立由学校主要领导挂帅，有相关管理部门负责人及有关专家参加的管理协调领导小组，加强领导和协调工作。各二级单位和科室也应成立相应的管理协调机构。这样才能统一领导，统一行动，明确职责分工，保证这项工作顺利有序地进行。

3. 处理好业务能力与思想素质培养的关系

在加强临床能力培养的过程中，要认真做好德育工作，处理好业务能力与思想素质培养的关系是十分重要的。

当前，通过临床医学专业学位教育培养的高层次临床医师是跨世纪的临床医学学科的骨干力量，也是未来学科发展的接班人和学科带头人的后备军。这就要求他们不仅要有精湛的医术，而且还要有高尚的品德。另外，由于医生职业的特点，从事的是治病救人、救死扶伤的工作，如果没有高尚的职业道德是不能胜任的。为此，我们一定要树立全面质量观，要在加强临床能力的培养过程中加强思想政治工作，教书育人、管理育人，使他们逐步树立全心全意为人民服务的崇高思想和社会责任感，树立高尚的医德医风和为我国卫生事业的发展艰苦奋斗、团结协作、开拓进取的献身精神。

［原载：学院与研究生教育，1998，（3）：22-24.］

由 SARS 所引发的对医学教育的思考

王德炳

（北京大学医学部，北京　100083）

[摘要] SARS 是我国乃至全球近年来传染最快、病死率较高，造成社会影响最大的新的传染病。作者由 SARS 出现，对医护人员的职业道德和敬业精神，医学教育学科融合与预防为主以及依靠科学，加强国际合作，战胜 SARS 这三个问题进行了深入思考。本文指出：必须把职业道德教育放在首位，永远坚持这一优良传统；医学是自然科学和人文社会科学的综合学科，这些学科之间必须交叉；科学是无国界的，科学研究一定要打破壁垒，科学成果应由人类共享。

[关键词] SARS；医学教育；思考

传染性非典型肺炎，WHO 建议称其为重症急性呼吸综合征（Severe Acute Respiratory Syndrome，简称 SARS），是我国乃至全球近年来传染最快、病死率较高、造成社会影响最大的新的传染病。我们党和政府高度重视，全力以赴，掀起了抗击"非典"的人民战争。国际合作共同攻关，破译 SARS 元凶冠状病毒基因序列之快，也创造了世界之最。我们坚信，人类一定能够战胜 SARS。

从 SARS 出现所引发的医学教育问题，值得我们反思。

1 医护人员的职业道德和敬业精神

"医乃仁术，无德不成医"的古训，希波克拉底誓言，南丁格尔誓约，医学生誓词是我们医学院校教育学生的首要一课。每当医学生入学的时候，在庄严的开学典礼大会上，学校领导总是带领学生宣读医学生誓词："健康所系，生命相托，当我步入神圣医学学府的时刻，谨庄严宣誓：我志愿献身医学，热爱祖国，忠于人民，恪守医德，尊师守纪，刻苦钻研，孜孜不倦，精益求精，全面发展。我决心竭尽全力除人类之病痛，助健康之完美，维护医术的圣洁和荣耀，救死扶伤，不辞艰辛，执着追求，为祖国医药卫生事业的发展和人类身心健康奋斗终生。"

这场突如其来的灾难，是对我们所培养出来的医护人员的大检阅，我们的广大医务工作者临危不惧、舍生忘死，义无反顾地坚守在战斗的最前沿，涌现出很多的英雄模范人物，有的人甚至献出了他们宝贵的生命，他们的英雄壮举最好地诠释了医务工作者的神圣职责。但也有个别的医护人员临阵逃脱。在这场抗击 SARS 的斗争中，我们也看到很多医学院校、医院、医疗单位组织医务人员不止一次地重温医学生誓词、希波克拉底誓言。通过纪念国际护士节活动，南丁格尔精神永远鼓舞着每一位白衣战士。

从抗击 SARS 的斗争中，我们深刻地认识到，必须把职业道德教育放在首位，永远坚持这一优良传统。最近，世界医学教育联合会颁布的"医学教育国际标准"以及美国中华医学基金会提出的"本科医学教育最基本要求"，也是把职业价值、态度、行为和伦理放在第一位。

2 学科融合与预防为主

预防为主始终是我国卫生工作方针的重要组成部分，但是这些年来，预防为主的观念淡漠了。给人们的印象是第一次卫生革命的任务基本完成了，我们所面临的问题，主要是非传染性疾病、慢性病的防治问题了，以至于重治疗、轻预防，重城市、轻农村，重大医院、轻社区卫生保健的现象司空见惯。医学是一个统一整体，而被人为地分成临床医学、预防医学、基础医学，致使临床医学的医师不懂预防，不懂流行病学，不懂如何控制传染病；预防医学的医师不懂临床，只会防不会治；而基础医学的学者们脱离临床实践，搞学院式研究。SARS 的突然出现，给我们的教训太深刻了，受冲击最大的是我们的综合医院。综合医院没有传染科，缺乏隔离以及防止交叉感染的措施，在蜂拥而至的 SARS 病人面前极为被动，大量医护人员受到感染。而我们传染病医院的医护人员对于 SARS 的危重患者，主要是对肺组织受损的呼吸衰竭的抢救经验不足；某些专家对 SARS 的临床规律掌握不够，仅从尸解中所观察到的衣原体颗粒就断定病原体为衣原体，而首先报告冠状病毒的则是香港大学医学院，最后为国际所公认。凡此种种，值得我们深思。

传染性疾病并未消失，SARS 的出现，包括 AIDS 的问题，新兴病毒引起传染性疾病，有的疾病我们还远远没有认识，而过去基本控制的传染性疾病，如结核、性病的发病率近来都有升高之势，这一切都需要我们加强公共卫生工作，坚持预防为主方针，认真贯彻《突发公共卫生事件应急条例》。

医学包括预防医学、临床医学、基础医学，广义的医学还应包括药学，它们是统一的整体，不可分割。

除此之外，医学与社会学、经济学、伦理学、心理学、生命科学密切相关。SARS 教育我们，医学是自然科学和人文社会科学的综合学科，这些学科之间必须融合交叉。医学生应该具有较深厚的医学知识，同时也应该具有宽广的人文社会科学知识，具有高尚的医德、精湛的医术。

3　依靠科学，加强国际合作，战胜 SARS

战胜 SARS，最终要依靠科学及科技进步。所谓依靠科学，首先就是要有科学精神，对待疫情的报告及分析，绝对不能隐瞒和漏报，但也不能夸大，不能把流感和发热性疾病统统列为"非典"或疑似"非典"病例。对于防治药物，要组织攻关、积极开发，但也不能有急躁情绪，不能一蹴而就，要按程序办事，申报审批要加快速度、提高效率。媒体报道要尊重事实，有的媒体宣传 SARS 特效药物和疫苗很快就要问世，这是不现实的。依靠科学，就要加强基础研究和临床研究的结合。SARS 病原体的研究，暴露了我们的基础研究，特别是关于病毒研究的薄弱；同时，我们的科研体制也存在不少的问题，单位之间互相保密，构筑科研壁垒。从高等医学院校来看，基础研究投入较少，多数院校设备及条件较差，这是我们和国外医学院校的主要差距。医学院校和综合大学的合并，创造了多学科融合，基础研究，特别是生命科学和医学研究结合的条件，高校领导要抓住机遇，突出重点，协同作战，促进学科之间的融合和科学家们的结合。为战胜 SARS 做出贡献。

依靠科学，一定要加强国际合作，科学是无国界的，科学研究一定要打破壁垒，科学成果应该由人类共享。SARS 和 AIDS、结核、流行性感冒一样，是人类共同的疾病。只有加强国际合作，才能集中全世界最优秀的科学家，集中条件最好、设备最优良的实验室，以最快的速度、最高的效率战胜 SARS。SARS 病原体的发现，冠状病毒基因序列的确定速度之快，就是国际合作的典范。

人类的历史就是和疾病作斗争的历史。鼠疫、天花、结核、流感等，都曾猖獗一时，给人类带来重大的灾害，但人类最终都战胜了疾病，在和疾病作斗争的过程中涌现出很多的科学家，建立起新兴学科，免疫学就是人痘、牛痘、疫苗诞生后而出现的学科。

同样，AIDS、SARS 正在威胁着人类的健康，也可能会出现新的未发现的疾病，但我们坚信，人类一定能战胜它们，历史的车轮将滚滚向前。

［原载：医学教育，2003，(4)：3，5.］

医学与公共卫生学的整合是历史发展的必然

王德炳

（北京大学医学部，北京　100083）

［摘要］本文回顾了医学与公共卫生学从结合到分离的历史，以及由此对卫生事业的发展所产生的影响；从疾病谱和人口谱的变化、全球化及医疗危机的角度，分析了医学与公共卫生学整合的迫切性；重点从更新教育观念、实行学科整合与完善人才培养模式等方面，论述了深化医学教育改革，促进医学与公共卫生学整合所需要采取的对策。

［关键词］医学；公共卫生学；整合；历史；改革

医学与公共卫生学的整合是当今医学发展的方向，也是医学教育改革的重大课题。促进医学与公共卫生学的整合，对于维护人类健康具有重大意义。

1　历史的回顾及其经验教训

1.1　医学与公共卫生学的结合

早期的医学与公共卫生学是一个整体、互不分离，医学的发展促进了公共卫生学的发展。19世纪末到20世纪初是医学与公共卫生学结合发展的黄金时代，涌现出许多著名的医学家、诺贝尔生理学或医学奖获得者，他们杰出的工作为公共卫生学的建立奠定了科学的基础。如结核杆菌的发现者、德国科学家科霍（R. Koch）；法国医学家、寄生虫热带病学的创始人拉弗朗（C. L. A. Laveran）；德国科学家，成功研制了白喉、破伤风抗毒素的贝林（Ev. Behring）；德国科学家

收稿日期：2004-09-23

作者简介：王德炳，男，河南省南阳市方城县人，北京大学医学部教授，博士生导师，中国高等教育学会医学教育专业委员会会长。

罗斯（R. Rose），发现疟疾通过蚊子传播疟原虫；尼科尔（C. Nicolle），证实斑疹伤寒由跳蚤传播。我国也有不少临床医学家转向公共卫生学的研究，如中华医学会创始人之一，湖南湘雅医学院创始人颜福庆教授，在耶鲁大学获得医学博士后去哈佛大学学习公共卫生学；伍连德教授，鼠疫防治专家，中华医学会创始人之一；热带病学专家，热带病研究所所长钟惠澜教授等。这个时代是医学与公共卫生学结合的最好的时代，医学作为统一的整体，不分临床医学、基础医学和预防医学。

1.2 医学与公共卫生学的分离

随着公共卫生学的发展，1916 年美国洛克菲勒基金会决定建立公共卫生学院，1918 年约翰·霍普金斯大学建立公共卫生学院，1921 年哈佛大学建立公共卫生学院，此后世界各国相继出现了公共卫生学院。20 世纪 50 年代，我国仿照苏联建立了与医学院分离的公共卫生学院。20 世纪 80 年代，我国高等医学教育专业目录将医学分为临床医学、基础医学和预防医学，公共卫生学与医学逐渐分离开来。

医学与公共卫生学的分离对卫生事业的发展造成了严重的影响：

（1）临床医学注重疾病的病因、发病机制、诊断与治疗，往往只重视个体而忽视群体，重治疗而轻预防；公共卫生学主要研究社会环境因素、劳动条件、营养状况对于健康的影响，对具体的疾病缺乏足够的认识。

（2）不能吸引优秀人才、医学精英参加到公共卫生预防医学队伍中去。我国著名医学家、公共卫生学家陈志潜教授指出："公共卫生学专业不能吸引人，也不被公众或医学专业所重视。"

（3）临床医学人才培养存在问题，传染病学、精神卫生学、群体健康教育减弱，缺少相应的实习基地。

（4）错误判断形势，认为第一次卫生革命已经基本完成，医疗卫生的主要任务是非传染性疾病、慢性疾病的防治。

（5）SARS 的重大启示及教训。由于临床医生与公共卫生工作者互不了解对方的工作方式、特点，在重大疫情出现时不能及时有效地沟通、协作，造成了较大损失。

2 医学与公共卫生学整合的迫切性

2.1 疾病谱与人口谱的变化

目前，老的传染病在复苏，例如结核、鼠疫、霍乱、白喉、性病、血吸虫等疾病死灰复燃。新的传染性疾病已出现，例如 AIDS、SARS、埃博拉出血热、克罗伊茨费尔特-雅各布病（Creutzfeldt-Jakob disease，CJD；又称牛海绵状脑病，俗称疯牛病）、西尼罗病毒感染、猴痘等。

我国人口老龄化的进程在加速，其基数之大、速度之快为世界之最。1999年，我国 60 岁以上人口占总人口数的 10%；2001 年，我国 65 岁以上人口占总人口数的 7.1%；预计到 2026 年，我国老年人数将占世界老年人口总数的 1/4。

同时，非传染性疾病严重威胁着人类的健康。当前，心脑血管病和恶性肿瘤已成为前两位死因；高血压病患者达到 1 亿人；糖尿病患者，2002 年全球达到 1.94 亿人，2005 年预计将达到 3.33 亿人。精神、心理、社会、环境因素和不良生活方式引起的疾病人数增长迅速。交通事故、自杀、中毒、他杀等伤害成为第四位死因。环境污染、重大灾害给人类健康造成了严重的不良影响。

2.2 全球化带来的问题

在实现政治、经济、卫生、教育的全球化的同时，也导致了疾病的全球化。

2.3 医疗危机

医疗危机主要是指医疗保健费用的需求超过社会生产力的发展速度。美国1993 年用于医疗保健的费用达到 9 000 亿美元，占 GDP 的 14%；1994 年达到10 000 亿美元，4 100 万人因此得不到基本的医疗保障。

疾病谱与人口谱的变化，全球化带来的问题以及医疗危机等对医学、公共卫生学提出了新的挑战，只有防病治病相结合，医学与公共卫生学、群体卫生学相结合，才能更好地解决这些问题。

3 深化医学教育改革，促进医学与公共卫生学的整合

3.1 转变教育思想，更新教育观念

3.1.1 医学概念的转变　医学的概念已经从古代的经验及技能的总结、近代的生物医学，发展到现代生物—心理—社会医学的新概念，医学已经成为一门人文社会学科与生物医学交叉的综合学科。

人们对医学的目的进行了再认识、再讨论。1993 年，美国哲学家 Daniel Callahan 研究了世界各国的医疗保健状况后，就现代医疗服务及医学教育的状况提出了三个令人深思的问题：医学研究未来的目标究竟是什么？医疗服务未来的目标是什么？医学教育未来的目标是什么？他建议对医学的目的进行再讨

论，并得到了 14 个国家的响应，且召开了专门的会议。该会议通过了《医学目的：确定新的优先选择》的宣言，并已被印成 8 种文字发表。

确定现代医学的目的包括四个方面，即：预防疾病和损伤，促进和维护健康；解除由疾病引起的痛苦和疼痛；对疾病的保健与治疗，对不治之症患者的照料；避免早死，追求安详死亡。总结起来，医学的目的有以下四个特征：首先，医学是统一整体，必须将医学与公共卫生学进行整合，把促进和提高全体居民的健康作为主要目标，而不仅仅是医治患病人群。其次，健康的目标包括生理、心理、社会适应性等全方位的良好状况，而不仅仅是没有疾病。再次，对疾病的认识更加客观。生老病死乃客观规律，医学的目的不是消灭疾病，而是减少和预防疾病，疾病不可能全部治愈（cure），治愈与照料（care）应当放在同等重要的位置，提供安乐舒适的死亡也是医学的目的之一。最后，应当着重提高生活质量，而不要单纯追求延长寿命。

3.1.2 医学模式的转变　　1977 年，美国精神病学和内科学教授 G. L Engel 在《需要新的医学模式：对生物医学的挑战》中率先提出需要创立一种有别于生物医学的新模式，即生物—心理—社会医学模式。其核心是：医学的研究对象是人，而不只是疾病；人，不仅是自然人，更重要的是社会人。要研究社会、精神、心理因素对人的影响。随着医学模式的转变，医疗模式必须相应转变。医学要以病人为中心，不能只治病不治人。更为重要的是，要研究群体，实施干预措施，预防疾病，促进健康。

3.1.3 21 世纪医生的培养目标　　世界卫生组织（WHO）提出了"五星级医生"的概念，医生应该成为成保健提供者（care giver）、决策者（decision maker）、交流者（communicator）、社区领导者（community leader）、管理者（manager）。美国医学院校协会（AAMC）于 1996 年提出了医学院校培养目标的研究课题；1999 年完成了其中的第一部分，发表了《医学教育目标——医学院校指导大纲》的文章。指导大纲提出了医生必须具备的素质：利他主义（altruistic）、知识（knowledgeable）、技能（skillful）、责任（dutiful）。

3.1.4 医学教育国际标准　　世界医学教育联合会（WFME）提出了"本科医学教育国际标准"，包括 9 大领域和 36 个亚领域，重在教育过程的评估。美国纽约中华医学基金会（CMB）提出了"全球医学教育最低基本要求"（CMER），包括职业价值、态度，科学基础，临床技能，群体保健，信息管理，沟通技巧，批判性思维 7 个方面。并已在我国 8 所医学院校进行了试点，初步研究结果显示：我国医学生在职业价值、态度，群体保健、批判性思维方面普遍有所欠缺。

WHO、AAMC、WFME、CMB 对医生的要求表明，21 世纪的医学教育要着重强调医生的职业价值、群体保健和预防观念、人文科学与自然科学的统一，以及防治的统一。

3.2 学科整合，教学内容更新，课程改革及教学方法改革

临床流行病学、循证医学（EBM）、医学社会学、精神卫生学应当成为医学生的必修主干课程；需要进一步加强人文社会科学的教学；应该加强 PBL 教学方法的推广、实践；大力开展新的课程改革。

3.3 人才培养模式的思考

医学是一个统一的整体，在专业设置上只需设立医学专业，而不必再分为临床医学、基础医学和预防医学。

预防医学专业的本科教育层次值得商榷，应该将其专业人才培养放在毕业后教育阶段进行。具体可以通过两种途径：其一是医学博士（MD）或公共卫生学硕士（MPH）；其二是在职人员培训。

加强家庭医学教育。将家庭医学（或全科医学）及社区医学作为毕业后教育，医学生本科毕业后鼓励其接受家庭医学教育。

医学与公共卫生学的整合是历史发展的必然。公共卫生学在历史上对促进群体健康发挥了重大作用，医学与公共卫生学的分离和裂痕对医学、对促进健康、对医疗卫生保健事业有着重大影响。医学与公共卫生学的整合是一项系统工程，应该动员政府、卫生机构、大学及全社会的力量共同参与。为此，建议对下列几个问题进行立项研究，即医学教育改革（医学与公共卫生学的整合）；人才培养模式的探讨；社区医学，社区卫生保健体系的建立；加强家庭医学专业建设。

[原载：医学教育，2004，（6）：1-2.]

关于八年制医学教育的思考

王德炳　　殷晓丽

[摘要] 本研究在对我国八年制医学教育的发展和现状进行梳理和分析的基础上，从培养目标、通识教育、临床培养、科研训练和课程整合五个方面对八年制医学教育进行了反思并提出了建议。

[关键词] 八年制医学教育；培养目标；通识教育；临床培养；科研训练；课程整合

Thinking on the eight-year medical education

Wang Debing* , Yin Xiao li. * Peking University Health Science Center，Beijing 100191，China

[**Abstract**] Based on the comprehensive overview and analysis of the development history and the present situation of eight-year medical education，this paper rethought it profoundly from cultivation objective，general education，clinical cultivation，research training，and curriculum integration. Some suggestions were put forward.

[**Key words**] Eight-year medical education；Cultivation objective；General education；Clinical cultivation；Research training；Curriculum integration

　　当前，我国八年制医学教育备受学校和学生的青睐，学校争相试办，学生竞相报考，但八年制医学教育却面临着诸多的争议和困惑，如何改进和完善八年制医学教育是所有八年制院校关注的焦点。2009 年 8 月至 2012 年 6 月间，笔者之一对 12 所举办八年制医学教育院校的一些相关人员进行了调查和访谈，从调查的情况来看，人们对八年制医学教育的培养目标、培养方式、学位授予

DOI：10.3760/cma. j. issn. 1673-677X. 2013.03.001

作者单位：100191 北京大学医学部（王德炳），医学教育研究所（殷晓丽）

标准等存在许多争议和不同看法。现行八年制医学教育受到研究生培养制度、住院医师培训制度、七年制医学教育等的影响，在通识教育、临床能力和科研能力培养等方面存在一些问题[1,2]。为此，本文在对我国八年制医学教育的发展和现状进行梳理和分析的基础上进行了反思，并提出了一些建议，希望能够对八年制医学教育改革提供参考。

1　八年制医学教育的发展历程

我国的八年制医学教育始于 1917 年开始招生的北京协和医学院（以下简称协和），它是美国洛克菲勒基金会结合中国的国情，按照美国当时一流的医学院——约翰·霍普金斯大学医学院的标准建立的，其人才培养成效十分显著，八年制医学毕业生中有许多人成为我国医学事业的开拓者或学科带头人，可以说，我国近一半的医学学科的创建和发展都离不开协和毕业生。新中国成立后，协和曾经作为"美帝国主义文化侵略的堡垒"而受到十分严厉的批判，直至 20 世纪 80 年代后期，协和的八年制医学教育经历了 2 次停办 2 次复办[3]，在很长的一段时间里，八年制医学教育几乎一直是由协和一所院校独办。

新中国成立之初，为了培养尽量多的医学人才以缓解医生短缺的状况，医学院校普遍缩短了学制，培养质量也受到了一定的影响，高层次医学人才的培养被搁置。改革开放后，为了培养高层次医学人才，1988 年开始试办七年制医学教育，授予硕士学位。

进入 21 世纪后，为了培养有发展潜力的拔尖创新高层次医学人才，开展八年制医学教育再次被那些医学教育水平较高的院校提及，而"985 工程"的实施以及 21 世纪初医学院校与综合性大学的合并，为八年制医学教育开办范围的扩大带来了契机。2000 年 4 月，原北京医科大学与北京大学合并组建新的北京大学，合并的目的之一就是要提高医学教育质量，加强医学生的人文社会科学和自然科学综合素质，即加强通识教育，培养全面发展的医学人才。2001年，笔者之一与时任北京大学（以下简称北大）校长许智宏院士、常务副校长韩启德院士向教育部领导汇报举办八年制医学教育的问题，获得了八年制医学教育的试办权[4]。2004 年并入医科大学的新复旦大学、四川大学、中山大学、华中科技大学、中南大学也获得了教育部的批准，开始试办八年制医学教育，同时 4 所军医大学获得了八年制医学教育的试办权，即原第一军医大学（现为南方医科大学）、第二军医大学、第三军医大学、第四军医大学；2005 年，原上海第二医科大学并入上海交通大学，新上海交通大学亦获得了八年制医学教育的试办权；2006 年，清华大学与协和医学院实行紧密合作办学，继续开展八年制医学教育。因此，截至 2011 年，上述 12 所院校获得了八年制医学教育试办权。这些院校除了 3 所军队院校和 1 所军队转地方的院校之外，其余 8 所均为"985 工程"一期的综合性大学，这些大学的医学部（院）几乎都是由原卫生部所属的重点医科大学并入后组建的，这些重点医科大学原是内地医学教育办学历史较长、水平较高的院校，内地医学界的支柱性人才几乎都毕业于这些院校，也就是说，八年制医学教育的试办成为他们培养高层次医学人才的重要方式。为了保证和提高八年制医学教育的培养质量，各校都进行了相关的教育教学改革。

在可以查询的公开发表的关于八年制医学教育的文件——《教育部国务院学位委员会关于增加八年制医学教育（医学博士学位）试办学校的通知》（教高函〔2004〕9 号）中，明确规定：八年制医学教育教学计划的制定应当坚持"八年一贯，整体优化，强化基础，注重临床，培养能力，提高素质"的原则，从各校的实际情况出发，办出特色。文件同时还规定：八年制医学教育教学计划，按照《八年制医学教育（医学博士学位）培养基本要求》《八年制医学博士学位授予标准》（均另发）自行制定。但截至 2012 年，《八年制医学教育（医学博士学位）培养基本要求》《八年制医学博士学位授予标准》均没有下发，权威标准的缺失，在给学校更多发展空间的同时，也不可避免地带来了一些问题和困惑。

2　八年制医学教育的现状

从试办八年制医学教育院校的招生情况来看，八年制的生源均很好，学生入学分数居所有医学专业之首，甚至与一些国内顶级的综合性大学，如北京大学、清华大学、复旦大学的其他专业的入学分数持平，招生分数有逐年提高的趋势。可以说，想学医的优秀学生几乎都进入了八年制医学教育。但是，从八年制医学教育的高端会议——第一届～第七届八年制医学教育峰会上了解到的情况以及对各校相关人员的访谈和调查结果来看，人们对如何开展八年制医学教育还存在着许多的困惑和争议，主要在于八年制医学教育应该培养什么样的人、如何培养，即培养模式的问题。虽然开展八年制医学教育的本意是为了培养适应医学科学发展和社会需要的、能够参与国际合作与竞争的、具有较大发展潜力的高层次医学人才，但人们对现行的培养模式能否实现这一培养目标心存疑虑，对何种培养模式能够实现这一目标的看法亦不一致。

有关院校在八年制医学人才培养模式的构建过程中大多经历了多次论证，培养模式实施过程中又经历了较多的调整，各校的培养模式不尽相同。培养模式的差异实际上是各校培养理念的差异，突出地表现在培养过程的安排上，尤其是在综合性大学的通识教育和在临床医学院的临床教学安排，即通识教育需要多长时间？如何进行？后期临床轮转和科研训练如何安排？临床轮转是进行通科轮转还是专科轮转？学校教育与毕业后教育如何衔接？由于受到住院医师培训制度、临床医学专业学位授予标准、用人单位片面地过分强调毕业生的临床技能等方面的影响，部分院校压缩了在综合性大学进行人文社会科学和自然科学教育的时间，延长了学生的专科轮转时间，并且无法为学生单列科研训练时间。这种做法虽然迎合了制度、学生和用人单位的要求，但导致学生过早集中在某个二级学科中的三级学科学习，过早专科化，以致影响了学生的临床思维、批判性思维和发展潜力。

其实，八年制医学人才培养模式的多样化和争议表明，当前学校对有潜力的高层次医学人才培养的认识不足、理解和探索有限，反映出现行研究生培养、住院医师培训和院校教育之间职责不清、权限不明、相互交叉、十分混乱。这种状况严重影响了八年制医学教育培养目标的实现，不利于八年制医学教育的发展，也不利于我国高层次医学人才培养的探索和实践。

3 八年制医学教育的反思

如何改进和完善八年制医学教育，使其培养出拔尖创新医学人才，是有责任的医学教育工作者正在思考的问题，是八年制院校需要探讨的问题，也是医学教育界需要思考的问题。从八年制医学教育的现状来看，以下 5 个方面的问题需要深刻反思。

3.1 关于培养目标

八年制医学教育的培养目标到底是什么？一直存在争论。有的认为就是培养好的临床医生，有的认为是培养学术型医生，也有的认为是培养创新型医学人才。截至 2012 年，北京协和医学院已有多届毕业生，北京大学有 4 届毕业生，其他 9 所院校只有 1 届毕业生，上海交通大学还没有毕业生。除了协和之外，八年制医学教育对其他院校而言都是新生事物，有这样或那样的想法也在情理之中，有人甚至对试办八年制医学教育提出了质疑也不足为怪。

2012 年，教育部和卫生部联合颁发"教育部卫生部关于实施临床医学教育综合改革的若干意见"（教高［2012］6 号）以及"教育部卫生部关于实施卓越医生教育培养计划的意见"（教高［2012］7 号），均对长学制临床医学人才培养模式提出了明确意见：加强自然科学、人文科学和社会科学教育，为医学生的全面发展奠定宽厚的基础；改革教学方式，提高学生自主学习、终身学习和创新思维能力；建立导师制，强化临床能力培养，提升医学生的临床思维能力；促进医教研结合，培养医学生临床诊疗和科研创新的潜质；推动培养过程的国际交流与合作，拓展医学生的国际视野，为培养高层次、国际化的医学拔尖创新人才奠定基础。从文件中可以看出，培养目标非常明确，就是要把长学制（主要是八年制）的医学生培养成为高层次、国际化的医学拔尖人才。如何达到这一目标，文件也清楚地说明了，即培养学生宽厚的自然科学、人文社会科学基础，自主学习、终身学习和创新思维能力，强化学生临床能力，提升学生临床思维能力，医教研结合，培养学生的临床诊疗和科研创新的潜质。文件回答了目前我国八年制医学教育培养什么人、如何培养人的问题，但是如何达成这一共识，还需要一个实践过程，需要解决当前一些制度上的问题。在我国医学教育发展和改革过程中，医学专业的划分过细。本来医学是综合学科，但被人为地分为临床医学、预防医学、基础医学，这种划分造成了临床医生会治病但不会防病，会临床但不会科研。临床医学和预防医学的分离，也是 2003年 SARS 爆发的沉痛教训，笔者之一在 2003 年曾经发表过《由 SARS 所引发的对医学教育的思考》[5]，在 2004 年发表了《医学和公共卫生的整合是历史发展的必然》[6]，对此进行了阐述。

3.2 关于通识教育

当前，有关院校的医学预科教育 1～3 年不等，从课程设置上看，大学外语、计算机、体育、军事理论、思想政治教育课程占有很大的比例，医预教育时间长的院校还安排了较多的理工科课程。总的来看，对人文社会科学课程关注不足，除 1 所院校外，其他院校都没有对通识教育进行规定，而且从调查了解的情况看医预教育有被压缩的趋势。北京大学医学部的医预教育在北京大学校本部进行，时间从原来的 2 年调整到现在的 1 年。其实，通识教育是奠定学生自然科学、人文社会科学基础的重要阶段，也是实施"全人"教育的重要阶段，对学生后续的学习和成长作用巨大。虽然自 20 世纪 90 年代起，我国高等教育领域就文化素质教育（通识教育）进行了讨论和实践，但对通识教育的重视程度还远远不够，对通识教育重要性的认识还有待加强[7]，尤其是医学教育。否则，可能会成为制约医学人才成长的核心因素，因为通识教育及在综合性大学的熏陶有利于开拓学生的视野，提高学生的修养以及培养学生的批判精神，这是有胜任力的医学人才必备的素质。因此，建议医预教育至少 2 年以上，重点关注医学生的通识教育，目的是开拓学生的视野，提高学生的修养以及培养学生的批判精神，新中国成立前协和的八年制医学教育和美国医学教育的成就都说明了通识教育的重要作用。

著名医学家张孝骞认为，医学生在学校只能接受最基本的训练，教学重点应当放在基础理论学科，有了它才能教好学好临床医学，奠定学生以后长远发展的基石。如果医预教育时间短，学生基础理论准备不足，毕业后对于医学及其他有关学科的新成就、新进展就不易理解和吸收，将会发现在漫长的自学道路上有着不易逾越的障碍；同时认为，医预教育至少应当在 2 年以上；并以自身经历说明基础学科对医生成长的重要性[8]。新中国成立后，协和的八年制医学教育仍然坚持在北京大学学习 2.5 年。原北京医学院院长、医学教育家马旭教授著名的后备力论，明确提出要加强基础教育，根深才能叶茂[9]。北京大学医学部 2006 级的一位学生生动地讲述了在北京大学校本部 2 年学习的感受："2 年时光，看似漫长，其实很短暂。对于培养医学精英这个目标来说，铸造的医学素质是一种大素质，拓宽的人文视野是一种大视野。这种素质和视野是一种能力，更是一种情怀，绝不是一年两年就能够培养成的，而我们在北大的这两年，我想为的不仅仅是文化的学习，更是习惯的养成，一种自主自觉地培养自我大素质和大视野的习惯养成。只有这样，医学预科教育才会成为长学制医学精英教育中最为闪光的亮点。"[10]著名医学家吴阶平、林巧稚、钟惠澜等都曾经在燕京大学学习过 3 年的医预教育，医学家王忠诚、胡亚美、王树寰等也有过 2 年的医预教育。

目前，我国的医学生几乎都经历了 12 年的应试教育，生活和思想几乎都被应试所左右。他们中的多数人知识面较窄，批判性思维欠缺，没有时间和能力对医生、医学，乃至人生的本质问题进行思索，对生命和生活的了解贫乏，对人性、生命、自然的理解也只限于表层。通识教育可以帮助学生扩大知识面，构建合理的知识结构，强化思维的批判性和独立性，提升有效思考的能力、清晰沟通思想的能力、做出明确判断的能力和辨别一般性价值的能力，避免因为过早偏执于某一学科而导致的学术视角狭隘，防止一叶障目的片面、盲人摸象的偏见、鼠目寸光的短视及孤陋寡闻的浅薄，引导学生获得对世界与人生的本质意义的广泛而全面的理解，形成诚信、善良、质朴、感恩、求真、务实等道德品质，认识生命，珍惜生命，热爱生活，树立善待环境、敬畏生命、推己及人、服务社会的理念，并找到与自身禀赋相匹配的爱好和兴趣，为即将展开的职业生涯打下坚实的根基[11]，最终可能成长为真正的拔尖创新医学人才。有关通识教育的重要作用毋庸置疑，世界著名大学都在为提高其人才培养质量而不断地进行有关通识教育的改革。例如，哈佛大学[12]的通识教育课程占到本科学生所学课程的 1/4 到 1/3；耶鲁大学校长理查德·雷文认为[13]，通识教育重在培养学生健全的人格和独立思考的能力，同时还要培养承担公共责任的能力和公民意识。他在对即将毕业的学生演讲时说："通识教育将培养你们成为终身有思想的公民，可以批判性地审视所有集团和利益主张，抵御那些企图利用偏执情感来代替理智的人。"复旦大学上海医学院的通识教育旨在打破分门别类的学科壁垒、贯彻人类学问与知识的共同基础，并展示民族文化精神对一个民族的学问创新能力，具有根基性的意义。核心课程在复旦大学通识教育中具有基础性地位，包括"文史经典与文化传承""哲学智慧与批判性思维""文明对话与世界视野""科技进步与科学精神""生态环境与生命关怀""艺术创作与审美体验"6 大模块，其主导原则是突破单纯的"专业视域"和单纯的"知识视域"，为学生提供能够帮助其形成基本的人文修养、思想视野和精神感悟的课程[10,14]。

3.3　关于临床培养

临床培养主要是为了培养学生的临床能力，虽然各校对学生临床能力的培养都十分关注，但对临床能力的内涵却看法不一，导致对临床能力培养做法的不同。多数学校和学生都比较关注临床专科能力，而对医患沟通能力、批判性思维、循证医学能力关注不足。12 所院校有两种明显的取向，一种是关注学生临床通科能力的培养，学程中学生仅进行通科轮转实习；一种是既关注通科能力，也关注专科能力，学生除了进行通科轮转实习外，还进行专科轮转实习，只是时间长短不一。如果仅进行通科轮转的院校，学生即使就业仍然需要到住院医师培训基地轮转，用人单位还"用不上"，多数用人单位不"欢迎"。专科轮转时间较长的院校，学生完成了一定时间的住院医师培训，就业后不需要或只需要较短的时间参加住院医师规范化培训，在用人单位看来"来了就能干活"，比较受欢迎，但较长的专科轮转势必压缩其他的教学内容，主要是通识教育，并容易使学生过早专科化，不利于学生临床基本能力的培养，如医患沟通能力、病例分析能力等，严重影响了学生的发展后劲。有研究[15]对某校八年制学生的客观结构化临床考试成绩进行分析后发现，学生的病例分析能力和医患沟通能力相对较差，客观地反映了当前临床培养中存在的问题。因此，临床培养应当关注学生临床基本能力的培养，尤其是临床思维能力、批判性思维能力、循证医学能力、医患沟通能力，多进行通科轮转训练。

随着医学的发展，医学分科愈来愈细，与此相反的是患者的疾病却愈来愈复杂和综合，许多患者都患有多个系统的疾病，很难由一个科室诊治，多系统疾病的同时发生，使疾病的表现不那么典型，漏诊和误诊的概率大大增加，这就需要学生知识面广，具有临床思维能力。所谓临床思维就是经过详细调查研究，了解患者的详细情况，包括病史、体格检查情况、实验室检查结果、影像学检查结果等，经过综合分析，提出诊断、鉴别诊断，最后制定出合理的治疗方案，也就是实践、认识、再实践、再认识，上升为理性。

吴阶平院士是我国著名的医学家、医学哲学家，他的学习、实践、思考的哲学思想，很值得我们学习。吴阶平院士说："我认为问病史本身就是一个分析、综合、归纳、演绎的过程。首先病人主诉病情，然后你就去问，比如说头痛，到底是符合脑瘤的头痛，还是感冒的头痛，是眼睛疾患的头痛，还是鼻窦炎的头痛，你就得去分析，还得去进一步追问。接着就进行体检，发现有一个有价值的特征，当初病人也没有说，你也没有问，于是又要再一次追问。所以，问病史至少有这么三个阶段，病人自己说，医生问，然后再补充问。这是一个非常复杂的过程。问病史也是对你的学识、实践和临床思维的一个考验。"[16]足见临床思维对一个医生成长的重要性。笔者之一从查房中看到了八年制学生培养上的弊端，学生离开 PowerPoint 就不会报告病例，不会分析综合，查房目的往往只简单地写上：明确诊断和治疗，而没有临床分析、综合、诊断和鉴别诊断；个别学生甚至不会摸肝脾，他们依靠的是实验室结果，尖端医疗仪器的报告。如果继续这样下去，他们就不可能成为高层次拔尖创新医学人才，不可能成为未来医学的引领者。

为此，笔者提出如下建议：

（1）重建教学机构。目前临床分科过细，内科学分心血管病、血液病、呼吸系病、消化病、内分泌与代谢病、肾病、风湿病、传染病等，外科学分普通外科、骨外科、泌尿外科、胸心外科、神经外科、整形外科、烧伤科、野战外科等，内科学和外科学教研室多数时候是名存实亡，这严重影响了教学工作的顺利开展。因此，八年制院校需要建立大外科学和大内科学教研室，真正承担起临床教学的任务。

（2）增加教学大查房，开阔学生的视野，拓展学生的知识面。

（3）开展疑难病例讨论会，组织不同学科专家，包括实验室、病理学科、影像学科专家，共同分析讨论，最后由一名高年资医生总结或点评，通过提出问题、临床分析、诊断、鉴别诊断，培养并提高学生的临床思维能力。

（4）增加以案例为基础的教学，对带有普遍性的疾病，如黄疸、休克、弥散性血管内凝血、免疫相关性疾病进行案例分析，提高学生的自主学习能力。

（5）加强教师培养，提高其教学能力及教学意识，同时教育行政主管部门应该对创建一流大学的医学部或医学院的教师提出明确要求。

从发展的眼光来看，八年制医学教育绝不是为了培养所谓的"医匠"，而是为了培养拔尖创新医学人才，为了培养医学界未来的领军人物，如果在临床培养中不关注他们批判性思维、循证医学能力的培养，不关注他们临床基本能力，如病例分析能力、医患沟通能力的训练，他们何以成为医学界未来的领军人物？

3.4 关于科研训练

八年制院校都希望培养学生的科研能力，但如何培养，单列时间进行还是课余时间进行，依然存在争论。目前，各校采取不同的方法进行培养，有 3 所院校单列时间进行，其余院校几乎没有单列时间进行科研训练，而是通过课余时间完成。科研训练时间长的院校被认为是在培养医学科学家而非临床医生，但该校认为"将来做临床，科研很有必要，会科研才有竞争力……我们感到八年制学生毕业后，没有机会再进行科研训练，没有哪个轨道能让学生进入科研训练……学生到工作岗位后，缺乏科研训练的经历，将来基金拿不到，课题无法申请，会面临很多困难，像三级甲等医院，没有科研，没有基金，是难以立足的，包括职称的评定，都是很难的。"课余时间进行科研训练的院校，时间和效果很难保障。对八年制学生而言，必要的科研训练是需要的，其目的是培养学生对医学科学的兴趣和探究欲望，掌握科学研究的过程，包括正确选题，选择技术路线，选择适宜的、科学的研究方法和手段，掌握正确的实验操作方法，对数据进行正确的分析处理，规范地撰写论文，将科研结果表达出来。因此，应当像约翰·霍普金斯大学医学院[17]一样单列课程进行科研训练，关键是激发学生的好奇心，使学生掌握科研的基本思路和方法，具有提出问题、分析问题、解决问题的意识和能力，在临床培养中，鼓励学生结合病例撰写文献综述，不断磨砺他们的科研意识和能力。

著名医学家张孝骞说，医学不像其他学科，可以通过定律进行推导，通过公式进行演算；同一种疾病在不同的人身上有不同的表现。可以说，每一个病例都是一个研究课题[8]。医生诊疗水平的提高需要经验积累，需要悟性，需要投入，需要用心，要做到这些其前提是医生具有一定的知识积累和相当的智力、体力支持，而最核心的是医生的好奇心，提出问题、分析问题、解决问题的意识和能力。为什么同样的体征却患的是不同的疾病？为什么不同的体征却患的是相同的疾病？为什么同一种治疗方法效果如此不同？采用这种治疗方法对患者其他系统疾病会有何影响？我们如何监测这些治疗方法的预后？如何评价文献相关的报道？等等。张孝骞的小本本就是医生的经验积累、悟性、投入及用心，是医生追本溯源能力和精神的真实写照。

从访谈和调查结果来看，目前八年制学生课业负担较重，多数学生无暇思考，更别说反思，也没有机会和能力对自己感兴趣的问题进行探究，学生参与科研更多的是为了增加就业的砝码而非探究能力的培养。这也难怪，持续的应试教育和简单的知识传递方式已经在一定程度上泯灭了学生的好奇心、学习兴趣和思考的能力。如果大学能够实施较好的通识（医预）教育，使学生学会思考，激发和保护学生的好奇心，并使他们掌握基本的思维方法；在医学教育阶段，激发学生对医学的兴趣，养成医学研究的意识，熟悉医学研究的过程，掌握基本的研究方法，那么，在他们未来的医生职业生涯中就会对生命和健康拥有持续的探索欲望，能够积极开展临床医学相关问题的研究，探寻疾病的机制、发病的机制和合理有效的治疗方案，促进医学科学的发展，真正实现八年制医学教育拔尖创新医学人才的培养目标。

3.5　关于课程整合和以问题为基础学习

近年来，我国医学教育领域开展了不少教学改革并取得了一定的效果，如课程体系的改革，以问题为基础学习的采用，临床技能培训中心的建立，客观结构化临床考试的应用。课程体系改革的必要性毋庸置疑，每所学校都已经、正在或即将进行改革，其目的是进行学科课程之间的整合。学科课程整合的目的是适应医学发展的需要，从微观到宏观，打破老三段的教学方式，减少课时，避免重复，减轻学生负担，而不是腾出时间增加学生的临床轮转。减轻学生负担和开展PBL 教学的根本目的是调动学生学习的积极性，提高学生自学的能力，提高学生的发展潜质，为适应社会发展、参与国际竞争与合作打下坚实的基础。学制的延长为减负创造了条件，学校可以给学生时间，让他们去了解生活、去关注生活、去关注长期以来因为他们要学习而被父母和学校掩盖（纯化）的真实生活，他们会了解生活的艰辛，也会了解生活的快乐，他们还会了解到疾病与生活的关系，以及医生在很多疾病面前的束手无策，同时他们也会体会患者及其家属因病所累、因病而苦的心情，使之成为他们理解生活和人性的基础、学习动力的源泉、同情心及责任心所在。许多医生就是由于家人遭受疾病之痛，而决心从事医学事业并做出巨大贡献的，如协和八年制毕业生、我国妇产科学的开拓者林巧稚教授，就是因为妈妈过早死于妇科疾病而下定决心从事妇产科学工作的。有关课程整合可以借鉴约翰·霍普金斯大学医学院等已经完成课程整合的院校的经验[17]，但绝不能照搬，因为医生培养体系的不同，照搬必然导致食而不化。在借鉴过程中，重点需要考虑的应该是参考院校课程整合的理念，整合前期那些拟解决的问题或实现的目标及其原因，课程整合后的反思和经验教训。

总之，为了实现八年制医学教育的培养目标，需要提高对通识教育的认识，通过较好的通识教育开拓学生的视野，提高学生的修养以及培养学生的批判精神；改进临床教学模式，加强临床教学组织机构的功能，提高临床教师的教学能力及教学意识，注重学生临床思维能力的培养，奠定扎实的临床基本功；科研训练时间应当有所保障，培养学生一定的科研意识和创新能力，使学生具有提出问题、分析问题、解决问题的能力；尽快讨论和研究八年制医学教育学位授予标准，使八年制医学教育有章可循，保证八年制医学教育的培养质量。

参考文献

[1] 殷晓丽. 一种学制，多种模式——我国八年制医学教育培养模式研究. 北京：北京大学，2012：122-152.

[2] 殷晓丽，王德炳，沈文钦，等. 影响我国临床医学专业博士培养质量的制度因素分析. 复旦教育论坛，2011，（3）：88-92.

[3] 中国协和医科大学. 中国协和医科大学校史（1917—1987）. 北京：北京科学技术出版社，1987：47-92.

[4] 王德炳. 我在北医五十年. 北京：北京大学医学出版社，2005：248-248.

[5] 王德炳. 由 SARS 所引发的对医学教育的思考. 医学教育，2003，（4）：3，5.

[6] 王德炳. 医学和公共卫生的整合是历史发展的必然. 医学教育，2004，（6）：1-2.

[7] 李曼丽. 中国大学通识教育理念及制度的构建与反思：1995—2005. 北京大学教育评论，2006，4（3）：86-99.

[8] 张孝骞. 北京协和医院. 北京：中国协和医科大学出版社，2007.

[9] 王德炳. 沉痛悼念我国著名医学教育家马旭院长. 中华医学教育杂志. 2011，31（4）：481-482.

[10]《八年，从这里开始》编写组. 八年：从这里开始——一本八年制医学生自己的书. 北京：北京大学医学出版社，2010.

[11] 徐飞. 通识教育再认识——徐飞教授在上海交通大学的讲演. 文汇报，2010-11-20（06）.

[12][美] 哈里·李维斯. 21 世纪的挑战：大学的使命、通识教育与师资的选择. 教育发展研究，2007，（3A）：1-7.

[13] 胡德维. 耶鲁校长什么"范儿". 光明日报，2013-03-02（05）.

[14] 复旦大学. 各专业人才培养方案 [EB/OL]. [2012-06-28]. http：//xxgk. fudan. edu. cn/picture/article/68/e4/9f/9b80263　b4aa3b7cdbfl7568e4646/ce2cOt9f-ofa-4264.　b71b-0e84bde486 b4. pdf.

[15] 苗乐，续岩，陈娟. 八年制临床医学专业学生临床能力分析. 中华医学教育杂志，2012，32（6）：903-905，918.

[16] 刘振华. 医学人才学. 北京：清华大学出版社，2005：370-371.

[17] 殷晓丽，郭立，门寒隽，等. 约翰·霍普金斯大学医学院医学博士培养模式特点及其启示. 中华医学教育杂志，2012，32（1）：149-153.

（收稿日期：2013-02-01）

（本文编辑：郭立）

［原载：中华医学教育杂志，2013，33（3）：321-325.］

沉痛悼念我国著名医学教育家
马旭院长

王德炳

【编者按】我国杰出的医学教育家马旭教授的逝世是我国医学教育事业不可估量的损失。马老早年求学北医，国难当头投身革命；新中国成立后，长期担任原北京医学院领导职务；改革开放以来，创建中华医学会医学教育学会和本刊前身《医学教育》杂志，为北医的发展和我国医学教育事业的进步做出了卓越的贡献；如今，遵从马老的遗愿，他的遗体已经无偿捐献给了他毕生为之服务的北医，继续为培养医学人才而效力。马老一生追求真理、无私奉献、远见卓识、功绩卓著，赢得了医学教育界的广泛赞誉和敬仰，为我们树立了光辉的榜样。

王德炳教授曾任北京大学党委书记、原北京医科大学党委书记兼校长，现任中国高等教育学会医学教育专业委员会会长。作为马老的学生，王德炳教授在马老去世之后随即写下了这篇悼念文章，深切哀悼马旭院长，并以他的亲身经历深情地回忆了马旭院长的办学思想、崇高品德和诸多贡献。读来令人深受教益。

马老虽去，精神永存；先生之风，山高水长。本刊非常荣幸地发表王德炳教授的文章，借以表达对马老的由衷崇敬和深切缅怀之情。

惊悉马旭老院长逝世，心情万分悲痛。马旭老院长是我国医学界老前辈、著名医学教育家，曾任中华医学会医学教育分会首任主任委员，长期担任北京医学院领导，为我国医学教育事业和北医的改革与发展发挥了重要作用。

我是1955年考取北京医学院医疗系的，当时马院长主管教学工作，经常听到马院长的报告和教导；后来，由于工作关系直接接受他的领导和教诲，给

DOI：10.3760/cma. j. isan. 1673-677X. 2011.04.001

作者单位：100191 北京大学医学部

我教育最深的有以下几个方面。

1　坚持教学为主，严把教学质量关

马院长对学生的教育和要求极为严格，强调"三基、三严"，即基本知识、基本理论、基本技能，严肃的态度、严格的要求、严密的方法。在他的领导下，北医把"三基、三严"纳入到学校的发展规划之中，在各项工作中贯彻执行。

学校充分发挥教师在教学中的主导作用，坚持名教授、有经验的教师为学生上大课。以 1963 年第一学期为例，全院参加讲课的教师有 180 名，其中教授 51 名，授课时数占总授课时数的 25.8%，讲师授课时数占总授课时数的 42.0% 以上。同时，坚持对青年教师实行培养性讲课制度，讲课前老教师参加备课会，试讲时老教师检查性听课，帮助青年教师优化教学内容，改进教学方法，提高教学质量。

为了提高实习课和实验课教学质量，学校制定了考核制度和实验通过标准，不符合标准的就要重做，实习课和实验课不及格者不允许参加理论课考试。对此，我是有亲身体会和受益匪浅的。当时，给我们讲生理学课的是我国著名生理学家王志均教授，他讲课不仅为我们传授知识，更重要的是给我们以思想的启迪；讲生物化学课的是我国著名生物化学家刘思职教授，他讲课逻辑思维清晰、语言生动、板书极好，听一堂课就是一种享受；讲组织胚胎学课的是李肇特教授……听这些大家的讲课真是终身难忘、终身受益。

实习课和实验课分小组上课，一般每个小组 12 人左右。当时实验条件比较好，每个人有一个小橱柜，里面放着各种实验仪器，每人可以使用一台显微镜。人体解剖学实习课上，4 个人一具尸体，我记得很清楚，我做的是头颈部尸解。解剖学实习每次 3 节课，教师几乎用一节课的时间进行提问，以了解学生听课及实习掌握的情况。上生理学实验课，用记纹鼓记录实验的结果，有时因为得不出正确的结果甚至晚饭都吃不上。在组织胚胎学实习课上，用显微镜观察某器官的结构，要求画图突出反映实习结果。如果缺席一次实习课或实验课即为不合格，将不能参加理论课考试。我们当时的考试方式是口试，采用 5 级分制，每个学生通过抽签抽出考题，由主考教师听取你的回答，然后进行提问，最后给出考试成绩。我记忆犹新的是，解剖学考试由 3 人担任，主考是苏醒教授，同时还有 2 位老师李学愚和夏家骝，整个考试过程如同研究生答辩一样。

北医的毕业生之所以能够在全国医学界成为领军人物和骨干，正是与这种严格要求，加强"三基、三严"基本功的训练分不开的。

2 重视基础医学教育

马院长的一个重要的教育思想就是重视基础医学教育。他反复强调，我们培养的学生要有后劲，在学校期间要为学生打好基础，使学生具有发展潜力。即所谓的后备力论。1959 年，北医被确定为全国重点医学院校，学制由 5 年改为 6 年。马院长经常教导我们，一定要加强基础，根深才能叶茂。他曾说，我们是重点学校，我们培养的医生要成为本专业的优秀人才，成为引领本专业发展的学术带头人。我们的毕业生不是"医匠"而是医师。马院长不仅重视医学专业基础，而且也非常重视通识教育和新学科建设。他认为北医当时不可能从综合性大学调来优秀教师，所以在 1960 年即从优秀学生中选调了一批人做预备师资，开办了物理专业、生物专业、生物物理专业等。尤其是生物物理专业，当时属于机密专业，其中有些学组的工作直接与国防科技有关，有的学组从事着医学科学的尖端研究，如分子结构组、生物能力组、生物控制编组。学校从基础部调来优秀教师，如林克椿、郑富盛、彭学敏、丛祯、张遁衡、张净霞等；同时，还从四年级、五年级即将毕业的学生中选调优秀学生从事生物物理专业，如钟南山、王德炳、程伯基、孙素莲、程时、樊景禹……这也是全国成立的第一个生物物理专业。我现在回想起来非常有感触，当时的有些想法也很超前。我们补习了物理、数学等课程，提倡边干边学、在干中学。我当时就在分子结构组中的亚显微结构组。生物物理专业还招了 2 批学生，后来因为国家处于三年困难时期，专业不得已停办。而生物物理教研室继续保留了下来。事实证明，马老的教育思想是非常正确的，至今仍有现实意义。正是在马院长的推动下，北医开办了全国第一个基础医学专业，成立了基础医学院。可以说，北医的基础医学在全国是最强的，培养了大批的优秀学生，在国内外产生了很大的影响。

马院长遵循医学教育规律，主张学科发展要坚持科学、严谨的态度，反对跟风、大轰大嗡。1958 年"大跃进"时期，有些学校实行学科的大合大并，建立所谓正常人体学，即把生理学、生物化学、人体解剖学、组织胚胎学合并在一起。北医在马院长的领导下，没有跟风，比较稳健，学科的发展没有受到影响。

3 重视农村医学人才培养

马院长非常重视农村医学人才的培养。为了解决农村缺医少药的问题，1965 年，马老率先在北医成立了农村医学系并亲自带领优秀教师为密云县培训农村医生，一批骨干教师都曾经参加过农医系的教学工作，如生理学教授范少光、免疫学教授陈慰峰院士等。当时拟办三年制大专班，采取"社来社去"的办法，培养对象主要是农村高、初中文化程度的青年，其目的是培养一批不走的农村医生。学校计划每年招生 100 人，在校生总数为 300 名。由于刚刚开办缺乏经验，师资及办学条件也准备不足，当年仅招生 50 名。第二年由于"文化大革命"爆发，农医系被迫停办。虽然没有完成既定的计划，但是马院长这种为农村培养医生的理念以及身体力行的决心是值得我们认真学习的。

1987 年，我任北医副校长，主管教学工作，应云南省思茅地区卫生局的邀请，考察在思茅地区开办三年制临床医学专业大专班的可能性。思茅地区是贫困地区，也是少数民族较多的地区，长期缺医少药，农民健康得不到保证。我和基础医学院院长王谔同志、教务处处长郭佩芳同志经过考察后，决定开办三年制大专班。经过教育部批准，于 1988 年开始招生，学制 3 年，由北医基础医学院和附属医院教师带教，在思茅地区人民医院实习，学生考试合格后授予北京医科大学思茅地区三年制临床医学专业毕业证书。当年培养的这些学生现在已经成为思茅地区的医疗卫生骨干。回想起来，这与马院长的教导和实践经验是分不开的。

4 坚持改革开放，促进国际学术交流，培养大批骨干 教师及学术带头人

改革开放后真正迎来了教育科学界的春天。马老院长干劲十足，抓住时机，积极推动师资出国进修和开展国际学术交流，为北医的发展做出了重大贡献。为了提高教师的外语水平，学校举办了数期威廉·凯瑞班（英语强化班），聘请美国、加拿大英语教师任教。我有幸参加过第二期威廉·凯瑞班，每期时间 3～4 个月，以口语训练为主。英语班的教学方法很好，听说互动，课堂上不准说中文。这批学员后来大多获得了出国学习的机会。

为了联系出国进修的院校，马老院长古稀之年还亲自出访美国，与美籍华人刘汉民先生协商，在美国成立了美中教育学院，与美国著名的院校建立了联系。我本人就是一位受益者。我于 1983 年 8 月赴美国纽约爱因斯坦医学院和纽约癌症研究中心进修学习。此前，首先参加了美中教育学院的学习班，地点在旧金山，主要内容是学习和了解中美文化差异、中美教学方法及学习方法的差别。整个学习过程中，强调主动学习，不要依赖导师，要实事求是，会就是会，不会就是不会，既不要过于"谦虚"，也不要不懂装懂。最后还有实践活动，学习如何会见导师，如何进行面试，如何参加临床教学查房等。学院还专

门编了一本书，书名大概是《访美学者必读》，把我们在学习及研究中遇到的一些问题以个例形式写进书中。参加这次学习班的北医教师就有 10 余人，我记得有林志彬、周爱儒、周士梅、田庚善、李益农……

除了美中教育学院的平台之外，学校还开辟和利用了世界卫生组织、世界银行贷款、美国中华医学基金会等多种途径。这个时期，北医的骨干教师分别到美国、英国、法国、德国、日本、澳大利亚等国家学习进修。这些骨干教师后来大多成为北医的学术带头人、科主任，为北医的医、教、研及学科发展奠定了坚实的基础。当时北医的出国学习在全国医学院校中是最早的，人数也是相当多的，因而受到有关上级领导的批评，说北医快要成为美国的后院了。尤为难能可贵的是，在这种情况下，马老院长顶住压力、刚直不阿，坚持改革开放不动摇。

马老院长不仅注重培养医学专业人才、学术骨干，他对医学教育管理者也非常重视。在他的倡导和主持下，北京医科大学与美国伊利诺伊大学合作举办了我国第一个医学教育管理硕士学位研究生班，由美国教师与中国教师共同授课，开展课题研究，最后授予医学教育管理硕士学位，为我国培养了首批具有硕士学位的高层次医学教育管理人才，这些同志现在多是我国医学教育领域的管理者和领导者。

马旭同志的一生是为中国革命和民族解放奋斗的一生，是为我医学教育事业、为北医建设和发展做出卓越贡献的一生。作为马院长的学生，要学习他的优秀品质，学习他刚直不阿、敢于坚持真理的高尚风格，为我国医学教育事业，为北医的建设、改革与发展贡献自己的力量。

（收稿日期：2011-07-15）

（本文编辑：郭立）

［原载：中华医学教育杂志，2011，31（4）：481-482.］

北京医科大学校长给陈敏章部长的复信

陈敏章部长：

您 4 月 17 日写给我的"关于在学校控制吸烟问题"的信收悉。对您的建议，我和学校其他领导十分重视。我们召开了校长办公会扩大会，同主管学生、医疗和行政工作的部门领导及各医院、学院的领导和有关专家共同学习了您的来信，研究讨论了学校创建"无烟大学""无烟医院"的具体措施。

我校在控制吸烟，禁止在公共场所吸烟教育和管理方面做过许多努力。1987 年我校曾经在学生中进行过调查；公共卫生学院朱锡莹教授提出的"吸烟行为团体干预法"十分有效，也很有影响；北大医院妇儿医院、公共卫生学院等单位经过这几年的努力，已成为"无烟医院"和"无烟学院"。戒烟、禁止在公共场所吸烟，在广大教师员工中有广泛的群众基础。

值此北京市将于 5 月 15 日实行禁止在公共场所吸烟，1997 年 8 月第十届世界烟草或健康大会将在北京举行的形势下，我校作为培养医药、卫生高层人才的基地，担负全民医疗、卫生、保健教育和服务的重点医科大学，率先垂范，责无旁贷。经过大家讨论，创建"无烟大学"、创建"无烟医院"已形成共识。为此 4 月 29 日制定了《北京医科大学创建"无烟大学"、"无烟医院"的规定》。

我们十分清楚地认识到，吸烟是社会文明发展中被公认的不良习惯，在现阶段我国社会中具有广泛的市场。在我校一些教师、学生和领导干部中吸烟的习惯不仅存在，而且在思想观念上不健康的认识和情绪也有。因此，我们认为"无烟大学""无烟医院"是一个创建的过程，需要付出艰苦的努力。科学地对待控制吸烟，自觉自愿地戒烟，才能实现"无烟大学"和"无烟医院"目标。

我校在创建第一流医科大学的工作中，广大师生员工付出了辛勤的努力，取得了成绩。我校领导决心把创建"无烟大学""无烟医院"作为建设文明校园、优化育人环境工作中的一项重要的内容来抓，采取强有力的措施，名副其实地达到"无烟大学""无烟医院"的目标。

附上关于创建"无烟大学""无烟医院"暂行规定。

请指示。

北京医科大学

王德炳

1996 年 4 月 30 日

［原载：医学教育，1996，（3）：3-4.］

附：陈敏章致函部属医学院校领导建议

采取控烟措施　建设文明校园

健康报 4 月 21 日讯（记者张荔子）卫生部部长陈敏章 4 月 17 日写信给卫生部部属 11 所医学院校校长及常委书记，要求他们采取积极行为，将在校内控制吸烟作为建设文明校园，优化育人环境的工作来对待。

前不久，北京市翁心植教授致函卫生部反映：他们 5 年前在北京医大、首都医大和浙江医大 3 所学校进行调查，发现 5 年级学生吸烟率比 1 年级学生高 4～5 倍；去年再次调查不仅未见好转，经常吸烟人数反而明显增加，说明学校对控制吸烟的教育不力。陈敏章说，他曾多次要求部属院校带头控烟，在这个问题上，白求恩医科大学和广西医科大学做得比较好，获得了卫生部的奖励。白求恩医科大学还向全国高等医学院校发出了开展禁止吸烟活动的倡议。最近，上海医科大学也对禁止吸烟作出具体部署。

陈敏章在信中说：科学一再证明，吸烟有害健康。在许多国家吸烟已被看作是一种不文明的行为。今年 5 月以后，北京市将实行禁止公共场所吸烟，全国其他城市也对控制吸烟做了具体规定。控制吸烟要从学生抓起，更应从医学院校抓起。为此他提出 3 点建议：

1. 开展禁止吸烟的健康教育，增加禁烟教育的课程内容；

2. 认真做好校内禁止吸烟的宣传工作，开展"吸烟或健康"的讨论，形成禁烟的氛围；

3. 采取切实有效的措施，控制吸烟，如建立无烟会议室、无烟办公室等。

陈敏章特别强调，各级领导要率先垂范，教职工不在学生面前吸烟，要做学生的表率。他说：相信作为培养高等医学卫生人才的部属高校，不仅能在教学、科研和医疗方面做出业绩，而且在控制吸烟，建设精神文明方面也能走在前列。

大陆医科大学校长赴台交流

　　应中国台湾阳明大学邀请，由北京医科大学牵头，祖国大陆 14 所医科大学校长于 1 月 3 日至 14 日赴台交流。访问团在台湾期间，两岸医学教育界举行了"两岸医学教育座谈会"，100 余人齐聚一堂，就现代医学教育中的有关问题展开交流与研讨，并对很多共同感兴趣的问题达成共识及合作意向。访问团还参观访问了台中、台南、高雄等地的高等医学院校及其附属医院。1 月 12 日，访问团参加了"海峡两岸高等教育发展现况学术研讨会"，两岸共 43 位高等学校校长联合签署呼吁书：《共同呼吁——以学术合作迎接中华民族的 21 世纪》。

（王德炳/供稿）

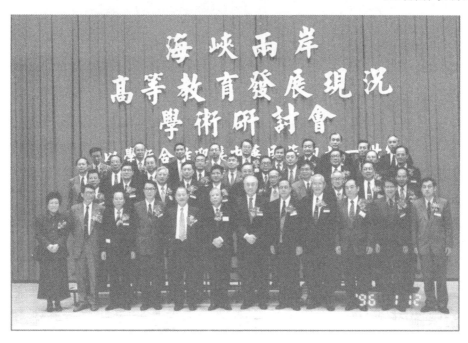

两岸共 43 位高等学校校长签署共同呼吁书

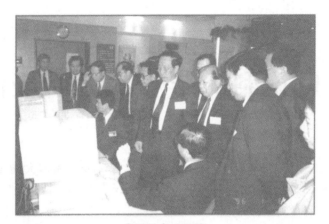

参观尹书田医院

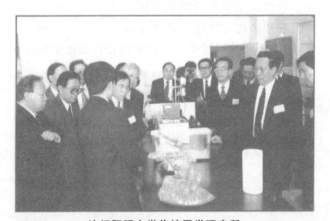

访问阳明大学传统医学研究所

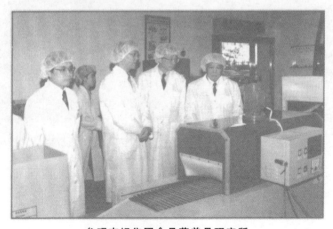

参观克缇集团食品营养品研究所

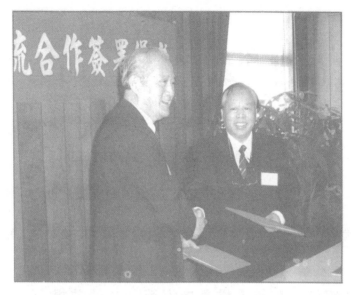

北医大与阳明大学签订两校合作协议

［原载：台声，1996，（4）：51.］

走好创建"211工程"的第一步

王德炳　郭述贤　吕清浩

在国家教委、卫生部的领导下，自1993年初开始，北京医科大学经过一年多的时间，进行了学校"211工程"项目可行性论证，通过了卫生部组织的部门预审，迈出了创建"211工程"的第一步。现就如何走好这一步谈几点体会。

一、认真组织，精心安排是走好第一步的前提

做好学校可行性论证和接受部门预审是"211工程"审核立项的基础。因此，各级领导对走好这一步工作十分重视，我校根据国家教委和卫生部的指示精神，在卫生部"211工程"办公室的直接指导下，进行了精心安排，主要工作步骤大体上分为三个阶段。

1. 调查研究阶段（1993年3月至11月）。成立了校"211工程"工作组，在校长领导下深入进行调查研究，在此基础上，初步提出了加强学科建设和学术梯队建设的意见以及学校整体建设的设想。

2. 学校论证阶段（1993年12月至1994年5月）。在调查研究的基础上，分工负责。着手起草了《北京医科大学整体建设子项目论证报告》（以下简称：整体论证报告），并进行了反复论证和修改；以病理学等三个学科为试点，请校内外专家进行论证，取得经验后，在原有及拟申报的重点学科中展开论证；开始进行录像片的录制工作。最后聘请校内外知名专家组成专家组对整体论证报告进行论证。

3. 接受部门预审阶段（1994年6月至9月）。反复对整体论证报告、各重点学科点论证报告及录像片等进行修改，做好接受部门预审的各项准备工作。卫生部组织的部门预审专家委员会，对我校的整体建设规划经过四天的评审、实地考察，于1994年9月29日通过了部门预审。

二、认真学习文件，逐步明确"重点建设"是"211 工程"指导思想的核心

我校是一所具有 82 年历史的全国重点医科大学。"211 工程"一提出就得到师生员工的热烈响应，极大地鼓舞了大家对改革和发展教育事业的积极性。但是在学校论证时，上级领导和专家组在肯定成绩的基础上诚恳地指出，整体论证报告讲优势和成绩多，谈问题及今后改革和发展的思路、措施少，没有在找差距、找问题上下工夫，因此，显得措施不力。并且进一步强调：实施"211 工程"不是重新申报审批重点大学，其重点在于建设，可以说"重点建设"是实施"211 工程"指导思想的核心。

根据上述意见，我们再次学习了国家教委（1993·2）号文件及附件《关于重点建设一批高等学校和重点学科点的若干意见》的精神，使我们更加明确了"重点建设"始终是"211 工程"指导思想的核心。因此，我们在准备接受部门预审的这段工作中，把重点放在了找差距、分析问题、确定目标和采取措施上，努力制定一个可行的发展规划。

三、分析问题， 找准位置是制定好规划的基础

只有对学校现状进行认真的分析，与国内外同类医学院校进行比较，在看到优势的同时，着重分析差距和问题，才能找准自己的位置和发展的起点，制定好规划。经认真分析研究，我们总结出我校的十大优势和五方面的差距的问题。

十大优势的要点是：

（1）历史悠久，形成了优良的校风和学风；

（2）学科专业齐全，办学规模大；

（3）具有广泛的国际交流合作，创国际一流大学形成共识；

（4）学校凝聚力强，有一支雄厚的师资队伍；

（5）教学质量好，形成了学士、硕士、博士和博士后完整的高层次人才培养体系；

（6）科研基础扎实，在国内外有一定的学术影响；

（7）医院综合实力强，成绩显著；

（8）办学条件优良，有较大的发展潜力；

（9）办学思想端正，领导班子团结有力；

（10）改革取得一定成效，效益明显提高。

五方面的差距和问题是：

（1）队伍建设的任务仍然十分艰巨，有12％的博士点学科尚无合适的学术带头人后备人选。

（2）经费不足影响了事业的发展，造成维持与发展的矛盾突出。原因除国家教育经费投入不足外，科技开发的力度不够，自我发展的潜力挖掘不充分。

（3）学校内部体制改革力度不够，对管理工作中的经验教训总结、研究及应用现代化管理手段等方面存在差距。

（4）在学科建设中，对交叉、新兴、前沿学科建设起步较晚，学科齐全的整体优势体现不充分。科研工作涉及面广，重点还不够突出，与世界一流水平的科研成果相比有相当差距。

（5）基本设施配套不全影响了整体效益的发挥，距世界先进水平要求有一定差距。

通过分析对比研究，使我们树立了信心，明确了方向，为进一步制定建设目标及改革和发展措施打下基础。

四、坚持改革，以改革促发展是实现建设目标的根本出路

根据我校重点是提高的任务，提出了"全面贯彻党的教育方针，深化改革，进一步提高教育质量和办学效益，力争在21世纪初，把我校建设成为培养高层次医药卫生专门人才、进行高水平医学科学研究和提供高质量医疗保健的重要基地，成为具有中国特色的国际知名的一流医科大学"的总体建设目标。

实现建设目标的根本出路，是坚持以改革发展。因此，我们提出了七方面的改革措施。其中，以办学体制改革为重点，以加强学科建设和核心，以实施人才工程为关键，全面加快改革和发展的步伐。

在办学体制改革中，积极进行与北京大学加强合作，联合办学，共同发展，创建国际一流的知名大学。在两校现行的隶属关系不变的情况下，各自进入"211工程"。两校共同建设医学中心、生命科学学院和新药研制开发中心。本着优势互补、平等互利的原则，着眼于发展与提高，全面规划，分步实施。通过共商、共享、共建等多种形式，进行全面合作。

为了进一步加强学科建设，设立学校学科建设基金，并着手首批筹措1 200万元支持学科建设，同时准备组建医学分子生物学、医学细胞生物学、神经科学、新药研究、人口与环境卫生科学等5个学科群，以适应现代学科发展相互渗透、交叉、综合的特点，发挥我校学科优势，并积极与北京大学的有关学科

联合攻关。

为了实现培养、吸引和凝聚跨世纪学术带头人 100 名左右、学术骨干 200 名左右和争取有 10 名左右成为国际学术界的知名人士的目标，学校成立了"跨世纪人才工程"领导小组，全面进行了规划，设立了"三种基金"，即：回国人员科研启动基金、青年科学基金、学术出版基金。并且规定优先解决跨世纪学术带头人及后备人选三居室住房等措施。

五、加强党的领导，"两手都要硬"是实现工程建设目标的保证

我校之所以顺利地迈出了第一步，是由于学校领导坚持了精神文明和物质文明建设"两手硬、两手抓"的结果。1994 年初，校党委根据卫生部和北京市委教育工委的指示精神，确定的工作中心是：以争取进入"211 工程"建设项目为龙头，以争取党建和思想政治工作先进学校为政治组织保证，以文明校园达标为突破口，抓好三项任务，使我校工作再上新台阶。实践证明三项工作互相促进，效果明显。"211 工程"通过了部门预审，文明校园建设已于 1994 年 10 月 26 日通过了市委教育工委、市高教局专家组验收，党建和思想政治工作取得可喜进步，两个文明建设双丰收。

实施"211 工程"是一项长期的艰巨任务，必须加强领导和思想政治工作。围绕着出人才、出成果、搞好医疗服务这个根本任务，切实加强和改进党的建设和思想政治工作，积极争创党建与思想政治工作先进学校的文明校园。从政治上和组织上保证我校"211 工程"建设的顺利进行，使我校的各项改革沿着正确的方向前进。

（作者工作单位：北京医科大学）

［原载：北京高等教育，1994，（3）32-33.］

科学研究工作要上一个新台阶

北京医科大学校长　王德炳教授

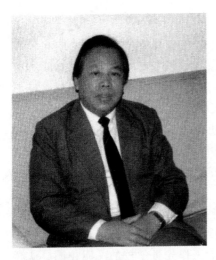

今年是我校建校 80 周年，全校师生员工都在认真工作，以优异的成绩来庆祝这个节日，并以新的姿态，展望未来，迎接新的挑战。本期《北京医科大学学报》特刊，其内容反映了我校近数年来在科学研究方面的主要成绩。

80 年来，在学校广大师生员工的努力下，新中国成立后，在党和国家的重视和支持下，我校发生了翻天覆地的变化，科学研究工作是在这些变化中最突出的。大家都知道，改革开放前，虽然有些学科开展了一些科学研究工作，但总的来说，我校的科学研究工作是不普遍的、薄弱的。改革开放十余年来，我校骨干教师、学者相继出国访问、学习，广泛的参加学术交流，开阔了科研思路，更新了知识，结合我国情况有力地开展了科学研究工作，无论是在基础医学、临床医学、预防医学、药学等方面都取得了可喜成绩，有的获得了重大成果。近几年来，在承担国家任务、申请课题、在国内外重要杂志发表的文章数量等方面均居全国医学院校的首位，成为我国在医药卫生方面重要的科研力量，某些学科在国际上也占有一席之地。但是，我们一定要保持有清醒的头脑，充分认识到我们和兄弟单位的差距、不足和存在的问题。我们的主要问题是研究课题比较分散，重点不够突出，尚未形成拳头；团结协作联合攻关尚须组织落实，有时还有内耗，在重大成果方面数量还不够；学科梯队、科研队伍上，学科带头人年龄偏大，中青年不足，有的存在着断层现象。

在庆祝建校 80 周年，展望未来、迎接新挑战的时刻，科学研究工作必须要上一个新台阶，才能跟上时代的发展，才能和我校的地位相适应。

上新台阶首先要解放思想，破除满足现状，要有危机感，在科研上要敢于创新，科学研究的本身就是探索新事物，发现事物的固有规律。第二要解决科研工作中所存在的问题，要在重大疾病的发病机制、预防、诊断和治疗上，做到基础和临床相结合，预防和治疗相结合，多学科团结协作，突出重点，形成拳头，多出一些重大成果。第三要加强国际和国内的课题合作，形成网络，在国内起到中心的地位，进一步提高我们的科研水平。第四要加强老中青相结合，把青年提拔到关键的岗位上。学科带头人和老的科学家要热情关心青年成长，加强对他们的培养。与此同时，学校的管理部门，各级领导，在生活上予以照顾，解决现实存在的问题，特别是要解决学科带头人后备人选的住房问题。

总之，在庆祝建校 80 周年之际，祝我们的科学研究工作取得新的成绩，上一个新台阶，更上一层楼。

〔原载：北京医科大学学报，1992，24（4）：245-246.〕

学习《高等教育法》
贯彻《高等教育法》

北京医科大学　王德炳

1998 年 8 月 29 日，九届全国人大常委会第四次会议表决通过了《中华人民共和国高等教育法》，《高等教育法》的实施对于我国高等教育的改革和发展将会产生重大深远的影响。《高等教育法》从起草到正式通过，前后经过 13 年，来之不易。作为一名高等学校的校长，应该认真学习《高等教育法》，坚决贯彻《高等教育法》。

一、要充分认识《高等教育法》颁布的重要意义

建国 50 年来，高等教育有了很大发展，但也受到过严重的摧残和破坏，其中最为严重的就是"文化大革命"，高等教育停办十年，导致人才断档，科学研究、国际学术交流停止。这种教训太深刻了，归根结底就是没有法制，个人说了算，按个人意志去办。《高等教育法》的颁布从根本上杜绝了不按教育规律办事的错误。

法律是国家意志的体现，依法治教是教育发展的历史经验的总结。《高等教育法》共 8 章 64 条，把高等学校的地位与任务，高等教育的发展方针，高等教育的办学体制和管理体制，高等教育的内部管理体制，高等学校的办学自主权，高等教育的投入和条件保障等均用法律的条文详尽予以阐明，这就从法律上保证了高等教育的发展和正确的管理。

二、认真贯彻《高等教育法》，培养高质量的具有创新精神和实践能力的高级专门人才

《高等教育法》第五条规定，高等教育的任务是培养具有创新精神和实践能力的高级专门人才，发展科学技术文化，促进社会主义现代化建设。

面向 21 世纪，科学技术发展迅猛，知识经济初见端倪，综合国力竞争更加激烈，最根本的竞争还是人才的竞争。高等学校是培养高层次专门人才的摇篮，《高等教育法》还明确规定，这种高级专门人才应具有创新精神和实践能力。

北京医科大学是全国重点大学，建校 87 年来为我国医药卫生事业做出重大贡献。按照《高等教育法》的规定，我们今后要加倍努力，在人才培养方面，特别要在创新和实践能力上下工夫，创新是一个民族的灵魂，没有创新就要落在别人后面，处在被动挨打的地位。要转变教育思想，除了教授给学生宽广的知识外，更重要的是要培养学生探索知识，独立思考，勇于创新的能力，要因材施教，不拘一格培养创新的人才。在研究生培养方面，在课题设计、科研方向上，一定要强调创新，不要只是跟在外国人后面重复。

三、实行党委领导下的校长负责制，是坚持社会主义办学方向的根本保证

《高等教育法》第三十九条规定：国家举办的高等学校实行中国共产党高等学校基层委员会领导下的校长负责制。

高等学校是培养高级专门人才的机构，是社会主义思想教育的重要阵地。坚持党对高等学校的领导，是坚持党的基本路线，全面贯彻教育方针，坚持社会主义办学方向，坚持高等学校改革、发展、稳定的根本保证。

坚持党对高等学校的领导，关键是实行民主集中制，发挥校长的积极性。校长是学校的法人代表，全面负责学校的教学、科学研究和其他行政管理工作。

北京医科大学长期以来一直是实行党委领导下的校长负责制。有关学校的重大问题，如学科建设、人才培养、二级单位领导、干部的任命、机构设置、学校发展规划和改革等都经过党委常委讨论决定，坚持少数服从多数。近年来，学校坚持以"211工程"为龙头，以加强党建和思想政治工作为思想和组织保证，坚持两手抓，两手硬，推动学校工作全面发展。

《高等教育法》的颁布，我们要更加坚定、更好地执行党委领导下的校长负责制，使学校的各项工作再上新台阶。

四、从法律上保证了国家对高等教育的投入

近年来，国家对高等教育的投入有所增长，但是投入不足，办学经费严重短缺，基建投资得不到保证，青年教师工资低、待遇差仍然是一个比较普遍和

突出的问题。增加教育投入是实施科教兴国战略，提高教育质量的根本措施。使我们感到欣慰的是，《高等教育法》第七章是高等教育投入和条件保证。第六十条明确规定，国家建立以财政拨款为主，其他多种渠道筹措高等教育经费为辅的体制，使高等教育事业的发展同经济、社会发展的水平相适应。

我们真诚地希望，国家有关部门和各级地方政府能按《高等教育法》规定增加对高等教育的投入。这样必将极大地调动广大教师和高校领导的积极性，促进高等教育的发展。同时我们也不能只是单纯依赖国家和政府的投入，也要积极筹措资金，搞好科技开发，开源节流，真正形成多渠道集资办学。

《高等教育法》是一部推动高等教育改革和发展的重要法律，是实施科教兴国战略的重要措施和保证。作为高等学校的校长，深感自己责任重大。要认真学习《高等教育法》，以培养高质量的具有创新精神和实践能力的高级专门人才，以更多的创新的科研成果，以优质的医疗服务迎接建国 50 周年，迎接 21 世纪的到来。

［原载：医学教育，1999，（2）：3-4.］

影响我国临床医学专业博士培养质量的制度因素分析

殷晓丽[1]　王德炳[2]　沈文钦[3]　郭　立[1]

（1. 北京大学医学教育研究所，北京 100191；2. 北京大学，
北京 100191；3. 北京大学教育学院，北京 100871）

[摘要] 临床医学专业博士（Doctor of Medicine，M. D. ）是高水平临床医生的主要后备力量，对我国医疗卫生事业的发展具有重要影响，但长期以来对其培养质量的争议从来没有停止过。本文采用新制度主义的视角对影响其培养质量的制度因素进行分析，并对提高其培养质量提出建议，希望能促进人们对 M. D. 培养现状的理解，为提高 M. D. 的培养质量提供参考。

[关键词] 临床医学专业博士；培养质量；新制度主义

[中图分类号] G643　　　[文献标识码] A

[文章编号] 1672-0059（2011）03-0088-05

Analysis on the Institutional Factors Influencing the Cultivation Quality of M. D. in China

YIN Xiao li[1]，WANG Debing[2]，SHEN Wen qin[3]，GUO Li[1]

（1. Institute of Medical Education，Peking University，Beijing 100191，China；2. Peking University，Beijing 100191，China；3. Graduate School of Education，Peking University，Beijing 100871，China）

[Abstract] In China，doctor of medicine（M. D. ）serves as the main reserve force for high-level clinical doctors，and therefore plays an important role in the development of the nation's health care. However，the cultivation quality of M. D. has been controversial for a long time. The paper analyses institutional factors influencing the cultivation quality of M. D. form the perspective of new institutionalisn and puts forward some suggestions，in hope of promoting understanding of the current situation of M. D. cultivation and providing references for its quality improvement.

[**Key words**] Doctor of Medicine；Cultivation quality；New Institutionalism

本研究的临床医学专业博士（Doctor of Medicine，M. D. ）是指攻读或获得临床医学博士专业学位的人员。目前临床医学专业存在两类博士学位，一是科学学位，即 Doctor of Philosophy（Ph. D. ），另一类是专业学位，即 M. D. 。临床医学是我国最早的能够授予专业学位的专业（学科），在其 20 多年的发展历史上，对 M. D. 培养质量的争论从来没有停止过，如何提高 M. D. 培养质量一直是医学教育的研究的主题之一。为了提高 M. D. 的培养质量，需要对其影响因素进行系统分析。已有的文献[1-6]大多对专业学位研究生培养中的问题进行了论述，较少涉及授予 M. D. 的八年制医学教育，也就是没有从 M. D. 整体上来探讨其培养质量问题，而且缺乏从制度层面对影响 M. D. 培养质量的因素进行分析。实际上，人们的认知和相关政策、规定的不协调是影响 M. D. 培养质量的主要因素。20 世纪 70 年代西方兴起的新制度主义拓展了制度的内涵，将文化-认知、规范和规则要素纳入了制度的范畴，对全面准确分析影响 M. D. 培养质量的制度因素具有重要意义。本研究采用文献和访谈法①从新制度主义的视角尝试对影响 M. D. 培养质量的制度因素进行分析探讨，并就如何提高 M. D. 培养质量提出建议。

一、制度的内涵及现行 M. D. 的培养

一提到制度，人们一般都会想到正式的政策、规则和规定，但制度的内涵远不止这些。新制度主义认为制度是社会结构，包括为社会生活提供稳定性和意义的规制性、规范性和文化-认知性要素，以及相关的活动与资源[7]。由规制性、规范性和文化-认知性要素所构成的规制性制度、规范性制度或文化-认知制度存在于组织的环境中，对组织行为和结果产生了实质性的影响。新制度

---

① 访谈采取正式访谈和非正式访谈相结合的方式，以后者为主。所谓非正式访谈主要是指在学术会议期间与相关人员的交流和讨论，针对他们提出的问题，再去查阅文献，寻找专家求证，进入正式访谈。先后共访谈了教育部、卫生部相关人员 3 个，北京大学医学部、北京协和医学院、复旦大学上海医学院、中山大学医学院、首都医科大学、第二军医大学、天津医科大学、辽宁医学院等 13 所院校负责本科生和研究生教学和管理的院校长或管理人员近 20 人，临床医生 10 人，其中硕士生导师 3 人，博士生导师 7 人，在读博士研究生 13 人，其中八年制学生 10 人。笔者对他们提供的大力支持表示由衷的感谢。

主义将文化-认知和规范纳入了制度的范畴，有助于全面准确地分析影响 M. D. 培养质量的因素。实际上正是由于培养单位（组织）面临的规制性制度、规范性制度或文化-认知制度的制约，影响了 M. D. 的培养过程，进而影响其质量。

目前，我国的 M. D. 主要通过八年制医学教育①和专业学位研究生（以下简称研究生）培养两种方式，后者还包括临床医生完成住院医师规范化培训后的在职学位申请。八年制毕业生授予 M. D. 始于北京协和医学院，八年制学生入学（高考）分数均较高，入学后在综合性大学接受 1～2.5 年的医学预科教育，然后再进入医学院（部、中心）学习医学，学生攻读学位的时间是八年，八年中无需参加大型的选拔性考试；研究生培养方式的学生来源主要是五年制毕业生，五年制学生入学（高考）分数均低于八年制学生，入学后一般在独立设置的医学院或综合性大学的医学院完成本科教育，然后参加研究生入学考试，录取后攻读学位，其攻读学位的时间至少 10 年（含本科教育时间）。可见，虽然同是 M. D.，但学生来源不同，在读期间的教学安排不同，获得学位的时间、难度也不同。

二、影响 M. D. 培养质量的制度因素

影响 M. D. 培养质量的因素有多种，本研究从文化-认知制度、规范性制度、规制性制度方面具体分析对 M. D. 培养质量影响较大的因素。

（一）文化-认知制度

文化-认知制度是指在特定文化氛围中基于视若当然或共同理解的一些认知。影响 M. D. 培养质量的文化-认知制度主要是人们对 M. D. 培养方式和应具有的水平的认知。这些认知往往存在一定的偏差，从而导致人们一方面对 M. D. 培养质量的质疑（专业学位实施之初，质疑研究生培养方式培养的 M. D. 是否能称为博士，近些年又质疑八年制毕业生是否 M. D.）；另一方面对 M. D. 临床现实技能培养的过多关注，弱化了学生基本科研思维、意识及宽厚基础的培养。

20 世纪 80 年代初，我国颁布了《中华人民共和国学位条例》。当时在医学

---

① 截至 2010 年，教育部批准的开展八年制医学教育的院校共 12 所，分别是：北京协和医学院/清华大学医学部、北京大学、复旦大学、四川大学、中山大学、华中科技大学、中南大学、南方医科大学、第二军医大学、第三军医大学、第四军医大学、上海交通大学，年招生 1 000 人左右。

领域，基础医学、临床医学、药学等专业的博士毕业生均授予医学博士学位（即 Ph. D.），博士生的培养重实验研究和科研能力训练、轻临床工作能力培养[8]，这形成了人们对博士培养的认知。1983 年 12 月，卫生部、教育部颁发了《关于培养临床医学硕士和博士学位研究生的试行办法》，对临床医学博士学位研究生（M. D. 的雏形）的培养进行改革并少数院校进行了试点。1998 年7 月，国务院学位委员会、教育部、卫生部和国家中医药管理局联合下达了《关于开展临床医学专业学位试点工作的通知》，正式启动了我国临床医学专业学位试点工作，将住院医师规范化培训制度作为开展专业学位试点的基础，对M. D. 的培养主要是通过临床轮转（住院医师规范化培训）而不是科研训练来完成，这形成了 M. D. 培养的新认知。

专业学位实施之初，人们对原博士研究生培养以科研学术训练为主的认知，使 M. D. 并不被认可，因为人们总是自觉不自觉地用 Ph. D. 的培养方式和标准来衡量 M. D.，尤其是学位论文，得出 M. D. 论文创新性不强、深度不够，进而得出 M. D. 质量不高的结论[1]。某大学研究生院学位与培养办公室的负责人说："大家还是比较认（可）之前的博士（Ph. D.），临床型博士（M. D.）的要求（指科研和论文）偏低了……专业学位实施的头几年，很多学校都打擦边球，授予学位时，写的是临床医学博士（Ph. D.），而不写专业学位（M. D.）。"这从历年授予 M. D. 的人数并不多可以看出，虽然通过研究生培养方式培养 M. D. 从 1983 年就开始小范围试点，1997 年试点院校扩大到 23 所，但表 1 中 1996—2002 年的中国 M. D. 授予数基本上为北京协和医学院的 M. D. 授予数，且远远小于 Ph. D. 授予数。

表 1   中国 1996—2006 年临床医学博士学位授予情况（人）

类别	1996	1997	1998	1999	2000	2001	2002	2003	2004	2005	2006
Ph. D.	563	605	655	741	1020	1220	1474	1810	2221	2745	3471
M. D.	34	38	50	49	63	54	86	216	149	279	291

资料来源：中国学位与研究生教育信息分析课题组，《中国学位与研究生教育信息分析报告》，中国人民大学出版社，2009，第 154 页～196 页。

近些年，随着研究生培养方式培养的 M. D. 不断增多。他们"能马上进科，而且一进科就能干活"给用人单位留下了较好的印象，也因其攻读较易、就业和收入较具优势而备受学生青睐，通过临床轮转培养 M. D. 的方式逐渐被认可，由此逐渐形成了有关 M. D. 培养的新认知。访谈中有专家就提到：M. D. 培养以临床轮转为主，过多关注培养学生临床现实技能，弱化了他们基本科研思维和意识的培养，将来会影响他们的发展后劲。进入 21 世纪，开展八年制医学教育的院校增多了，学生数量也增多了，早期人们对 M. D. 培养质量的质疑转移八年制学生上，认为八年制学生的临床轮转时间短于研究生培养方式的 M. D.，因此，八年制毕业生作为 M. D. 质量肯定不高。访谈中，有博士生就说"八年制比我们少转（临床轮转）那么多时间，比我们差多了，凭什么授予博士学位？"从历年八年制医学教育峰会上的讨论也能看出这种质疑和担忧。由此，一些院校大量缩短医学预科教育时间以增加学生临床轮转的时间。这不利于学生通过医学预科教育及综合性大学的熏陶为其打下宽厚的自然科学、人文社会科学基础。

实际上不论是早期的质疑还是当前的质疑，其实都与人们对 M. D. 培养认知的偏差有关，这种认知的偏差又源于规范性制度的不适宜或缺失。

（二）规范性制度

规范性制度是表现为合格证明或资格承认的一些制度。影响 M. D. 培养质量的规范性制度主要是有关其培养要求和授予标准的制度。现实问题是针对研究生培养方式的学位授予标准的不适宜和针对八年制医学教育的培养要求和授予标准的缺失，由此导致人们对 M. D. 培养质量的质疑，并导致 M. D. 培养过多关注临床轮转时间而非临床轮转质量。

现行的 M. D. 培养要求和学位授予标准主要是针对研究生培养方式的。由 1997 年国务院学位委员会通过的《临床医学专业学位试行办法》规定，临床医学研究生采取"分段连续培养、中期考核筛选、择优进入第二阶段、直接攻读博士学位"的办法培养。学位授予标准为申请者"达到卫生部颁发的《住院医师规范化培训试行办法》中规定第二阶段培训结束时要求的临床工作水平。" 1993 年卫生部颁布的《住院医师规范化培训试行办法》对第二阶段培训结束时应具有的临床工作水平的规定为"达到能独立处理本学科常见病及某些疑难病症。"而按照 2005 年《卫生部专科医师培养标准总则》的规定为"具有较强的临床思维能力，掌握本专科主要疾病的诊断、鉴别诊断、治疗技术，熟悉门急诊专科疾病的处理、危重病人抢救，能独立处理某些疑难病症，能胜任总住院医师的工作，并对下级医师进行业务指导。"但实际上，很难准确评价学生是否达到上述要求，因此，人们往往以轮转时间作为评价标准，也就是学生需要完成住院医师规范化培训第一阶段 3 年和第二阶段 2 年的轮转，实际上 M. D. 很难达到上述要求。访谈中，很多受访者就提到现行的 M. D. 培养要求和学位授予标准应该进行修订或重新制订，认为不应该将住院医师规范化培训的内容纳入，而且学位授予标准中临床能力的评价应该具有可操作性，不仅要关注临床轮转的时间还要关注临床轮转的质量，只有这样，才能保证

M. D. 的培养质量。

《临床医学专业学位试行办法》并没有对八年制医学教育做出规定。2004年教高函［2004］9号要求八年制医学教育试办院校的教学计划，按《八年制医学教育（医学博士学位）培养基本要求》《八年制医学博士学位学位授予标准》（均另发）自行制定，但至今二者均未下发。有关八年制医学教育的规范性制度的缺乏使人们以《临床医学专业学位试行办法》中的学位授予标准来衡量八年制毕业生，觉得八年制学生临床轮转时间较短，达不到授予标准，导致对八年制医学教育培养 M. D. 质量的质疑，也导致八年制医学教育因延长后期的临床轮转而影响了学生宽厚基础的形成及后期的发展潜力。

（三）规制性制度

规制性制度是表现为政策、法律、规定等的制度。影响 M. D. 培养质量的规制性制度主要是指相关法律、法规和国家有关政策。

1. 相关法律、法规主要指《中华人民共和国执业医师法》（以下简称《医师法》）《医疗事故处理条例》和《医学教育临床实践管理暂行规定》，它们对 M. D. 培养质量和影响主要是对 M. D. 临床能力培养的制约。

1998 年通过的《医师法》，未有文字对临床实践教学活动做出规定，也未对参与者所应具有的权利和义务做出规定，使得临床实践教学活动成为事实上的违法行为。2002 年 9 月 1 日起施行的《医疗事故处理条例》就医疗事故的范围、鉴定、赔偿和处理做了详细的规定，但该规定却深受 2002 年 4 月 1 日起施行的《最高人民法院关于民事诉讼证据的若干规定》的影响，因为后者将医疗纠纷侵权诉讼纳入举证责任倒置范畴。也就是一旦发生医疗纠纷，患者如果要告医院，再不用为找证据而犯愁，医院有责任拿出证据来证明自己没有发生医疗过错，如果医院拿不出证据，法院将判医院败诉，并赔偿患者损失[9]。如此一来，被《医师法》置于事实违法状态的临床实践教学活动更是雪上加霜，教师或医院为了规避风险，必然减少参与临床实践教学活动的医学生或毕业生的实践机会，学生的临床能力的培养和提高变得更加艰难。

2008 年 8 月 18 日，卫生部和教育部联合印发了《医学教育临床实践管理暂行规定》，对医学教育临床实践教学活动进行了界定，明确了临床教学基地和临床带教教师的涵义、功能、义务、责任等，对临床实践教学活动有条件的合法性给予了确定，弥补了《医师法》在这方面的欠缺。但其第十一条"在安排和指导临床实践活动之前，应尽到告知义务并得到相关患者的同意"引起了广泛关注[10-12]，成为继《医师法》后，对临床实践教学产生很大制约的规定。这一规定无形中提高了学生的临床实践"门槛"，使医学生的临床实践学习成为有法可依但却不具有可操作性的活动。因为患者对医学生并不信任，一旦被告知，很多人将不可能同意"被实习"，使很多学生实际面临床实践机会的减少，最终导致临床培养质量的降低。而其第十二条明确规定医学生参与临床实践时要在带教教师的指导下，按照相关的操作规范来进行操作。访谈中，临床医生和在临床工作过的管理者都说，这样的要求临床上很难做到。事实上医院限于人力物力，不可能长期给处于临床轮转学习阶段的实习医师，尤其是专业学位研究生、长学制医学生的后两年一对一地配置带教教师；而且，医院也明白，如果不放手让这些人诊治病人，他们的临床能力培养和经验积累也无从谈起；也因此，这些无证医生们随时都可能在工作中触犯《医师法》[13]。

虽然《医学教育临床实践管理暂行规定》对临床实践教学活动的合法性进行了有条件的限定，在一定程度上缓解了由《医师法》和《医疗事故处理条例》带来的负面影响，但其对和知情同意的规定却不可避免地提高了医学生的临床实践"门槛"。而且作为部门规章，《医学教育临床实践管理暂行规定》也不可能消除医院和医生对可能触犯《医师法》的忧虑，因此，在临床轮转教学活动中自然而然地会慎之又慎，学生临床能力的培养和提高必然受到不利影响。

2. 国家有关政策主要指高等教扩招政策和硕士研究生教育结构调整的政策。前者主要是减少了学生的临床实践机会，进而影响了学生临床能力的养成，后者主要影响了研究生培养方式的 M. D. 的生源质量。

1999 年我国高等教育扩招政策出台，高等医学教育的扩招使原本并不充裕的医学教育资源更趋紧张。而作为基于实践的临床医学教育而言，学生的增多意味着学生临床实践机会的减少，也意味着培养质量的降低，这已为人们所认识。访谈中某受访者就提到："以前，解剖课学生 4 人一具尸体，每人都需要而且都能动手，现在 8 人一具就不错了，有些学生几乎可以不动手就'学完'解剖课。"这显示了教学资源紧张对基础医学教学的影响，实际上教学资源的紧张对临床教学影响更大。按照 1983 年《关于培养临床医学硕士和博士学位研究生的试行办法》的规定，有权授予博士学位的高等医学学院校、医疗和科研机构须"能为每名临床医学博士研究生（M. D. 的雏形）提供八至十张专科病床"才能招收临床医学博士学位研究生（M. D.）。按照 1986 年《培养医学博士（临床医学）研究生的试行办法（西医）》《早期 M. D. 培养）的要求，培养基地要"能为每个研究生提供 5～8 张本学科的病床"。时隔 3 年，对培养基地可供病床数的要求在降低。后来有关文件几乎不再提及床位数的问题，因为不论是制度的设计者还是制度的执行者对床位数不能达标都心知肚明。2008 年政协委员的提案"医生培养制度须改革"中指出，扩招导致医学毕业生过剩，已经超出临床负荷，很多新医生缺乏临床实践，导致医疗事故和医患纠纷频增。只有1448张床位的医院，每年要接纳 1 400 至 1 600 名的医学毕业和进修医生，住院医生的平均管床率非常低，根本无法获得足够的临床实践机会[14]。毕业生尚且如此，何况在校的不具有执业医师资格的学生。

2009 年国家对硕士研究生教育结构进行调整，加大专业学位硕士研究生的培养比例[15]，这势必对 M. D. 培养质量产生不利影响。某地方院校研究生院院长坦言："近几年我们省为了完成国家计划（指硕士专业学位研究生扩招），将硕士专业学位的指标大部分交给我们完成，为了完成省下达的任务，我们已经从原来年招 300 人变成年招 500 人，质量肯定受影响。"这些硕士专业学位研究生不论是自身攻读 M. D. ，还是在临床上指导实习医生，都会以直接或间接的方式影响 M. D. 的培养质量。访谈中，研究生导师和很多研究生院管理人员都反映近些年专业学位研究生的生源质量不佳，一些医学院校的学生明显缺乏必要的、基本的训练和培养，综合素质堪忧。

影响 M. D. 培养质量的三种制度因素中，规范性制度是核心，但规范性制度的制定和实施则受到既有文化-认知制度和规则性制度的制约，规范性制度的确立又会逐渐影响文化-认知制度。

三、提高我国 M. D. 培养质量的建议

鉴于目前这种状况，笔者认为为了保证或提高 M. D. 的培养质量，应对 M. D. 培养有正确的认知，规范培养制度，修订培养要求和学位授予标准。

（一）促进对 M. D. 培养的正确认知

国际上 M. D. 是对行医者资格的认可[16]，而在我国专业学位在本质上是学术业务等级的标志，而不是从事专业技术岗位的前提条件[17]。要提高 M. D. 的培养质量，就需要对 M. D. 进行正确的定位，形成正确的认知，即 M. D. 培养属学校教育，以课程学习和基本技能训练为主，给学生的是良好的专业教育背景，培养的是学生从事某一专业领域工作的良好潜质，而不是现实的职业技能[1]。M. D. 的培养需要临床实践，但此临床实践不同于毕业后的住院医师规范化培训，它不以现实的临床技能培养为核心，而是以学生掌握临床基本理论、知识、技能为核心，以正确的职业态度和良好的专业精神的养成为重点。这在一定程度上可以降低规则性制度的约束所带来的风险。同时，M. D. 的培养还需要以培养科研思维和意识为主的科研学术训练，以及宽厚扎实的自然科学、人文社会科学基础教育和相关的熏陶，以使学生具有较大的发展潜力，为

高水平临床医生的培养奠定基础。

(二) 规范培养制度

现行的 M. D. 培养制度内部差异较大，规范培训制度十分必要。有学者提出：逐步从现有的研究生教育中减少直至停止专业学位研究生的招生和培养，将 M. D. 的培养改为通过八年制医学教育完成[1,18]，这不失为一个好的选择。不过需要改革和完善目前八年制医学教育的培养模式，访谈中很多医学院校的负责人也表达了这样的观点，归结起来理由如下：

（1）有利于吸引到更多的优秀生源，并通过综合性大学的培养和熏陶，使学生具有坚实的人文社会科学和自然科学知识基础，增强理解生命、关爱生命、探究生命的能力，提高未来医生的综合素质。访谈中，开展八年制医学教育的院校的受访者都提到八年制学生综合素质较高。

（2）有利于提高五年制本科教育质量、解决医学专业研究生生源质量不高的问题，因为欲从事医生职业的学生不会因为考研而不得不放弃后期的实习，他们将完整地完成他们学程中的培养方案，而且通过制度设计，优秀的五年制学生在一定的时间点可以转入八年制医学教育攻读 M. D. 。

（3）有利于改变毕业后教育培训基地招不到优秀学生和住院医师规范化培训发挥不了应有作用的状况[19]，使临床医生现实技能的培养完全由住院医师规范化培训来完成，降低法律风险的同时，给学生提供足够的临床实践机会并加强对患者的保护。

(三) 制订适宜的 M. D. 培养要求和学位授予标准

当前，制订适宜的、具有可操作性的 M. D. 培养要求和学位授予标准十分必要。培养要求和学位授予标准应偏重对学生基本理论、基本知识、基本技能以及综合素质的培养和考查，促进学生学习能力的提高和对医学的热爱。

总之，影响 M. D. 培养质量的制度因素有多种，本文仅对其中的一些主要因素进行了分析。当前，促进人们对 M. D. 培养的正确认知、规范 M. D. 培养制度、制定适宜的 M. D. 培养要求和学位授予标准十分必要。对这些问题的研究及解决，将有助于缓解或解除 M. D. 培养中的制度性约束，促进 M. D. 培养质量的提高，并在一定程度上促进医学教育和医学行业的持续健康发展。

参考文献

[1] 季晓辉，钱旅扬，马艳. 临床医学专业学位教育的困境与发展走向 [J]. 中国高等医学

教育，2004（6）：11-13，35.

［2］刁承湘. 临床医学研究生教育改革中的问题与对策［J］. 学位与研究生教育，2006（4）：68-71.

［3］马占宝. 临床医学专业学位试点工作中存在的问题与对策［J］. 中华医学教育杂志，2006，26（4）：77-79.

［4］王冬梅，殷艳. 对临床医学专业学位研究生培养的困惑与思考［J］. 中国高等医学教育，2009（1）：48，58.

［5］何明娥，常军武，邢晓辉等. 临床医学专业学位教育存在的问题及其对策［J］. 医学教育探索，2004，3（1）：55-57.

［6］杨美春，姜建萍，钟振国等. 临床医学专业学位教育存在问题及对策［J］. 高教论坛，2007（5）：68-70.

［7］［美］W. 理查德·斯科特（著）. 制度与组织—思想观念与物质利益［M］. 姚伟，王黎芳，译. 北京：中国人民大学出版社，2010：56.

［8］程益群，胡雨生，李俊. 临床医学专业学位的产生、设置及发展［J］. 安徽医药，2002，6（1）：78-79.

［9］秦瑞峰，封兴华，孙沫逸等. 适应医疗法律新规则　提高医学生临床实习质量［J］. 中国高等医学教育，2003（2）：16-17.

［10］9成多患者拒绝被人"练手"实习医生操练难［DB/OL］. （2009-01-05）［2010-06-12］. http：//nwes. 9939. com/shwx/2009/0105/2776613. shtml.

［11］陈珂. 实习生出诊须经患者同意［N］. 青岛早报，2008-09-08（12）.

［12］霍键. 实习医生：我去哪里找患者　"职业病人"出炉？［N］. 医药经济报，2008-12-19.

［13］实习医生独立接诊算不算非法行医？［N］. 深圳晚报，2009-11-06（A13）.

［14］魏铭言，吴迪. 医生培养制度须改革［N］. 新京报，2008-01-21（A12）.

［15］杨玉良. 加大力度，调整硕士研究生教育结构——国务院学位办主任、中科院院士杨玉良答记者问［EB/OL］. （2009-03-02）［2010-07-10］. http：//www. moe. gov. cn/publicfiles/business/htmlfiles/moe/moe _ 1485/200903/44638. html.

收稿日期：2011-01-12

基金项目：中华医学会医学教育分会2010年度医学教育研究立项课题（编号2010-02-01）；北京市教育科学规划青年专项课题"博士生培养模式的多样化、国际化与结构化趋势"（编号CAD09049）。

作者简介：殷晓丽，法学和农学硕士，北京大学医学教育研究所副研究员，北京大学教育学院博士生，主要从事高等医学教育研究；王德炳，教授，博士生导师，原北京大学党委书记，中国高等教育学会医学教育专业委员会理事长，中国医师协会副会长；沈文钦，博士，北京大学教育学院讲师；郭立，北京大学医学教育研究所研究员、副所长，中国高等教育学会医学教育专业委员会副秘书长。

［16］李介祚，巴德年，改革医学学位类型　加速高层次人才培养 ［J］. 学位与研究生教育，1998（3）：60-61.

［17］祁国明，解江林. 医学专业学位教育存在的问题及发展思路 ［J］. 中国高等教育（半月刊），2001（8）：40-42.

［18］马建辉. 对我国八年制医学教育的思考 ［J］. 中国高等医学教育，2007（12）：28-30.

［19］谭嘉. 我们想要的临床人才在哪里 ［N/OL］. 健康报，2008-07-15.
http：//www. jkb. com. cn/document. jsp? docid＝51144&cat＝0I.

［原载：复旦教育论坛，2011，9（3）：88-92.］

科研工作大发展

北京医科大学校长　王德炳　教授

建国 50 年来，我校的科研工作得到了很大的发展，特别是改革开放后的 20 年发展的速度最快。目前，学校有研究所 19 个，研究中心 12 个，国家级重点实验室 1 个，卫生部重点实验室 6 个，国家抗感染新药临床实验研究中心 1 个，卫生部口腔医学计算机应用工程技术研究中心 1 个。连续 10 年来，科研成果、发表论文、申请科研课题基金与 "863" 科研攻关等重大项目均居全国医学院校前列。

一、主要经验

1. 学术队伍的建设是关键

10 年浩劫，学校里遭到破坏最大的就是科学研究工作。改革开放成为科学研究的春天。邓小平 "科学技术是第一生产力" 的重要论断给教师和科技工作者以强大的动力。学校从 1979 年开始，有计划地选派学术带头人、学术骨干出国，更新知识，更新科研思路和技术路线，了解世界上学科发展的前沿及科研方向。这些同志回国后，成为我校科学研究工作的骨干，他们在申请课题基金、发表论文、取得科研成果方面起了重要作用。

2. 研究生教育的蓬勃发展给科学研究工作注入了新鲜血液

1966 年前学校基本上是以教学为主，本科生是主体，研究生数目很少。1978 年恢复研究生招生，1980 年全国人大通过了学位条例后，我校研究生教育如雨后春笋般蓬勃发展。目前全校有硕士授权点 46 个，博士授权点 36 个，博士后流动站 6 个；硕士研究生导师 501 名，博士研究生导师 157 名。全校研究生总数已超过 1 200 人，硕士生和博士生的比例大致相等。研究生教育的发展给科学研究工作注入了新鲜血液，多数科研课题的申请、成果的完成、论文的发表都是在导师的指导下，由研究生参与完成的。优秀的研究生毕业、博士后从流动站出站后留校，为教师队伍、学术骨干队伍补充了后备力量。

3. 医教研良性循环

我校是医科大学，科研工作的方向应紧密围绕着为人民健康服务，解决重大疾病的预防和治疗问题，以及新药、新技术、新设备的研制。我校的附属医院应区别于一般医院，附属医院既要为病人服务，同时也是培养高层次医学人才及科学研究的重要基地。改革开放以来，附属医院发展较快，在科研工作中，注意到基础和临床相结合，课题设计、人员结构、队伍组合等诸方面都有了很大进展。同时3个综合医院都相继建立了中心实验室，从政策上也给科研工作很大支持，如提高科研人员的报酬，发表文章予以奖励等。第一附属医院连续3年来论文发表数一直居全国各大医院第3位，科研成果数目在我校一直处于领先地位。科学研究工作的发展更新了教学内容，提高了防治疾病的能力。

二、挑战和问题

尽管改革开放以来我校科研工作取得了很大成绩，但是仍然存在很多问题。

1. 学术梯队的问题。60年代毕业的教师即将退休，老中青结合得不是很好，不少学科缺乏中青年学术骨干，知识老化，创新思想及创新能力差，有些课题科研方向不够明确，跟在别人后面重复。

2. 基础与临床的结合及学科之间互相融合不紧密，重大课题少，缺少重大的科研成果。

3. 发表的论文数量虽然多，但是在国外著名杂志、影响因子大的杂志上发表的论文少，因此知名度还不够高。

4. 科研成果的转化问题。我们取得了一些科研成果，但是转化为产品、成为生产力的少。

5. 经费不足仍是阻碍科研工作发展的重要因素。

21世纪即将到来，这将是一个知识经济、信息技术、生命科学的世纪，人民对生活质量的要求将会更高，健康将成为人们的第一需求。我们必须要下大力气克服当前所面临的问题和困难，才能迎接新世纪的挑战。

三、对策与展望

科学研究工作目前面临着一个很好的形势和机遇，"科教兴国"作为国家发展的基本方针，学校必须抓住机遇，使科学研究工作开创新的局面。

1. 建立一支真正在学科发展前沿、具有创新精神和创新能力的学术带头人和学术骨干队伍是开创科学研究工作新局面的首要任务。要敢于提拔尖子人才，要鼓励支持领头雁，鼓励支持一马当先；要改革当前的用人制度，打破论资排辈的陈旧观念，设立关键岗位，竞争上岗，提高待遇；努力吸引海外学者回国，发挥他们的聪明才智。

2. 根据学科发展的趋势以及医、药领域所面临的重大问题，组建新的学科和新的重点实验室；集中力量攻关，争取较大的创新成果；提倡学科交叉和融合，特别是做好基础和临床的结合问题。

3. 抓住建设中关村科技园的机遇，促进产、学、研结合，做好科技成果转化工作。中央对于建设中关村科技园区非常重视，把微软及生物医药工程作为重点产业。我校位于中关村科技园中心区，在发展生物医药产业中应发挥重大作用。我校专业及学科齐全，覆盖面广，可以形成上、中、下游之间的有机结合。除此之外，未来高科技人员云集中关村，他们的医疗、保健任务，也必须由我校的附属医院（也可能再建设 1～2 所新医院）来承担，因此医院的建设也是很重要的任务。学校目前正在规划，使基因诊断与治疗，细胞因子的开发及应用，新药及医疗设备的研制形成统一的整体，搞好学校西北区的建设，形成北医大的科技园区。特别值得注意的是，我们的工作起点要高，创新性要强（比如要争取 1～2 个一类新药），这样才能在中关村科技园区有我们承担的重大项目，有一席之地。

4. 提高研究生论文的质量。对于研究生论文的数量和质量，学校已经有所要求。关键是论文的质量还有待提高，在国际著名杂志上、影响因子大的刊物发表的论文还不多，这就要求指导教师，特别是博士生导师在论文设计上要加强创新性，同时还要解决好数量与质量的关系，避免盲目追求数量而忽视质量的倾向。

21 世纪即将到来，我们面临着机遇和挑战，尽管有很多问题，展望未来，我们仍充满信心与希望。我校是全国重点医学院校，是首批进入"211 工程"建设的学校，在历史上我们为国家医药卫生事业及高层次人才的培养作出了重大贡献。在 50 周年国庆即将到来、澳门即将回归的大喜日子里，我们要振奋精神，抓住机遇，深化改革，开创我校科研工作的新局面。

［原载：北京医科大学学报，1999，31（5）：385-386.］

不断加强和改进党的作风建设

北京大学党委书记　王德炳

　　党的十五届六中全会作出的《中共中央关于加强和改进党的作风建设的决定》，明确提出了新时期加强和改进党的作风建设的指导思想、总体要求和主要任务，是指导党的作风建设的纲领性文件。

　　高等学校作为培养各类人才的摇篮和知识创新、传播与应用的基地，肩负着科教兴国的重大历史使命。如何更好地坚持党委领导下的校长负责制，不断加强和改进党的作风建设，全面推进学校的改革与发展，成为"科教兴国的强大生力军"，是高等学校每一位党员干部必须回答的重要时代课题。

　　北京大学是中国最早传播马克思主义和科学民主思想的发源地，是中国共产党最早的活动基地。北大的历史和实践反复证明：只有紧紧依靠党的领导，不断加强和改进党的作风建设，才能团结全校广大师生不断推进学校的改革发展，才能肩负起新时期科教兴国的历史重任。

　　1998 年，江泽民同志在庆祝北京大学建校一百周年大会上讲话中指出："我们的大学应该成为科教兴国的强大生力军"，"为了实现现代化，我国要有若干所具有世界先进水平的一流大学"。百年校庆后，响应总书记号召，在国家的支持下，北大适时启动了"创建世界一流大学工程"。

　　创建世界一流大学是一项集"调整、改革、建设、提高"为一体的艰巨任务，是一次伟大的创业实践，需要长期的艰苦奋斗。实现这一艰巨而光荣的历史使命，关键在党。因此，在创一流的过程中，必须加强和改善党的领导。衡量北大党的建设的成效，归根到底要看能否保证创一流任务的顺利进行和最终实现，而创一流任务能否顺利进行，归根结底还要看我们能否不断加强和改善党的领导，不断加强和改进党的作风建设，以作风建设促进学校教学、科研、管理工作，把学校的各项事业推向一个新的水平，为创建世界一流大学提供思想和组织保证。

　　1. 认真学习领会《决定》精神，加强学校的党风建设，以作风建设促进学校的改革发展。作风建设是党的建设的重要组成部分。《决定》明确提出抓好作风建设，要认真贯彻"八个坚持、八个反对"，指出了当前和今后一个时期，党风建设的重点和需要集中解决的突出问题。

经过去年的"三讲"教育，北京大学领导班子和领导干部普遍受到了一次深刻的马克思主义理论教育，在思想作风、学风、工作作风、领导作风上均有明显改善和提高。我们要巩固"三讲"教育成果，对照《整改方案》，找差距，查不足，认真贯彻十五届六中全会精神，把工作落到实处。《党的十五届六中全会会议公报》发表后，校党委理论中心组立即组织了集中学习和讨论。下一步，学校还要按照《决定》的要求，结合北大实际，制定《加强和改进党的作风建设的具体方案》。要坚持领导带头，认真贯彻"八个坚持、八个反对"，通过大力加强学校的党风建设，全面促进学校的改革发展。

2. 把加强和改进党的作风建设与加强师德建设结合起来，全面推进学校的教学科研工作。今年3月，北大召开了师德建设工作会议，表彰了一批师德建设标兵，通过了《加强和改进师德建设工作的若干意见》，明确提出要把师德建设作为教师队伍建设中的灵魂工程来抓。对北大来说，教师是否具有较高的政治素质、先进的教学观念、合理的知识结构、良好的协作精神等，对于教学科研的发展和其他工作的推进都起着决定性的作用，关系创建世界一流大学的全局。思想道德素质是教师素质中最重要的方面，是灵魂。在长期的革命和建设的实践过程中，北大教师形成了良好的师德传统，表现为爱国主义精神和高度的社会责任感；敬业爱岗，忠诚教育事业；自强不息，不断创新；求真务实，治学严谨；言传身教，教书育人等。这些优良的传统对于北大成为国内外著名高校起着决定性的作用，也是创建世界一流大学的重要精神动力和思想保证。目前，北大党员人数已占全校教职工总数的40%，教授和副教授中的党员比例更高。认真学习贯彻六中全会精神，按照《决定》要求，不断加强和改进党的思想作风、学风、工作作风、领导作风和干部生活作风，无疑为新时期广大教师中的党员干部加强师德建设，提出了更高、更明确的标准和要求。因此，广大党员干部一定要在师德建设中发挥骨干作用，按照《决定》的要求，把加强与改进党的作风建设与全面推进师德建设结合起来，全面提高师德建设的要求和质量。

3. 认真贯彻民主集中制原则，坚持和完善党委领导下的校长负责制。民主集中制是党的根本组织制度和领导制度。充分发扬民主，维护集中统一，是加强和改进党的作风建设的重要环节。高校加强和改进民主集中制的一个关键，是不断坚持和完善党委领导下的校长负责制。根据《中华人民共和国高等教育法》，党委对学校的整体工作具有最高决策权，统一领导学校工作，党委会实行民主集中制。2001年4月3日，北京大学党委常委会审议通过了《北京大学常委会工作规则》，明确规定，常委会要以马克思列宁主义、毛泽东思想和邓小平理论为指导，自觉实践江泽民同志"三个代表"重要思想，全面贯彻党的教育方针和科教兴国战略，坚持社会主义办学方向和民主集中制原则，在调查研究的基础上，进行科学决策，团结带领全校师生员工，努力实现创建世界一流大学的目标，并规定了严格和必要的议事程序。集体领导、民主集中、个别酝酿、会议决定，是党委内部议事和决策的基本制度，必须认真执行。集体领导、民主集中是党的领导的最高原则，个别酝酿、会议决定是重要的方法和程序。对于重大问题的讨论和决定，一方面要充分发扬党内民主，广泛听取意见，反对任何形式的个人独断，另一方面，要坚决克服议而不决、决而不行等软弱涣散现象。按照民主集中制的原则，北大今后还要不断完善常委会的工作规则。

4. 认真落实《北京大学党风廉政建设责任制》，进一步推进党风廉政建设。立党为公、执政为民，是党的作风建设的根本目的。党员干部廉洁从政，直接关系到人心向背，关系到党的执政地位的巩固，对于高等学校来说，则关系到能否更好地坚持党委领导下的校长负责制，关系到能否团结广大教职工不断推进学校改革与发展的中心工作。

加强党风廉政建设，关键是要建立结构合理、配置科学、程序严密、制约有效的权力运行机制。1999 年 11 月，北大就通过了《党风廉政建设责任制》，今年又做了修订和补充，明确了党风廉政责任制的责任范围、责任内容，对责任考核和责任追究也作了详细的规定。

加强党风廉政建设要坚持领导带头，特别是校级领导要严于律己，以身作则，认真执行党风廉政建设责任制，做廉洁自律的模范。

5. 认真落实领导干部联系群众制度，进一步密切干群关系。加强和改进党的作风建设，核心问题是保持党同人民群众的血肉联系。人民群众是我们党力量源泉和胜利之本。失去了人民群众的拥护和支持，党的事业就无从谈起。北大的全体党员干部，特别是领导干部要继续保持和发扬密切联系群众，倾听群众意见的好的传统和作风，体察民情，了解民意，集中民智，勤政为民，真抓实干，把群众的冷暖时刻放在心上。

"三讲"教育期间，我们建立了领导干部与基层联系制度，明确了每一位校级领导干部联系的基层单位。学校广大党员干部要牢固树立全心全意为全校广大教职工服务的宗旨和正确的权力观、地位观和利益观，及时掌握各基层单位和广大教职工的思想状态，坚持与干部谈心、谈话制度和干部考察情况反馈制度。校级领导干部和各机关职能部门的负责人要深入群众、深入基层，深入教学科研第一线，注意听取广大教师意见，解决实际问题，切实把已经建立的密切联系群众的制度和具体措施坚持下来并落到实处。

［原载：中国教育报，2001-10-22（5）.］

第二部分　血液病学的临床研究

一、电子显微镜标本制备及临床应用

一种快速脱蜡制备电镜样品的包埋方法

彭　玲[1]　郑姝颖[1]　王德炳[1]　王　竞[2]　王　薇[2]　王盛兰[2]

1. 北京大学人民医院电镜室，北京 100044
2. 北京大学医学部病理学系，北京 100192

随着透射电镜技术的应用和普及，超微病理诊断在临床上不断得到发展与重视。常规光镜病理检查时的疑难和不确定病例有时也需要电镜的协助诊断，但标本已经福尔马林固定制成石蜡块，又不能从病人身上再次取材，限制了电镜的应用。此时快速脱蜡制备电镜样品的包埋方法，在一定程度上能弥补这一缺憾。本实验室对几种不同条件的方法进行比较和摸索，总结出一套最佳条件，希望能为解决这类问题提供帮助。现介绍如下。

1. 材料： 石蜡块。

2. 方法：

（1）取材：从石蜡包埋的常规病理活检标本中找到需要进一步观察的部位，用单面刀准确地从石蜡块中取下 1 mm^3 的小块。

（2）脱蜡：用 1‰ 锇酸-二甲苯脱蜡，同时进行电子染色及固定。

室温 1 小时，在摇床上进行。

（3）清洗：用无水丙酮置换二甲苯，室温两次，每次 5～10 分钟，在摇床上进行。

（4）浸透：100％ 丙酮：Epon812＝1：1，放入真空干燥仪内，加压 0.4～0.5 cm^3/kg，室温 2 小时以上。

（5）包埋：Epon812 树脂包埋。

（6）聚合：聚合器连续加温 37 ℃ 4 小时，60 ℃ 4 小时，72 ℃ 4 小时或 80 ℃ 2 小时。

（7）切片及染色。

（8）电镜下观察。

3. 结果：

在电子显微镜下观察：肾小球毛细血管基底膜病变的结构清晰可见（如图A）。肾间质胶原纤维增生结构纤细（如图B）。肾小球基底膜弥漫性增厚，上皮细胞足突弥漫融合图像清晰（如图C）。肾小球系膜细胞和基质增生，伴电子致密物沉积，上皮细胞足突节段性融合的超微结构保存良好（如图D）。

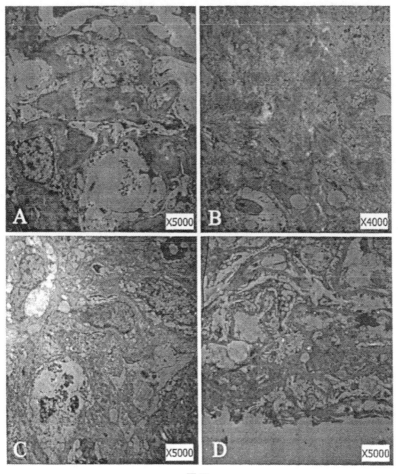

图示：

A 和 B. 肾小球无明显病变，仅见毛细血管基底膜皱缩。肾小管萎缩。肾间质胶原纤维增生。符合慢性肾小管间质肾病。

C. 肾小球基底膜弥漫性增厚，上皮下多数电子致密物沉积，上皮细胞足突弥漫融合。肾小管、肾间质无特殊病变。符合：II 期膜性肾病。未见冷球蛋白血症肾损害。

D. 肾小球系膜细胞和基质增生，伴电子致密物沉积，上皮细胞足突节段性融合。肾小管、肾间质无特殊病变。符合：系膜增生性肾小球肾炎。

4. 讨论：

（1）二甲苯脱蜡效果与温度有极大关系。高温极易破坏细胞的超微结构；而室温下脱蜡效果更为理想。

（2）锇酸的作用是增加电子染色，但染色的时间需要准确把握，时间短染色不充分，时间长则样品易发脆，一般掌握在 1 小时为好。

（3）无需再次脱水，因为整个过程都是在无水状态下进行的，减少多余的步骤即可节省时间，也可最大限度地保护其超微结构。

（4）采用在摇床上振荡，这样可以加速分子反应。全过程在摇床振荡条件下进行，清洗更为彻底。

（5）在同样的时间和温度下浸透，放入真空干燥仪内进行，可以大大提高其样品超微结构的清晰度。尤其夏季效果更为明显。

参考文献（略）

（原载：2011 年度北京市电子显微学研讨会暨第八届全国实验室科学管理交流会论文集，2011：35-37.）

环氧树脂半薄切片脱树脂后 HE 染色，特殊染色及免疫组化染色的新方法

彭 玲[1] 董建强[2] 郑姝颖[1] 王德炳[1]

（北京大学人民医院 1. 电镜室，2. 中心实验室，北京 100044）

在电镜样品制备过程中环氧树脂半薄切片，可用于光学组织定位，亦可用于光镜切片的 HE 染色，特殊染色及免疫组化染色。环氧树脂半薄切片能提供普通石蜡切片难以达到的分辨率，因此在病理诊断及研究中得到广泛认可。但用环氧树脂半薄切片作 HE 染色，特殊染色及免疫组化染色，必须预先脱掉树脂才能着色。关于脱树脂液，曾经有报道用纯氢氧化钠无水乙醇溶液；或氢氧化钠无水乙醇溶液与甲苯按一定比例混合配制。这些方法脱树脂都不理想。有的脱片时间过长，有的结构保存不好，另外甲苯的毒性很大。本实验室采用二甲苯替代甲苯，摸索一种非常简捷，安全的脱树脂方法，现介绍如下。

1 材料与方法

1.1 材料

肾穿刺标本，按电镜常规样品制备方法制成树脂块。在超薄切片机上切成 1 000～1 500 nm 的半薄切片置于玻璃片上烤干待用。

1.2 方法

1.2.1 配脱树脂液：首先配制过饱和氢氧化钠无水乙醇溶液，静置 1 周，使溶液呈棕褐色待用。临用前与二甲苯以 3：1（v/v）比例混合成工作液。

1.2.2 脱树脂及染色：将半薄切片进入立式染缸后倒入上述工作液，室温静置 5～10 min，之后捞出 1 片经过无水乙醇洗后在光镜下检查，确认树脂脱净，弃掉工作液，用无水乙醇洗二次，此时脱树脂步骤完成。之后可按常规病理梯度乙醇浸水，依次进行 HE，Masson，PAS，PAS-M 染色。

2　结果与讨论

HE，Masson，PAS，PAS-M 染色均达到预期效果。与同一病例的石蜡切片染色的相对照，其组织和细胞结构保存完好，着色均匀，透明度很好，图像更清晰，分辨率更高。特别是核结构，核仁清晰可见。肾小球基底膜和肾小球毛细血管基底膜十分清楚。

这里值得讨论是脱树脂后染色的时间要比脱石蜡染色延长 1～2 倍。具体时间与切片的薄厚；染液的温度及新旧相关。切片太薄不易着色，稍厚则容易上色；不易上色时可稍加热。凡染液是新配制的染色时间要比用过几次的快得多。本实验室的经验：苏木素，甲苯胺蓝染色最好用新染液，时间需要 20 min 左右。六胺银染色需加热在 60～65 ℃，时间需要 40 min 左右。

以上方法本实验室经过反复验证：是一种简便，实用的方法。尤其是在临床上光镜标本无肾小球时，可用电镜标本脱环氧树脂后进行 HE，Masson，PAS，PAS-M 染色作为备份，以弥补缺憾。本方法适用于任何组织的环氧树脂切片，可为病理诊断及研究提供便利。

参考文献（略）

（原载：电子显微学报 J. Chin. Electr. Microsc. Soc. 2010 年增刊：198-199.）

一种用 HMDS 代替 CPD 快速解决 扫描电镜生物样品干燥的方法

彭 玲 郑 容 郑姝颖 郝耀华 谢大鹤 王德炳

（北京大学人民医院电镜室，北京 100044）

[关键词] HMDS——六甲基二硅氨烷；CPD——临界点干燥

HMDS 是一种非常有效的化学干燥剂。在应用中涉及不同的影响因素，其中最关键也是最容易把握和控制的因素就是脱水剂与干燥剂的关系。即乙醇、丙酮与 HMDS 的步骤次数及干燥时间。有文献报道，生物标本一旦进入 100% 乙醇、丙酮，就必须继续完成从脱水剂进入 HMDS 的一系列步骤。其步骤次数的选择主要取决于样品的密度和样品最小浸透结构的浸透性；干燥时间的选择与温度和液体体积有关。本实验室根据上述理论进行了大量反复实验，总结了一套适合生物样品的扫描电镜快速，有效的干燥方法。

一、材料与方法

1 材料：

术后人体组织或解剖的实验动物组织；培养悬浮细胞和贴壁细胞；人体外周血红细胞和骨髓白细胞。

2 方法：

（1）固定：贴壁细胞和悬浮细胞均加 1.5% 戊二醛放至 4 ℃冰箱 30 分钟；组织块放入 3% 戊二醛至 4 ℃冰箱 60 分钟。之后用 0.1PBS 洗 2 次，每次 5 分钟。之后均用 1%OsO$_4$ 固定 4 ℃冰箱 60 分钟。之后再用 0.1PBS 洗 2 次，每次 5 分钟。

（2）脱水：用 50%、70%、90%、100% 乙醇或丙酮脱水每次各 5 分钟，其中 100% 脱水 2 次置室温完成。

（3）置换：加入乙酸异戊酯，室温，5 分钟。

（4）干燥：加入 HMDS（Sigma）室温，贴壁细胞 2 分钟；悬浮细胞 3 分钟；1 mm³ 组织块 5 分钟；>1 mm³ 组织块约 7 分钟。

（5）喷金：将以上样品至离子溅射仪内喷金 4～5 分钟。其中悬浮细胞需要平铺在导电胶带上，用牙签轻轻擦开。

（6）在扫描电镜下观察。

二、结果与讨论

经上述 HMDS 干燥后，无论是悬浮细胞还是组织块，都很少出现人为假象。细胞和组织都未发现皱缩现象。样品表面的超微结构均能完好地记录下来，基本上达到了预期结果。HMDS 与 CPD 相比较在时间上具有明显的优越性。样品量越大，HMDS 在时间上的优越性越明显。用 HMDS 方法不但省时间还可省设备。既使用临界点干燥，若在高纯液态 CO_2 气瓶不足的情况下，只要备有一瓶六甲基二硅氨烷干燥剂，就可以顺力地将扫描电镜的样品干燥完成。在临床上需要快速提供检验结果时，用此方法，可以当天出报告。因为从得到新鲜标本到样品制备完成，只需要 3 小时就可观察到结果。特别提示：

（1）一般生物样品均可在室温条件下进行。温度越高，干燥时间越短。

（2）容器中的 HMDS 液体以刚好超过标本为佳。而过多的 HMDS 体积，要考虑适当减少干燥时间。

（3）若用梯度浸泡，每次浸泡时间不宜过长，否则会出现皱裂现象。

（4）浸泡次数要以尽可能少为原则，一般生物样品 1 次为佳。当然 HMDS 并非在所有生物样品干燥过程中万全保险。对于一些特殊的标本，如同在 CPD 干燥中一样，如果把握不合适也会出现干燥后的收缩现象。

最后提醒：HMDS 应在通风橱中操作以保安全。

以上经验为本实验室所提供。仅供参考，欢迎讨论。

［原载：第二届全国医学系统、第八届全国农林系统电子显微镜学术交流会论文集，2007：101.］

一种临床实用的快速电镜标本制备方法

彭 玲 郑 容 郑姝颖 郝耀华 谢大鹤 王德炳

（北京大学人民医院电镜室，北京 100044）

众所周知，自电子显微镜技术问世以来，常规电镜标本制备的方法需要经固定 2 h，脱水 1 h，浸透 2 h 或过夜，37 ℃、45 ℃、60 ℃分别聚合 24 h，然后经超薄切片及铀、铅染色 1 天，最快 6 天才能在电子显微镜下观察到标本的超微结构。这种经典的方法一直沿用在教科书里、进修班上、日常实验中。其制备周期虽然较长，但标本的超微结构保存完整，图像清晰。随着时代的发展，尤其医院的电镜室，6 天才能得到诊断报告，显然不适应一切为患者着想的宗旨。为了让患者尽早拿到诊断报告，协助临床医师尽快拟订治疗方案，如何缩短电镜标本制备的时间，又不影响其超微结构的保存，显得尤为重要。基于这一需求，本电镜室改良了脱水方式，浸透环境，聚合温度，结果证明此方法快速可行，达到了预期的目标。

1 材料与方法

1.1 材料

骨髓标本，（经淋巴细胞分层液分层，取中层白细胞）肾穿刺标本等。

1.2 方法

1.2.1 固定

以上标本经 1.5％～3％戊二醛 4 ℃固定 1～2 h 以上（其中细胞 1 h，组织 2 h），之后用 0.1 mol/L PBS 洗 2 次，每次 5 min，再经 1％锇酸 4 ℃固定 1～2 h 之后仍用 0.1 mol/L PBS 洗 2 次，每次 5 min。

1.2.2 脱水

50％、70％、90％梯度丙酮脱水，在 4 ℃摇床上进行，每次 5 min，然后在室温下摇床上进行 100％丙酮脱水，连续 3 次，每次 5 min。之后用环氧丙烷替代。

1.2.3 浸透

环氧丙烷：Epon812＝1∶1 浸透 2 h，在摇床上进行，之后换纯 Epon812在真空仪内，进行 2 次浸透 2 h。

1.2.4 包埋

将标本埋入新配制的 Epon812 环氧树脂内。

1.2.5 聚合

放入烤箱 80 ℃聚合，过夜即可。

1.2.6 切片

经超薄切片机（Leica-UCT）切片，铀、铅染色。

1.2.7 观察

在电子显微镜（JEOL 100CX-Ⅱ）下观察，拍照。

2 结果与讨论

在电子显微镜下观察：肾小球基底膜的超微结构清晰（图 1）。毛细胞的粗面内质网及板层结构纤细（图 2）。胰腺组织经 HIFU 超声照射后的超微结构和输卵管上皮组织纤毛的超微结构图像清晰（图 3、图 4）。本方法改进侧重三个方面：

（1）改良了原来的脱水方式，采用在摇床上振荡脱水，这样可以加速分子反应。脱水全过程在摇床振荡条件下进行，脱水更为彻底。超薄切片时，标本的硬度和韧性均适中。特别提醒血细胞和培养细胞，不适宜振荡脱水，易发生标本流失现象。

（2）改善了浸透状态，使用抽真空的方法，加快浸透能力。结果证明：真空浸透，其效果与在干燥器内浸透过夜相比无差异，但可节省时间 12 h。

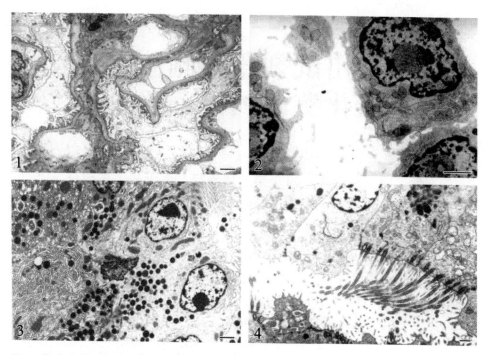

图1　肾小球基底膜及系膜区的超微结构（Bar＝2 μm）；

图2　毛细胞白血病胞浆内，可见核糖体板层复合物（Bar＝2 μm）；

图3　胰腺组织经 HIFU 超声照射后的超微结构（Bar＝2 μm）；

图4　输卵管上皮组织纤毛的超微结构（Bar＝2 μm）。

（3）提高了聚合温度，设置 80 ℃高温聚合过夜，比原来的 72 h 缩短了近60 h。

整个样品制备过程当天可以完成，第二天切片染色，第三天就可电镜下观察，并发出诊断报告，有效地解决了临床电镜标本出结果慢的难题。

参考文献（略）

［原载：电子显微学报，2006，25（增刊）：277-278.］

一种用试剂盒检测血小板
过氧化酶（PPO）的方法

彭 玲 郝耀华 郑 荣 郑姝颖 谢大鹤 王德炳

（北京大学人民医院电镜室，北京 100044）

血小板过氧化物酶（PPO）的检测方法主要应用于临床诊断巨核细胞性白血病（M_7）。由于光镜的局限性只能观察到细胞核与细胞质的关系，看不到胞质内及核膜内的精细结构，所以很难将巨核细胞与原始淋巴细胞及未分化白血病相区别。PPO 是巨核细胞及血小板所特有的酶，用电镜细胞化学的手段能观察到 PPO 作用于底物后形成的二氨基联苯胺（DAB）阳性反应颗粒在细胞核膜及粗面内质网上的分布情况，由此可以帮助鉴别巨核细胞。

多年来，人们一直用传统的实验室方法：将 DAB 粉剂溶于 Tris 缓冲液之中，再加入 H_2O_2 达到染色目的。其中 DAB 为强致癌物，称量过程一定要谨慎。H_2O_2 是强氧化剂，需现用现配。由于 M_7 病例属较少见的白血病，往往我们获得病人血样后，需要一边分离细胞，一边配试剂，时间紧，过程繁琐。本文介绍一种用试剂盒检测血小板过氧化酶（PPO）的方法。

1 材料与方法

1.1 试剂盒法（方法 1）

（1）首先将病人的骨髓与生理盐水以 1∶1 稀释，之后慢慢加在淋巴细胞分层液（上海华精生物高技术有限公司）之上，以 2 000 r/min，低速离心15 min，取中间层，用 0.1 mol/L PBS 洗 2 次，每次 5 min。

（2）用 0.15％戊二醛（GA）预固定 20～30 min，之后用 0.1 mol/L PBS洗 2 次，每次 5 min。

（3）采用浓缩型 DAB 试剂盒（北京中山生物技术有限公司），取 1 ml 双蒸水，先加入试剂 A（浓缩缓冲液）3 滴（约 150 μl）混匀后再依次加入试剂 B（DAB 溶液）和 C（浓缩 H_2O_2 溶液）各 3 滴。将此染液加入样品之中，室温下避光染色 60 min。之后弃染液，用复方林格液冲洗 2 次，每次 5 min。

（4）用 1.5％GA 固定 1 h 之后，用常规步骤完成脱水，包埋，聚合过程。切片之后无需任何染色，直接电镜下观察。

1.2 实验室法（方法 2）

（1）（2）同上。

（3）用 0.05 Tris-HCl 缓冲液 10 ml-DAB 20 mg-1％ H_2O_2 100 μl 配制的染液加入样品之中，以后步骤同上。

（4）同上。

2 结果与讨论

浓缩型 DAB 试剂盒原应用于光镜标记过氧化物酶，目前尚无人尝试应用于电镜标记 PPO。本电镜室经实践证明：从试剂公司购买的浓缩型 DAB 试剂盒，只要加大其浓度，完全可用于电镜的 PPO 标记（结果见图 1、图 2）。方法 1 和方法 2 的巨核细胞核膜及粗面内质网均呈 PPO 阳性反应。分布在粗面内质网及核膜上的 DAB 阳性反应颗粒均匀，清晰。预固定方法能良好地保存细胞的超微结构，无需铅、铀染色其细胞的反衬效果良好，可见这两种方法的结果一致可靠。但方法 1 更加显示了其简便易行的优势。

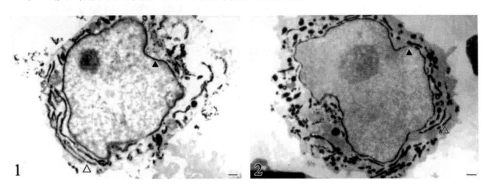

图 1 方法 1 标记的 PPO 产物分布在核膜（▲）及内质网上（△）；

图 2 方法 2 标记的 PPO 产物分布在核膜（▲）及内质网上（△）。Bar＝1 μm

［原载：电子显微学报，2005，24（4）：435.］

用免疫电镜的方法观察间充质干细胞及再生纤维的超微结构和胶体金标记

彭　玲[1]　郑姝颖[1]　张培训[2]　郝耀华[1]　谢大鹤[1]　王德炳[1]

（北京大学 1 人民医院电镜室，2 人民医院骨科，北京 100044）

本文研究神经再生过程中施万细胞的功能和作用，观察间充质干细胞在体内的存活和功能情况。

方法：以逆转录病毒为载体，将 EGFP 报告基因导入大鼠的骨髓间充质干细胞后，注入受损伤的周围神经组织内。三周后取材，用 FA-GA 混合固定，分为二组，A 组用 K_4M 低温包埋切片后标记 anti-EGFP，IgG-Au；B 组经冷冻超薄切片后标记 anti-EGFP，IgG-Au；观察其超微结构及胶体金标记情况。

结果：电镜下可以观察到 A、B 二组均呈明显的阳性反应，胶体金颗粒均匀地分布在细胞核内及胞质内。其中 K_4M 低温包埋方法的金颗粒为散在分布，超微结构较好（图 1、图 2）而冷冻超薄切片方法的金颗粒以簇状分布为多，与 K_4M 方法相比超微结构欠佳（图 3）。

结论：经 EGFP 标记的间充质干细胞在损伤的周围神经组织内可以存活。

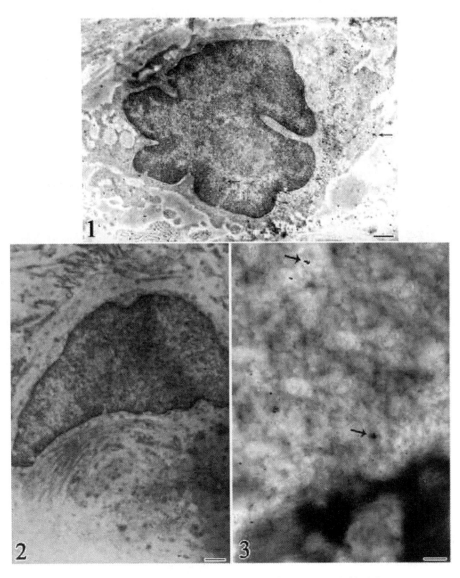

图 1 K₄M 低温包埋切片标记 anti-EGFP，IgG-Au（φ10 nm）呈阳性反应。Bar＝1 μm
图 2 阴性对照（K₄M 低温包埋）未加 anti-EGFP。Bar＝1 μm
图 3 冷冻超薄切片标记 anti-EGFP，IgG-Au（φ10 nm）呈阳性反应。Bar＝0.33 μm

〔原载：电子显微学报，2004，23（4）：503.〕

急性白血病扫描电镜观察及其
临床意义

北京医科大学　　血液病研究所　邓星明　王德炳　付剑锋

人民医院电镜室　李淑荣　彭　玲　郝跃华

［摘要］用扫描电镜（SEM）研究了 26 例急性白血病细胞表面形态特征，同时结合光镜形态学（FAB）、免疫学和细胞遗传学分型（MIC），结果发现，SEM 可更准确地区分急性淋巴细胞白血病（ALL）和急性非淋巴细胞白血病（ANLL）。在 ANLL 中，白血病粒细胞以表现横嵴为特征，白血病单核细胞以基底宽的膜性皱起为特征，SEM 观察结果与 MIC 分型符合率为 90.5％。在 ALL 病例中，SEM 区分其免疫亚型有一定局限性。ANLL 的疗效与 SEM 下白血病细胞的分化程度可能相关。

［关键词］扫描电镜；急性白血病

AN OBSERVATION OF ACUTE LEUKEMIA BY SCANNING
ELECTRON MICROSCOPE AND ITS CLINICAL SIGNIFICANCE

Institute of Hematology, People's Hospital

Deng Xingming, Wang Debing, et al.

［Abstract］In order to diagnose acute leukemia accurately on morphology, we studied 26 patients with acuto leukemia using scanning electron microscope (SEM) and combined morphological, immunological and cytogenetic (MIC) classification. The results indicated that lymphoblastic and nonlymphoblastic leukemic cells can readily be distinguished under the SEM. Among patients with acute nonlymphoid leukemia (ANLL), myeloblasts and maturing myeloid cells had more raised transverse ridgelike ruffled membrances. The concordance rate between SEM observation and MIC classification was 90.6％. However, SEM does not appear to contribute in difining the cell type in immunological subtypes of ALL. It was relationship between therapy response and differentiated degree of leukemic cells under the SEM in the patients with ANLL.

[**Key words**] Scanning electron microscopy；Acute leukemia

目前国内外诊断急性白血病趋向于借助多种参数综合分析，尽管如此，形态学仍然是最基本、最重要的参数之一[1]，FAB 分类主要以光镜形态为基础，为了使形态学观察更为精确，20 世纪 70 年代初，扫描电镜（SEM）已用于研究白血症细胞的表面形态[2,3]，虽然用 SEM 区分急性淋巴细胞白血病免疫亚型尚有争论，但用 SEM 区分淋巴细胞白血病和髓系细胞白血病已经是行之有效的手段[4]。在国内，由于条件的限制，这方面的工作开展很少，为此，我们用 SEM 研究了本所一年来急性白血病细胞的表面形态特征，并探讨其与 MIC 分型和疗效的关系。

材料与方法

一、病人选择

26 例初治成人急性白血病，其中男 17 例，女 9 例，年龄 16～68 岁，平均 42 岁，均为本所住院病人，标本为骨髓，幼稚细胞百分数在 42%～98% 之间。

二、光镜形态学、细胞化学、免疫学、细胞遗传学检查

方法见参考文献[5,6]。

三、扫描电镜标本制作及观察

1. 分离单个核细胞：将肝素抗凝的骨髓血用生理盐水稀释一倍，加入装有等量淋巴细胞分层液的离心管中，2 000 r/min，离心 20 分钟，吸取血浆与分层液之间的界面层，用 0.1 mol/L PBS 洗 2 次，弃上清。

2. 滴片和固定：加 1% 戊二醛到浓度为 10^2 个单个核细胞/ml，混匀，用吸管取细胞悬液，滴 3～4 滴于盖玻片上，静置 45 分钟，使细胞自然下沉至盖玻片表面，然后用 0.1 mol/L PBS 洗 3 次，每次 10 分钟；再用 1% 锇酸（OsO_4）固定 60 分钟，0.1 mol/L PBS 洗 3 次。

3. 梯度脱水：50%、70%、90%、100% 丙酮梯度脱水，每次 10 分钟，100% 浓度 3 次。

4. 醋酸异戊酸置换 10 分钟。

5. 临界点干燥和真空镀膜。

6. 在日立 S-2250 N 型扫描电镜下观察。

结　果

一、光镜形态学及细胞化学

按 FAB 分型标准，26 例急性白血病中，ANLL21 例，其中有 AML-M_1 1 例，AML-M_2 11 例，AML-M_2 中，2 例由骨髓增生异常综合征（MDS-RAE-BT）转化而来，AML-M_3 4 例，AML-M_4 2 例，AML-M_5 3 例；ALL4 例，其中 L_1 型 1 例，L_2 型 2 例，L_3 型 1 例，慢性粒细胞白血病（CML）急淋变 1 例。

二、免疫学分型

在 21 例 ANLL 中，具有髓系相关抗原表达（CD_{13}、CD_{14}、CD_{15}、CD_{33}，其中 1 种以上）者 11 例，有 6 例伴 CD_{38} 抗原表达，4 例伴 CD_9 抗原表达，2 例伴 CD_2 抗原表达。在 ALL 中，2 例 ALL-L_2 表达 CD_{10} 和 CD_{19} 抗原，属普通型 ALL，即 CALLA 型 ALL。ALL-L_2 和 ALL-L_3 未作免疫分型，1 例 CML-急淋变表达 CD_7 抗原，属 T-ALL。

三、细胞遗传学

26 例急性白血病有 18 例作了染色体检查，其中染色体异常者 11 例，约占 61.1%，染色体异常主要表现为易位、丢失和断裂。

四、扫描电镜观察

1. 急性非淋巴细胞白血病（ANLL）：本实验观察了 21 例 ANLL，其中急性粒细胞白血病 16 例，急性粒单白血病 2 例，急性单核细胞白血病 3 例。M_1、M_2、M_3 中的白血病粒细胞表面均可见横嵴，但 M_1 细胞表面横嵴分布很少，并且发育差，M_2 细胞表面横嵴数目比 M_1 多，M_3 细胞表面密布横嵴，部分细胞横嵴融合成弧形，有些横嵴末端可见小泡。急性单核细胞白血病（M_5）细胞表面形状不规则，可见基底宽的膜性皱起和嵴样突起。M_4 型白血病有上述两种类型细胞。

2. 急性淋巴细胞白血病：在所观察的 4 例 ALL 中，3 例细胞呈圆形，表面光滑，呈波浪起伏样；1 例细胞表面可见短的微绒毛，为 B 淋巴细胞的表面特征；1 例 CML-急淋变可见上述两种类型的细胞。

3. SEM 观察与 MIC 分型的相关性：在 21 例 ANLL 中，其中 19 例 SEM

观察结果与 MIC 分型相符，符合率 90.5%，仅 2 例不符。此 2 例 FAB 分型为 M_2，而 SEM 观察结果为 M_4，该 2 例免疫学分型没有特征性抗原表达，细胞遗传学检查也没有 t（8，21），但在 SEM 下可见表面有横嵴的白血病粒细胞和表面有基底宽的膜性皱起的白血病单核细胞，并且二者比例相当，因此诊断更符合 AML-M_4。另外，在 11 例 ANLL-M_2 中，有 2 例是由 MDS-RAEBT 转化而来，该 2 例细胞表面横嵴分布比其他 M_2 更稀疏，细胞有接近 M_1 的趋势。还有 1 例 M_2 细胞表面横嵴较密集，有接近 M_3 的趋势。在 4 例 ALL 中，有 3 例细胞表面显示 T 淋巴细胞的特点，而其中 2 例免疫分型则是 CALLA 型 ALL。

五、疗效观察

采用本所常规化疗方案治疗，20 例 ANLL，12 例获完全缓解（CR），4 例部分缓解（PR），4 例无效（NR）。在 4 例无效病例中 1 例为 M_1 型，SEM 下表面横嵴极少，呈低分化性，1 例为 M_2 型，白血病细胞表面横嵴较其他 M_2 较少，另外 2 例分别为 MDS-RAEBT 转化为 M_2 和 M_4 型白血病。4 例 ALL3 例获 CR，1 例 PR。1 例 CML-急淋变治疗无效。

讨 论

SEM 研究急性白血病主要是观察白血病细胞表面的形态特征。在本实验中，急性粒细胞白血病（M_1～M_3）主要特征性形态是细胞表面的横嵴，横嵴数目的多少和发育的成熟程度反映白血病细胞的分化阶段。在所观察的 M_1 病例中，尽管细胞表面横嵴少，发育差，但仍有轻度分化，并不是未分化，而在光镜下这种细胞往往被认为是原始粒细胞。M_2 细胞表面横嵴逐渐增多，到 M_3 时，细胞表面横嵴更多。这说明 SEM 不仅能够确定白血病细胞是粒细胞来源，而且能确定粒细胞所处的分化阶段。在 11 例 M_2 中，不同病例白血病细胞的分化程度也不一样，有些接近 M_1 型，有些接近 M_3 型，这表明 SEM 能更客观地反映细胞的原来形态，使形态学更为精细。在 M_5 中，SEM 下白血病细胞形态很典型，细胞形状不规则，可见基底宽的膜性皱起，很容易辨认，但在光镜下辨认较困难，本实验 3 例 M_5 在 SEM 下形态基本一致。21 例 ANLL 中，有 19 例 SEM 观察结果与 MIC 分型相同，符合率 90.5%，2 例不符，这 2 例 FAB 分型为 M_2，免疫学和细胞遗传学没有提示特异性指标，而在 SEM 下可见典型的白血病粒细胞和白血病单核细胞，在这种情况下，本文认为 SEM 观察结果（即 M_4）更符合病人的最终诊断，这表明 SEM 对诊断急性白血病有重要补充作用。在 11 例具有髓性相关抗原表达的 ANLL 中，有 6 例伴有淋巴细胞相关抗原表达，但在光镜和 SEM 下均为典型的髓系细胞形态，这可能是由于白血病细胞免疫表达紊乱所致[6]，或是肿瘤血细胞区别于正常造血细胞的特征之一。在 4 例 ALL 中，3 例白血病细胞表面较光滑，似乎为 T 淋巴细胞，但其中 2 例免疫学分型为 CALLA 型 ALL，这说明 SEM 区分 ALL 免疫亚型有一定局限性，确定免疫亚型主要依靠免疫学方法，这一点与国际上的看法一致。

在 4 例化疗无效的 ANLL 中，其中 2 例 SEM 下白血病细胞处于低分化状态，可能与疗效差有关，当然疗效还与其他因素有关。

综上所述，用 SEM 结合 MIC 分型，有助于白血病诊断的准确性，至于把免疫扫描电镜及扫描电镜下染色体原位杂交技术应用于白血病的诊断，有待进一步研究。

参考文献

[1] Castoldi GL，et al. Reproducibility of the morphological diagnostic criteria for acute myeloid leukemia：the GIMBMA group experience. Ann Hematol, 1993，66：171.

[2] Lin PS. et al. Scanning electron microscopy of human T cell and B cell rosettes. New Bngi J Med，1973，289：548.

[3] Polliack A，et al. A scanning electron microsocpy study of 34 cases of acute granulocytic. myelomonocytic, monoblastic and histiocytic leukemia. Am J Med，1975，59：308.

[4] Polliack A，et al. Use of multiparament studies and SEM in the interpretation of surface morphology with cell type in 135 cases of human leukemias. Cancer Res, 1981，41：1171.

[5] 王德炳等. 急性白血病形态学和免疫学及细胞遗传学分型分析. 北京医科大学学报，1993，25：1.

[6] 陈珊珊等. 成人急性髓性白血病的反常免疫表型. 中国实验血液学杂志，1993，1：45.

（1993-12-28　收稿）

［原载：北京医科大学学报，1994，26（6）：403-405.］

用电镜原位杂交法定位急性白血病免疫球蛋白重链基因重排

北京医科大学　血液病研究所　邓星明①　王德炳　杨耀明
人民医院电镜室　郑　荣　谢大鹤　郝跃华

［提要］采用电镜原位杂交法，观察 6 例急性白血病免疫球蛋白重链（IgH）基因重排，结果发现，5 例急性淋巴细胞白血病（ALL）阳性，表明均为 B-ALL；1 例急性粒单细胞白血病（AML-M4）阴性。在阳性细胞核内，代表 IgH 基因重排的胶体金颗粒成群分布，该技术把核酸探针杂交与超微形态学相结合，在基因水平确定白血病细胞类型，尤其对缺乏特异免疫表型的白血病更有应用价值。

［关键词］免疫球蛋白重链；基因重排；电镜原位杂交；急性白血病

LOCALIZATION OF IMMUNOGLOBULIN HEAVY CHAIN GFNE REARRANGEMENT IN CASES WITH ACUTE LEUKEMIA USING ELECTRON MICROSCOPIC IN SITU HYBRIDIZATION

Institute of Hematology Deng Xingming，Wang Debing，et al.

［**Abstract**］Immunoglobul in heavy chain（IgH）gene rearrangements were observed in six patients with acute leukemia using electron microscopic in situ hybridization. The results indicated that five cases with acute lymphocytic leukemia（ALL）were positive，and one case with AML-M4 was negative. Five cases with ALL were B-ALL. In positive nuclei，colloid gold particles which represented IgH gene rearrangement distributed in clusters. This technique combined nucleic acid probe hybridization with ultrastructural morphology. and it was possible to identify leukemic cells at the gene level，probably more important in acute leukemia cases that lack special immunophenotype.

---

① 研究生。

［**Key words**］Immunoglobulin heavy chain，Gene rearrangement，Electron microscopic in situ hybridization，Acute leukemia

免疫球蛋白重链（IgH）基因第三互补决定区（CDR-Ⅲ）重排可以作为单克隆 B 细胞增殖的标记，由于该基因重排发生于 B 细胞早期阶段，在免疫球蛋白重链表达之前，因此更能反映白血病 B 细胞恶性克隆的特征。国内外不少作者用多聚酶链反应（PCR）和 Southern 印迹杂交法发现急性 B 淋巴细胞白血病、急性混合型白血病和部分未分化型白血病存在 IgH 基因重排[1-3]，但很少有作者从超微形态学的角度研究该基因重排的特点。为此，本实验用电镜原位杂交法探讨急性白血病 IgH 基因重排与超微结构的关系，并从基因水平确定部分白血病细胞的来源和所处的分化阶段。

材料与方法

一、病例选择

5 例成人 ALL，其中 4 例为初治，1 例为骨髓移植后复发，1 例急性粒单细胞白血病（AML-M4）。受检病人部分临床和实验室资料见表。标本为骨髓或外周血，幼稚细胞均在 70％以上。

表　受检病人部分临床和实验室资料

例号	性别	年龄（岁）	FAB 类型	免疫表型（阳性细胞％）			
				CD$_2$	CD$_{10}$	CD$_{10}$	HLA-DR
1	女	16	ALL-L1	—	—	—	63.5
2	女	19	ALL-L2	—	94.6	50.7	—
3	女	28	ALL-L2	—	—	74	—
4	男	59	ALL-L2	—	55	60	—
5	男	18	ALL-L1	86	83.4	45.2	86.6
6	男	22	AML-M4				

—为阴性，荧光阳性细胞＜30％，各类型的 CD$_7$ 均为阴性。

二、实验方法

1. 分离单个核细胞：将肝素抗凝的骨髓或外周血用生理盐水稀释一倍，加入装有等量淋巴细胞分层液的离心管中，2 000 r/min 离心 20 分钟，吸取血浆与分层液之间的界面层，用 0.1 mol/L PBS 洗 2 次，取 2×10^7 个单个核细胞，置于硅化的 EP 管中。

2. 杂交前标本处理：用 4% 多聚甲醛＋0.5% 戊二醛固定细胞 60～90 分钟，0.1 mol/L PBS 洗 3 次；用含 0.1 mol/L 甘氨酸的 0.2 mol/L Tris 缓冲液（pH7.4）处理 30～60 分钟，以封闭醛基，0.1 mol/L PBS 洗 2 次；然后蛋白酶 K 在 40 ℃下消化 30～60 分钟（浓度 40 μg/ml，消化缓冲液为 20 mmol/L Tris-HCl、2 mmol/L 氯化钙），0.1 mol/L PBS 洗 2 次，再用 0.2 mol/L 稀盐酸处理 15～30 分钟，这样使核染色质充分暴露，以便探针容易到达靶序列部位。用封闭液再次封闭醛基 15 分钟，$2 \times$ SSC 洗 2～3 次，每次 10 分钟。为了让标本中 DNA 解链，用变性液（70% 甲酰胺-$2 \times$SSC）于 65 ℃ 15 分钟[4]，接着用不含探针的杂交液在 37 ℃下预杂交 60 分钟。

3. 探针及其杂交前处理：生物素标记的免疫球蛋白重链基因 CDR-Ⅲ区 DAN 重排片段，110 bp，浓度 25 μm/ml（我所制备）。杂交前探针 95 ℃变性 5 分钟，然后骤冷，使探针呈单链状态。

4. 原位杂交：实验组加含 2 μg/ml 生物素标记的 IgH 探针杂交液 50 μl；对照组加含 2 μg/ml 没有生物素标记的 IgH DNA 片段的杂交液 50 μl，42 ℃杂交过夜。杂交液配方[5]：50% 去离子甲酰胺、5% 聚乙二醇、80 mmol/L Tris-HCl、4 mmol/L EDTA、0.6 mol/L 氯化钠、0.1% 焦磷酸钠、$1 \times$Denhards 液、250 μg/ml tRNA、10 μg/ml 鲑精 DNA。杂交后室温漂洗，50% 甲酰胺-$2 \times$SSC 15 分钟，2 次；$2 \times$SSC 30 分钟，2 次；$1 \times$SSC 30 分钟，2 次；$0.5 \times$SSC 30 分钟，2 次。

5. 链亲合素—胶体金（直径 10 nm，购于军事医学科学院基础所）染色：首先用检测液洗一次，然后加 1∶20 链亲合素胶体金 50 μl（稀释液为检测液），混匀，室温 2～3 小时。检测液为含 1% 的 Triton X-100、0.1% BSA 的 0.05 mol/L TBS 缓冲液（pH7.4）。

6. 电镜标本制作及电镜观察：将上述标本用 0.1 mol/L PBS 洗 3 次，2% 戊二醛后固定 30 分钟，再以 1% 锇酸后固定 1 小时。常规梯度脱水、浸透、包埋、聚合，超薄切片，染铀，然后在 JEM-CXⅡ型透射电镜下观察。

7. 胶体金染色阳性标准：细胞核内可见成群或串珠样分布的胶体金颗粒（4 个以上）为阳性，没有胶体金附着或仅有散在单个分布的胶体金颗粒为阴性[6]。

结　果

一、ALL

5 个病例实验组电镜原位杂交均阳性，电镜下发现细胞膜、胞质、核膜均被消化，核染色质充分暴露，约 60％（计数 200 个细胞）的细胞核内可见成群分布的胶体金颗粒，有些细胞胶体金群在常染色质部位，有些细胞在异染色质部位，多数细胞核只有一个胶体金颗粒群，并且颗粒数目不一，一般一群有 5 个以上，最多可达 10 个以上。同时可见少量散在单个分布的胶体金颗粒。阳性细胞核异染色质较细，常染色质丰富，部分细胞可见核仁。对照组：多数细胞未见胶体金颗粒附着，个别细胞核内可见 1～3 个零散分布的胶体金颗粒为背景，未见成群或串珠样分布的胶体金颗粒。

二、AML-M4

实验组、对照组均阴性，细胞核内未见成群或串珠分布的胶体金颗粒。

讨　论

电镜原位杂交是近年来发展起来的一项新技术，其主要目的是在超微结构水平上准确定位特异基因的重排和表达。到目前为止，这一技术仍处于探索阶段。本实验用电镜原位杂交法定位急性白血病 IgH 基因重排，要建立这一技术必须注意以下几个问题：

（1）既要保存细胞超微结构，又不明显影响杂交效率，要达到这一点，最好选用 4％多聚甲醛＋0.5％戊二醛组成的混合固定剂，因为多聚甲醛虽超微结构保存欠佳，但对杂交效率影响较小，而戊二醛浓度大于 1％时，虽然超微结构保存较好，但使杂交效率明显降低，而选用上述混合固定剂既能使超微结构保存良好，又对杂交效率影响不大；

（2）为减少醛类固定剂对杂交信号的影响，杂交前必须封闭醛基，本实验选用 0.2 mol/L Tris 缓冲的 0.1 mol/L 甘氨酸（pH7.4）[4]；

（3）为使探针能顺利到达靶序列部位，必须消化细胞膜、胞质及核膜，充分暴露核染色质，本实验选用蛋白酶 K 消化和稀盐酸处理标本，另外，消化缓冲液中含一定浓度钙离子，以增强蛋白酶 K 的活性；

（4）标本和探针杂交前必须变性，使 DNA 解链成单链状态，以利杂交。

在电镜下观察反映 IgH 基因重排的胶体金颗粒分布情况，发现胶体金颗粒在细胞核内成群分布，这恰好与 IgH 探针和所杂交靶序列的二维和三维构图相一致。由于包埋前法探针可与靶内所有互补片段有效地杂交，但我们所能观察到的只是一个超薄切片的平面上，因此，只能观察到成群或串珠样分布的胶体金颗粒，并且与切片的方向和部位有关。亦即只有成群或串珠样分布的胶体金颗粒处才是所杂交的部位，有定位意义，而散在单个分布的胶体金颗粒，常常是背景（background），没有意义[6]。

造血干细胞向 B 细胞分化需进行两次基因重排，第一次发生在干细胞与前 B 细胞（Pre-B）之间，主要为 IgH 基因重排；第二次发生在前 B 细胞与 B 细胞之间，主要为免疫球蛋白轻链基因重排。由此看来，IgH 基因重排只发生在前 B 细胞（Pre-B）以前阶段。本实验观察的 6 例急性白血病中，5 例 ALL 均有 IgH 基因重排，说明这些病人的白血病细胞为 B 细胞来源。1 例 AML-M4 没有 IgH 基因重排。在 5 例 ALL 中，4 例 CD19 免疫表型阳性，3 例 CD10 阳性，免疫表型符合 B-ALL，与 IgH 基因重排结果一致。日本作者 Hara J. 等人[7]观察了 11 例 FAB 分类为 ALL 的病人，这些病人的白血病细胞均缺乏 B 细胞特异免疫表型，用 Southern 印迹杂交发现有 6 例存在 IgH 基因重排，说明这些病人的白血病细胞在代表 B 细胞特征的免疫表达之前已发生了 IgH 基因重排。本实验中的例 1 仅有 HLA-DR 表达，缺乏 B 细胞特异免疫表型，但电镜杂交存在 IgH 基因重排，与上述结论一致。由此可推测，用该技术选择不同的基因探针，可确定缺乏特异免疫标志白血病的细胞来源，特别对未分化型白血病的进一步诊断有其独特应用价值。

参考文献

[1] Saikevych IA. et al. Multiparameter analysis of acute mixed lineage leukemia: correlation of a D/myelord immunophenotype and immunoglobulin and T-cell receptor gene rearrangements. Leukemia, 1991, 5: 373.

[2] Trainor KJ, et al. Gene rearrangement in B-and T-lymphoproferative disease detected by the polymerase chain reaction. Blood, 1991, 78: 192.

[3] Asou N, et al. Acute unclassified leukemia originating from undifferentiated cells with the aberrant rearrangement and expression of immunoglobulin and T-cell receptor genes. Leukemia, 1991, 5: 293.

[4] 焦仁杰等. 应用电镜原位分子杂交技术对腺病毒 DNA 在宿主细胞内进行定位. 电子显微学报, 1992, 11: 81.

[5] Gueliec DL, et al. Ultrastructural nonradioactive in situ hybridization of GH mRNA in

rat pituitary gland: pre-embedding vs ultra-thin frozen sections vs post-embedding. J Histochem Cytochem，1992，40：979.

［6］ Beals TF. Ultrastructure of in situ hybridization. Ultrastruct Pathol，1992，16：87.

［7］ Hara J，et al. Molecular analysis of acute undifferentiated leukemia：two distinct subgroups at the DNA and RNA level. Blood，1989，74：1738.

（1993-11-30 收稿）

［原载：北京医科大学学报，1994，26（5）：327-330.］

电镜下观察不同类型白血病细胞膜白细胞介素2受体的分布

北京医科大学人民医院　邓星明　王德炳　杨士俊　彭　玲

[摘要] 采用免疫胶体金法在透射电镜下观察了 20 例不同类型白血病细胞膜白细胞介素 2 受体（mIL_2R）的表达情况，结果发现在 11 例急性淋巴细胞白血病中，8 例免疫金染色阳性，2 例慢性淋巴细胞白血病中，1 例免疫金染色阳性，1 例毛细胞白血病免疫金染色阳性；3 例急性非淋巴细胞白血病（ANLL）$-M_3$、2 例 ANLL$-M_4$ 和 1 例慢性粒细胞白血病急变免疫金染色均阴性。表明部分淋巴细胞白血病细胞及毛细胞白血病细胞能自动表达 mIL_2R。

[关键词] 膜白细胞介素 2 受体；免疫胶体金法；透射电镜；白血病

白细胞介素 2 受体（IL_2R）是白细胞介素 2 发挥其生物学活性的靶受体，与白细胞介素 2 结合后，可促进细胞分裂增殖。活化后的正常 T、B 淋巴细胞能表达膜白细胞介素 2 受体（mIL_2R）[1]，最近有人提出，部分白血病细胞未经活化处理也能自动表达 mIL_2R[2-4]，但很少有作者从超微形态学的角度证实这一点。本实验用免疫胶体金方法在电镜下观察不同类型白血病细胞是否自动表达 mIL_2R，并探讨与白血病细胞超微结构的关系。

材料和方法

一、实验对象

20 例不同类型白血病，除 1 例为复发外，其余均为初治，临床概况见附表，标本来源均为患者外周血。

二、标本制备和电镜观察

(一) 分离单个核细胞

将肝素抗凝的静脉血用生理盐水稀释 1 倍，加入装有等量淋巴细胞分层液的离心管中，2 000 r/min 离心 20 min，吸取血浆与分层液之间的界面层，用 D-Hanks 液洗 2 次，配成 $2×10^7$/ml 的单个核细胞悬液。

(二) 免疫金染色 (包埋前染色法)

取上述单个核细胞悬液各 0.5 ml，实验组加 1∶100 鼠抗人 Tac 单克隆抗体 500 μl (由武汉生物制品研究所馈赠)，对照组加 D-Hanks 液 500 μl。混匀，4 ℃ 40 min，用 D-Ha-^{n}ks 液洗 3 次；两组标本分别加入 1∶10 正常羊血清 200 μl，4 ℃ 30 min，以阻断非特异性吸附部位，再用 D-Hanks 液洗 2 次和 0.02 mol/L 的 TBS 液洗 1 次；然后各加 1∶20 胶体金标记的羊抗鼠 IgG 400 μl (购于军事医学科学院基础所，胶体金颗粒直径为 15 nm)，混匀，4 ℃ 60 min，用 D-Hanks 液洗 3 次，弃上清。

(三) 电镜标本制作及电镜观察

将染色好的标本用 2％戊二醛在 4 ℃下固定 2 小时，再以 1％锇酸 (OsO_4) 后固定 1 小时，梯度胶水、浸透、包埋、聚合、超薄切片、染铀、染沿，在 JEM-CXⅡ型透射电镜下观察。

附表　受检患者临床概况

分型	例数	男	女	年龄 (岁)	外周血	
					白细胞数 (10^9/L)	幼稚细胞 (％)
ALL	11	6	5	14～39	3.2～177	2～95
ANLL-M₃	3	2	1	38～65	39～174	80～98
ANLL-M₄	2	1	1	25～37	100～120	86～95.5
CML-急变	1	1	0	68	3.5	10
CLL	2	1	1	53～65	30.7～103.2	92～93 (CLL 细胞)
HCL	1	1	0	50	29	65 (毛细胞)
合计	20	12	8	14～65	3.2～177	2～98

（四）胶体金染色阳性标准

一个白血病细胞在一个切面其表面免疫金颗粒数大于或等于 10 个者为免疫金染色阳性，金颗粒数小于 10 个则定为免疫金染色阴性。

结　果

在 20 例不同类型白血病中，实验组 10 例免疫金染色阳性，10 例阴性；所有阴性对照组，每个白血病细胞在一个切面上外周表面金颗粒数均在 3 个以下（大部分没有金颗粒附着）。

（一）急性淋巴细胞白血病（ALL）

11 例 ALL 中 8 例免疫金染色阳性，3 例阴性。细胞表面金颗粒数目多少不一（但都在 10 个以上），分布不均，散在或成群分布，突起部位较明显。阴性对照组，多数无金颗粒附着，个别细胞可见 1～2 个金颗粒。

（二）慢性淋巴细胞白血病（CLL）

实验组 1 例免疫金染色阳性，1 例免疫金染色阴性，阴性对照组未见金颗粒附着。阳性细胞表面金颗粒数均大于 10 个，呈单个分布或几个挤在一起，突起部位明显。

（三）毛细胞白血病（HCL）

实验组 1 例免疫金染色阳性，细胞表面有较多的免疫金颗粒，在一个切面上金颗粒数为 100 个左右，呈散在分布，毛状突起部位多见。阴性对照组多数毛细胞无金颗粒附着，个别细胞可见 2～3 个金颗粒。

（四）其他

3 例急性非淋巴细胞白血病（ANLL）-M_3、2 例 ANLL-M_4 和 1 例 CML 急性变患者中，实验组和对照组的白血病细胞表面均未见金颗粒附着。

讨　论

仔细观察不同类型白血病细胞表面免疫金颗粒的分布情况，发现免疫金颗粒在白血病细胞表面分布不均，有些部位分布很少，有些部位成堆出现，往往在突起部位明显，这说明白血病细胞 mIL_2R 分布是不均匀的，由此可以推测，细胞膜的不同部位，在同一时间内所处的功能状态不同。在这些免疫金阳性的白血病细胞中，恶性毛细胞表面金颗粒数目最多，也就是说毛细胞 mIL_2R 最多，这可能与毛细胞的功能状态和分化阶段有关。

有关白血病细胞 mIL_2R 表达与其超微形态的关系，我们比较了同一病例中 mIL_2R 阳性细胞和阴性细胞的超微结构，未能找出二者的差别，这说明白血病细胞表达 mIL_2R 与其超微形态关系不明显。日本作者 Mikihiro Shamoto[5] 等利用免疫过氧化物酶技术在透射电镜下发现成人 T 细胞白血病/淋巴瘤细胞的粗面内质网池、核周池、高尔基复合体池、细胞膜均存在 Tac 抗原，并认为细胞膜上的 Tac 抗原为成熟 IL_2R，其余为 IL_2R 前体，并提出 IL_2R 产生于核糖体。本实验发现，在一些发育很差的白血病淋巴细胞中，胞质内细胞器很少，基本上看不到粗面内质网和高尔基复合体，但核糖体很丰富，这种发育差的白血病淋巴细胞表面同样有许多免疫金颗粒，说明有 mIL_2R 表达。由于这种细胞缺乏加工蛋白质的粗面内质网和高尔基复合体，在核糖体内产生的 IL_2R 前体未经很好加工就到达细胞膜，这种发育很差的白血病细胞上的 mIL_2R，很可能是一种未成熟的 IL_2R，但具有 Tac 的抗原性和结合 IL_2 的能力。确切作用，有待进一步探讨。

参考文献

[1] Tsudo M，et al. Expression of Tac antigen on activated normal human B cells. J Exp Med，1984，160：G12.

[2] Warner C，et al. The human interleukin-2 receptor：normal and abnormal expression in T cells and in leukemias induced by the human T-lymphotropic retroviruses. Annals of Internal Medicine，1986，105：560.

[3] Tomomi Motoi，et al. Elevated serum-soluble interleukin-2 receptor levels in chronic myelogenous leukemia patients with blastic crisis. Blood，1984，74：1052.

[4] Murphy JJ，et al. Expression of functional IL2R on chronic lymphocytic leukemia B lymphocytes is modulated by recombinant IL2. Clin Exp Immunol，1987，70：132.

[5] Mikihiro Shamoto，et al. Immunoelectron Microscopic localization of Tac antigen in Adult T-cell leukemia/lymphoma. Am J Pathol，1985，119：513.

［原载：中华血液学杂志，1991，12（8）：420-421.］

重组 α-干扰素治疗毛细胞白血病膜白细胞介素 2 受体的变化

北京医科大学血液病研究所　邓星明　王德炳　江　滨　张丕胜[①]

[提要] 本研究以间接免疫荧光法在流式细胞光度计下，检测一例用重组 α-干扰素治疗毛细胞白血病（HCL）前后外周血 mIL_2R 阳性细胞的变化，治疗 4 个月后，外周血 mIL_2R 阳性细胞显示下降（由 80.3% 降至 23.3%），而病人情况、临床体征、实验室检查指标好转。这表明毛细胞白血病外周血 mIL_2R 阳性细胞百分数拟可作为估价病情和预后的指标。

[关键词] 膜白细胞介素 2 受体；重组 α-干扰素；间接免疫荧光法；流式细胞光度计；毛细胞白血病

膜白细胞介素 2 受体（mIL_2R）系存在于多种免疫细胞、免疫有关细胞和部分白血病细胞表面的一种糖蛋白，与白细胞介素 2 结合后，可促进细胞分裂增殖。该受体由两条肽链组成，一条叫 α-链，分子量为 70～75 kD；另一条叫 β-链，分子量为 50～60 kD（Tac 分子）。有资料表明，恶变毛细胞能自动表达 mIL_2R[1]，但目前对 mIL_2R 在毛细胞白血病中的作用和临床意义尚未完全清楚，鉴于这种情况，本文观察了用重组 α-干扰素治疗毛细胞白血病前后，mIL_2R、临床表现和实验室检查指标的变化，从而探讨 mIL_2R 在 HCL 中的作用和临床意义。

材料和方法

一、临床资料

1. 患者情况：男性，50 岁，以乏力、头晕、左上腹不适为主要症状，查体发现脾在左锁骨中线肋下 8 cm，质韧，无其他阳性体征。

2. 血象：血红蛋白 90 g/L，红细胞计数 $4.9 \times 10^{12}/L$，白细胞计数 $29 \times 10^9/L$，血小板 $86 \times 10^9/L$，白细胞分类：分叶核粒细胞 11%，毛细胞 65%，

---

① 进修医师。

淋巴细胞 14％。

3. 骨髓象：增生Ⅲ级，分类：中幼粒细胞 3％，晚幼粒细胞 3.5％，杆状核粒细胞 6.5％，分叶核粒细胞 9.5％，早幼红细胞 1％，中幼红细胞 5％，晚幼红细胞 10％，毛细胞 50％，淋巴细胞 7％，单核细胞 15％。

4. 电镜检查：在透射电镜下单个核细胞中 90％细胞表面可见毛状突起，核卵圆形，异染色质边集，胞浆内可见吞饮小泡，少量毛细胞可见核糖体–板层复合物。

二、实验方法

1. 分离外周血单个核细胞：用淋巴细胞分层液（比重 1.077），以常规方法分离出单个核细胞，用 D-Hanks 液配成每 50 μl 含 10^6 个单个核细胞悬液。

2. 免疫染色（间接免疫荧光法）：于实验组和对照组试管中分别加入 50 μl 含 10^6 单个核细胞的悬液，实验组加 1∶100 坑-Tac 单克隆抗体 50 μl（核抗体由武汉生物制品所馈赠），对照组以 D-Hanks 液 50 μl 替代，4 ℃ 40 分钟，用 D-Hanks 液洗 3 次，弃上清；然加后均加 1∶10 正常羊血清 50 μl，混匀，4 ℃，30 分钟，以阻断非特异吸附，洗 3 次。再于实验组、对照组均加 1∶100FITC-羊抗鼠 IgG50 μl（军事医科院基础所），混匀，4 ℃，避光 40 分钟，洗 3 次，弃上清，每管加荧光保存液 1 ml，用 30～40 nm 孔径的尼龙网过滤。

3. 流式细胞光度计测定（美国 B·D 公司生产的 FACSTAR）：每次测定标本前，先以鸡红细胞为标准，调整仪器光路系统，使仪器进入正常状态，然后以对照组定标，每份标本测 2 000 个细胞，经计算机处理，得出实验组荧光阳性细胞百分比。

三、治疗方法

重组 α-干扰素（美国产），每次肌注 300 万 U，每周 2～3 次，疗程 4 个月，干扰素总用量为 300 万 U×35。

四、观察范围

治疗前后临床表现、血象、骨髓象及外周血 mIL_2R 阳性细胞百分比的变化。

表　重组 α-干扰素治疗毛细胞白血病 4 个月后临床指标的变化

	脾大小(肋下 cm)	周围血像								骨髓像				
		血红蛋白(g/L)	红细胞(10⁹/L)	血小板(10⁹/L)	白细胞(10⁹/L)	粒细胞(%)	淋巴细胞(%)	单核细胞(%)	毛细胞(%)	增生级	粒系(%)	淋巴系(%)	毛细胞(%)	红系(%)
治疗前	8	90	4 900	86	29	11	14	0	65	III	22.5	7	50	16
治疗后	0.5	190	6 010	128	9.8	22	13	3	38	III	40	4.5	40	16.5

结　果

一、重组 α-干扰素治疗前后临床指标的变化

上表总结了用重组 α-干扰素治疗 4 个月后临床体征、血象、骨髓象的改变，可看出重组 α-干扰素治疗毛细胞白血病有效，病人脾脏由肋下 8 cm 缩小到 0.5 cm，贫血得到纠正，血小板恢复正常，粒细胞比例上升，毛细胞在外周血由 65% 降到 38%。

二、治疗前后外周血 mIL_2R 阳性细胞百分数

治疗前为 80.3%，治疗后为 23.3%。

讨　论

比较重组 α-干扰素治疗前后临床体征、实验室检查指标和外周血 mIL_2R 阳性细胞百分数，可以看出，重组 α-干扰素治疗该例毛细胞白血病有效，并且外周血 mIL_2R 阳性细胞百分数随病情好转而下降。Semenzato 等[2]发现，HCL 病人 NK 细胞功能严重减低，经用 α-干扰素治疗后，NK 细胞功能逐渐恢复。NK 细胞在人体防御机制中起重要作用，包括消除感染原和排斥肿瘤细胞[3]，干扰素活化 NK 细胞后能抑制白血病细胞生长[4]，毛细胞白血病病人缺乏内源性 α-干扰素产生（可能由于染色体异常所致），而干扰素是 NK 细胞活性的有效刺激剂[2]，因此，用干扰素治疗 HCL 可恢复 NK 细胞功能，通过 NK 细胞消除部分恶性毛细胞，这是干扰素治疗 HCL 后，毛细胞减少的机制之一。另外干扰素有促进细胞分化的特性[2]，在该病例中，表现为外周血减少的粒细胞和单核细胞逐渐增加。随着恶性毛细胞在外周血和骨髓中减少，骨髓造血功能逐渐得到恢复，贫血和血小板减少得以纠正；由于恶变毛细胞对脾浸润减轻，肿大的脾逐渐变小。

已有众多资料表明，HCL 血清可溶性白细胞介素 2 受体（sIL_2R）水平显著升高[1]，本实验结果表明，HCL 外周血 mIL_2R 阳性细胞百分数明显升高，很显然二者有平行关系，并且 sIL_2R 系恶变毛细胞直接释放所致。经用重组 α-干扰素治疗 4 个月，疗效结果表明，HCL 在治疗前 mIL_2R 是增多的，mIL_2R 的过量存在，使 IL_2/IL_2R 比例失调，IL_2 相对不足，而 IL_2 系 NK 细胞活化的重要因子[2]，因此，HCL 病人 NK 细胞功能严重削弱，这与 IL_2R 过量存在有关。重组 α-干扰素与 IL_2 一样，可以激活 NK 细胞活性，因此，用重组 α-干扰

素治疗 HCL,可使因 IL_2 相对不足所引起的 NK 细胞功能减弱得到恢复,再加上干扰素的直接细胞毒性和促细胞分化功能,使体内恶性毛细胞减少,外周血 mIL_2R 阳性细胞亦减少,IL_2/IL_2R 比例趋向正常,病人临床情况好转。所以,外周血 mIL_2R 阳性细胞百分数拟可作为估价 HCL 病情和预后的指标之一。

参考文献

[1] Pizzolo G,et al. The soluble interleukin-2 Receptor in haematological disorders. Br J Haematol,1987,67:377.

[2] Semenzato G, et al. Alpha-interferon activates the natural killer system in patients with hairy cell leukemia. Blood,1993,86:682.

[3] Oshimid L,et al. Lysis of lymphoma cells by autologous and allogeneic natural killer cells. Blood,1985,65:638.

[4] Ruco LP,et al. Sever deficiency of natural kille activity in the peripheral blood of patients with hairy cell leukemia. Blood,1983,61:1132.

〔原载:北京医科大学学报,1991,23(3):181-182.〕

人体白细胞介素受体及其
在血液病中的临床意义

北京医科大学血液病研究所
邓星明　综述　王德炳　审校

　　白细胞介素 2 受体系存在于多种免疫细胞及免疫有关细胞表面的一种糖蛋白，与白细胞介素 2（IL_2）结合后，可以促进细胞分裂增殖。1979 年，G. D. Bonnard 等[1]经实验发现：适当剂量含 IL_2 的条件介质，在 37 ℃与相当高数量的 CTC（Cultured T Cell）一起孵育。到 24 小时 IL_2 活性大大减低，到 72 小时则测不到。这个结果表明 CTC 能消除 IL_2 活性，并推断 CTC 是通过特殊受体消耗 IL_2，也就是说活化 T 细胞表面存在白细胞介素 2 受体（IL_2R）。自此以后，许多作者致力于获取抗该成分的单克隆抗体。1981 年，Uchiyama T 等[2]从外周血淋巴细胞中分离出 T 细胞，在体外加含 IL_2 的条件培养基，建立长期传代培养的人 T 细胞系，即 CTC，然后以 CTC 为免疫原，制备出可分泌只与丝裂原或同种异体抗原活化的 T 细胞起反应，但对新鲜分离的周围血淋巴细胞却无作用的单克隆抗体杂交瘤，杂交瘤分泌的单克隆抗体当时命名为抗-Tac（Anti-activ-ated T Dell）。该抗体结合的位点为 Tac 抗原，后来证实 Tac 抗原为 IL_2R 的重要组成部分。近年来，科学家们对 IL_2R 的分子结构。分布特点，体内功能以及在血液病中的特点、意义做了深入的研究。

一、IL_2R 的基本特征

　　IL_2R 存在于多种细胞表面。包括 T 细胞、LAK 细胞 Mφ、B 细胞等[3]。人 IL_2R 是由两条肽链组成的糖蛋白，一条叫 α-链，分子量为 75 kD；另一条叫 β-链，分子量为 50～60 kD。Tac 分子是 IL_2R 或 IL_3R 的一种组分。IL_2R 除存在于细胞表面以外，近来发现还可以被细胞释放出来进入血浆中，可溶性受体的存在与分布在细胞表面的情况相一致。IL_2R 具有两类，一类为高亲和力受体；另一类为低亲和力受体，目前认为只有高亲和力 IL_2R 与细胞增殖有关。

IL_2 可以作用于任何该受体为阳性的细胞。

二、IL_2R 表达的影响因素

在 T 细胞激活过程中，IL_2R 表达受抗原 IL_2、辅助细胞等因素的影响[4]。第一，抗原对 IL_2R 表达的影响：由抗原诱导的 T 细胞增殖是通过一种自身分泌网途径所介导，即抗原受体被激发后导致 IL_2R 表达、IL_2 的产生及 IL_2 的释放，而后 IL_2 与其受体结合促进细胞的分裂增殖，抗原的刺激首先是使细胞表面表面 IL_2R，激活的细胞其 IL_2 反应性的丧失并非由于 IL_2R 或 IL_2 自身的向下调节作用，而是由于缺乏重复的抗原刺激。在体外表现为只有反复的抗原刺激才能不断引起 IL_2 介导的克隆增殖；第二，IL_2 对 IL_2R 表达的影响：IL_2 与受体相互作用，虽极大地提高了 Tac 抗原表达，但膜表面高亲和力 IL_2R 密度明显减少；第三，辅助细胞对 IL_2R 表达的影响：在以 PHA 为刺激剂的系统中，仅仅加入适量的 PHA，T 细胞不出现增殖反应，亦无 IL_2R 表达，然而若同时加入单核细胞，则 T 细胞既表达 IL_2R，又出现增殖反应。

三、IL_2R 与其单克隆抗体

鼠抗人 IL_2R 的单克隆抗体有[5]：抗-Tac 和 $7G7/B_6$、$B1 \cdot 49.9$、$H1E1$、$H_{31}H-A_{26}$、HC：H_{46}，其中抗-Tac 和 $7G7/B_6$ 用得较多，并且二者分别结合 IL_2R 的不同位点。我们可以利用这两种单克隆抗体设计一个酶联免疫吸附法和放射免疫测定法测定溶液中可溶性白细胞介素 2 受体。用荧光素标记 Tac 抗体，然后与活化细胞 IL_2R 结合，经流式细胞光度计测细胞 IL_2R。也可以用免疫电镜的方法观察细胞表面及细胞质内的 IL_2R。Mikihiro Shamoto 等[6]利用免疫过氧化物酶技术在电镜下观察到部分淋巴瘤细胞的核周池、粗面内质网池、高尔基复合体池以及这些池周边的原生质膜存在 IL_2R。

四、血液病与可溶性 IL_2R （SIL_2R）

SIL_2R 的产生不是由于细胞死后释放 IL_2R 的结果，而是细胞膜结合的 IL_2R 可以释放到血液中去成为可溶性形式。SIL_2R 比膜 IL_2R 小，但仍保持有效的结合 IL_2 的能力，采用 ELISA 法测定正常人血清 IL_2R 水平，结果在 $100\sim500$ U/ml[7]，以 PHA 刺激淋巴细胞所得上清液作为标准，这些值可反映因生理刺激而出现的正常淋巴细胞活化。在几种反应状态及一些血液恶性肿瘤

病例中可以检测到高水平 SIL_2R，这些异常值可能是由于活化 T 细胞增加释放的结果，或者是由于肿瘤细胞释放 IL_2 所致。表 1 总结了几种血流病 SIL_2R 水平[8]。SIL_2R 水平增高不是疾病所特有，但可作为疾病活动的指针，如：用 α-干扰素治疗毛细胞白血病，发现 SIL_2R 水平下降与临床反应相平行，在治疗 12 个月后值最低，治疗停止后 SIL_2R 值进行性升高，伴随疾病的临床体征再次出现[8]。霍奇金病 SIL_2R 水平与疾病进展有关，晚期病人或有全身症状的病人显著高于早期，在急性淋巴细胞白血病中，晚期 SIL_2R 水平更高[9]。有资料提示，SIL_2R 水平可能是一种评估肿瘤负荷和预测疗效的有效方法。最近观察到在同种异基因骨髓移植后，SIL_2R 水平增高与 GVHD 有关，SIL_2R 的生物学作用有待进一步探讨[8]。

表 1　几种血液病 SIL_2R 水平[8]

疾病名称	病例数	SIL_2R（U/ml，mea±SEM）	P 值
霍奇金病	120	1 207±26	<0.01
非霍奇金病	58	1 954±25	<0.01
毛细胞白血病	16	25 800±2 950	<0.01
慢性 B 细胞白血病	52	178±232	<0.01
多发性骨髓瘤	10	382±62	ns
急性淋巴细胞白血病	38	1 899±173	<0.01
急性粒细胞白血病	64	1 150±120	<0.01
慢性粒细胞白血病	9	285±68	ns
血管性免疫母细胞淋巴结病	7	6 450±1 200	<0.01
传染性单核细胞增多症	7	815±102	<0.01
HIV 感染	92	709±38	<0.01
正常对照	56	256±15	

注：ns 表示无意义

五、髓性白血病与膜 IL_2R

IL_2R 在急性粒细胞白血病细胞和慢性粒细胞白血病细胞上具有典型的可诱导性而不在正常骨髓细胞上，这一点到目前为止其潜在病理生理作用仍不清楚[9]。实验表明，新鲜慢性粒细胞白血病细胞（T 细胞已去除），不表达其表面 IL_2R，用抗 IL_2R 的单克隆抗体标记细胞后，显示荧光阴性；但将慢性粒细胞白血病细胞在悬液中孵育 18 小时后，细胞与抗-IL_2R 的单克隆抗体具有高反应性，表明孵育后表达了 IL_2R。与慢性粒细胞白血病细胞比较，正常骨髓细胞经孵育不表达 IL_2R，IL_2R 在大部分慢性粒细胞白血病细胞上存在。这就提示了这些受体在细胞增殖方面可能的作用[9]。

六、抗-IL_2R 的单克隆抗体治疗成人 T 细胞白血病

在不影响正常成熟 T 细胞和 T 细胞前体细胞的前提下，要消除表达 Tac 的白血病细胞，可以选择三种途径[10]：第一，使用未修饰抗-Tac 单克隆抗体，一方面阻止 IL_2 与 IL_2R 结合，另一方面，这种抗体与白血病细胞 IL_2R 结合，通过细胞毒机制而消除白血病细胞；第二，将毒素连接到抗-Tac 抗体上，抗体作为靶试剂将毒素带到白血病细胞表面；第三，连接 α-放射性核素（如^{212}Bi）到抗-Tac 抗体上，结果 α-射线放射到细胞表面而杀死白血病细胞。静脉输注抗-Tac 抗体治疗成人 T 细胞白血病，副作用少，没有血液正常成分的减少，包括正常 T 细胞，部分病人能暂时部分或完全缓解，但效果不稳定，停药后易复发，复发后抗-Tac 抗体不再有效[10]。

七、结束语

IL_2R 是免疫学和血液学研究十分活跃的领域，国内所做工作不多，但国外已做大量工作，对 IL_2R 的分子结构、分布情况、功能、基因表达以及在一些疾病状况下 IL_1R 的特点、意义作了深入的研究。但仍存在着很多问题有待解决，包括：高、低亲和性受体确切分子结构的区别，它们分别促进 T 细胞增殖的机制，血液病中 SIL_2R 的生物学意义，慢性粒细胞白血病细胞孵育后能诱导出 IL_2R 表达而正常骨髓细胞则不能的机制等等。利用免疫电镜的方法观察细胞内，细胞表面 IL_2R 情况有待进一步深入。总之，对 IL_2R 及其单克隆抗体的进一步研究将会给疾病的诊断、治疗的预后估价提供新的手段，并展示了极大的发展远景。

参考文献

[1] Bonnard GD，et al. Journal of Tmmunol，1979，123：2704.

［2］ Takahsi Uchiyma，et al. Journal of Immunol，1981，126：1393.

［3］ Andrew ME，et al，J Exp Med，1984，132：839.

［4］ Meuer SC，et al. Proc Notl Acad Sci USA，1984，81：1509.

［5］ Tanaka Y，et al. Micrbiol Immunol，1984，28：1041.

［6］ Mikihiro Shamoto，et al. Am J Pathol，1985，119：515.

［7］ Ching-Hon Pai，et al. Blood，1987，70：624.

［8］ Dr G Pizzolo，et al. British Journal of Haematology，1987，67：377.

［9］ Giusepp Visani，et al. Blood，1987，69：1182.

［10］ Warner C，et al. Annals of Internal Medicine，1986，105：560.

（1989 年 2 月 13 日收稿，1989 年 8 月 5 日修回）

［原载：临床血液病杂志，1990，（1）：19-21.］

重组白细胞介素 3 诱导的人原始粒细胞长期培养的观察研究

北京医科大学　　人民医院电镜室　王德炳　杨世俊
　　　　　　　　免疫学教研室　钱玉昆　刘宇红

［提要］目前研究认为，白细胞介素 3（IL-3）可以促进骨髓多能干细胞的分化和增殖。本文将一例急性粒细胞白血病患者外周血白血病细胞进行培养，传代 70 代以上，并对其进行了形态学观察、细胞化学和免疫细胞化学染色、细胞表面标记和染色体分析。结果表明，rIL-3 在体外培养中对原始粒细胞确有促进其增殖作用。

［关键词］白细胞介素 3（IL-3）；原始粒细胞；增殖作用；免疫细胞化学；细胞表面标记

IN VITRO OBSERVATION AND STUDY ON HUMAN ACUTE MYELOBLASTIC LEUKEMIA（AML）CELLS INDUCED BY RECOMBINANT INTERLEUKIN 3（IL-3）IN LONG-TERM CULTURE

Electron Microscope Laboratory，People's Hospital Wang Debing，et al

［Abstract］It has been shown that IL-3 is able to stimulate the proliferation and differentiation of hemopoietic stem cell in vitro. In this paper，We have established an human acute myeloblastic leukemia cell line induced by IL-3，It has been studied and observed by cytochemistry，immunoelectron microscopy，scaning electron microscopy，surface markers and chromosome analysis. The results indicate that IL-3 is able to stimulate the proliferation of AML，cells in vitro. These AML cells still possess the characters of blastic cell in morphology，cytochemistry and cell surface markers.

［Key words］Interleukin 3；Acute myeloblastic leukemia cells；Proliferation，Immunocytochemistry；Cell surface markers

目前对白细胞介素 3（IL-3）的研究中，有人认为 IL-3 对造血细胞具有非常重要的作用，它可促进骨髓多能干细胞的增殖和分化，并对各系不同发育阶段的白细胞也具有促进增殖的作用[1,2]。还有报道 IL-3 可以促进粒细胞性白血病细胞的短期增殖[3,4]。但在 IL-3 诱导下，建立可长期培养的原始粒细胞系，并对其进行形态学观察、表面标记及染色体分析等方面的工作，国内外报道甚少。1988 年，我们将一例急性粒细胞性白血病病人的外周血细胞，在 rIL-3 诱导下传代培养 70 代以上（P_2-Ⅱ）。同时，为了研究 rIL-3 对原始粒细胞增殖和分化的影响，在培养过程中，我们还进行了细胞表面标记的研究、形态学观察、细胞化学及免疫细胞化学染色和染色体分析。结果证实，rIL-3 对原始粒细胞确有促进其增殖的作用，但对其分化无明显影响。现将我们的工作介绍如下。

材料与方法

一、细胞系来源

细胞系来自一名 63 岁急性粒细胞白血病女性患者的外周血细胞的长期培养。患者因乏力、气短、发热半个月后前来就诊。经血象、骨髓象及组化检查，确诊为急性粒细胞性白血病，其白细胞总数为 $97×10^9/L$，血红蛋白 97 g/L，血小板 $178×10^9/L$。分类：原始粒 50%，早幼粒 37%、中幼粒 1%、杆状 1%，每片巨核 10 个。骨髓增生Ⅰ级，粒红比为 98∶1。组织化学染色：髓性过氧化物酶阳性，非特异性酯酶为弱阳性。

二、细胞传代培养过程

外周血肝素抗凝，经淋巴细胞分层液（比重为 1.077）分离后，以 $1×10^6$ 细胞/ml 浓度培养。培养基为含 10% 人 AB 血清的 RPMI 1640，加入 rIL-3 10 μ/ml（rIL-3 由北京医科大学免疫学教研室制备），37 ℃，50%CO_2 饱和湿润空气中培养，每周换液一次。

三、细胞生长曲线的测定

将细胞接种于 24 孔板上，浓度为 $1.5×10^5$ 细胞/ml，培养 1～9 天，逐日取 3 孔计数细胞，绘制曲线，进行动态观察。

四、细胞表面标记的研究方法

用间接免疫荧光法对细胞表面 HLA-A、B、C、HLA-DR，OKT_{10}（CD_{38}）、OKT_3（CD_3）、SmIg 等表面标记物进行标记。首先把收集的培养细胞悬液离心，弃掉上清，经 PBS 洗 3 次，再将细胞浓度调至 1×10^6 细胞/ml，进行间接免疫荧光染色。反应完成后，加入 1‰多聚甲醛保存液，经 30～40 nm 微孔过滤器过滤。最后输入 $FACS_{400}$ Flow-Cytometer（美国 BD 公司）进行表面标记物的分析。

五、各项细胞形态学研究方法

1. 细胞化学染色

收集培养瓶中的培养细胞，以 1 000 rpm 的速度离心 10 分钟，弃掉上清，余下少量液体，将其中细胞吹打均匀，用细胞涂片机制成细胞涂片，进行髓性过氧化物酶（MPO）、非特异性酯酶（NSE）、非特异性酯酶加 NaF 抑制试验。

2. 电镜过氧化物酶染色

收集培养细胞，用 0.1 mol/L PBS 液洗 3 次后，加入 1‰戊二醛预固定 10 分钟，再用 0.1 mol/L PBS 液洗 2 次，然后用 DAB 显色（10 mg DAB 溶于 0.05 mol/L Tris-HCl-NaCl 5 ml＋3‰ H_2O_2 16.5 ml），反应时间为 1 小时。显色完成后，用林格氏液洗 3 次，每次 5 分钟。然后用 1‰戊二醛后固定 1 小时，按常规电镜方法脱水包埋。

3. 免疫电镜染色

首先收集培养细胞，用 0.01 mol/L PBS（pH7.4）液洗 3 次，加入 1：10 正常羊血清阻断非特异性结合部位，然后加第一抗体 OKT_{10}（CD_{38}，工作浓度为 1：20），4℃孵育 1 小时。0.01 mol/L PBS（pH7.4）洗 2 次后换 pH8.4 的 0.01 mol/L PBS 洗 2 次，再加入正常羊血清（用 pH8.4 的 PBS 稀释），室温阻断 10 分钟。然后加入 15 nm 胶体金标记的羊抗鼠 IgG，室温作用 20 分钟。经 pH8.4 的 PBS 液洗 2 次后，换 pH7.4 PBS 洗 2 次，加入 1‰戊二醛固定 1 小时，按常规电镜方法脱水包埋，制备超薄切片。

4. 扫描电镜方法

收集培养细胞，用 0.01 mol/L PBS 液洗 3 次，系列脱水，临界点干燥，真空喷镀，扫描电镜观察。

六、染色体分析

收集培养细胞，1640 培养 24 小时后，常规制片并进行 G 显带。

结　果

一、细胞培养结果

细胞在液体培养基中基本以大小不一的细胞团悬浮生长，其团不易分离，50 代以后生长旺盛，出现单层细胞贴壁。无论是悬浮的细胞团还是贴壁的细胞，经传代后均能生长繁殖。经液氮贮存后，细胞仍能良好的复苏，其细胞生长在 1~3 天为对数生长期，倍增时间为 31 小时。

二、细胞表面标记分析结果

用间接免疫荧光染色，流式细胞荧光分析仪分析细胞系表面 HLA-ABC、HLA-DR、OKT_{10}（CD_{38}）、OKT_3（CD_3）及 SmIg 等表面标记，其分布情况如表所示，细胞系表面除具有较高比例的 HLA-ABC 和 HLA-DR 抗原外，还分布较高的 OKT_{10}（CD_{38}）标记。另外，B 细胞表面标记 SmIg 和代表正常 T 淋巴细胞表面标记的 OKT_3（CD_3）所占比例甚少。

表　P_2-Ⅱ细胞系表面标记

单克隆抗体	阳性率（%）
对照	1
抗 HLA-ABC	95.3
抗 HLA-DR	68
OKT_{10}	10.5
OKT_{11}	0.6
OKT_3	1.1
抗 SmIg	1.1

三、细胞化学染色结果

光镜过氧化物酶染色，大部分细胞为阴性结果；非特异性酯酶染色呈阳性反应，经 NaF 抑制后仍为阳性反应。

电镜过氧化物酶染色，部分细胞胞质中散在分布少量阳性颗粒（图 1）。说明符合粒细胞性白血病的特征。

四、超微结构和免疫电镜结果

电镜下大多数白血病细胞属于早幼粒阶段，核呈卵圆形或肾形，有时核因深的凹陷呈扭曲状或分叶状，核仁明显；胞质中各种细胞器均不发达，核糖体较密集（图 2）。

用单克隆抗体 OKT_{10}（CD_{38}）进行免疫电镜染色，具有上述特征的原始粒细胞表面常可见到成堆分布的金颗粒，说明这些细胞的发育处于原始阶段（图 2、图 3）。

扫描电镜下，细胞系中原始粒细胞多呈球形，表面分布较稀疏的峰状隆起，边缘偶见棘状突起（图 4）。

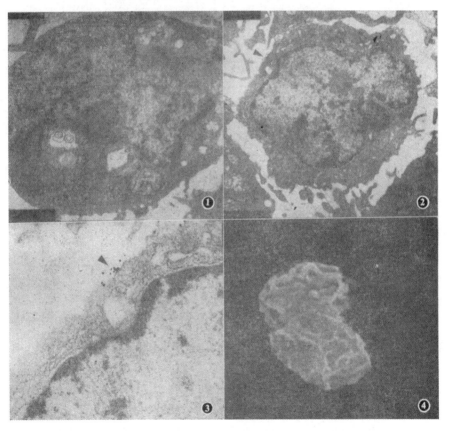

图 1　原始粒细胞胞质中散在的 MPO 阳性颗粒（箭头指处）（$TE_6 M \times 10\ 000$）

图 2　带有 OKT_{10} 标记的原始粒细胞，金颗粒（箭头指处）分布于细胞表面。$TEM \times 7\ 200$

图 3　同图 1。$TEM \times 19\ 000$

图 4　原始粒细胞。$SEM \times 16\ 000$

五、染色体分析结果

3 号染色体长臂增长，带型似 1 号染色体长臂的末端，即 $3q^+$ 为 1q 臂末端（1 号长臂部分三体），并有少数核型有 D 组 G 组随体联合（图 5）。

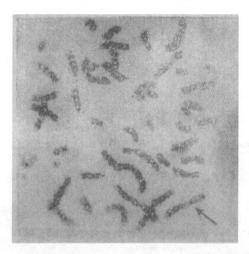

图 5　P_2-Ⅱ细胞系核型（箭头所示为三臂染色体）

讨　论

迄今为止，虽有原始粒细胞建系的报道，但在 IL-3 诱导下的长期传代培养以至建系的报道甚少。我们在传代培养过程中曾设立多组对照，在其他条件相同但未加 IL-3 的对照组中，无一组传代培养成功。说明 IL-3 确与早期粒细胞的增殖有关。

根据细胞形态学、细胞化学及表面标记的分析，传代培养的细胞仍保持原始粒细胞的基本特征，特别是细胞表面标记的分析，相当一部分细胞对 OKT_{10}（CD_{38}）呈阳性反应。由于 OKT_{10}（CD_{38}）可以作为骨髓原始细胞的一种表面标记，说明在 IL-3 诱导的原始粒细胞的传代培养过程中，细胞仍处于原始阶段[7]。

过氧化物酶是粒细胞系统的一个重要标志酶。本例光镜下此酶虽为阴性结果，但电镜下有些细胞内可见散在的 MPO 阳性颗粒，由于过氧化物酶较少，光镜下 MPO 染色可以为阴性，但在电镜下仍可显示出少量的阳性颗粒。所以用电镜过氧化物酶染色是鉴定粒细胞内初级 MPO 颗粒的重要手段，同时 MPO

颗粒较为少见，也说明白血病细胞的发育很可能是处于非常原始的阶段[5,6]。

P$_2$-Ⅱ 的长期传代培养，在方法学上对研究白血病细胞具有一定的指导意义。另外，在传代过程中，进行一系列形态学指标的测定，对研究 IL-3 对白血病细胞增殖和分化的影响提供了有力的依据。

参考文献

[1] Joseph Lotem，et al. Role of different norma hematopoietic regulatory proteins in the differentiation of myeloid leukemia cells. Int J Cancer，1988，41：101.

[2] Lopez AF，et al. Stimulation of proliferation，differentiation，and function of leukemic cells by primate interleukin 3. Proc Natl Acad Sci（USA），1987，84：2761.

[3] Patrizia Lista，et al. Induction of proliferation of acute myeloblastic leukemia（AML） cells with hemopoietic growth factors. Lcukemia Res，1988，12.

[4] Ruud Dolwel，et al. Human recombinante multilineage colony stimulator of acute myelocytic leukemia progenitor cells in vitro. Blood，1987，70：628.

[5] 李新兰等. 小鼠粒细胞性白血病胞系 L$_{533}$ 的建立及其生物学特性的观察. 中华血液学杂志，1987，8：461.

[6] 吕联煌等. 急性颗粒增多的早幼粒细胞白血病的超微结构观察. 中华血液学杂志，1986，7：25

[7] 戴顺志综述. 淋巴细胞杂交瘤技术在细胞免疫学研究中的应用进展. 国外医学·免疫学分册，1983，6（4）：169.

（本研究工作曾得到北医大人民医学血液病研究所薛振萍、史惠玲同志的大力协助，特此致谢。）

［原载：北京医科大学学报，1990，22（5）：331-334.］

血小板过氧化物酶的电镜观察诊断
巨核细胞性白血病

北京医科大学第二临床医学院　　血液病研究所　　王德炳
电镜室　　陈莉颖　　彭　玲

[提要] 在光镜下难以将巨核细胞性白血病的原始细胞与其他急性白血病的原始细胞，特别是小原淋细胞相区别。血小板过氧化物酶（PPO）出现在巨核细胞系早期，而且有特异性。此酶只有在电镜下才能观察到。本文用预固定法显示 PPO，阳性率高，简便可靠，并初步诊断了一例巨核细胞性白血病。PPO 方法可以早期诊断巨核细胞性白血病。对鉴别其他急性白血病有重要意义。

IDENTIFICATION OF MEGAKARYOBLASTIC ACUTE
LEUKEMIA BY ELECTRON MICROSCOPIC OBSERVATION
OF PLATELET PEROXIDASE

Institute of Hematology Wang De-bing，et al

It is difficult to distinguish megakaryoblasts from small lymphocytes and undifferentiated cells with light microscope.

Platelet Peroxidase（PPO），which is recognized to be the particular enzyme mark in the megakaryocyte system，can be used specifically to diagnose megakaryoblastic leukemia with electron microscope.

The method of prefixation，one of the three methods reported in foreign literatures，proved to be higher in sensitivity，better in keeping morphology，simpler in process，with which we have succeeded in diagnosing a case of megakaryoblastic leukemia.

The following is an introduction to the method.

The cells were prefixed for 30 min in 0. 1% glutaraldehyde and then incubated in the dark for 60 min in 20 mg DAB/0. 1 mol/L Tris-HCl-NaCl 10 ml containing 0.003% H$_2$O$_2$. After washing in Ringer Tris-HCl, the cells were fixed in 1.25% glutaraldehyde and Dostfixed in 1% osmium tetroxide.

Our results show that dense PPO reaction products could be observed in some particular places of the megakaryoblasts such as nuclear envelope and endoplasmic reticulum but not in Golgi apparatus and granules.

巨核细胞性白血病是一种原发于巨核细胞系异常增殖的疾病。其病程经过凶险，可致迅速死亡，并对现有的化疗不敏感。1985年9月，法、美、英（FAB）白血病协作组将其列为急性非淋巴细胞性白血病第七型，即M$_7$型[1]。

在光学显微镜下，从形态上巨核白血病的异常细胞很难与原始淋巴细胞及未分化的白血病细胞相区别，其标志酶由于含量较少，在光镜下不易观察，因此诊断巨核细胞性白血病比较困难。

随着电子显微镜技术的普及和发展，电子显微镜酶细胞化学技术的广泛应用，人们对急性白血病的不均一性有了更多的了解。1972年，Breton等[2]提出巨核细胞血小板中存在特异的血小板过氧化物酶（PPO）。此酶在巨核细胞中有特殊的定位，而且在原巨核细胞阶段该酶即已出现，经过特殊的标本制备，超薄切片，用透射电镜才能观察到。PPO显示技术以及单克隆抗体J$_{15}$的应用，大大提高了巨核细胞白血病以及慢粒急性原巨核细胞变的诊断率。

显示PPO的技术基本上有三种：即Roels提出的后固定法[3]，Anderson提出的先固定法[4]，Heynen提出的预固定法[5]。但其结果并不一致，我们实验室对此进行了比较，认为预固定法较其他两种方法阳性率高，结构保存较好，标本制备较简单，值得推广。并用预固定法初步诊断了一例巨核细胞性白血病。现将方法介绍如下：

材料与方法

一、材料

因巨核细胞不易获得，而血小板中也存在血小板过氧化物酶，故我们选用正常人血小板作为材料来源，分十组，每组四例，其中一例为空白对照。另选一例光镜下诊断为未分化型急性非淋巴细胞性白血病病人的骨髓。

二、方法

1. 硅化采集血小板的针管、离心管及吸管。

2. 静脉血 2 ml 加 3.8％枸橼酸钠 0.2 ml 抗凝后，低速离心 700 转/分，7 分钟后得富含血小板血浆（PRP）。

3. 将 PRP 与 0.1％戊二醛以 1：4 的比例混合室温固定 30 分钟。

4. 0.1 mol/L PB（pH7.4）冲洗 2 次。

5. 置 DAB 染液（每 10 ml 0.1 mol/L Tris-HCl-NaCl 含 DAB 20 mg 加入 1％H_2O_2 30 μl）中孵育，室温，避光 1 小时。

6. 用林格液洗 2 次。

7. 1.5％戊二醛（纯化）固定 1 小时。

8. 用 0.1 mol/L PB 洗 2 次。

9. 1％四氧化锇后固定 1 小时。

10. 按常规透射电镜标本制作方法脱水、浸透、包埋、60 ℃聚合。经超薄切片后，用 JEM-100 CXⅡ电镜观察。

对后固定法及先固定法我们也进行了比较，其具体方法从略。

结果与讨论

一、阳性程度

预固定法和后固定法阳性度高，几乎全部血小板显示 PPO 与联苯胺反应产生的电子致密物（图 1、图 2）。而先固定法仅少数细胞可见阳性反应物，阳性度较其他两种方法差。

二、结构保存

预固定法的超微结构保存良好，细胞完整、核膜清晰，线粒体嵴清楚可见。后固定法少数细胞超微结构有破坏。而先固定法多数细胞结构保存不佳，空泡较多。

三、制备过程

预固定法由于预先用戊二醛进行了处理，使细胞易于结块，故减少了制备过程中的细胞丢失，较其他两种方法操作简单易行。

通过比较，我们认为：预固定法较其他两种方法阳性率高，超微结构保存好，制备过程简便。

PPO 与粒细胞过氧化物酶（MPO）不同，对固定剂非常敏感[6]，用常规制作电镜标本所用的 1.5％戊二醛固定细胞会破坏 PPO 的活性。先固定法改用 2％多聚甲醛 0.5％戊二醛-1％单宁酸混合固定剂固定，但仍然对酶的活性有明显抑制作用。后固定法在孵育前没用固定剂，虽保存了 PPO 的活性，但细胞结构欠佳。预固定法用 0.1％戊二醛对细胞进行预固定，这种低浓度的戊二醛对 PPO 没有明显的抑制作用，且能较好地保存细胞结构。

PPO 与 MPO 的细胞内定位也是不同的。MPO 主要是定位于 Golgi 区的囊泡壁上及早幼粒细胞的嗜天青颗粒（azurophil granules），而 PPO 主要是位于内质网及核膜区（图 3）。

巨核细胞的发生可分为三个阶段：原始巨核细胞阶段、前巨核细胞阶段、成熟巨核细胞阶段。在原始巨核细胞阶段，光镜不能、电镜很难从形态上辨认巨核细胞，但在这个阶段，用电镜已可测出 PPO 的存在[6]。有文献报道，PPO 比血小板表面糖蛋白 $II_b III_a$ 出现得更早，故比单克隆抗体 J_{15} 有更强的敏感度[6]。这点尚有待于我们下一步的工作进一步证实。但 PPO 作为巨核细胞系最早出现的酶标志，在诊断巨核细胞性白血病上的特殊意义是肯定的。

巨核细胞血小板过氧化物酶方法的建立，对临床有一定的实用价值，不但可用于巨核细胞性白血病的临床早期诊断，也可作为慢粒急性原巨核变诊断的依据。我们已用预固定法协助临床初步诊断了一例巨核细胞性白血病。

附：病历摘要

患者 耿×× ，男，69 岁，（病历号 198859）。因渐进性疲乏近一个月，咳嗽十余天于 1987 年 4 月 20 日以"急性白血病"收入院。入院查 Hb8.8 g％，WBC 8 100/mm³，血小板 1.4 万/mm³，外周血可见大量幼稚细胞。骨穿取材不佳，增生 V 级幼稚细胞占 66.5％，光学显微镜下，细胞核为圆形，染色质纤细，核浆比例偏高，组织化学染色为：过氧化物酶（－）95％（＋）5％，脂酶（＋）36/50（＋＋）14/50。糖原（－）7/50（＋）40/50（＋＋＋）3/50。初步诊断为未分化型急性非淋巴细胞性白血病。后多次骨穿均为干抽，疑有骨髓纤维化的问题，作骨髓活检，病理未能证实。经电子显微镜血小板过氧化物酶检查，在周围血中出现血小板过氧化物酶阳性的幼稚细胞，细胞核大，核仁明显，在核膜和粗面内质网上可见明显的 PPO 致密反应产物（图 4、图5）。诊断为巨核细胞性白血病。

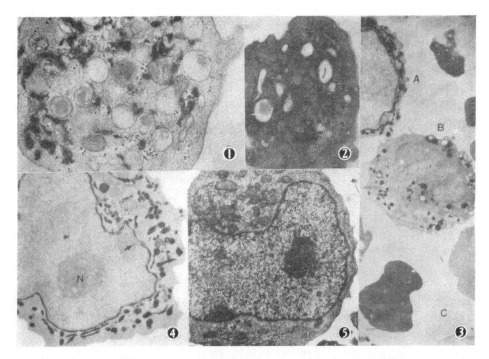

图1　预固定法显示血小板中 PPO 阳性反应物，超微结构保存良好，线粒体嵴清晰可见。×52 200

图2　未经 DAB 染液孵育的血小板，无 PPO 阳性反应物。×25 200

图3　经 DAB 染液孵育的巨核细胞、粒细胞和淋巴细胞。（A）巨核细胞核膜及内质网显示 PPO 阳性反应产物；（B）粒细胞核膜及内质网未见 PPO 阳性反应物，仅见中性颗粒因含髓性过氧化物酶（MPO）表现为致密颗粒；（C）淋巴细胞则为阴性反应。×6 500

图4　幼稚巨核细胞，核大，核仁明显，用预固定法显示 PPO 阳性反应物，主要定位于核膜及内质网。×10 500

图5　未经 DAB 染液孵育的幼稚巨核细胞，无 PPO 阳性反应物。×13 100

参考文献

［1］ Bennett JM，et al. Proposed revised criteria for the classification of acute myeloid leukemia. Ann Int Med，1985，103：626.

［2］ Breton-Gorfus，et al. Ultrastructural localization of peroxidase activity in human platelets and megakaryocytes，Am J Path，1976，66：277.

［3］ Frank Roels，et al. Cytochemical discrimination between catalases and peroxidase using diaminobenzidine. Histochemistry，1975，41：281.

［4］ Winston A Anderson，et al. Ultrastructural localization of endogenous mammary gland peroxidase during lactogenesis in the rat-result after tannic acid formaldehydeglutaraldehyde fixation. J Histochem Cytochem，1975，4：295.

［5］ Heynen MJ，et al. A reliable method with good cell preservation for the demonstration of peroxidase activity in human platelets and megakaryocytes. Histochemistry，1984，80：79.

［6］ Breton-Gorius. Review of the ultrastructure and cytochemistry of megakaryoblastic leukemia. In：Aaron Polliack. eds. Human leukemias：cytochemical and ultrastructural techniques in diagnosis and resoarch. Ist ed. Boston：Martinus Nijhoff Publishers，1984，63-92.

［原载：北京医科大学学报，1988，20（1）：7-9.］

免疫电镜技术对人垂体腺瘤细胞胞浆中分泌颗粒的鉴别

北京医科大学人民医院电镜室　王德炳　杨世俊　郑　荣

[摘要] 本文将蛋白A-胶体金（ProteinA-Gold PAG）复合物作为抗人-生长激素、泌乳素和促肾上腺皮质激素三种抗体的示踪剂，应用包埋后免疫电镜技术，在超微结构水平上成功地对6例人垂体腺瘤细胞胞浆中具有上述三种激素活性的分泌颗粒进行了鉴定，从而在垂体腺瘤的形态与功能的研究中取得了新的认识。同时证明：PAG复合物可以作为一种非常理想的示踪剂广泛应用于免疫电镜技术中。

[关键词] 垂体腺瘤；胶体金-蛋白A复合物；免疫电镜

USING IMMUNOELECTRON MICROSCOPIC METHOD TO IDENTIFY THE CHARACTERISTICS OF EXCRETED GRANULES IN THE CYTOPLASM OF HUMAN PITUITARY ADENOMAS

Electron Microscope Laboratory，People's Hospital WANG Debing，et al

Three excreted granules in the cytoplasm of 6 cases of human pituitary adenomas were observed at ultrastructual level and their specific charecteristics identified by immunoelectron microscopy.

Their pathological morphology and hormone producing function were discussed.

It is concluded that Protein A-Gold（PAG）complex can be applied extensively in immunoelectron microscope technique as a labeled marker.

应用PAG方法于免疫电镜研究，国外自70年代始屡有报道[1]。国内此项工作虽已开展，但文献报道甚少。我们将这一方法应用于垂体腺瘤细胞胞浆中分泌颗粒性质的鉴定中，得到了较为满意的结果，兹介绍如下。

垂体腺瘤是神经内分泌系统中的一种常见肿瘤，它可以分泌生长激素（GH）、泌乳素（PRL）、促肾上腺皮质激素（ACTH）等各种垂体激素，其超微结构上表现为腺瘤细胞胞浆中含有不同形态的分泌颗粒[2]。过去单纯用电镜方法不能够准确地将这些颗粒加以区分，而目前用胶体金标记方法结合电镜技术可以将其准确地区分，从而能够对垂体腺瘤的形态与功能进行深入的研究。胶体金作为一种金属颗粒具有很高的电子密度，并可以与蛋白 A 通过非共价键的形式结合，形成 PAG 复合物，而蛋白 A 又可以和抗体 IgG 分子的 Fc 段结合[3,4]。利用 PAG 上述特性，在经环氧树脂包埋的超薄切片上我们成功地显示了 6 例垂体腺瘤细胞胞浆中 GH、PRL 和 ACTH 三种激素颗粒。本实验是国内胶体金技术在免疫电镜应用中一次成功的尝试，同时在对垂体腺瘤的形态结构和分泌功能研究上取得了一些新的认识。

材料与方法

一、材料来源

标本来源：6 例垂体腺瘤标本为北京医科大学病理解剖教研室收检的垂体腺瘤的手术标本。

免疫试剂来源：猪-抗人 GH、PRL、ACTH 血清为丹麦 DAKO 公司生产。PAG 复合物为中国人民解放军军事医学科学院基础所提供，其金颗粒直径为 10~15 nm。

二、实验方法

光镜检查：制作普通石蜡标本：进行 HE 染色。

电镜标本制作：1 mm³ 的腺瘤组织块用 3％戊二醛固定，再经锇酸后固定，丙酮逐级脱水，812 环氧树脂包埋，半薄切片定位后，淡黄色超薄切片附在涂以 2％火棉胶（Collodion）的不锈钢网上。

PAG 标记免疫染色过程：整个染色过程要求在湿润条件下进行。将前述附有超薄切片的不锈钢网垂直插在预先刻有小凹的牙科蜡板上滴加 1 滴 1：5 正常羊血清，室温作用 5 分钟以阻断非特异性结合部位。不锈钢网不经冲洗用滤纸吸干后各滴加 1 滴猪-抗人 GH、PRL、ACTH 血清，4 ℃过液，回室温 2 小时后，用 0.01 mol/L PBS（PH7.2~7.4）喷洗后再用滤纸吸干。

以下步骤全部在室温中进行。切片回蜡板上，用 1：5 正常羊血清作用 10 分钟，滤纸吸干后滴加 10~15 nm 的 PAG 复合物（用 0.01 mol/L PBS，以 1：10 比例将其稀释），切片反应 60 分钟，用 0.01 mol/L PBS 冲洗后回蜡板上滴加 2％多聚甲醛＋0.5％戊二醛混合固定液固定 30 分钟，用双蒸水喷洗后再用醋酸铀染色 30 分钟，然后用双蒸水喷洗，干燥后在 JEM100CX 透射电镜下观察。

实验对照：省去抗血清孵育步骤，单用 PAG 孵育，其他各步骤相同。

实验结果

将 HE 染色，PAG 免疫染色结果及超微结构观察结果均列入表中，进行对照分析。

从表中可以得出以下结果：

表　形态观察结果

编号	HE 染色	PAG 标记颗粒[*]			超微结构		
		GH	PRL	ACTH	异位胞吐	Ⅰ型纤维	粗面内质网
1	嫌色性	+++	++	+	−	−	+
2	嫌色性	−	+	−	−	−	++
3	嗜酸—嗜碱混合性	+++	+++	++	+	+	+++
4	嫌色性	+	+	−	−	−	+
5	嫌色性	−	−	−	−	−	+
6	嫌色性	+++	−	+	−	+	++
对照	嫌色性	−	−	−	−	−	+

[*] PAG 免疫标记根据被标记颗粒的多少分为−～+++

一、6 例垂体腺瘤在 HE 染色中，除 1 例为嗜酸嗜碱混合性腺瘤外，其他 5 例均为嫌色性腺瘤。而这种嫌色性腺瘤，过去普遍认为是没有内分泌活性的。

二、通过免疫染色结果可以看出：

1. 6 例垂体腺瘤细胞胞浆中均存在着多少不等的分泌颗粒。6 例中有 3 例细胞浆中存在着大量被 GH 抗血清所标记的颗粒，这些颗粒呈圆形或椭圆形，直径 350～400 nm，其电子密度高而均匀一致（见图 1、图 2）。6 例中有 4 例细胞浆中存在着多少不等被 PRL 抗血清所标记的颗粒，这些颗粒的形态往往不太规则，直径比一般颗粒大，约 800 nm，颗粒周边往往有一层界膜（见图 3）。6 例中有 3 例细胞浆中存在着中等到少量被 ACTH 抗血清所标记的颗粒，这种颗粒的电子密度较高，外包一层界膜，颗粒与界膜之间有时可以见到一层透明晕，其颗粒直径 200～300 nm（见图 4）。

2. 从 PAG 染色结果中我们还注意到这样的现象，即 6 例中有 4 例细胞浆中同时存在着被三种激素抗血清所标记的颗粒，这种颗粒有的同时存在于一个细胞浆中，有的存在于两个不同的细胞浆中，由于没有条件进行双重或多重免疫标记，所以不能准确地显示出这些颗粒的分布情况。

三、在 6 例垂体腺瘤的超微结构观察中，我们还注意到胞浆中有较多 PRL 阳性颗粒的腺瘤细胞，可以见到"异位胞吐（misplacecl exocytosis）"的现象，即分泌颗粒的排出在远离毛细血管周隙的两个腺瘤细胞胞膜之间（见图 5）。在 1 例含有被 ACTH 抗血清所标记的腺瘤细胞浆中，可以见到成束排列的直径约为 7 nm 的Ⅰ型纤维（见图 6）。

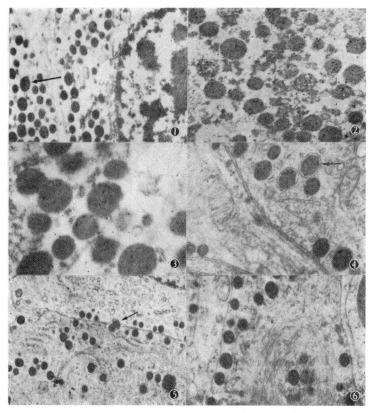

图 1　腺瘤细胞胞浆中被抗-GH 所标记的分泌颗粒。×16 000

图 2　腺瘤细胞胞浆中被抗-GH 所标记的分泌颗粒。×35 000

图 3　腺瘤细胞胞浆中被抗-PRL 所标记的分泌颗粒。×43 000

图 4　腺瘤细胞胞浆中被抗-ACTH 所标记的分泌颗粒。×35 000

图 5　异位胞吐。×12 000

图 6　胞浆中Ⅰ型纤维。×35 000

讨 论

一、本文应用 PAG 标记包埋后免疫电镜技术成功地显示了 6 例垂体腺瘤细胞胞浆中 GH、PRL、ACTH 三种激素颗粒。通过实验我们体会到，PAG 方法具有 3 个优点。首先，方法简单而又可靠，PAG 复合物代替了不同物种的几种免疫球蛋白的制备，同时复合物的制备也很简单，不需特殊的提纯，复合物的形成也并不削弱蛋白 A 的活性及复合物的稳定性。其次，PAG 技术方法可以得出特异性强、灵敏度高而低背景的染色结果。第三，金颗粒具有很高的电子密度，在超薄切片上很容易被检出。

在实验方法上，一般文献上报道在进行免疫染色前先用 $3\%\sim5\%$ H_2O_2 消化环氧树脂包埋的切片，而我们认为这一步骤完全可以省略，因为 H_2O_2 往往容易把片子脱掉，如用 H_2O_2 消化，其浓度要低，时间也不宜过长。另外，在整个标记过程中，切记要防止污染，这对于得到满意的标记结果是非常重要的。

二、本文研究的 6 例垂体腺瘤，经普通 HE 染色后有 5 例诊为嫌色性腺瘤，对于这种腺瘤，国内外有人用电镜方法证明过它们中大多数具有活跃的内分泌活性[5,6]，另外，笔者在 1984 年曾用免疫光镜方法也得出同样的结论。本文用免疫组织化学与电镜结合的方法也得到同样的结果。这种方法既解决了特异性的定性问题，又使观察建立在超微结构水平上，弥补了单纯电镜或单纯光镜免疫细胞化学两种方法的不足。使对垂体腺瘤的分泌活性的认识更为深入。

在 6 例垂体腺瘤的免疫染色中，我们还注意到：当用三种抗血清分别进行 PAG 标记时，其中有 3 例腺瘤组织中同时存在着对这三种激素抗血清呈不同程度阳性反应的细胞。这一结果表明有相当一部分垂体腺瘤是混合性的，它们往往具有二种或二种以上的激素活性，这与 Heitz 等的观察结果是一致的[7]，对此可以引用"多种激素活性的垂体腺瘤（Multihormonal Pituitary adenomas）"这一命名，这种具有多种激素活性的垂体腺瘤的发现，对于探讨垂体腺瘤的组织发生具有一定的意义。

参考文献

[1] Marc Horisberger，Jacqueline R. Colloidal Gold，A useful marker for transmission and scanning electron microscopy. J Histochem and Cytochem，1977，25（4）：295.

[2] Walter E. Stumpf. Localization of hormones by autoradiography and histochemical tech-

niques：A critical review. J Histochem and Cytochem，1970，18：21.

［3］Julia M，et al. Varndell. Immunolabelling for electron microscopy，1984.

［4］J Roth. The colloidal gold marker system for electron microscopic cytochemistry. Immunocyto chemistry 2 Isbn，1933.

［5］臧旭等. 垂体腺瘤——150 例光镜和电镜病理分析. 中华病理学杂志，1985，14：4.

［6］Schechter J. Electron microscopic study of human pituitary tumors：I Chromophobic adenomas. Am J Anat，1973，138：387.

［7］PU Heitz. Multihormonal pituitary adenomas. Hormone Res，1979，10：1.

［原载：北京医科大学学报，1988，20（5）：327-329.］

阵发性睡眠性血红蛋白尿、再生障碍性贫血患者红细胞的扫描电子显微镜观察

北京医学院　附属人民医院　王德炳　王树桐　李树荣

生物物理教研组　程　时　刘　智

第一附属医院　魏敏珍

扫描电子显微镜（以下简称扫描电镜）是观察细胞表面微细结构的良好工具。阵发性睡眠性血红蛋白尿（PNH）是一种获得性的细胞膜缺陷引起的溶血性疾患。早在 20 世纪 50 年代就有人用透射电镜观察 PNH 血影细胞的结构[1~3]，他们发现有些 PNH 细胞膜凸凹不平，存在着异常的电子致密物。60 年代末和 70 年代初扫描电镜对 PNH 细胞的研究揭示；某些 PNH 细胞的中心或边缘有椭圆形的突起，细胞表面不平滑，有大小不等的凹陷[4,5]。但当时的扫描电镜标本未用临界点干燥法进行干燥，因此在标本制作过程中，可能会出现人工假象。

PNH 和再生障碍性贫血（AA）病理过程中有某些相似之处，如约有 1/4 的 PNH 患者是由 AA 转变而来，约 1/2 PNH 患者在病程中或轻或重的曾表现有骨髓增生低下。AA 患者 5%～15% 的红细胞有 PNH 细胞缺陷，目前二者又都是干细胞疾患。但用扫描电镜对 AA 红细胞膜的微细结构研究的很少。为了探讨二者红细胞形态上的关系，我们进行了扫描电镜的观察，并和正常人红细胞进行了比较。

材料和方法

正常人 23 人，均为我单位工作人员。PNH 患者 13 例。由临床及实验室确诊，酸血清试验均为阳性，其中 6 例开始诊为 AA 后转变为 PNH。AA15 例，经骨髓细胞学检查确诊。

方法：取血 1 滴，直接滴入 5 ml 1% 戊二醛磷酸盐固定液中，轻轻振荡后

放置 30 分钟，用磷酸盐缓冲液冲洗两次后再用 1‰ 锇酸固定 20 分钟，用蒸馏水冲洗（以上每步骤须离心 1 000 转/分，5 分钟）。然后加入适量的蒸馏水，使之成为浓度适当的混悬液，用滴管将混悬液滴至盖有 Formoar 膜的铜片上。将铜片置于小称量瓶中，用浓度递增的乙醇脱水，醋酸异戊酯置换，再进行临界点干燥，真空喷涂金后用 H-500 电镜扫描附件进行观察。我们除仔细观察其形态外，并连续计数 200 个以上细胞，进行分类比较。

结　果

1. 正常人红细胞大部分呈光滑的、大小一致的双凹圆盘形（图 1）。

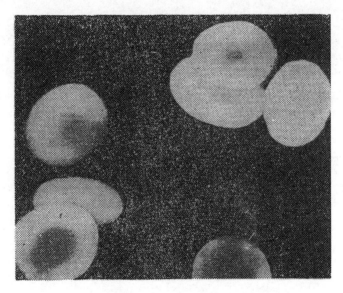

图 1　正常红细胞的扫描电镜（×3 400）

2. PNH 患者的红细胞大都失去正常的双凹圆盘结构，大小不等，边缘不规则，表面凹凸不平（图 3）。

3. AA 红细胞扫描电镜观察，国内尚未见报道，我们观察了 15 例，其红细胞也有上述各种改变（图 5），但有别于 PNH 的是细胞大小差异较 PNH 为小，异形细胞的比例较 PNH 少。

关于这些异常细胞我们分为五类：

（1）口形细胞：细胞肿胀增厚成球形，有一个深的向内的凹陷，宛如杯子和小碗（图 2 左上方）。

（2）锯齿形或棘形红细胞：细胞成球形，膜表面伸出许多规则或不规划的钝圆形或针状突起（图3）

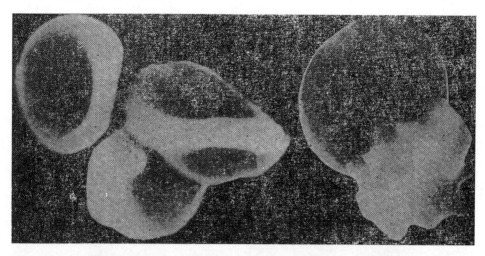

图2　（左）口形细胞（左上方），嵴形细胞（中）及异形红细胞（下）的扫描电镜（×7 000）

图3　（右）棘细胞的扫描电镜（×7 500）

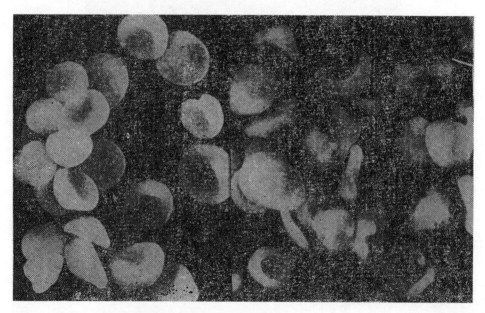

图4　（左）PNH患者红细胞的扫描电镜（×2 400）

图5　（右）再生障碍性贫血患者红细胞的扫描电镜（×2 400）

（3）崤形红细胞：即细胞一侧变平，或销向内凹入，对侧有两个较对称的凹陷（图2之右上方）。

（4）中心浅染红细胞：细胞虽呈圆盘形，但细胞中部发暗，只有靠边缘1/4～1/5部分有效强的电子反射。

（5）异型红细胞：红胞呈椭圆形、泪滴形，或细胞边缘厚薄不均或细胞外形极为不规则，表面出现波纹或有疣状物突起等，统称为异形细胞（图2之下方细胞）。

现将PNH患者红细胞、AA患者红细胞与正常人红细胞作一形态上的数量比较（见表1）。

表1　各种类型红细胞在正常人、PNH患者、AA患者的分布

细胞分类	正常人（23例）%	PNH（13例）%	AA患者（15例）%
正常红细胞	71.4	19.0*	29.8*
口形红细胞	8.3	27.1**	22.0**
崤形红细胞	9.8	10.0	9.8
棘形红细胞	0.9	1.3	3.5***
中心浅染红细胞	0.5	13.1**	17.1**
异形红细胞	8.6	29.3*	18.2*

*与正常人相应的细胞相比有非常显著差异（$P < 0.001$）

**与正常人相应的细胞相比有非常显著差异（$P < 0.01$）

***与正常人相应的细胞相比有显著差异（$P < 0.05$）

从上表可以看出：

（1）正常人与两种病人的正常红细胞、口形细胞、中心浅染细胞及异形细胞的比例之间有非常显著差异。

（2）正常人的棘细胞与AA病人的棘细胞的比例之间也有显著差异。

（3）PNH与AA患者的任何异常细胞组的比例数之间均无显著差异。

讨　论

1. 用扫描电镜观察红细胞形态可以较详细地观察它的膜表面结构。在扫描电镜下，发现正常人也有一部分形态异常的红细胞，而70％以上均匀正常的双凹圆盘状的红细胞。事实证明，只有双凹圆盘状的红细胞，其表面积最大，因此它的可塑性就大，这样就为其通过脾的过滤系统，微血管系统，提供有利条件。形态异常的红细胞或衰老的红细胞，由于膜结构的改变，使红细胞失去双

凹圆盘状变为口形细胞及球形细胞时，由于膜表面积减少，则可塑性便减少，便不可能通过脾微循环过滤系统而易被破坏或消除[6]。

2. 从我们的实验结果中可以看出，PNH 患者的异常红细胞虽然比 AA 患者的异常红细胞比例高，但用统计学处理二者无显著差异。产生这种结果，我们初步分析有以下两种原因：

（1）据甘午君等研究[7]，再生障碍性贫血患者的红细胞膜生化组分和正常人是有差别的。在蛋白质组分中，区带 IV$_2$ 有一定减少（平均减少 43.44％），区带 IV$_1$ 及 V 明显增高（分别增高 68.88％ 及 252.20％）。在脂质组分中，PE 及 Ch 少于正常值，PC 及 SM 大于正常值。而 PNH 患者的红细胞膜，早已公认是异常的。膜的异常必然影响细胞的生化代谢、物质交换，也必须影响其形态。因此二者在扫描电镜下，异常红细胞的比例数有某些一致性，而和正常人红细胞的比例数则有明显差别。

（2）据近年文献记载，AA 与 PNH 在发病学、临床表现有某些相似之外，即有 1/2 PNH 病人在其疾病过程中呈现骨髓增生低下，而 AA 病人也有 5％～15％ 的 PNH 细胞缺陷[8]。根据北京医学院附属人民医院血液组不完全统计[9]，37 例 PNH 患者中，有 10 例开始诊为再障。目前认为二者均匀造血干细胞疾患。由我们实验结果来看，这两种疾患的红细胞异常形态的一致性，可能反映它们在发病机制上的密切关系。

参考文献

［1］ Braunsteiner H，et al. Confirmation of structural abnormity in the stroma of erythrocytes from paroxysmal nocturnal hemoglobinurea （PNH） after hemolysis in distilled water，Blood，11：763，1956.

［2］ Cecchi E，et al. Paroxysmal nocturnal hemoglobinurea electron-microscope study of red-blood-cells. Lancet，II：466，1957.

［3］ Lewis SM，et al. Electron-microscope studies of the red cell in paroxysmal nocturnal haemoglobinruea. Brit Haemat，11：639，1965.

［4］ Salsbury AJ，et al. New method for detecing changes in the surface appearance of human red blood cells. J Clin Path，20：603，1967.

［5］ Lambertenghi G，et al. Surface ultramicroscopy of paroxysmal noctural hemoglobinurea erythrocytes. Acta Haemotology （Basel），44：257，1970.

［6］ Weed，et al. Membrane structure and its relation to haemolysis. Clin in Haemat，4：3，1975.

［7］ 甘午君，等. 再生障碍性贫血细胞膜生化组分异常的初步观察，中华内科杂志，20

(11)：357，1981.

[8] Ben-Bassat I，et al. Complement-sensitive red cells in aplastic anaemia. Blood，46：357，1975.

[9] 田丁，等. 关于阵发性睡眠性血红蛋白尿的发病学问题，（未发表资料）

　　　　　　　　　［原载：中华血液学杂志，1983：4（5）：281-283，302.］

肝硬变及尿毒症等疾患患者红细胞的扫描电子显微镜观察

北京医学院生物物理教研组　　程　时　刘　智
第一附属医院内科　　魏敏珍　姚景鹏　曹香红
附属血液病研究所　　王德炳　李淑荣

肝硬变及尿毒症患者常有不同程度的贫血。国外不少学者探讨了贫血的各种原因，比较了这两种疾患的红细胞与正常人红细胞在形态学、膜组份，酶活性、离子浓度及渗透脆性等方面的差异，但国内报道不多。现在我们仅对这两种疾患红细胞的形态学进行初步的观察和讨论。

方法与对象

红细胞扫描电子显微镜标本制备及分类计数方法与已报道的其他工作相同[1]，此处不予赘述。

我们共观察了肝硬变 16 例（男 12 例，女 4 例），年龄 21～50 岁。除 3 例外，他们有中度或轻度贫血，这 13 例的血红蛋白平均为 9.0 g/dl。

我们还观察了尿毒症 14 例（男 9 例，女 5 例），年龄 18～75 岁。大部分患者有肾炎史。其中有 3 例进行透析治疗。除 2 例血红蛋白正常外，他们都有明显的贫血。这 12 例的血红蛋白平均为 6.3 g/dl。慢性肾炎肾病型 4 例，高血压型 1 例（均为男性），他们的血红蛋白均正常，除 1 例外，尿素氮水平正常。他们的血胆固醇水平显著增高，平均为 409 mg%。

结　果

16 例肝硬变患者的红细胞有明显改变，有的患者有巨大红细胞，即细胞虽呈双凹圆盘形，但直径可达 10 微米以上。最明显的是出现一种特殊形态的红细胞，它们有的虽扁平，但边缘起波纹或皱褶，或细胞中部隆起［将这种细胞称为靶细胞，有的进一步变形，呈贝壳状，更甚者则失去扁平状，这种周边起波纹的细胞扭曲，形状极不规则，由表面伸出许多钝圆形的突起。国外有的作者将这种细胞称为刺状细胞（Spur cell）]。在我们的观察中，靶形细胞极为少见，而刺状细胞对于不同病人来说比例不同，而且相差悬殊。在 16 例患者中，刺状细胞最高达 61.4%，最低为 2.8%，均值为 14.6±3.6%。我们还初步观察到比例数高低与血胆固醇水平有关。刺状细胞占 15% 以上的 5 例，胆固醇均在 130 mg% 以上，刺状细胞比例达 61.4% 者，其胆固固醇为 236 mg%（图 1）。

　　11 例未经透析治疗的尿毒症患者口形细胞比例明显增高，其均值为 19.4±2.9%，病势沉重及贫血严重者，口形红细胞比例更高，可达 30% 以上。此外，满布针状突起的棘形细胞（Acanthocyte）及形态奇异的红细胞的比例也较正常人高（图 2）。3 例经透析治疗者，虽然尿素氮水平仍不正常（30～

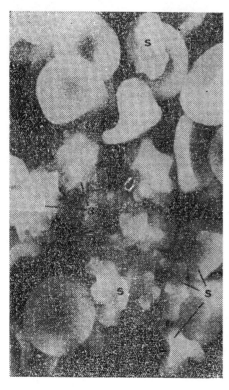 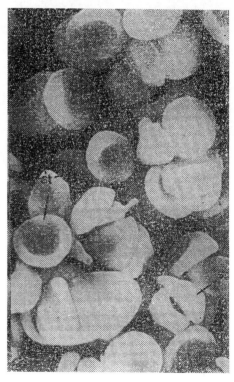

图 1　肝硬变患者的红细胞，有呈贝壳状和表面伸出钝圆形突起的细胞，即刺状细胞（s），和表面伸出针状突起的呈球形的棘细胞（ac）（×2 300）

图 2　尿毒症患者的红细胞。有很多细胞，一侧向内呈不同程度的凹陷，另一侧向外膨生，或细胞胀成球形，上有一个程度不同的凹陷，此为口形细胞（st）（×2 700）

40 mg％），但口形细胞明显下降到正常人水平，比例为 4.3±1.6％。棘形细胞也减少，双凹圆盘形红细胞比例明显增高（图 3）。4 例慢性肾炎肾病型及 1 例高血压型患者的红细胞形态也有显著变化，其特点与肝硬变患者相似，即波浪状的及有钝圆形刺状突起的红细胞及棘细胞明显增高，分别占 18.7±9.2％ 及 6.6±1.1％（图 4）。以上三种类型肾疾患患者红细胞形态比较如表。

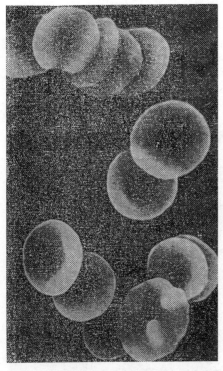

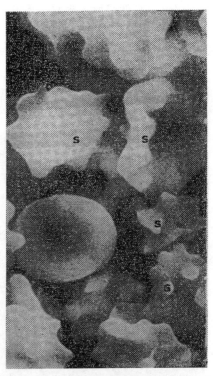

图 3　经透析治疗 100 次以上的尿毒症患者的红细胞大部分呈双凹圆盘形（×3 500）

图 4　慢性肾炎肾病型患者的红细胞很多细胞为刺状细胞（×4 000）

表　肾疾患患者与正常人红细胞形态的比较

	正常红细胞	口形红细胞	棘形红细胞	刺状红细胞	其他（包括嵴形、异形等）
未经透析治疗的尿毒症患者 11 人	58.3±5.9％	19.4±2.9％	1.9±0.3％	1.8±1.1％	15.9±2.3％
经透析治疗的尿毒症患者 3 人	74.2±4.5％	4.3±1.6％	0.8±0.6％	0.6±0.2％	14.9±2.8％
慢性肾炎肾病型及高血压型 5 人	47.1±7.7％	12.5±3.4％	6.6±1.6％	18.7±9.2％	14.7±3.3％
正常人 22 人	76.9±9.5％	6.7±3.3％	0.9±0.5％	<1％	14.6±7.3％

讨 论

1. 我们发现肝硬变患者有巨大红细胞，这与光学显微镜下所见一致。至于刺状细胞也与Cooper[2]的发现一致。他们发现一些肝硬变患者的红细胞中有靶细胞，另一些患者有刺状细胞。但我们观察的16例患者中以刺状细胞为主，间混有少量靶细胞。现在认为这两种细胞的形状变化是由于红细胞膜成分发生了改变，进入循环的红细胞不具有合成细胞膜脂类的酶，因此膜脂以与血浆脂类进行交换的方式进行代谢。血浆有胆固醇、磷脂、固醇酯和三酸甘油脂，而固醇酯和三酸甘油脂不是细胞膜的结构成分，容易与细胞膜脂类进行交换的是胆固醇与磷脂。据国外资料[3]，在正常人的低密度脂蛋白中，胆固醇/磷脂＝0.72 ± 0.08。当该比例范围在$1.1\sim1.6$时，红细胞膜获得了较多的胆固醇，成为刺状细胞，当比例<1.1时，红细胞膜同时获得胆固醇与磷脂，成为靶形细胞。红细胞形状改变依赖于血浆脂类的浓度已被交叉温育实验[4]及模拟实验[3]证实。当正常人红细胞与阻塞性黄疸患者血清或富于胆固醇的分散体（dispersion）温育时，便获得了较多的脂类，而成为靶形或刺状细胞，当患者的异常红细胞与正常人血清温育后，便成为双凹圆盘形。这说明这种靶形细胞或刺状细胞的形成，是成熟的红细胞在不正常的血脂环境中获得性的改变。这种改变虽不伴有代谢损伤，但其变形能力明显减弱，通过微孔的速度减慢[5]，因此推想，当它们通过微循环时的阻力增加。这种异常改变的分子基础和微观表现系细胞膜流动性的改变。细胞膜流动性即细胞膜的运动，它受脂类成分的影响。笼统说来，在相变温度以上，膜中的胆固醇分子增多时，膜流动性下降[6]。用荧光探剂12-9-AS硬脂酸插入刺状细胞膜中，发现近细胞表面的碳氢链运动减弱[7]，因而使得脂双层不能耐受压力。这种细胞通过脾时，细胞膜一点点被"侵蚀"，成为棘细胞，最后过早地由循环中清除。

由细胞形态来看，刺状细胞与一种出现于先天性的低β-脂蛋白血病的棘形细胞相似，但后者细胞膜中胆固醇/磷脂克分子比率正常或稍高，这种棘形细胞寿命比刺状细胞长些。

刺状细胞的产生与低密度脂蛋白中胆固醇/磷脂的克分子比率有关。肝硬变患者这两种脂类的水平都较正常人低些，但胆固醇水平相对较高时，出现刺状细胞。目前因不能测定低密度脂蛋白中胆固醇与磷脂的克分子浓度，我们只是粗略地观察了血浆胆固醇水平与刺状细胞比例之间的关系，发现血胆固醇在130 mg％以上者共8例，其中5例刺状细胞在15％以上，刺状细胞比例最高（16.4％）者，其胆固醇水平（236 mg％）亦最高。

2. 未经透析治疗的尿毒症患者口形细胞比例较高（19.4±2.9%）。口形细胞的膜表面积/细胞体积比率小于双凹圆盘形红细胞，后者的细胞膜相对于细胞体积而言，多余了一定的膜表面积，这便为正常的细胞变形提供了几何基础，而当口形细胞穿过毛细血管和直径仅有 0.5～5 微米的脾索与脾窦之间基础膜上的小孔时，不易改变形状，过早地被破坏[8]。口形细胞增多可伴随以完全不同的病理生理过程。现在认为尿毒症患者口形细胞增高，系由于血浆内某种（某些）有毒物质对红细胞的损伤引起，这早已被交叉输血研究证实[9]。尿毒症患者的红细胞在正常人体内能正常存活，而正常人红细胞在尿毒症患者体内则寿命缩短。体外温育实验也表明，正常人红细胞悬浮于尿毒症患者血清中比在自体血清中容易崩解破坏。在我们的实验中，3 名经过透析治疗的尿毒症患者的口形细胞显著减少（4.3±1.6%），慢性肾炎肾病型与高血压型患者的口形细胞（12.5±3.4%）虽高于正常人，但比尿毒症患者明显降低。上二事实也说明红细胞损伤与肾功能衰竭时产生的某种（某些）物质有关，而且该物质是可透析的。

慢性肾炎肾病型与高血压型患者的红细胞的改变，由形态学角度来看，与肝硬变患者相似。这 5 例患者的血胆固醇水平平均为 409 mg%，遗憾的是我们无法测血中磷脂水平，因为我们只是推想，由于这 5 例患者胆固醇水平明显高于正常人，可能他们血浆低密度脂蛋白中胆固醇/磷脂比率会增高，因而使红细胞膜获得了较多的胆固醇而变形，血中出现较多的刺状细胞。如果我们的推想是正确的，这就说明了在不同病理过程中，由于血浆中的脂类发生了相似的改变，红细胞受到相似损害，产生了相似的形态学变化。

3. 我们实验揭示，在晚期肝肾疾患中，红细胞形态发生了一定的改变，再结合我们的实验对比和其他学者的工作，可以设想这些变化是继发于血浆成分的变化，是血浆中的某些有毒物质或正常脂类比例的改变，才使红细胞失去双凹圆盘形，变成易于由循环中清除的口形细胞与刺状细胞。肝硬变及尿毒症患者的贫血原因是复杂的，而红细胞的这种形态改变，是加重贫血的一个因素。

结　论

1. 尿毒症及肝硬变患者红细胞的三维结构形态有明显改变，这些改变与血浆中存在的有害物质及化学成分的变化密切有关，是成熟的红细胞在异常血浆环境中的获得性的改变。

2. 尿毒症患者的口形细胞及肝硬变患者的刺状细胞比例较高，这两种形态异常的红细胞在体内寿命较短，易由循环中清除，因而加重了患者的贫血。

（本文承第三附属医院职业病科王世俊教授及第一附属医院内科谢光璐教授提出宝贵意见及第一附属医院透析室刘世暄大夫提供部分患者资料，谨致谢意）

参考文献

［1］程时，等. 几种贫血性疾患红细胞的扫描电子显微镜观察. 北京医学院学报，（1）：35，1982.

［2］Cooper RA. Hemolytic syndromes and red cell membrane abnormalities in liver disease. Semin in Hemat，17：103，1980.

［3］Cooper RA. Modification of red cell membrane structure by cholesterol rich lipid dispersions，a model for the primary spur cell defect. J Clin Invest，55：115，1975.

［4］Cooper RA，et al. Bile salts and cholesterol in the pathogenesis of target cells in obstructive jaundice. J Clin Invest，47：809，1968.

［5］Cooper RA. Anemia with spur cell：A red cell defect acquired in serum and modified in the circulation. J Clin Invest，48：1820，1969.

［6］Cooper RA，et al. Factors influencing the light composition and fluidity of red cell membranes in vitro：Production of red cells possessing more than two cholesterols per phospholipid. Biochemistry，17：327，1978.

［7］Vanderkooi J，et al. Fluorescent probe analysis or the lipid architecture of natural and experimental cholesterol rich membranes. Biochemistry，13：1589，1974.

［8］Mohandas N，et al. Red blood cell deformability and hemolytic anemia. Semin in Hemat，16：95，1979.

［9］Loge JP，et al. Characterization of the anemia associated with chronic renal insufficiency. Amer J Med，24：4，1958.

［原载：中华血液学杂志，1983，4（1）：34-37.］

几种贫血性疾患红细胞的
扫描电子显微镜观察

生物物理教研室电镜室　　程　时　刘　智

北京医学院　　附属人民医院内科血液组　　王德炳

第一附属医院内科血液组　　魏敏珍

　　扫描电子显微镜（以下称扫描电镜）是观察细胞表面微细结构的良好工具，其分辨率优于光学显微镜（以下称光镜），且能显示出表面的立体结构图像，因此适用于各种贫血性疾患红细胞形态的研究与观察。近年来，国内外不少作者也报道了这方面的研究工作[1-3]。阵发性睡眠性血红蛋白尿症（PNH）是血液病中惟一的一种后天性的细胞膜缺陷引起的溶血性疾患。20 世纪 60 年代末和 70 年代初扫描电镜对 PNH 细胞的研究揭示了某些 PNH 细胞的中心或边缘有椭圆形的突起，细胞表面不平滑，有大小不同的凹陷[4,5]。但当时的扫描电镜标本未用临界点干燥法进行干燥。再生障碍性贫血（AA）的临床表现与 PNH 有某些相似之处，但 AA 红细胞的扫描电镜观察资料并不多见。我们对这两种病人的红细胞进行对比观察。对其他的贫血性疾患也进行了初步的观察比较，有原发于细胞膜缺陷，如遗传性球形细胞增多症；有继发或并发于其他疾患的贫血，如尿毒症合并贫血、白血病合并贫血等。这些疾患，有的例数很少，尚在继续观察中，未能得出结论。

一、方法

　　取血 1 滴（约 0.05 ml）直接滴入 5 ml 1％戊二醛固定液中，轻轻振荡后放置 30 分钟，用磷酸缓冲液冲洗两次后再用 1％锇酸固定 20 分钟，用蒸馏水冲洗（以上每步骤需离心 1 000 转/分，5 分钟），然后加入适量的蒸馏水，使成为浓度适当的混悬液，用滴管将混悬液滴至盖有 formvar 膜的铜片上。置铜片于小称量瓶中，用浓度递增的乙醇脱水，醋酸异戊酯置换，再进行临界点干燥，真空喷镀金后用 H-500 扫描附件进行观察。除仔细观察其形态外，并连续计数 200 个以上的细胞，进行分类比较。

二、结果

我们观察了正常人（均为本单位健康工作人员）23 例，PNH 症患者 13 例，AA 症患者 15 例，遗传性球形细胞增多症（HS）2 例，尿毒症合并贫血 10 例，急性粒单核细胞性白血病 1 例，慢性淋巴性白血病幼淋变患者 2 例，急性淋巴性白血病 1 例，骨髓纤维化 3 例。以上诸疾患均经我校附属人民医院及第一附属医院内科血液组临床及实验室确诊。

正常人红细胞大部分呈光滑的、大小一致的双凹圆盘形（见图 9），而 PNH 等贫血性疾患患者的红细胞有不少失去了双凹圆盘形结构，变成大小不等，边缘不规则，表面凹凸不平。这样异常形态的红细胞在正常人中虽可见，但比例较少。可将这些异常细胞分为五类：

（1）口形红细胞：细胞胀成球形，上有一个深的大凹陷；

（2）嵴形红细胞：即细胞的一侧变平，或稍向内陷入，对侧有两个较对称的凹陷；

（3）锯齿形或棘形红细胞：细胞胀成球形，表面伸出许多规则或不规则的钝圆形的或针状的突起；

（4）中心浅染红细胞：细胞虽呈圆盘形，但膜向内陷入，细胞中部很暗，只有靠边缘 $1/4 \sim 1/5$ 部分有较强的电子反射，给人以膜内血红蛋白含量少的感觉；

（5）异形红细胞：细胞呈椭圆形，泪滴形，或薄厚不均或细胞外形极不规则，呈扭曲状，或有疣状物突起等。

上述这 5 种非双凹圆盘形的异常细胞，在不同疾患及不同患者中，其比例不同，有的稍少，接近于正常人，有的患者多至 $60\% \sim 70\%$。

若将 AA 与 PNH 红细胞相比较，不同的是 AA 细胞大小差异较 PNH 为小，异形细胞的比例较 PNH 稍少，但经统计学处理，二者之间任何异常细胞形态组的差异均"无显著性"。这两种病人与正常人相比，在正常红细胞、口形细胞、中心浅染细胞及异形细胞的比例，差异均"有显著性"。AA 病人与正常人的棘细胞的比例，二者之间差异亦"有显著性"。上述结果总结如下表。

表　正常人、PNH 患者、AA 患者红细胞形态观察结果

	例数	正常红细胞% (P±Sp)	异常红细胞%				
			口形 (P±Sp)	椭圆形 (P±Sp)	棘形 (P±Sp)	中心浅染 (P±Sp)	异形 (P±Sp)
正常人	23	73.0± 9.3	7.7± 5.6	9.0± 6.0	0.9± 2.0	0.5± 1.5	8.3± 5.8
PNH 患者	13	19.0± 10.9**	27.1± 12.3**	10.0± 8.3	1.3± 3.1	13.1± 9.4**	29.3± 12.6**
AA 患者	15	29.8± 11.8**	22.0± 10.7**	9.8± 7.7	3.5± 4.7*	17.1± 9.7**	18.2± 10.0**

（* $P<0.05$，** $P<0.01$）

　　HS 患者红细胞一般较正常人红细胞小些，厚些，口形细胞比例较高，其中 1 例高达 37.5%，棘形细胞比例也稍高。大部分尿毒症合并贫血患者的红细胞有较明显的改变，口形细胞比例较高，均值为 17.5%，其中 7 例口形细胞超过 10%，最高达 35.0%。此外，此类疾患患者有较多的异形细胞，其中 5 例异形细胞在 10%以上。急性粒单核性白血病、急性淋巴性白血病及慢性淋巴性白血病幼淋急变患者的红细胞大小不一，中心浅染及异形红细胞的比例较高。骨髓纤维化患者的异形红细胞更为显著，其中不少是泪滴形（图 1～图 8）。

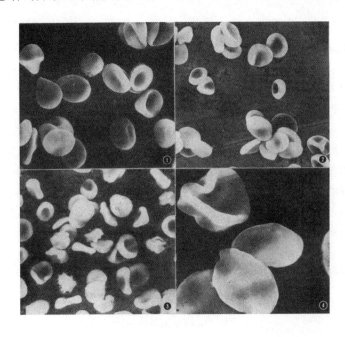

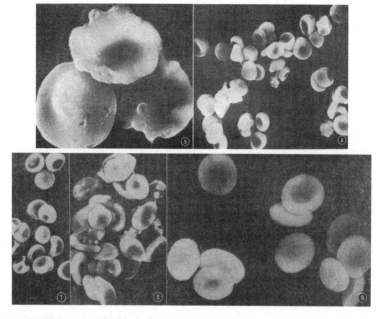

图 1　PNH 患者红细胞，该照片中几乎没有正常红细胞，中右两个为口形红细胞，与口形红细胞密切相邻者为嵴形红细胞。×2 200

图 2　PNH 患者红细胞，在下面一团细胞中，右上部的一个细胞呈像较暗、膜向内陷入，为中心浅染细胞，其他尚有口形细胞、嵴形细胞、异形细胞等。×1 800

图 3　AA 症患者红细胞，其中有口形、嵴形及异形细胞，还有一些细胞表面伸出钝圆形或针状突起为棘细胞。×2 000

图 4　急性粒单核性白血病患者的红细胞，细胞呈奇物的异形。×5 500

图 5　尿毒症患者的红细胞，细胞失去双凹圆盘形，且表面凹凸不平。×7 000

图 6　遗传性球形细胞增多症患者的红细胞，细胞大多较正常者为小，其中有许多口形红细胞。×1 900

图 7　慢性淋巴性白血病患者的红细胞，其中有许多口形及嵴形红细胞。×1 600

图 8　骨髓纤维化患者的红细胞，细胞大多失去正常双凹圆盘形，有的细胞一侧拉长呈异形细胞。×2 400

图 9　正常人红细胞，呈双凹圆盘形，且细胞大小均匀一致。×3 300

三、讨论

1.用扫描电镜观察红细胞形态可以较准确地了解它的直径、厚度及表面形态，优于光镜所见。在扫描电镜下，发现正常人中也有一部分形态异常的红细胞。事实证明，只有双凹圆盘状的红细胞在它一生约 300 英里 * 长的旅程中最能耐受血管中的切向压力，只有这种细胞在穿过口径为其直径 $1/2\sim1/3$ 的毛细血管、脾索及脾窦之间的基础膜上的小孔时最有可塑性。这双凹圆盘形为红细胞的变形性提供了几何学基础。而形状异常的红细胞为衰老的红细胞，或某些红细胞受到某种刺激或损害时的形态改变。在后一种情况下，如果膜没有丢失，仍可恢复为双凹圆盘形。但若为衰老的细胞，便很可能在通过微循环时，由于失去可塑性而被破坏清除[6]。

2. 在我们的资料中，PNH 与 AA 的形态异常红细胞的比例都比较高（统计学检验均"无显著性"）。据近年文献记载，AA 与 PNH 在发病学和临床表现方面有许多相似之处，我们的材料反映出的这两种疾患红细胞异常形态的一致性，是否也可反映它们在发病机制上的密切关系？

3. 细胞形态异常的原因之一为其膜结构异常。HS 红细胞形态异常被公认为是由于膜内侧的 speetrin 蛋白或 spectrin 蛋白磷酸化作用异常。低 β-脂蛋白血症和某些肝病患者，由于脂类的改变使部分红细胞出现不可逆的和不规则的针状突起而形成棘形细胞。PNH 患者血中形态异常的红细胞，认为是由于细胞膜蛋白质成分异常[7]。虽然无人直接提出 AA 症原发于细胞膜病变，但有材料证明，AA 患者幼红细胞的核膜有许多种异常，如核膜出现很深的裂隙，核孔大而宽，核孔内含有些结构不完整的成分以及内外层核膜融合等[8]。核膜由与合成蛋白质功能有关的粗糙型内质网形成并与之连续。因而推想，蛋白质合成功能会出现障碍，细胞膜中的蛋白质成分也会受到影响。这似可说明为什么 AA 症患者血中有许多异常形态的红细胞。有人发现，尿毒症患者红细胞的膜脂成分有改变，磷脂乙醇胺明显增加，磷脂酰胆碱相对减少[9]。细胞正常形态的维持取决于膜组分（膜蛋白和脂类）的正常分布，这似可解释尿毒症患者血中有一定数量的形态异常的红细胞的原因。我们还可推想，在其他继发性或并发性的贫血疾患中，出现异常形态的红细胞，一部分原因可能是由于红细胞膜结构本身受累。

4. 口形细胞增多，可能系几种不同病理或病理生理过程的形态学上的伴随表现。文献报导，有两种溶血性疾患均表现口形细胞增多，其溶血原因不明。一种疾患，认为 Na^+ 和水的蓄积可能在其发病学和溶血状态中起重要作用[10]，另一种溶血性疾患，细胞虽有渗透脆性下降，但不伴有血红蛋白和糖酵解缺陷，亦未发现膜蛋白及膜脂的异常[11]。我们观察的 2 例 HS 患者，口形细胞为16％及37.5％，13 例 PNH 患者的口形细胞平均达27.1％，这两种疾患现在都认为是细胞膜缺陷。口形细胞虽伴有不同的生理和结构上的异常，但均与溶血过程相关联。因口形细胞的胞膜表面积与细胞体积之比要比双凹圆盘形红细胞

---

[*] 编者注：1 英里＝1.6 093 km，300 英里＝482.79 km。

为小，其变形能力亦较正常细胞差，这种不利的几何形状容易在微循环中被清除。在我们的资料中，有些 AA 症患者也有较多的口形红细胞，说明这些患者有部分红细胞寿命短，较易被破坏，这似可能验证有人提出的 AA 症患者体内存在少量 PNH 细胞[12]这一看法。现已了解尿毒症患者贫血的原因之一是由于其红细胞寿命比正常人缩短 $30\% \sim 60\%$[9]，我们发现 10 名尿毒症患者中有 7 名口形细胞偏高，这似与该事实符合。

四、结论

1. 通过对 23 例正常人、13 例 PNH 症患者、15 例 AA 症患者以及 17 例其他类型贫血疾患患者的红细胞的扫描电镜对比观察，发现上述各种贫血患者的形态异常的红细胞比例均高于正常人。

2. PNH 症及 AA 症患者红细胞异常形态的一致性，反映了它们在发病机制上的密切关系。

3. 在一些贫血性疾患以及继发性或并发性贫血疾患的患者血中出现异常形态的红细胞，一部分原因可能是由于红细胞膜结构本身受累。

4. 口形红细胞增多往往伴有溶血性疾患。AA 症患者有较多的口形红细胞，似可由形态学角度验证 AA 症患者有部分 PNH 细胞这一从免疫学研究得出的结论。尿毒症患者也有较多的口形细胞，似可说明尿毒症患者贫血的原因之一是由于红细胞寿命短，在循环中易被破坏。

参考文献

[1] 张茂宏，等. 输血及血液学，3：55，1979.

[2] Zavagll G，et al. Acta Haemat，59：293，1978.

[3] Dewar CL，et al. Micros Acta，81：209，1979.

[4] Lambertenghi G，et al. Acta Haemat，44：257，1970.

[5] Salsbury AJ，et al. J Clin Path，20：603，1969.

[6] Weed RI. Clin in Haemat，4：3，1975.

[7] Sirchia G. Clin in Haemat，4：199，1976.

[8] Frisch B，et al. Brit J Haemat，29：545，1975.

[9] Bleiber R，et al. Acta Haemat，63：117，1980.

[10] Miller DR，et al. Blood，38：184，1971.

[11] Zarkowsky HS，et al. New Engl J Med，278：573，1968.

[12] Ben-Bassart I，et al. Blood，41：357，1975.

［原载：北京医学院学报，1982，14（1）：35-37.］

二、血小板生成素（TPO）的研究（国家"九五"攻关科研项目）

电脉冲介导的 Tpo 基因转移对正常及实验性血小板减少小鼠的促血小板生成作用

臧维苹　魏旭东　王申五　王德炳

[摘要] **目的** 应用电脉冲介导的重组人血小板生成素（rhTpo）基因的体内转移，探讨其对正常及实验性血小板减少小鼠的促血小板生成作用。**方法** 应用基因重组技术，构建真核细胞高表达质粒 pcDI/Tpo，将 200 μg pcDI/Tpo 质粒注入正常及实验性血小板减少小鼠的股四头肌内，随后给予 100 V、1 Hz、40 ms 电刺激 6 次，用 RT-PCR 及 Western blot 方法观察 rhTpo 基因在正常小鼠骨骼肌内的表达，ELISA 法测定小鼠血浆 Tpo 水平。用细胞计数板计数小鼠外周血血小板。**结果** 成功构建了真核细胞高表达质粒 pcDI/Tpo。将 pcDI/Tpo 转染小鼠后，在小鼠的骨骼肌内有 rhTpo mRNA 及蛋白的表达，血浆 Tpo 水平由 (250 ± 76) ng/L 升高至 (1185 ± 264) ng/L。正常小鼠的外周血血小板由 $(259\pm27)\times10^9$/L 最高升高至 $(640\pm31)\times10^9$/L；注射卡铂后，转 pcDI/Tpo 组小鼠的血小板最低下降至 $(138\pm24)\times10^9$/L，比转 pcDI 空载体组 $[(98\pm19)\times10^9$/L$]$ 和单纯注射卡铂组 $[(92\pm16)\times10^9$/L$]$ 最低值高，同时血小板恢复时间提前，第 14 天已恢复至 $(238\pm26)\times10^9$/L。**结论** 应用电脉冲介导的基因转移方法，可使 rhTpo 基因在小鼠骨骼肌内有效地表达，并发挥其促血小板生成的作用。

[**关键词**] 血小板生成素；基因表达；血小板

基金项目："九五"科技攻关基金资助项目（96-906-01-19）
作者单位：100044　北京大学附属人民医院血液病研究所

Thrombopoietic effect of recombinant human thrombopoietin gene transferred to mice mediated by electric pulse on normal and experimental thrombocytopenia mice

ZANG Weiping，WEI Xudong，WANG Shenwu
et al. Institute of Hematology，People's Hospital，
Peking University，Beijing 100044，China

[**Abstract**] **Objective** To investigate the thrombopoietic effect of recombinant human thrombopoietin（rhTpo）gene transferred by electric pulse to normal and experimental thrombocytopenia mice. **Methods** Eukaryotic high expressing plasmid pcDI/Tpo was constructed by gene recombinant technology. 200 μg of the recombinant plasmid was injected into quadriceps femoris muscle of mormal and experimental thrombocytopenia mice. Six times of electric pulse at 100 V，1 Hz，40 ms were given immediately after the injection. The expression of rhTpo gene and its protein were assayed by RT-PCR and Western Blotting，respectively. Serum Tpo concentration was assayed by ELISA method. **Results** The recombinant plasmid pcDI/Tpo was successfully constructed. The expression of mRNA and protein of rhTpo gene was detected in the skeletal muscle of mice after transfection. Serum Tpo level increased from 328 ± 89 ng/L to 1185 ± 264 ng/L，and the platelet level of transfected mice increased from $（259 \pm 27）\times 10^9$/L to $（640 \pm 31）\times 10^9$/L. After injection with carboplatin，the platelet level decreased，but the nadir point was higher in pcDI/Tpo group than that in control group，and the recovery time of platelet count in pcDI/Tpo group shortened. **Conclusion** The rhTpo gene could be effectively transfected to mice by electric pulse and played thrombopoietic role in vivo.

[**Key words**] Thrombopoietin；Gene expression；Platelet

随着 1994 年血小板生成素（Tpo）基因的成功克隆[1]，人们对 Tpo 进行了广泛而深入的研究。Tpo 主要作用于骨髓巨核细胞，刺激其增殖分化，从而提高外周血血小板水平。我们应用 pcDI/Tpo 真核表达质粒直接注射入小鼠股四头肌并结合电脉冲介导的基因转移技术，探讨 Tpo 基因转移对正常及实验性血小板减少小鼠的促血小板生成作用。

材料和方法

1. **主要材料和试剂** 含全长人 Tpo 基因的 VR/Tpo 质粒由本室构建并保存。真核细胞高表达载体 pcDI 由北京大学医学部分子免疫室马大龙教授惠赠。各种限制性内切酶和连接酶为美国 Promega 公司产品。TRIzol 试剂购于 Gibco/BRL 公司。RT-PCR 试剂盒为 Promega 公司产品。Quantikine Tpo Immunoassay 试剂盒购于美国 R&D 公司。Tpo 单抗由本校分子生物学教研室陆爱莉副主任技师赠送[2]。碱性磷酸酶标记的羊抗鼠 IgG 购自北京中山公司。

2. **pcDI/Tpo 真核表达质粒的构建、提取、纯化及酶切鉴定** 将我室构建的 VR/Tpo 真核表达质粒经 EcoRI 和 XbaI 双酶切后与经过相同酶切的 pcDI 高效真核表达载体连接，构建成 pcDI/Tpo 真核表达质粒，其目的基因编码 353 个氨基酸的 Tpo，其上游含 CMV 启动子，下游为多聚腺苷酸尾。将构建的 pcDI/Tpo 转化大肠杆菌，扩增，碱裂解法大量提取质粒，QIAGEN tip 10 000 离子交换树脂柱（德国 QIAGEN 公司产品）纯化质粒。EcoRI 和 XbaI 酶切鉴定。

3. **电脉冲介导的 Tpo 基因转移** 雌性 BALB/c 小鼠（体重约 20 g）（北京大学医学部动物中心提供），分为注射 pcDI/Tpo 质粒组和注射 pcDI 空载体组，每组 10 只小鼠。前者在小鼠股四头肌内注射 pcDI/Tpo 质粒 200 μg，后者给予相同剂量的 pcDI 空载体，随后在注射部位两侧平行于肌纤维方向插入相距 1 cm 的两个电极，给予 100 V、1 Hz、40 ms 电刺激 6 次。

4. **Tpo 基因在小鼠骨骼肌中的表达** 转基因后第 7 天，采用 TRIzol 试剂盒提取转基因部位小鼠肌四头肌组织总 RNA 及蛋白质。采用 RT-PCR 方法检测 Tpo 基因 mRNA 水平的表达，Western blot 检测蛋白水平的表达。方法及步骤参照文献 [3] 进行。其中 Tpo 基因的引物序列为：

上游引物：5′-ACCCTTTGCCTACACCTGTC-3′

下游引物：5′-CAGAAGCCCAGAGCCAGTA-3′

扩增片段长度为 497 bp。β-actin 设为内参照。扩增片段长度为 318 bp。PCR 反应条件为 94 ℃预变性 5 min，然后 94 ℃30 s；58 ℃45 s，72 ℃90 s，共 30 个循环，最后 72 ℃延伸 5 min。

5. **小鼠血浆 Tpo 水平检测** 转基因后第 7 天，经小鼠眼内眦静脉取血，采用 Quantikine Tpo Immunoassay 试剂盒测定小鼠血浆 Tpo 浓度。

6. **正常小鼠转基因后血小板计数** BALB/c 小鼠分为转 pcDI/Tpo 组和转 pcDI 空载体组，每组 10 只小鼠。分别在转基因后第 0、4、10、14、21、

28、35、42 天采血，血小板稀释液稀释 20 倍后，显微镜下用细胞计数板计数血小板。

7. 实验性血小板减少小鼠转基因后血小板计数　BALB/c 小鼠腹腔内一次性注射卡铂 125 mg/kg，并同时进行基因转移，分为转 pcDI/Tpo 组和转 pcDI 空载体组，另外一组小鼠只给予卡铂注射，每组 10 只小鼠。分别在转基因后第 0、4、10、14、18、21、28 天采血，用细胞计数板计数血小板。

8. 统计学分析　两组样本均数的比较采用 t 检验。数据用 $\bar{x} \pm s$ 表示。

结　果

1. pcDI/Tpo 真核表达质粒的酶切鉴定　pcDI/Tpo 经 EcoRI 和 XbaI 双酶切后，可见一约 1.1 kb 的清晰条带，此即为 Tpo 的 cDNA 条带（图 1）。证明 pcDI/Tpo 构建正确。

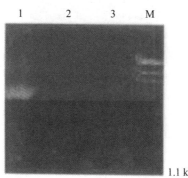

图 1　重组质粒 pcDI/Tpo 的酶切鉴定

M：λDNA/HindⅢ DNA 标准参照物；1. pcDI/Tpo 质粒；2. pcDI/Tpo 被 EcoRⅠ单酶切；3. pcDI/Tpo 被 EcoRⅠ＋XhaⅠ双酶切

2. Tpo 基因在小鼠骨骼肌中的表达　转基因后第 7 天，RT-PCR 结果显示，转 pcDI/Tpo 质粒的小鼠有 497 bp 的 Tpo 扩增条带，而转空载组仅见 318 bp 的 β-actin 扩增产物，提示转染 pcDI/Tpo 小鼠的骨骼肌在 mRNA 水平表达 Tpo（图 2）；Western blot 结果显示转 pcDI/Tpo 组可检测到 Tpo cDNA 的特异性表达产物条带，相对分子质量为 $(61.5 \sim 71.5) \times 10^3$（图 3）。

3. 小鼠血浆 Tpo 水平　采用 ELISA 法测定正常小鼠血浆的 Tpo 浓度为 (250 ± 76) ng/L，转 pcDI/Tpo 组小鼠的 Tpo 浓度可达 (1185 ± 264) ng/L，转 pcDI 组为 (261 ± 84) ng/L。

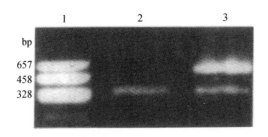

图 2 RT-PCR 检测 Tpo 基因在小鼠骨骼肌的表达

1：pGEM-7Zf（＋）/HaeⅢ标准参照物；2：转空载体组；3：转 pcDI/Tpo 组

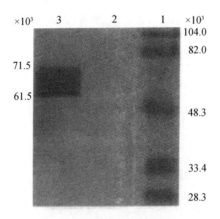

图 3 Western blot 检测 Tpo 蛋白在小鼠骨骼肌的表达

1：蛋白标准参照物；2：转 pcDI 空载体组；3：转 pcDI/Tpo 组

4. Tpo 基因转移对正常小鼠外周血血小板的影响　转 pcDI/Tpo 组小鼠的血小板在转基因后第 4 天开始升高，第 10 天达高峰，高峰值是正常小鼠血小板水平的 2.5 倍，血小板升高持续达 4 周，第 5 周开始下降，第 6 周降至接近正常水平（表 1）。

5. Tpo 基因转移对实验性血小板减少小鼠外周血血小板的影响　血小板在卡铂注射后第 4 天开始下降，第 10 天达最低，转 pcDI/Tpo 组的血小板最低为（138 ± 24）$\times10^9$/L，比转 pcDI 空载体组和单纯注射卡铂组高，同时血小板恢复时间提前，第 14 天已恢复至（238 ± 26）$\times10^9$/L（表 2）。

表 1 Tpo 转基因对正常小鼠外周血血小板计数的影响 （$\times 10^9$/L, $\bar{x} \pm s$）

组别	鼠数	转基因后不同时间 (d) 血小板计数							
		0	4	10	14	21	28	35	42
正常对照组	10	260±21	257±20	262±19	255±29	266±34	250±28	247±27	243±24
转 pcDI 组	10	258±22	272±30	255±31	274±35	245±27	268±34	263±27	247±26
转 pcDI/Tpo 组	10	259±27	343±33*	640±31*	621±35*	638±36*	579±37*	453±24*	298±30

注: * 与正常对照和转 pcDI 空载体组相比, P 值均 <0.05

表 2 Tpo 转基因对实验性血小板减少小鼠外周血血小板计数的影响 （×10⁹/L, $\bar{x}\pm s$）

组别	鼠数	转基因后不同时间 (d) 血小板计数						
		0	4	7	10	14	18	21
正常对照组	10	261±25	282±32	264±35	264±29	289±31	275±33	254±24
卡铂组	10	287±36	176±23	123±19	92±16	130±19	213±28	236±31
卡铂+转 pcDI 组	10	281±36	184±30	120±26	98±19	134±21	201±32	248±37
卡铂+转 pcDI/Tpo 组	10	272±32	198±26	142±23	138±24*	238±26*	280±21*	335±41*

注：* 与卡铂组和卡铂+转 pcDI 组相比，P 值均 <0.05。

讨　论

临床上化疗及骨髓移植后患者可出现严重的血小板减少，及时输注血小板是目前有效的治疗方法。Tpo 可以减轻实验性血小板减少小鼠血小板下降程度，加速血小板恢复[4]。显著提高肿瘤患者化疗后血小板水平[5]。但 Tpo 蛋白由于制作工艺复杂及二次输注后易产生抗体等原因，迟迟未在临床应用。因此，我们探讨 Tpo 基因治疗的可行性。

基因治疗常用的载体为逆转录病毒及腺病毒载体。因为逆转录病毒只能感染非分裂期的细胞，转染效率低，目前主要以间接体外形式进行基因转移，由于病毒整合作用是随机的，它还可能导致插入突变，诱发恶性肿瘤，这些均限制了逆转录病毒载体在人类基因治疗中的应用。腺病毒载体虽较逆转录病毒的转染效率高，但它携带的或产生的病毒蛋白质可诱发机体局部的炎症反应及全身性的免疫反应，其安全性（特别是远期后果）尚难预料。与上述两种载体相比，裸质粒注射更简单、易行，而且安全、经济实用，但转移效率低是它最大的缺点，常常需要毫克级甚至几十毫克级的质粒，临床应用受到限制。我们曾用骨骼肌高表达质粒 VR/Tpo 直接肌内注射的方法观察其对小鼠血小板的影响[6]，结果 900 μg 质粒多部位注射才能引起血小板升高。本实验中我们所采用的电脉冲刺激介导的体内基因转移技术是在电渗透和电打孔转移技术的基础上发展起来的一种新的基因转移方法，它可以大大提高裸质粒注射的转移效率。Luis 等[7]研究发现，使用电脉冲刺激可使报告基因荧光素酶在小鼠骨骼肌的表达量提高近百倍。Rizzuto 等[8]报告给小鼠骨骼肌内注射低至 1 μg 的 pCMV/mEpo，用 45 V、1 Hz、200 μs、1 000 次的电脉冲刺激，小鼠体内 Eop 水平明显升高，小鼠的血细胞比容也由正常时的 0.45 左右升高至 0.60。

我们应用裸质粒肌内注射加 100 V、1 Hz、40 ms 共 6 次的电脉冲刺激基因转移方法，实现了 rhTpo 基因在小鼠骨骼肌的表达，成熟 Tpo 蛋白相对分子质量的预测值约为 36×10^3，在本研究中，hTpo cDNA 在小鼠骨骼肌细胞的表达产物位于 $(61.5 \sim 71.5) \times 10^3$，提示其已发生糖基化修饰。加上 Tpo 蛋白为完全分泌性糖蛋白，细胞中表达的 Tpo 蛋白可分泌至胞外至血液循环，从而发挥其促血小板生成的作用。200 μg 的 pcDI/Tpo 质粒注射即可使小鼠血小板升高 2.5 倍，且持续升高达 5 周，并减轻化疗后小鼠的血小板下降程度，加快血小板恢复。这一结果为 Tpo 基因治疗血小板减少奠定了实验基础。

有效调控基因表达的时间和水平是基因治疗面临的重大难题。本实验中血小板持续升高达 5 周，而 Tpo 的长期过量表达有可能导致肝脾髓外造血、骨髓纤维化等[9]，如何实现 Tpo 基因的表达调控，是我们今后研究的重点方向。

参考文献

[1] Lok，S，Kaushansky K，Holly RD. Cloning and expression of murine thrombopoietin cDNA and stimulation platelet production in vivo. Nature，1994，369：565-568.

[2] 岱美茹，陆爱莉，张新合，等. 抗人 Tpo 单克隆抗体的制备. 北京医科大学学报，1997，29：265-266.

[3] 萨姆布鲁克 J. 分子克隆试验指南. 金东雁，黎孟枫，译. 第 2 版. 北京：科学出版社，1998. 889-898.

[4] Ulich TR，del Castillo J，Yin S. Megakaryocyte growth and development factor ameliorates carbarplatin-iduced thrombocyto penia in mice. Blood，1995，86：971-976.

[5] Basser RL，Rasko JEJ，Clarke K. Thrombopoietic effect of pegylated recombinant human megakary ocyte growth and development factor（PEG-rHuMGDF）in patients with advanced cancer. Lancet，1996，348：1279-1281.

[6] 魏旭东，伏爽，韩安平，等. 骨骼肌高表达质粒 VR/TPO 在 CHO 细胞中瞬时表达及动物试验. 北京医科大学学报，2000，32：269-271.

[7] Luis MM，Michel F B，Julie G，et al High efficiency gene transfer into skeletal muscle mediated by electric pulses. Proc Natl Acad Sci USA，1999，96：4262-4267.

[8] Rizzuto G，Nappelletti M，Maiine D，et al. Efficient and regulated erythropoietin production by naked DNA injection and muscle electroporation. Proc Natl Acad Sci U S A，1999，96：6417-6422.

[9] Yan XQ，Lacey D，Fletcher F. Chronic exposure to retroviral enclosed MGDF（mpl-ligand）induces lineage-specific growth and differentiation of megakaryocyte in mice. Blood，1995，86：4025-4033.

（收稿日期：2000-7-10）

（校对：张志方）

［原载：中华血液学杂志，2001，22（3）：128-131.］

重组人血小板生成素基因在 COS-7 细胞及在小鼠体内的转移与表达[①]

臧维苹　魏旭东　伏　爽　王申五　汤　健[②]　王德炳

（北京大学人民医院血液病研究所　北京 100044）

　　[摘要] 为了观察重组血小板生成素 （thrombopoietin. TPO）基因在 COS-7 细胞及在小鼠体内的表达，应用 DNA 重组技术构建了含 TPO 基因的真核表达质粒 pcd2/TPO，用脂质体法将其转染 COS-7 细胞，用裸质粒 DNA 直接注射加电脉冲的方法将 pcd2/TPO 质粒转移到小鼠骨骼肌中。用 RT-PCR 及 ELISA 法检测到 TPO 基因在 COS-7 细胞的瞬时表达，MTT 法显示其有刺激 TPO 依赖细胞系增殖的活性。RT-PCR 及免疫组织化学染色可检测到 TPO 基因在转基因小鼠骨骼肌的表达，ELISA 法定量检测转基因组小鼠血清 TPO 浓度为 （1185±264） ng/L，明显高于正常小鼠的 TPO 浓度（250±76）ng/L。本实验实现了 TPO 基因在小鼠体内和 COS-7 细胞的转移，为今后 TPO 基因治疗的研究奠定了实验基础。

　　[关键词] 血小板生成素；COS-7 细胞；基因转移；基因表达

　　[中国图书资料分类法分类号] Q786　R973

Transfer and Expression of Recombinant Human Thrombopoietin Gene in COS-7 Cells and Mice In Vivo

ZANG Weiping　WEI Xudong FU Shuang WANG Shenwu

TANG Jian[③]　WANG Debing

（Institute of Hematology，People's Hospital，Peking University Beijing 100044）

　　[Abstract] In order to investigate the expression of recombinant TPO gene

　　①　"九五"科技攻关项目资助课题　编号 96-906-01-19

　　②　北京大学医学部心血管病基础研究所　北京　10083

　　③　Institute of Cardiovascular Research，Peking University Beijing 100083

2000-06-09 收稿，2000-11-28 接受

in COS-7 cells and in vivo of the mouse model，eukaryotic expressing plasmid pcd2/TPO with human TPO cDNA was constructed with DNA recombinant techniques. The plasmid pcd2/TPO was transiently rtansfected into the COS-7cells by means of lipofection，the naked pcd2/TPO plasmid was injected into the skeletal muscle of mice with electric pulses. RT-PCR and ELISA methods were used to detect the TPO expression of the transfected COS-7 cells，both showed high level expression. The MTT test showed the expressed TPO had proliferative activity to TPO-dependent cell line. High efficiency of gene transfer in transgenic mice was also observed by RT-PCR and immunohistochemical methods. The serum TPO level［（1185±264）ng/L］in transgenic mice was quite different compared with the normal mice［（250±76）ng/L］. All these results provided solid foundations for the research of TPO gene therapy in the future.

［**Key words**］thrombopietin，COS-7cell，gene transfer，gene expression

　　血小板生成素（thrombopoietin，TPO）主要作用于骨髓巨核细胞，既可以促进其增殖，也可以促进其发育成熟，从而提高外周血血小板水平。基础及临床资料表明，静脉滴注 TPO 可治疗化疗及骨髓移植后的血小板减少症。由于静脉滴注 TPO 价格昂贵及二次输注后易产生抗体，临床应用受到限制。因此，TPO 基因治疗显现了其迫切性及必要性。作为基因转移的策略之一，裸质粒肌内注射法因其简单易行，毒副作用小而受到人们的关注，但其缺点是转移效率低。近来的研究表明，加用电脉冲刺激后可使基因转移效率提高上百甚至上万倍。本实验就是通过裸质粒肌内注射加电脉冲刺激的转移方法，实惠 TPO 基因在小鼠体内的转移与表达，为今后 TPO 基因治疗探索出一条更为简单可行的途径。

材料和方法

一、主要材料和试剂

　　VT-02 细胞系为 TPO 依赖细胞系，为本研究室保存。胎牛血清、DMEM 和 RPMI 1640 培养液为 Gibco BRL 公司产品。各种限制性内切酶和连接酶均购自 Promega 公司。TPO 单抗由本校医学部陆爱丽副主任技师赠送，其余免疫组化试剂均购自北京中山生物技术有限公司。Quantikine human TPO Colorimetric Sandwich ELISA 试剂盒购于美国 R&D 公司。BALB/c 小鼠由本校医学部动物实验中心提供。

二、pcd2/TPO 质粒的重组、鉴定、大量提取和纯化

质粒构建流程见图 1，其中 VR/TPO 为本室构建和保存，含来源于人胎肝的全长人 TPO cDNA（1062 bp）。将质粒转化大肠杆菌，经筛选获阳性转化菌，提取其质粒进行酶切鉴定。碱裂解法大量提取质粒。用 QIAGEN 公司的离子交换树脂柱 QIAGIGA 10 000 tip 纯化质粒。

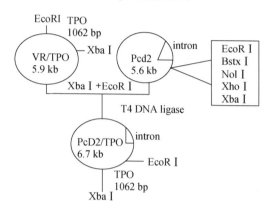

图 1   Construction of pcd2/TPO

三、pcd2/TPO 质粒转染 COS-7 细胞

COS-7 细胞在转染前 1 天进行传代培养，调整细胞密度达 50%融合，继续培养 18 小时后，用 FuGENE6™转染 COS-7 细胞。对照组转染 pcd2 穿载体。

四、外源基因在 COS-7 细胞中的瞬时表达及活性检测

转染 pcd2/TPO 48 小时后，收获细胞，用 TRIzol 试剂提取细胞总 RNA。用 RT-PCR 检测 TPO 在 mRNA 水平的表达，其中 TPO 的上游引物序列为 5′ACCCTTTGCCTACACCTGTC3′，下游引物序列为 5′CAGAAGCCCAGAGC-CAGTA3′，扩增片段长度 500 bp。β-肌动蛋白（β-actin）设为内参照，扩增片段长度 318 bp。

1. ELISA 法检测 TPO 蛋白的表达   检测步骤按试剂合说明书进行。

2. MTT 法检测表达的 TPO 蛋白的活性   用含 10%胎牛血清的 RPMI 1640 培养液制备 VT-02 细胞悬液，分别用转染 Pcd2 及 pcd2/TPO 48 小时后的 COS-7 细胞培养上清刺激 VT-02 细胞，测定细胞的增殖。以 rhTPO（Kirin）

标准品为阳性对照。

五、pcd2/TPO 裸质粒肌内注射加电脉冲（EP）的转基因方法

选用 20 g 左右 BALB/c 雌性小鼠。pcd2/TPO＋EP 组：用微量注射器沿小鼠股四头肌长轴方向肌内注射 pcd2/TPO 质粒 200 μg，随后，平行于进针方向在注射部位插入相距 1 cm 的 2 个电极，给予 100 V，40 ms 和 1 Hz 共 6 次的电脉冲刺激。pcd2/TPO 组：只肌内注射相同量的 pcd2/TPO 质粒，不给予电刺激。

六、外源 TPO 基因在小鼠骨骼肌中的表达

转基因后第 7 天，断头处死小鼠，提取转基因部位的肌肉组织总 RNA，用 RT-PCR 方法检测 TPO 基因在小鼠骨骼肌中 mRNA 水平的表达。

为了观察 TPO 蛋白在肌肉中的表达，转基因后第 7 天，取转基因部位的肌肉，液氮速冻后做冰冻切片（厚度 10 μm），进行免疫组织化学染色。实验步骤按试剂盒说明书进行。

七、小鼠血清 TPO 浓度的测定

小鼠转基因后第 7 天，由眼内眦静脉取血，用 ELISA 法测定血清 TPO 的浓度。

八、统计学分析

数据用 ($\bar{x} \pm s$) 表示，两组样本比较采用 t 检验。

结　果

pcd2/TPO 经 EcoR I ＋Xba I 酶切，可见一长约 1.1 kb 的清晰条带，此即为 TPO 的 cDNA 条带，显示获得预期大小的片段，证明 pcd2/TPO 质粒构建正确。我们对 pcd2/TPO 插入的人 TPO cDNA 序列测定结果也表明，其与编码人 TPO 的核苷酸序列完全一致。

一、外源 TPO 基因在 COS-7 细胞的瞬时表达

RT-PCR 法结果显示，转染 pcd2/TPO 的 COS-7 细胞可见 318 bp 的 β-肌动蛋白及 500 bp 的 TPO 扩增条带，而转染空载体组仅见 318 bp 的 β-肌动蛋白扩增产物，提示转染细胞在 mRNA 水平表达 TPO。ELISA 法定量检测转染 pcd2/TPO 细胞的培养上清中 TPO 水平为（1650±246）ng/L，而对照组为 0。MTT 法检测结果

发现，如转染 pcd2/TPO 培养上清组和 pcd2 组，$A_{490\,nm}$ 分别为 pcd2/TPO 组 0.22 ±0.09，pcd2 组 0.09±0.03，两者有显著性差异（$P < 0.05$）。阳性对照组 $A_{490\,nm}$ 0.28±0.08。表明表达产物有刺激 VT-02 细胞增殖的活性。

二、外源 TPO 基因在小鼠骨骼肌的表达

转基因 7 天后提取转基因部位组织总 RNA，进行 RT-PCR，结果如图 2 所示。可以看出，pcd2/TPO＋EP 组有明显的 TPO mRNA 表达，pcd2/TPO 组的表达量较少，而正常小鼠骨骼肌中未见 TPO 的扩增条带。

免疫组化结果（图 3）显示，正常及 pcd2/TPO 组的小鼠肌肉中几乎检测不到 TPO 免疫反应阳性颗粒，而转移 TPO 基因同时给予电脉冲刺激 7 天后的小鼠股四头肌中出现棕黄色的 TPO 免疫反应阳性颗粒。

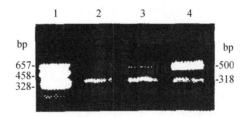

图 2　RT-PCR analysis of TPO expression in the skeletal muscle of mice. 1：pGEM-3Zf（－）/Hae Ⅱ markers. 2：in normal mice. 3：in mice transfected with pcd2/TPO without electric pulse. 4：in mice transfected with pcd2/TPO and electric pulse

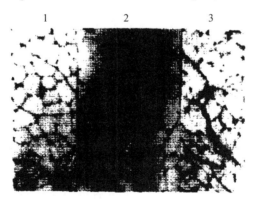

图 3　Immunohistochemical analysis of TPO expression in the skeletal muscle of mice. 1：in normal mice. 2：in mice transfected with pcd2/TPO without electrie pulse. 3：in mice transfected with pcd2/TPO with electric pulse（DAB staining×400）

用 ELISA 法测定正常小鼠血浆 TPO 浓度为（250±76）ng/L，pcd2/TPO

＋EP 组小鼠的 TPO 深度可达（1185±264）ng/L，pcd2/TPO 组小鼠的 TPO 深度为（328±89）ng/L。

讨　论

TPO 主要作用于骨髓巨核细胞，既可以促进其增殖，也可以促进其发育成熟，从而提高外周血小板水平[1]。临床上肿瘤及白血病化疗后可引起血小板减少，从而引起机体严重出血等并发症。研究表明，TPO 可以减轻实验性血小板减少症动物血小板下降的水平，加速血小板恢复，可以显著提高肿瘤患者化疗前后的血小板水平[2]。但静脉滴注 TPO 由于价格昂贵及二次输注后易产生抗体，临床应用受到限制。TPO 基因治疗显现了其必要性和迫切性。目前，国外关于 TPO 基因转移至小鼠体内的报道仅见数篇，还未见 TPO 基因治疗用于人的报道。

人与小鼠 TPO 基因编码序列有高度的同源性。本实验构建了含人 TPO 基因的 pcd2/TPO 真核表达质粒，pcd2 载体比 pcDNA3 在 CMV 启动子后多了一个内含子，它在下游也有牛生长激素（BGH）转录物的多聚腺苷尾。与 pcD-NA3 载体相比，它可使外源基因的表达效率提高数十倍，本实验中它可有效地转染 COS-7 细胞，并使其分泌有生物活性的 TPO 蛋白。体外的这一实验结果为进一步的体内实验打下了基础。

有效的基因转移手段是基因治疗成功与否的关键之一。自从 1990 年 Wolff 等[3]首次将裸质粒 DNA 直接注射入肌肉实现基因转移以来，此法因其便于操作、安全，肌肉血流丰富，细胞表达的蛋白质易进入血液循环而发挥作用等越来越受到人们的关注。但由于转基因效率低，需要的质粒量大，常需要几十毫克甚至几百毫克，而难以达到预期的治疗效果。国外学者最近的研究表明，加用电脉冲刺激后，可大大提高裸质粒肌内注射的转基因效率，可提高达 100～10 000 倍[4]。Rizzuto 等[5]已成功地应用该方法实现红细胞生成素对小鼠红细胞作用的研究。本实验的研究结果也表明，200 μg 的 pcd2/TPO 裸质粒肌内注射不加电刺激，TPO 在小鼠骨骼肌中的表达水平很低，血浆 TPO 水平无明显升高，仅在 mRNA 水平有表达。加用电刺激后可明显提高 TPO 在小鼠骨骼肌的表达，并能将表达的 TPO 蛋白分泌至血液，使血清 TPO 水平明显提高。

总之，本实验成功地实现了 TPO 基因在小鼠体内和细胞中的表达，为今后的 TPO 基因治疗血小板减少奠定了实验基础。但升高后的该 TPO 浓度水平能否促使小鼠血小板升高，还需要我们进一步的实验证实。这也为我们今后的工作提出了新的问题。

参考文献

［1］ Kaushansky K. Thrombopoietin：biological and preclinical properties Leukemia，1996，Suppl 1：s46-s48.

［2］ Basser RL，Rasko JE，Clarke K，et al. Thrombopoietic effects of pegylated recombinant human megakaryocyte geowth and developent factor（PEG-rHuMGDF）in patients with advanced cancer. Lancet，1996，348：1279-1281.

［3］ Wolff JA，Malone RW，Williams P，et al：Direct gene transfer into mouse in vivo. Science，1990，247：1465-1468.

［4］ Mir LM，Bureau MF，Gehl J，et al. High-efficiency gene transfer into skeletal muscle mediated by electric pulses. Proc Natl Acad Sci USA，1999，96：4262-4267.

［5］ Rizzuto G. Nappelletti M，Maione D. et al. Efficent and regulated erythropoietin production by naked DNA injection and muscle electroporation. Proc Natl Acad Sci USA. 1999，96：6417-6422.

［原载：中国实验血液学杂志，2001，9（1）：14-17.］

含血小板生成素基因的重组腺病毒 Ad/Tpo 的构建及表达

魏旭东 伏 爽 武莎莎 王申五 王德炳

基因治疗常用的病毒载体是腺病毒和逆转录病毒，腺病毒以其特有的优点，在临床和实验室基因治疗研究中得以广泛的应用。我们通过血小板生成素（Tpo）重组腺病毒穿梭质粒的构建，并大量提取腺病毒基因组 DNA pBHG11，将其二者共转染 293 细胞，从而包装含 Tpo cDNA 并能表达 Tpo 的重组腺病毒。

材料和方法

一、材料

腺病毒载体 pCMVsp1A 质粒为 6.4 kb，含氨苄青霉素抗性基因，腺病毒基因组质粒 pBHG11，34 kb（Microbix 公司产品）；pcDNA3 真核表达质粒5.4 bp，含氨苄青霉素抗性基因（Invitrogen 公司产品）；含目的基因 Tpo 的VR Tpo 为 5.9 kb，含卡那霉素抗性基因（由北京医科大学人民医院血液病研究所韩安平博士构建并赠送）；限制性内切酶、T4DNA 连接酶分别购于华美公司和 Promega 公司；大肠杆菌 DH5α 菌株为本室所存。293 细胞为北京医科大学生化与分子生物学系张小伟博士赠送；转染试剂脂质体 DOTAP 购于德国宝灵曼公司，Tpo 检测试剂盒购于美国 R&D 公司。

二、穿梭质粒 pCMVsp1A/Tpo 的构建

将 Tpo 目的片段从 VR/Tpo 上切下，转入 pcDNA3 质粒中，构建出 pcD-NA3/Tpo 再将 Tpo cDNA 的整个表达盒切下，转入 pCMVsp1A 质粒中，从而构建成所需的 pCMVsp1A/Tpo 质粒（见图 1）。

基金项目：国家"九五"科技攻关项目（96-906-01-19）
作者单位：100044 北京医科大学人民医院血液病研究所

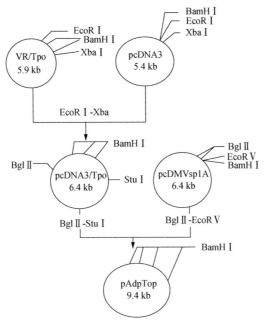

图 1　载体构建策略示意图

用限制性内切酶 EcoR I 和 Xba I，从质粒 VR/Tpo 中切下目的基因 Tpo cDNA，经 8 g/L 琼脂糖凝胶电泳，用冻融法回收 Tpo cDNA 片段，将 pcDNA3 质粒用 EcoR I 和 Xba I 双酶切线性化，同上法回收线性化载体。用此载体和 Tpo cDNA 片段混合，用 T4DNA 连接酶连接反应，构建亚克隆 pcDNA3/Tpo。应用 Bgl II 和 Stu I 从中间载体克隆中切下含完整 CMV 和 Tpo cDNA 以及加尾信号的表达盒，8 g/L 琼脂糖凝胶电泳，电压 40 V，10 h，回收含此表达盒的片段，将此片段与用 Bgl III 和 EcoR V 酶切后回收的 pCMVsp1A 线性化空载体，进行连接反应，构建成 pCMVsp1A/Tpo。具体方法见文献 [1]。用醋酸胺法提取质粒[2]，分别用 BamH I 和 Hind III 酶切鉴定。

三、Ad/Tpo 的包装

取 pCMVsp1A/Tpo 1 μg，pBHG11 1 μg，加入 DOTAP 9 μl，混匀，加入 2 ml DMEM 完全培养基，将此混合物加到前一天传代达 50% 融合的 293 细胞中。置 CO_2 培养箱，转染 10 h，吸弃原培养物，换 DMEM 完全培养基持续培养，直至出现细胞病性（CPE）改变，收获病毒。

四、聚合酶链反应（PCR）鉴定 Ad/Tpo

应用 Trizol 法提取病毒 DNA 后行 PCR。引物设计与合成借助 NBI 之 Oligo

引物分析软件包，version 5.0 for window 设计，委托 Cybersyn 公司合成，其互补 DNA 序列在 Tpo cDNA 中结合位置在 161～657 bp 之间。Tpo 上游引物：5′-AACCCCTTTGCCCTACACCTGTC-3′，下游引物：5′-CAGAAACCCAGAGC-CCAGTA-3′。25 μl 体系包括 Taq 酶 1 U，引物 2pmol，质粒 50 ng，10 mmol/L dNTP 2 μl，94 ℃变性 45 s，58 ℃退火 45 s，72 ℃延伸 1 min，30 个循环。

五、病毒上清 Tpo 定量检测

用双抗体夹心法，应用 R&D 公司试剂盒，按试剂盒说明书操作，测定波长 450 nm 吸光度（A）值。

结　果

一、pBHG11 和 pCMVsp1A/Tpo 的酶切鉴定

pBHG11 经 HindⅢ酶切后，形成 9 条片段，分别为 8.0，5.3，4.6，3.8，3.4，3.0，2.0，1.5 kb（见图 2）。重组子 pCMVspA1/Tpo 经 BamHⅠ酶切鉴定，可见 7.3，1.0，0.6，0.4 kb 片段，与预期结果相符。

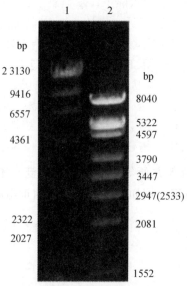

图 2　pBHG11 限制性内切酶分析

1：marker，λDNA/HindⅢ；
2：pBHG11/HindⅢ

二、CPE 改变的形成

转染 293 细胞 7 d 后，细胞出现腺病毒感染早期病变特征，数个细胞变圆，但不脱落。14 d 后，出现细胞变圆、脱落，形成感染噬斑样改变，随后细胞成片脱落，即 CPE 改变。

三、Ad/Tpo PCR 鉴定结果

重组腺病毒 DNA 经 PCR 扩增可见扩增出约 500 bp 的阳性条带，见图 3。

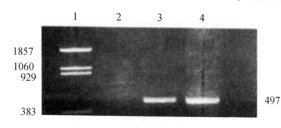

图 3　PCR 检测病毒 DNA

1：Marker：PBR322/BstNI；2：Ad/neo；3：Ad/Tpo；4：CHO-Tpo

四、定量检测瞬时表达的 Tpo

检测结果发现，空载体腺病毒表达 Tpo 量为 0，Ad/Tpo 表达量为（3 000±218）pg/ml。

讨　论

目前，以腺病毒为载体进行基因治疗的报道越来越多。腺病毒有安全性高，感染细胞范围广，给入方便等，应用日趋广泛。不仅实验室研究进展很大，而且在临床上开始应用。例如载有 p53 基因的重组腺病毒用于治疗恶性肿瘤，取得较好疗效。应用腺病毒载体进行基因治疗的原理为，构建带有目的基因的腺病毒，通过 293 细胞包装，产生重组腺病毒，将此病毒感染靶细胞或机体，从而表达目的基因的产物，从而达到治疗的目的。

恶性肿瘤放、化疗可引起血小板减少，但治疗有效的方法只有输血小板，由于血小板来源有限，多次输入会产生抗体。人们寄希望于 Tpo 的基因治疗。Yan 等[3]用逆转录病毒载体转导 Tpo 基因，虽然使小鼠血小板增加，但引起骨髓纤维化、骨硬化。腺病毒载体则可克服上述缺点。我们拟用腺病毒载体进行

Tpo 基因治疗，本研究为腺病毒载体进行 Tpo 基因治疗打下基础。

参考文献

［1］ J. 萨姆布鲁克，主编. 分子克隆实验指南. 金东雁，黎孟枫译. 2版. 北京：科学出版社，1998. 17-68.

［2］ Lee S，Rasheed S. A simple procedure for maximum yield of high-quality plasmid DNA. Bio Technique，1990，6：676-678.

［3］ Yan XQ，Lacey D，Fletcher F，et al. Chronic expasure to retroviral vector encoded MGDF（mpl-ligand）induces lineage-specific growth and differentiation of megakaryocytes in mice. Blood，1995，86：4025-4033.

（收稿日期：1999-12-15）

（校对：徐丽娟）

［原载：中华血液学杂志，2000，21（6）：325-327.］

促血小板生成素基因在 NIH3T3 细胞中表达的定量调节

魏旭东　　伏　爽　　武莎莎　　王申五　　王德炳

[摘要] **目的**　应用逆转录病毒载体四环素调控系统，定量调节促血小板生成素（TPO）基因在 NIH3T3 细胞中的表达。**方法**　pRevTet-On 质粒转染逆转录病毒包装细胞 PT67 细胞，应用包装成 Tet-On 重组逆转录病毒，并将此病毒感染 NIH3T3 细胞，建立整合入 Tet-On 逆转录病毒的阳性细胞株（RevTet-On3T3），并通过强力霉素调控荧光素酶基因的表达证明此细胞株具有调控作用。构建 pRevTRETPO 重组质粒，转染 PT67 细胞，包装成含四环素反应元件和血小板生成素基因的重组逆转录病毒。再将此病毒感染上述细胞株，建立整和双病毒的细胞株（RevTet-On3T3TPO），通过强力霉素调节 TPO 基因在此细胞株中表达。培养基中加入 5 mg/L 强力霉素（Dox）或不加 Dox，培养 72 h 后检测促血小板生成素基因表达情况。**结果**　RevTet-On3T3 在培养基中加入 Dox 时荧光素酶活性高，平均为 5.9×10^4 RLU/S，当培养基中不加 Dox 时荧光素酶活性低，平均为 2.6×10^3 RLU/S。RevTet-On3T3TPO 在培养基中加入 Dox 时 TPO 表达量高，平均为 12.8 ng/ml。在培养基中不加入 Dox时 TPO 表达量低，平均为 0.56 ng/ml，加 Dox 组为不加 Dox 组的 228 倍。**结论**　建立逆转录病毒整合的 NIH3T3 细胞株，可利用四环素及其衍生物定时、定量调节多种外源基因的表达，增加基因治疗的精确性和有效性。

[关键词] 血小板生成素；荧光素酶；基因表达调控

基金项目：国家"九五"科技攻关项目资助（96-906-01-19）

作者单位：100044 北京大学人民医院血液病研究所

编者注：强力霉素：现在的标准药名为"多西环素"。

Retrovirus vector expresses luciferase and TPO gene under the control of doxycycline in NIH3T3 cells

WEI Xudong，FU Shuang，WU Shasha，et al.

Institute of Hematology, People's Hospital, Beijing Medical University, Beijing 100044 China

［**Abstract**］ **Objective**　To use the retrovirus vector Tet-On regulation system to control the expression of TPO and luciferase gene by doxycycline (Dox). **Methods**　Packing the recombinant Tet-On retrovirus，and infecting it to NIH3T3 cells to establish recombined Tet-On retrovirus cell lines，RevTet-On3T3. To construct the pRevTRETPO，the new cell line was transfered to PT67 cell to package the recombinant retrovirus which contained both the TRE and TPO. This virus was RevTet-On3T3 used to establish the two inserting recombinant retrovirus cell strain RevTet-On3T3TPO. Doxycy cline was used to control the expression of TPO in RevTet-On3T3. **Results** When Dox (5 mg/ L) was added to the RevTet-On3T3 cells，a higher activity of luciferase was seen (mean，5.9×10^4 RLU/S) compared with the mean activity (2.6×10^3 RLU/S) in the absence of Dox. When Dox was added to the RevTet-On3T3TPO cells，cell populations had high TPO expression (mean，12.8 ng/ml) in 5 mg/ L of Dox (On state)，and a low TPO expression (mean，0.56 ng/ml) in the absence of Dox (Off state). **Conclusion** The RevTet-On gene expression system could modulate the expression of multiple genes by tetracyline and its derivatives，providing a useful tool for gene therapy.

［**Key words**］ Thrombopoietin；Luciferase ；Gene expression regulation

　　基因治疗有很多优点，但细胞因子的过量表达则可以引起机体紊乱和毒副作用。1992 年，Gossen 等[1]构建了四环素 Tet-On 系统，该系统在四环素及其衍生物的作用下，可调节目的基因的定量表达，但由于其载体是质粒，因此存在表达效率低、不稳定等问题。1996 年，Paulus 等[2]构建了逆转录病毒的四环素调控系统，国外已用于对 LacZ 基因、G 蛋白的研究，而国内却尚未见这方面的报道。我们应用逆转录病毒四环素调控系统，通过产生 Tet-On 逆转录病毒，并将此病毒感染 NIH3T3 细胞，建立起四环素调控系统，并用于调控荧光素酶基因和促血小板生成素（TPO）的表达。

材料与方法

1. RevTRE-TPO 质粒的构建

RevTRE 载体多克隆位点有 HindⅢ，HpaⅠ 位点，将 pcDNA3/TPO（本室构建）促血小板生成素（TPO）片段从 HindⅢ，SmaⅠ 位点切掉，重组于 pRevTRE 的 HindⅢ，HpaⅠ 位点上，构建成含 TPO 目的基因的载体。

2. RevTRE-TPO、RevTet-On 和 RevTRe-Luc 质粒转化，提取与鉴定

pRevTRE-TPO、pRevTet-On 和 pRevTRE-Luc 质粒（美国 Clontech 公司），氯化钙法转化 DH5α 大肠杆菌，用 DNA 提取纯化试剂盒 WizardTM 大剂量 DNA 提取纯化系统（美国 Promega 公司）提取质粒 DNA，分别用 ClaⅠ、HindⅢ、BamHⅠ 酶切鉴定。PRevTRE-TPO、PRevTet-On 和 pRevTRE-Luc 溶于无菌 TE 溶液中，-20 ℃ 存放，用于转染。

3. PT67 细胞及 NIH3T3 细胞的培养

PT67 细胞及 NIH3T3 细胞用体积分数 0.1Tet 系统专用血清（美国 Clontech 公司）的 DMEM 培养基（美国 GibcoBRL 公司），37 ℃，体积分数 $0.05CO_2$ 培养，3～4 d 换液一次。

4. Tet-On 和 TRE-TPO 重组逆转录病毒的包装

应用脂质体 Feugen 试剂（德国 Boehringer Mannheim 公司），将质粒 pRevTet-On 和 pRevTRE-TPO 转染 PT67 细胞。各取 pRevTet-On 和 pTRE-TPO 质粒 1 μg 分别与 3 μl Feugen（1 g/L）混匀，室温放置 15 min。在两个 35 mm 培养皿中，当 PT67 细胞达 40% 融合时，加入上述 Feugen/pRevTet-On，Feugen/pRevTRETPO 混合物，37 ℃，体积分数 $0.05 CO_2$ 培养 72 h，将细胞转入 25 cm² 培养瓶，并用含 500 mg/L 的 G418 和 500 mg/L 的强力霉素选择培养基进行筛选培养，3～4 d 换液一次，直至筛出阳性克隆。分别将克隆转移到 6 孔板中，继续用上述选择培养液培养，待细胞长满后，将细胞转至培养瓶中，用 10%FCS 之 DME 培养，培养上清（病毒原液）用 0.45 μm 微孔滤膜过滤后，-70 ℃ 冻存。

5. RevTet-On 病毒感染 NIH3T3 细胞

NIH3T3 细胞第一天传代，次日细胞达 30% 融合。用质量分数 0.01FCS 之 DMEM 将病毒液稀释 2 倍，并加入 polybrene 8 mg/L，于培养瓶中，37 ℃，体积分数 $0.05CO_2$ 培养 6 h 后，换成 DMEM 完全培养基培养，次日继续感染病毒，以上感染病毒过程共 5 次。以后换用含 G418 500 mg/L 的选择培养基进行筛选，每 3～4 d 换液一次，直至筛出阳性克隆。每瓶挑出一个克隆，经 6 孔

板培养后传入培养瓶中。

6. RevTet-On3T3 细胞株建立的证明（pRevTRELuc 瞬时转染 RevTet-On3T3 细胞株）

应用 Feugen 试剂，用 RevTRE-Luc 质粒瞬时转染 RevTet-On3T3 细胞（方法同前），培养基中加入四环素的衍生物强力霉素 5 mg/L（简称 Dox，美国 Sigma 公司），或不加 Dox。培养 72 h 后，应用 Dox 活性检测系统（Promega 公司）检测荧光素酶基因的表达情况。

7. RevTRE-TPO 病毒感染 RevTet-On3T3 细胞

方法同 1、4，感染病毒后用强力霉素筛选阳性克隆。

8. Dox 对 RevTet-On3T3TPO 的调控

待 RevTet-On3T3/TPO 细胞 20% 融合，对照组 3 个平皿不加 Dox，试验组 3 个平皿各加 4 μl Dox。培养 72 h，收集上清，用 ELISA 法测定 TPO 浓度。

结　果

1. 质粒的酶切鉴定

所提的 pRevTet-On 和 pRevTRE-Luc 质粒，分别得到 7.6 kb 的 pRevTet-On 质粒和 8.2 kb 的 pRevTRE-Luc 质粒，经 BamHⅠ酶切鉴定，pRevTet-On 形成 7.6 kb 的片段，pRevTRE-Luc 形成 6.4 kb 和 1.8 kb 的两条条带，与预期结果相符。pRevTRETPO 经 HindⅢ和 ClaⅠ酶切成 7.4 kb 和 1 kb 片段，与酶切图谱相符（图 1）。

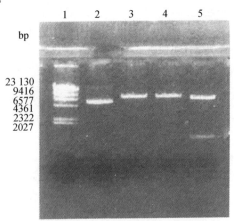

图 1　pRevTRE/TPO 限制性内切酶分析

1. λDNA/HindⅢ；2. pRevTRE-TPO；3. pRevTRE-TPO（用 HindⅢ）；4. pRevTRE-TPO（用 ClaⅠ）；
5. pRevTRE-TPO（用 ClaⅠ和 Hind）

2. RevTet-On 逆转录病毒的包装及感染靶细胞

PRevTet-On 质粒转染包装细胞 PT67 后，经 500 mg/L G418 选择培养基筛选，2 周后大多数细胞死亡，形成阳性克隆，选出 4 株滴度高的病毒，感染 NIH3T3 细胞。NIH3T3 细胞感染 RevTet-On 病毒后，整合入病毒的阳性细胞产生 G418 抗性，经 G418 筛选培养后，形成新的阳性克隆。即 RevTet-On3T3。

3. pRevTRE-Luc 质粒瞬时转染 RevTet-On3T3

RevTRE-Luc 质粒瞬时转染 RevTet-On3T3，培养基中加入 5 mg/L Dox 时，荧光素酶活性高为高表达。培养基中不加 Dox 时荧光素酶活性低为低背景。RevTet-On3T3 细胞株 1～4 中，加入 5 mg/L Dox 时，荧光素酶活性分别为 8.8×10^4 RLU/S（相对荧光单位），6.8×10^4 RLU/S，3.4×10^4 RLU/S，4.5×10^4 RLU/S 不加 Dox 时，荧光素酶活性单位分别是 1.4×10^3 RLU/S、3.0×10^3 RLU/S、3.8×10^3 RLU/S、2.2×10^3 RLU/S 阳性组的发光值为阴性组的 63、20、9、21 倍。

4. RevTRE-TPO 病毒感染 RevTet-On3T3 细胞及 Dox 对 TPO 的调控

用 RevTRE-TPO 病毒感染 RevTet-On3T3 细胞，经过 5 轮病毒感染后。筛选出阳性克隆（图 2）。挑出 4 个克隆扩增，分别将其传代于 6 个 35 cm² 平皿，测上清 TPO 浓度，不加 Dox 组分为 0.1、0.15、0.24、0.07 ng/ml，加入 Dox，分别为 10、14、21、6 ng/ml。

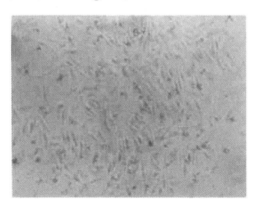

图 2　RevTet-On3T3TPO 细胞的克隆

讨　论

基因治疗过程中，所表达的目的基因产物需要有量的控制，如果持续表达则可造成表达产物过量从而引起毒副作用，对机体造成不良影响。逆转录病毒载体可以整合到染色体中，持续表达目的基因，因此能对其加以控制，即配一个基因开关，对其表达进行调控，则可使其发挥更有效的作用。国外有人已用构建了逆转录病毒四环素调节系统。对促红细胞生成素的表达调控[3,4]。但对TPO国内外目前尚少见到此方面的报道。

TPO可促进巨核细胞增殖分化和发育成熟，从而增加血小板的产生。化疗病人由于骨髓抑制，血小板减少，严重可危及生命。基因治疗为一种有效的治疗手段。国外Yan等[5]用逆转录病毒载体，将TPO基因转入小鼠骨髓细胞，再将此细胞回输小鼠体内，血小板升高4～6倍，达4个月，但由于出现骨髓纤维化及骨硬化，引起了人们的担忧。

本实验方法的建立，即结合逆转录病毒整合入细胞染色体可持续表达目的基因，又加上一个调控开关，即需要TPO时，加入四环素，从而启动四环素反应元件，开始表达TPO，对基因治疗有重要意义。我们用RevTet-On基因表达系统，建立了NIH3T3细胞株，用Dox调节荧光素酶基因的表达，证明所选4株病毒能感染NIH3T3细胞，并由此获得高表达低背景的Tet-On表达细胞株。

RevTet-On系统由pRevTet-On、pRevTRE-Luc和pTRE3质粒组成。pRevTet-On是系统的调控成分，其CMV启动子调控反义四环素转录激活子（rtTA由反义四环素阻遏子和单纯疱疹病毒VP16转录活化区融合而成），表达rtTA在四环素存在下，可结合四环素反应元件（tetracycline response elemen，TRE）从而激活转录，表达目的基因。pRevTet-On通过包装细胞包装产生逆转录病毒（RevTet-On病毒），再将此病毒感染靶细胞从而建立Tet-On细胞系。pTRE-Luc是连接有报告基因荧光素酶基因（luciferase）的反应质粒，含四环素反应元件TRE可对建立的Tet-On细胞株验证和筛选。pRevTRE是系统的反应组分，是含TRE的载体质粒，下游存在多克隆位点，可插入外源基因X，用于构建质粒pRevTRE-X，并通过PT67细胞包装，产生含目的基因可被四环素调控的逆转录病毒。

参考文献

[1] Gossen M，Treandlieb S，Beader G，et al. Transcriptional activation by tetracycline in mammaliain cells. Science，1995，268：1766-1769.

[2] Paulus W，Baur I，Boyce FM，et al. Self-contained，tetracycline regulatedretroviral vector system for gene delivery to mammalian cells. J Virol，1996，70：62-67.

[3] Bohl D，Naff akiin N，Heard M. Long-term control of erythropoietion secretion by dox-ycycline in mice transplanted with engineered primany myoblast. Nature Med，1997，3：

299-304.

[4] Serguera C，Bohl D，Rolland E，et al. Contral of Erythropoietin secretion by doxycyc-line or mifepristone in mice bearing polymerencapsulated engineered cells Hum. Gene Ther，1999，10：375-383.

[5] Yan XQ，Lacey D，Flecher F. Chronic exposure to retrovi ral encode MGDF （mpl-lig-and）induces lineage-specific growth and differentiation of megakaryocytes in mice. Blood，1995，86：4025-4033.

（收稿日期：1999-12-09）

（本文编辑：李群）

［原载：中华医学杂志，2000，80（10）：773-775.］

RevTet-On 系统调控血小板生成素基因表达的研究

魏旭东　伏　爽　藏维平　武莎莎　王申五　王德炳

（北京大学人民医院，血液病研究所　北京　100044）

[摘要] 本研究应用 RevTet-On 基因表达系统，通过四环素衍生物强力霉素（doxcycline，Dox）调控血小板生成素（TPO）基因在 NIH3T3 细胞中的表达。首先应用基因重组技术构建含 TPO 基因的重组质粒 pRevTRE/TPO，然后将 RevTet-On 基因调控系统的 pRevTet-On 和 pRevTRE/TPO 分别转染 PT67 细胞，从而包装 RevTet-On 和 RevTRE/TPO 重组逆转录病毒，同时将此两种病毒感染 NIH3T3 细胞，建立整合入 RevTet-On 和 RevTRE/TPO 逆转录病毒的阳性细胞株（RevTet-On3T3/TPO）。通过 Dox 调节 TPO 基因在此细胞株中表达，培养基中加入 2 mg/L Dox 或不加 Dox，然后用 RT-PCR，Western 印迹和 ELISA 方法检测 TPO 基因表达情况。结果发现，RevTet-On3T3/TPO 当培养基中不加 Dox 时用 RT-PCR 和 Western 印迹检测未见 TPO 表达，用 ELISA 检测表达 TPO 量低；在培养基中加入 Dox 时，RT-PCR 和 Western 印迹检测可见 TPO 表达，且 TPO 表达量高，为不加 Dox 时的 91 倍。本实验表明，通过建立逆转录病毒整合的 NIH3T3 细胞株，利用四环素及其衍生物 Dox 调节 TPO 基因的表达，为 TPO 基因治疗的进行提供了有用的工具。

[关键词] RevTet-On 系统；血小板生成素；基因表达；NIH3T3 细胞

Using RevTet-On System to Control Thrombopoietin Gene Expression

WEI Xudong　FU Shuang　ZANG Weiping　WU Shasha

WANG Shenwu　WANG Debing

（Institute of Hematology，People's Hospital，Peking University Beijing 100044）

[**Abstract**] For the purpose of thrombocytopenia gene therapy，recombi-

2000-03-24 收稿；2000-06-08 接受

编者注：强力霉素：现在的标准药名为"多西环素"。

nant RevTet-On and pRevTRE/TPO retrovirus were packaged and transfected to NIH3T3 after selected with G418 and hygromycin，the two inserting recombinant retrovirus cell strain RevTet-On3T3/TPO were established. TPO expression was controlled and regulated by doxycy dine（Dox）. After using Dox to control the expression of TPO in RevTet-On3T3/TPO cells，the result showed that when Dox is added to the RevTet-On3T3/TPO cells，cell populations expressed TPO highly in the presence of 2 mg/L of Dox，and lowly in the absence of Dox. By using the RevTet-On gene expression system（the retrovirus vector RevTet-On regulation system to control the expression gene by Dox），it could modulate the expression of multiple genes by tetracyline and its derivatives. This system maybe provides a safe and efficacient way for the thrombocy to penia gene therapy.

［**Key words**］RevTet-On system，thrombopoietin，gene expression，NIH3T3 cells

1996 年，Paulus 等[1]构建了逆转录病毒的四环素调控系统，该系统在四环素及其衍生物的作用下，可调节目的基因的定量表达。由于其载体是逆转录病毒，因此表达效率较高，国外已用于对红细胞生成素（EPO）的研究。关于血小板生成素（TPO）的基因治疗，国内外却尚未见这方面的报道。本研究应用 RevTet-On 基因表达调控系统，通过包装 RevTet-On 重组逆转录病毒，并将此病毒感染 NIH3T3 细胞，建立起四环素调控系统，并用于 TPO 的表达调控。

材料与方法

RevTRE/TPO 质粒的构建

RevT RE 质粒载体多克隆位点有 Hind Ⅲ 和 HpaⅠ位点，将 pcDNA3/TPO 之 TPO 片段从 HindⅢ 及 SmaⅠ位点切掉，重组于 pRevTRE 的 Hind Ⅲ 和 HpaⅠ位点上，构建成含 TPO 目的基因的载体。

RevTRE/TPO 和 RevTet-On 质粒转化、提取与鉴定

用氯化钙法将 pRevT RE/TPO 和 pRevTet-On（Clontech 公司，Cat. No. K1627-1）转化 DH5α 大肠杆菌，用 DNA 提取纯化试剂盒 WizardTM plus Maxipreps DNA Purification System（Promega 公司，Cat. No. A7270）提取质粒 DNA，分别用 Cla Ⅰ，Hind Ⅲ 和 BamH Ⅰ酶切鉴定。pRevTRE/TPO 和 pRevTet-On 溶于无菌 TE 溶液中，－20 ℃存放，用于转染。

PT67 细胞及 NIH3T3 细胞的培养

PT67 细胞及 NIH3T3 细胞用 10% Tet 系统专用血清（Clontech 公司，Cat. No. 8630-1）的 DMEM（Gibco BRL 公司 Cat. No. 12100-046），37 ℃，5% CO_2 培养，3~4 天换液 1 次。

RevTet-On 和 RevTRE/TPO 重组逆转录病毒的包装

应用脂质体 Feugen 试剂（Boehringer M annheim 公司 Cat. No. 1814443），将质粒 pRevTet-On 和 pRevTRE/TPO 转染 PT67 细胞。各取 pRevTet-On 和 pRevTRE/TPO 质粒 1 μg 分别与 3 μl Feugen（1 g/L）混匀，室温放置 15 分钟。在两个 35 mm² 培养皿中，当 PT67 细胞达 40 % 融合时，加入上述 Feugen/pRevTet-On，Feugen/pRevTRE/TPO 混合物，37 ℃，5% CO_2 培养 72 小时，将细胞转入 25 cm² 培养瓶，并用含 500 mg/L 的 G 418（Gibco BRL 公司，Cat. No. 11811-023）和 300 mg/L 的潮霉素（hygromycin，Clontech）选择培养基进行筛选培养，3~4 天换液 1 次，直至筛出阳性克隆。分别将克隆转移到 6 孔板中，继续用上述选择培养液培养，待细胞长满后，将细胞转至培养瓶中，用 10% FCS 之 DMEM 培养，培养上清（病毒原液）用 0.45 μm 微孔滤膜过滤后，−70 ℃ 冻存。

RevTet-On 病毒和 RevTRE/TPO 病毒共感染 NIH3T3 细胞

NIH3T3 细胞头 1 天传代，次日细胞达 30% 融合。用 10% FCS 之 DM EM 将病毒液稀释 2 倍，并加入 poly brene 8 mg/L，加入培养瓶中，37 ℃，5% CO_2 培养 6 小时，后换成 DM EM 完全培养基培养，次日继续感染病毒。以上感染病毒过程共 5 次，以后换用含 G418 500 mg/L 和潮霉素的选择培养基进行筛选，每 3~4 天换液 1 次，直至筛出阳性克隆。每瓶挑出一个克隆，经 6 孔板培养后传入培养瓶中，扩增培养。

RT-PCR 检测 mRNA 表达

应用 Trizol 试剂法提取细胞总 RNA，RT-PCR 应用鼎国生物技术中心生产的通用型 RT-PCR 试剂盒。

TPO 引物设计与合成　借助 NBI（National Biosciences Inc.）之 OLIGO Primer Analysis Software，Version 5.0 for Windows 设计，委托赛百胜公司合成。TPO 上游引物 5′ ACCCTTTGCCTACACCTGTC 3′，下游引物 5′ CAGAAGCCCAGAGCCAGTA 3′，扩增片段长度 497 bp。β-actin 引物设计与合成：上游引物 5′ ATCATGTTTGAGACCTTC 3′，下游引物 5′ CATCTCTTGCTCGAAGTC 3′，扩增片段长度 318 bp。

反转录　10 μl 反应体系：10×RT 缓冲液 1 μl，2.5 mmol/L dNTP 2 μl，25 mmol/L 氯化镁 0.4 μl，100 ng/μl 随机引物 1 μl，酶混合液 1 μl，模板 RNA 1 μg，三蒸水补足 10 μl。42 ℃ 水浴 30 分钟，95 ℃ 5 分钟，迅速放入 −20 ℃ 备用。

PCR 反应　25 μl 反应体系：10×PCR 缓冲液 2.5 μl，2.5 mmol/L dNTP 2 μl，20 pmol/L TPO 上游、下游引物各 2 μl，20 pmol/L β-actin 上游、下游引物各 2 μl，反转录产物 2.5 μl，Taq DNA 聚合酶（1 U/μl）1 μl，三蒸水补足 25 μl。94 ℃变性 45 秒，58 ℃退火 45 秒，72 ℃延伸 90 秒，共 30 个循环，72 ℃后延伸 5 分钟。

PCR 产物电泳　取 PCR 反应产物 5 μl，与 6×凝胶加样缓冲液 1 μl 混合，1.5％琼脂糖凝胶电泳，用紫外透射仪观察结果。

Western 印迹检测调控 TPO 蛋白的表达

方法见萨姆布鲁克等[2]所著《分子克隆实验指南》。

Dox 对 RevTet-On3T3/TPO 基因的调控

扩增培养 4 株 RevTet-On3T3/TPO 细胞，并分别传代于 35 mm² 培养皿中，待 RevTet-On3T3/TPO 细胞 20％融合。每组设对照 3 个平皿，其中不加强力霉素（doxycycline，Dox），试验 3 个平皿各加 2 μl Dox，培养 3 天，收集上清，培养上清中表达的 TPO 水平用 ELISA 法，应用 Quantikine Human TPO Im munoassay 试剂盒（R＆D 公司），方法详见说明书。

结　果

质粒的酶切鉴定

所提的 pRevTet-On 得到 7.6 kb 的 pRevTet-On 质粒，经 BamH Ⅰ（购于华美公司）酶切鉴定，pRevTet-On 形成 7.6 kb 的片段，与酶切图谱相符。pRevTRE/ TPO 经 Hind Ⅲ和 Cla Ⅰ酶切成 7.4 kb 和 1 kb 片段，与酶切图谱相符（图 1）。pRevTRE/TPO 和 pRevTet-On 溶于无菌 TE 溶液中，−20 ℃存放，用于转染。

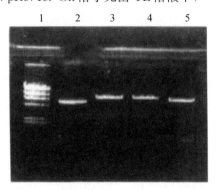

图 1　Restriction analysis of pRevTRE/TPO

Lane 1：λDNA/Hind Ⅲ. Lane 2：pRevTRE/TPO. Lane 3：pRevTRE/TPO cut with Hind Ⅲ. Lane 4：pRevTRE/TPO cut with Cla Ⅰ. Lane 5：pRevTRE/TPO cut with Cla Ⅰ and Hind Ⅲ

RevTet-On 和 RevTRE/TPO 逆转录病毒的包装及感染靶细胞

pRevTet-On 和 RevTRE/TPO 质粒转染包装细胞 PT67 后，经 500 mg/L G418 或潮霉素选择培养基筛选，2 周后大多数细胞死亡，后形成阳性克隆，挑数个克隆，扩增并分别产生逆转录病毒上清，经病毒滴度测定，分别选出 4 株滴度高的病毒，与 RevTRE/TPO 病毒感染 NIH3T3 细胞。

RevTet-On 病毒和 RevTRE/TPO 病毒共感染 NIH3T3 细胞

用 RevTet-On 和 RevTRE/TPO 病毒感染 NIH3T3 细胞，经过 5 轮病毒感染后，用 G418 和潮霉素筛选后，筛选出阳性克隆，挑出 4 个克隆扩增，为 RevTet-On3T3/TPO（图 2），并扩增培养。

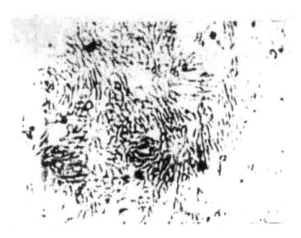

图 2　**RevTet-On3T3/TPO clone i. e. NIH3T3 transfected with RevTet-On and RevTRE/TPO viruses**

Dox 对 TPO 调控的 mRNA 和蛋白表达的检测

RT-PCR 检测调控体系的 mRNA 表达：加 Dox 组有 497 bp 和 318 bp 的条带，而未加 Dox 组仅有一条 318 的条带，结果见图 3。蛋白表达的 Western 印迹检测：对 RevTet-On3T3/TPO 细胞培养上清进行 Western 印迹检测，以 N IH3T3 细胞作为阴性对照。加入 Dox 的细胞体系可检测到 TPO cDNA 的特异性表达产物条带，分子量为 71.5 kD 左右，而未加四环素组无相应的条带出现。提示加四环素组调控后获得 TPO 蛋白表达。

ELISA 检测 Dox 对 TPO 的调控

4 株（组）RevTet-On3T3/TPO 细胞培养 3 天后，测上清 TPO 浓度，不加 Dox 组 TPO 值分别为 0.1，0.15，0.24，0.07 ng/ml，加入 Dox 组分别为 10，14，21，6 ng/ml。

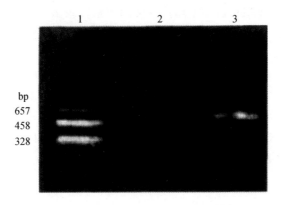

图 3 **RT-PCR analysis of TPO expression of RevTet-On3T3/TPO cells in the absence or in 2 μg/ml of Dox**

Lane 1：pGEM-7Zf（+）/Hae Ⅲ. Lane 2：in the absence of Dox. Lane 3：in the presence of Dox 2 μg/ml

讨 论

定量表达目的基因对基因治疗有重要意义，如果表达产物过量则可以引起毒副作用。逆转录病毒载体可以整合到染色体中，可持续表达目的基因。因此，若能对其加以控制，即配一个基因开关，对其表达进行调控，则可使其发挥更有效的作用。Paulus 等[1] 1996 年构建了逆转录病毒四环素调节系统。国外有人已应用于对 EPO 进行调控表达，但对于 TPO 目前在国内外尚未见有此方面的报道。

TPO 可促进巨核细胞增殖分化和发育成熟，从而增加血小板的产生。化疗病人由于骨髓抑制，血小板减少，严重可危及生命。基因治疗为一种有效的治疗手段。国外 Yan 等[3] 用逆转录病毒载体，将 TPO 基因转入小鼠骨髓细胞，再将此细胞回输小鼠体内获得血小板升高 4～6 倍，并持续达 4 个月之久，但由于其表达过量，造成小鼠出现骨髓纤维化及骨硬化。

本实验方法的建立，即结合逆转录病毒整合入细胞染色体可持续表达目的基因，又加上一个调控开关，即需要 TPO 时，加入四环素，从而启动四环素反应元件，开始表达 TPO，因此对基因治疗有重要意义。我们用 RevTet-On 基因表达系统，构建含 TPO 的重组质粒 pRevTRE/TPO，并进行逆转录病毒的包装。经过重组逆转录病毒感染，用 Dox 调控 TPO 表达，使 TPO 的表达增加数百倍。

RevTet-On 系统由 pRevTet-On 和 pRevTRE 质粒组成。pRevTet-On 是系

统的调控成分，其 CMV 启动子调控反义四环素转录激活子（rtTA）表达（rt-TA 由反义四环素阻遏子和单纯疱疹病毒 VP-16 转录活化区融合而成），rtTA 在四环素存在下，可结合四环素反应元件（tetracycline response element，TRE）从而激活转录，表达目的基因。pRevTet-On 通过包装细胞包装产生逆转录病毒（RevTet-On 病毒），再将此病毒感染靶细胞从而建立 Tet-On 细胞系。pRevTRE 是系统的反应组分，是含 TRE 的载体质粒，下游存在多克隆位点，可插入外源基因 X，用于构建质粒 pRevTRE-X，并通过 PT67 细胞包装，产生含目的基因可被四环素调控的逆转录病毒。

参考文献

［1］ Paulus W，Baur I，Boyce FM，et al. Self-contained，tetracycline-regulated retroviral vector system for gene delivery to mammalian cells. J Virol，1996，70：62-67.

［2］ 萨姆布鲁克 J，费里奇 EF，曼尼阿蒂斯 T. 分子克隆实验指南. 2 版. 北京：科学出版社，1998：888-897.

［3］ Yan XQ，Lacey D，Flecher F. Chronic exposure to retro viral encode MGDF（mpl-ligand）induces lineage-specific growth and differentiation of megakaryocytes in mice. Blood，1995，86：4025-4033.

［原载：中国实验血液学杂志，2000，8（4）：241-244.］

钙离子在 VP-16 诱导 HL-60 细胞凋亡的作用

石红霞　李　莉　袁　兰[1]　何其华[1]　王申五　王德炳

（北京大学人民医院血液病研究所　北京　100044）

[摘要] 为了研究 Ca^{2+} 在 VP-16（etoposide）诱导 HL-60 细胞凋亡中的作用，采用流式细胞术，激光共聚焦显微镜和 Western 印迹方法进行观察。结果显示，VP-16 可诱导 HL-60 细胞凋亡，并可引起细胞内 Ca^{2+} 浓度的增加；细胞外钙离子螯合剂 EGTA 不抑制其诱导的细胞凋亡，而细胞内钙离子螯合剂 BAPTA-AM 可抑制此过程，并且可抑制细胞色素 C 的释放。实验结果提示，Ca^{2+} 在细胞凋亡和细胞色素 C 的释放过程中起重要的作用。

[关键词] VP-16；细胞凋亡；钙离子；细胞色素 C；HL-60 细胞

The Role of Calcium Ion in Apotopsis of HL-60 Cells Induced by VP-16

SHI Hongxia　LI Li　YUAN Lan[2]　HE Qihua[2]

WANG Shenwu　WANG Debing

（*Institute of Hematology，Beijing Medical University Beijing* 100044）

[**Abstract**] To study the significance of calcium in the apoptosis of HL-60 cells induced by VP-16，the technology of flow cytometry，confoca laser scanning microscopy and Western blot were used. The results showed that VP-16 could induced the apoptosis of HL-60 cells and transient increase of intracellular calcium concentration；EGTA；[ethylene glycol-bis（2-aminoethyl)-N，N，N'，N'-tetraacetic acid]，that could combine the extracellular calcium，did not prevent the apoptosis of HL-60 cells. BAPTA-AM [1,2-bis（2-aminophenoxy）

[1] 北京大学医药卫生分析中心　北京　100081

[2] Medicine and Pharmacology Analysis Centre，Peking University Beijing 100084

2000-06-09 收稿，2000-11-28 接受

ethane-N，N，N'，N'-tetraacetic acid tetrakis（acetoxy-methyl）ester］，however, a chelating agent of intracellular calcium ions，could prevent apoptosis and the release of cytochrome C from HL-60 cells. It was concluded that the calcium plays an important role in apoptosis and the release of cytochrome C.

[**Key words**] VP-16，apoptosis，calcium ion，cytochrome C，HL-60 cells

依托泊苷（VP-16，etoposide）是一种治疗白血病的有效药物，可诱导人白血病细胞的凋亡，其对髓性和淋巴系白血病均有疗效，因此研究 VP-16 诱导细胞凋亡的机制有重要的理论和实际意义。

钙离子作为细胞内第二信使参与多种生理病理过程，在细胞的生命活动中起着重要的作用。早期的研究表明，Ca^{2+} 稳态的破坏是药物引起细胞死亡的一个普遍的终末事件[1]。近年来的研究表明。Ca^{2+} 稳态的破坏可以诱导细胞凋亡，病理性升高细胞内 Ca^{2+} 浓度可引起细胞凋亡，含 Ca^{2+} 的 A23187 可诱导胸腺细胞的凋亡[2]。

Ca^{2+} 在细胞凋亡中参与多种事件，并可直接引起线粒体释放细胞色素 C 和一些促细胞凋亡因子，从而激活 caspase 家族引起细胞凋亡[3]，即激活细胞凋亡的共同通路。本研究发现细胞内钙离子螯合剂 BAPTA-AM 可抑制 HL-60 细胞的凋亡过程，并且可抑制细胞色素 C 的释放。

材料与方法

试剂

VP-16 购自北京制药工业研究所实验药厂；钙离子荧光指示剂 Fluo-3-AM 和细胞内钙离子螯合剂 BAPTA-AM［1，2-bis（2-aminophenoxy）ethane-N，N，N'，N'-tetraacetic acid tetrakis（acetoxy-methyl）ester］购自 Molecular Probe 公司，抗细胞色素 C 抗体购自 Pharmingen 公司，细胞外钙离子螯合剂乙二醇双乙胺醚-N，N'-四乙酸［ethylene glycl-bis（2-aminoethyl）-N，N，N'，N'-tetraacetic acid，EGTA］、碘化丙锭购自 Sigma 公司，其他常规试剂均购自鼎国生物公司。

细胞培养

人髓系白血病 HL-60 细胞在含 10％新生牛血清的 RPMI 1640 培养液中（Gibco BRL），37 ℃，5％CO_2 条件下培养。

流式细胞术测定细胞凋亡

按 Nicoletti 等[4]报道的方法测定。

Fluo-3 AM 染色

2×10^6 HL-60 细胞以 5 μmol/L 的 Fluo-3 AM 在 37 ℃，5% CO_2 培养箱中孵育 30 分钟后离心洗去染料待用。

激光共聚焦显微镜（confocal laser scanning microscope，CLSM）检测细胞内钙离子浓度变化

细胞染色后贴于经 0.05% 聚-L-赖氨酸（poly-L-Lysine）处理的培养皿中，加入药物于不同时间检测。设定时间程序：基线扫描每 2 秒 1 幅，共 6 幅，加药间隔 3 秒，第 2 时段每 5 秒 1 幅，共 24 幅，第 3 时段每 15 秒 1 幅，共 40 幅。细胞内钙离子浓度以测定的相对荧光强度表示。

流式细胞术测定细胞内钙离子浓度变化

VP-16（20 μg/ml）处理 HL-60 细胞，于不同时间取出染色，流式细胞仪检测 1 000～5 000 个细胞，计算平均钙离子浓度。

Western 印迹检测细胞色素 C 的释放

方法见《分子克隆实验指南》[5]。

结　果

VP-16 对细胞内钙离子的影响

VP-16 对细胞内钙离子浓度的影响　VP-16 对细胞内［Ca^{2+}］有影响。低浓度的 VP-16（1～10 μg/ml）不引起细胞内［Ca^{2+}］的变化，而在高浓度（20～100 μg/ml）则可引起细胞内的［Ca^{2+}］瞬态增高，并呈浓度依赖关系，结果见图 1。在以后的 24 小时内无大的变化，见图 2。而相同剂量（100 μg/ml）的 VP-16 对 Jurkat 细胞却无此作用（未显示资料）。

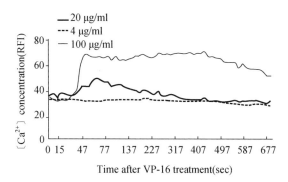

Fig 1　Changes of intracellular calcium in HL-60 cells after treatment with various concentratilons of VP-16.

（RFI：relative fluorecence intensity）

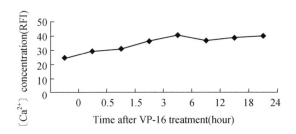

Fig2　Changes of intraceilular calcium in HL-60 cells after treatment with 20 μm/ml of VP-16〔detection by FCM〕.

（RFI：relative fluorescence intensity）

P-16 诱导 HL-60 细胞凋亡不需要细胞外钙离子　VP-16（4～100 μg/ml）可诱导 HL-60 细胞凋亡，使之出现典型的染色质浓集现象，而台盼蓝拒染法显示坏死细胞数少于 5%。细胞外钙离子螯合剂 EGTA 不能抑制 VP-16 诱导的 HL-60 细胞凋亡。相反，EGTA 作用后，HL-60 细胞凋亡数增加，实验结果见图 3。

VP-16 诱导 HL-60 细胞凋亡依赖于细胞内钙离子　细胞内钙离子螯合剂 BAPTA-AM（10 μmol/L）处理细胞后可使细胞内游离钙离子浓度大大降低（图 4），可抑制 VP-16 诱导的 HL-60 细胞凋亡（图 3），这说明细胞内钙离子是 VP-16 诱导 HL-60 细胞凋亡所必需的。

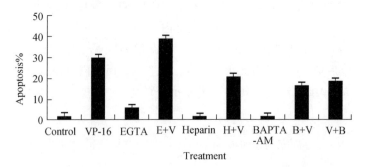

Fig 3　Effect of different treatments on apoptosis of HL-60 cells induced by VP-16. E. EGTA（3 mmol/L）.

V：VP-16（20 μg/ml）. H：heparin（200 IU/ml）. B：BAPTA-AM（10 μmol/L）

细胞内钙离子螯合剂 BAPTA-AM 可抑制 VP-16 诱导 HL-60 细胞释放细胞色素 C

用 VP-16 20 μg/ml，BAPTA-AM（10 μmol/L）处理 HL-60 细胞 24 小时后，Western 印迹检测结果显示，BAPTA-AM 可抑制细胞色素 C 的释放（图 5）。

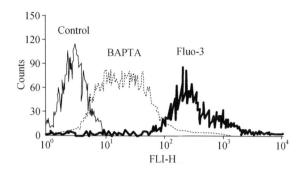

Fig 4 Effect of BAPTA-AM on intracellular calcium of HL-60 cells detected by FCM

Fig 5 Effect of BAPTA-AM on release of cytochrome C from HL-60 cell detected by Western blot.
Lane 1：control. Lane 2：BAPTA-AM. Lane 3：BAPTA-AM＋VP-16. Lane 4：VP-16

肝素可抑制 VP-16 诱导 HL-60 细胞凋亡

用 IP_3R（肌醇三磷酸受体）抑制剂肝素 200 IU/ml 处理 HL-60 细胞 30 分钟后，加入 VP-16 20 μg/ml，作用 24 小时后检测细胞凋亡。发现肝素可部分抑制 VP-16 诱导 HL-60 细胞凋亡（图 3）。

讨 论

在细胞内 Ca^{2+} 浓度的调节中，内质网和线粒体有重要作用。内质网可在一些刺激下释放其内贮存的 Ca^{2+}，而线粒体则保证细胞内 Ca^{2+} 浓度的稳定[6]。线粒体对 Ca^{2+} 浓集过负荷，可通过激活线粒体膜上的一氧化氮合成酶产生一氧化氮而抑制呼吸，同时引起线粒体释放细胞色素 C 和一些促细胞凋亡因子，从而激活 caspase 家族引起细胞凋亡[7]。Ca^{2+} 诱导细胞凋亡的机制依赖于细胞类型和诱导因子的类型。在胸腺细胞[8]，当细胞外 Ca^{2+} 被去除时，毒胡萝卜素（thapsigargin, Tg）引起的细胞凋亡被抑制，而在 HL-60 细胞[9] 和 Jurkat 细胞[7]，当细胞外 Ca^{2+} 被去除时，Tg 引起的细胞凋亡不被抑制，但细胞内 Ca^{2+} 被去除时细胞凋亡被抑制。在 Fas-L 诱导的细胞凋亡也仅与细胞内 Ca^{2+} 有关。

有研究表明，VP-16 可诱导 HL-60 细胞内 Ca^{2+} 浓度增加，同时伴有内质网 Ca^{2+} 浓度的降低和核 Ca^{2+} 浓度的升高[10]。我们的结果也显示，可诱导 HL-60 细胞凋亡的 VP-16 能引起细胞内 Ca^{2+} 浓度的增加。用 IP_3R 拮抗剂肝素可抑制此 Ca^{2+} 浓度瞬态增加的幅度（未显示资料），并抑制其诱导的细胞凋亡，同时 EGTA 并不抑制细胞凋亡，也不抑制 VP-16 引起的细胞内 Ca^{2+} 浓度的变化（未显示资料）。用 BAPTA-AM 去除细胞内钙离子时，可抑制 VP-16 引起的细胞凋亡。这说明在 VP-16 诱导细胞凋亡的机制中，可能涉及刺激内质网而释放钙库，引起一个细胞内 Ca^{2+} 浓度瞬态增加，从而引发细胞凋亡过程。

方敏等[11]报道。在 HL-60 细胞经三尖杉酯碱（Har）作用后其细胞内的 Ca^{2+} 分布发生变化，细胞内的 Ca^{2+} 由胞质转向胞核内；用 BAPTA-AM 螯合细胞内 Ca^{2+}，可抑制 Har 诱导的细胞凋亡；而用 EGTA 螯合细胞外 Ca^{2+}，则无此作用。这与我们的结果一致。

Ca^{2+} 在细胞凋亡中参与多种事件[12]。首先，Ca^{2+} 可作为信号传递介质，通过激活依赖于 Ca^{2+} 的蛋白激酶和（或）磷酸化酶导致基因转录的改变而调节细胞凋亡。Ca^{2+}/Ca mol/L 依赖于钙调蛋白的丝氨酸-苏氨酸磷酸酶（calcineurin），被认为可激活核转录因子 NF-AT。其次，Ca^{2+} 浓度可激活一些依赖于 Ca^{2+} 的需钙蛋白酶（calpain），而分解胞质和核基质中等细胞骨架蛋白，如：核纤层蛋白（iamin）和胞衬蛋白（fodrin）等。这些是细胞凋亡中的终末事件。Ca^{2+} 浓度增加还可激活内切酶，导到细胞凋亡特异的 DNA 梯形图的出现。磷脂酰丝氨酸（PS）的外露被认为是细胞凋亡的早期特征，而抑制细胞内 Ca^{2+} 可抑制 PS 的外露。

线粒体对 Ca^{2+} 浓集过负荷，可通过激活线粒体膜上等一氧化氮合成酶产生一氧化氮而抑制呼吸[7]，或引起线粒体膜电位的变化[13]而引起线粒体释放细胞色素 C 和一些促细胞凋亡因子，从而激活 caspase 家族引起细胞凋亡。

VP-16 诱导细胞凋亡的机制主要是作用于拓扑异构酶 Ⅱ（topoisomerase Ⅱ），抑制有丝分裂，使细胞停滞在 G_2 期。有研究表明，VP-16，柔红霉素和阿糖胞苷可诱导 U937 细胞线粒体膜电位的变化，并导致核 DNA 的碎裂[14]，也可在 HI-60 细胞导致激活 caspase。[15]

为确定 Ca^{2+} 在 VP-16 诱导 HL-60 细胞凋亡中的作用，我们检测了细胞色素 C 的释放。结果发现抑制细胞内 Ca^{2+} 可抑制 VP-16 诱导的细胞色素 C 的释放。这说明 Ca^{2+} 在此细胞凋亡通路中可能作用在线粒体之前。我们比较了预先用 BAPTA-AM 处理细胞和在 VP-16 作用 45 分钟后再加入 BAP-TA-AM 时的 HL-60 细胞凋亡的情况，发现两者无明显差异，而且在处理后 30 分钟检测细胞凋亡并无明显增加。这说明 VP-16 引起的细胞内 Ca^{2+} 浓度的瞬间增加可能并不直接诱导细胞凋亡，而由 Ca^{2+} 浓度的瞬间增加引发的以后的过程决定。

总之，由于 Ca^{2+} 在细胞生命活动中的广泛参与，其在细胞凋亡中的调控机制尚未完全明了。我们的研究提示，Ca^{2+} 在细胞凋亡和细胞色素 C 的释放过程中起重要作用。

致谢：非常感谢北京大学分子免疫中心马大龙和张颖妹老师及夏东岚同学在细胞培养及黏附方面给予的巨大帮助。

参考文献

［1］Trump BF，Berezesky IK．The role of altered ［Ca^{2+}］i regulation in apoptosis，oncosis，and necrosis. Biochim Biophys Acta，1996，1313：173-178.

［2］McConkey DJ，Hartzell P，Nicotera P，et al．Calcium-activated DNA fragmentation kills immature thymocytes. FASEB J，1989，3：1843-1849.

［3］Green DR，Reed JC．Mitochondria and apoptosis. Science，1998，281：1309-1312.

［4］Nicoletti I，Migliorati G，Pagliacci MC，et al．A rapid and simple method for measuring thymocyte apoptosis by propidium iodide staining and flow cytometry. J Immunol Methods. 1991，139：271-279.

［5］萨姆布鲁克 J，佛里奇 EF，曼尼阿蒂斯 T．分子克隆实验指南. 2 版. 北京：科学出版社. 1993：867-898.

［6］George E，kass N，Orrenius S. Calcium signaling and cytotoxicity．Enviro Health Persp 107 supple，1999，1：25-35.

［7］Srivastava RK，Sollott SJ，Khan L，et al．Bcl-2 and Bcl-X$_{(L)}$ bolck thapsigargin-induced nitric oxide generation，c-Jun NH$_{(2)}$-terminal kinase activity，and apoptosis. Mol Cell Biol，1999，19：5659-5674.

［8］McConkey DJ，Nicotera P，Hartzell P，et al．Glucocorti-coids activate a sucide process in thymocytes through an elevation of cytosolic Ca^{2+} concentration．Arch Biochem Biophys，1989，269：365-370.

［9］Shinomiya T，Li XK，Amemiya H，et al．An immunosup-pressive agent，FTY720，increases intracellular concentration of calcium ion and induces apoptosis in HL-60 Immunology，1997，91：594-600.

［10］Yoshida A，Ueda T，Takauji R，et al．Role of calcium ion in induction of apoptosis by etoposide in human leukemia HL-60 cells. Biochem Biophys Res Commun，1993，196：927-934.

［11］Fang M，Zhang H，Xue S，et al．Intracellular calcium distribution in apoptosis of HL-60 cell induced by harring tonine：intranuclear accumulation and regionalization．Cancer Lett，1998，127：113-121.

［12］McConkey DJ，Orrenius S．The role of calcium in the regulation of apoptosis．Biochem

Biophys Res Commun，1997，239：357-366.

[13] Green DR，Reed JC. Mitochondria and apoptosis. Science，1998，281：1309-1312.

[14] Decaudin D，Geley S，Hirsch T，et al. Bcl-2 and Bcl-X$_L$ antagonize the mitochondrial dysfunction preceding nuclear apoptosis induced by chemotherapeutic agents. Cances Res，1997，57：62-67.

[15] Eischen CM，Kottke TJ，Martins LM，et al. Comparison of apoptosis in wild-type and Fas-resistant cells：chemotherapy-induced apoptosis is not dependent on Fas/Fas ligand interactions. Blood，1997，90：935-943.

［原载：中国实验血液学杂志，2000，8（4）：283-286.］

再生障碍性贫血、骨髓增生异常综合征、特发性血小板减少性紫癜患者血清血小板生成素测定

魏旭东　　王申五　　王德炳

血小板生成素（Tpo）主要由肝脏和肾脏产生，主要作用是促进巨核细胞系造血。其生成的调节机制是转录后调节。我们测定了几种血液病的血小板减少状态下血清 Tpo 水平的改变并探讨其临床意义。

病例和方法

1. 对象　健康对照组 15 名，24～50 岁，男 8 名，女 7 名。特发性血小板减少性紫癜（ITP）8 例，15～51 岁，男 1 例，女 7 例。再生障碍性贫血（AA）16 例，18～46 岁，男 10 例，女 6 例，骨髓增生异常综合征（MDS）14 例，18～68 岁，男 9 例，女 5 例。白血病化疗后骨髓抑制期 6 例，17～53 岁，男 4 例，女 2 例。诊断均符合文献[1]标准。

2. 方法

2.1　血清采集：每例抽取静脉血 2 ml，4 ℃放置过夜，3 000 r/min，离心 20 min，吸取上清，置－70 ℃存放。

2.2　Tpo 检测用放射免疫竞争法（放免试剂盒由北京华英放射免疫技术研究所提供，HY-042）。首先制作标准曲线，各管分别加 100 μl 待测样品，加入抗血清 100 μl，再加[125]I-Tpo 100 μl，摇匀，于 4 ℃放置 24 h，分别加入分离剂 500 μl，室温放置 20 min 后，3 500 r/min 离心 20 min，去上清，用 γ 放射免疫计数器测定沉淀物放射性核素每分钟闪烁计数（CPM）值（GC-911-γ-放射免疫计数器，中国科技大学实业公司）。

2.3　统计学分析：用 t 检验，直线相关分析。

基金项目：国家"九五"攻关课题资助项目（96-906-01-19）

作者单位：100044　北京医科大学附属人民医院

结　果

1. Tpo 水平　正常人血清 Tpo 水平为（47.92±16.31）ng/L，AA 患者及化疗后白血病患者明显增高，分别为（88.29±17.49）ng/L 和（94.28±16.3）ng/L，与正常人相比，差异有显著性（$P<0.05$）。ITP 患者血清 Tpo 浓度为（62.11±12.80）ng/L，与正常人相比，差异无显著性（$P>0.05$）。MDS 患者的 Tpo 浓度为（88.61±12.10）ng/L，与正常人相比，差异有显著性（$P<0.05$）。

2. Tpo 水平与血小板计数的关系　正常人血小板计数为（220±40）×10^9/L，AA 患者为（38±17）×10^9/L，白血病化疗者为（23±14）×10^9 L，ITP 患者为（41±12）×10^9/L，MDS 患者为（32±15）×10^9/L。相关分析发现 AA 和化疗后白血病患者中，血小板计数与 Tpo 浓度呈负相关（$r=-0.689$，$P<0.05$）。而 MDS 和 ITP 患者无此相关关系。

讨　论

我们的测定结果表明，在巨核细胞减少性血小板减少症（如 AA）和白血病化疗后的患者，Tpo 明显升高，比正常增高 2 倍，与国外学者报道的增高数不符。而在 ITP 患者中，其血小板计数虽和 AA 患者相似，但后者 Tpo 水平明显增高，这与 AA 患者血小板减少，巨核细胞也减少有关。

除血小板外，巨核细胞数量也影响 Tpo 的水平，这是因为不仅血小板有吸附和降解 Tpo 作用，巨核细胞也有吸附降解 Tpo 的作用，血小板和巨核细胞上都有 mpl 受体，可与 Tpo 结合，而后 Tpo 被降解[2]。有人报道，MDS 患者 Tpo 水平稍高于正常人[3]。另有人报道 5 例 MDS 患者 Tpo 明显高于正常人[4]。我们发现 MDS 患者 Tpo 水平均明显高于正常人。关于 Tpo 水平与血小板计数的关系。有人发现造血干细胞移植的患者，其 Tpo 水平与血小板计数成反比。我们发现 AA 和化疗后白血病患者的 Tpo 水平与血小板计数呈负相关。

参考文献

[1] 张之南，沈悌，主编. 血液病诊断及疗效标准. 2 版. 北京：科学出版社，1998：33-284.

[2] Nayara Y, Shozaki Y, Nagahisa H, et al. Serum thrombopoietin level is not regulated

by transcription but by the total counts of both megakaryocytes and platelet during throm-bocytopenia and thrombocytosis. Thromb Haemost，1997，77：808-814.

［3］ Kunishima S，Tahara T，Kato T，et al. Serum thrombopoietin and useful di agnosis markers in thrombocytopenia disorders. Eur J Haematol，1996，57：68-71.

［4］ Hou M，Andersson O，Stockelberg D，et al. Plasmathrombopoietin levels in thrombo-cytopenic states：implication for a regulatory role of bone marrow. Br J Haematol，1998，101：420-424.

（收稿日期：1999-07-26）

［原载：中华血液学杂志，2000，21（5）：265.］

强力霉素调控血小板生成素在CHO 细胞中的表达[*]

伏　爽　魏旭东　程　康　陆爱丽[1]　王申五[1]　王德炳

(北京医科大学人民医院血液病研究所　北京　100044)

[摘要] 本实验应用 Tet-On 基因表达系统，通过强力霉素调控血小板生成素（TPO）基因在 CHO 细胞中的表达。应用 DNA 重组技术，构建质粒 pTRE-TPO。应用脂质体介导的基因转染技术，pTRE-TPO 与 pTK-Hyg 共转染 CHO-Tet-On 细胞株，得到双稳定细胞株 CHO-Tet-On-TPO，并筛选高表达、低背景克隆。当培养基中不加强力霉素时，RT-PCR 和 Western 印迹未见 TPO 表达，ELISA 测定培养上清 TPO 水平为 0.1 μg/L。当培养基中加入 2 mg/L 强力霉素时，RT-PCR 和 Western 印迹可见 TPO 表达条带，ELISA 测定培养上清 TPO 水平为 10.8 μg/L，两者相差 108 倍。本试验通过强力霉素调控 TPO 基因在 CHO 细胞中的表达，有望为 TPO 基因治疗提供一条可控的安全途径。

[关键词] 血小板生成素；Tet-On 基因表达系统；强力霉素；基因表达调控；CHO 细胞

Control of Thrombopoietin Expression by Doxycycline in CHO Cells

FU Shuang　WEI Xudong　CHENG Kang　LU Aili[2]

WANG Shengwu[2]　WANG Debing

(Institute of Hematology, People's Hospital, Beijing
Medical University Beijing 100044)

[Abstract] To control thrombopoietin （TPO） expression by doxycycline

*"九五"科技攻关项目（96-906-01-19）资助课题

[1] 北京医科大学生物化学与分子生物学系　北京 100083

[2] Department of Bichemistry and Molecular Biology, Bejing Medicine University Beijing 100083

1999-12-03 收稿；1999-12-20 接受

编者注：强力霉素：现在的标准药名为"多西环素"。

in CHO cells，Tet-On gene expression system was used. Recombinant plasmid pTRE-TPO was successfully constructed. pTRE-TPO and pTK-Hyg were co-transfected into CHO-Tet-On cells. Cells resistant to hygromycin were cloned，high expression and low backg round clone was selected，and named as CHO-Tet-On-TPO. There was no significant TPO expression in the absence of doxy-cycline，the TPO level in the cell culture supernatant was 0. 1 μg/L. After exposure to 2 mg/L doxycycline，TPO expression was greatly increased，the TPO level in the cell culture supernatant reached 10. 8 μg/L. Tet-On gene expression system is a ready access to the tight-regulated and high-level gene expression system. It is likely to provide a safe and regulatable way for TPO gene therapy.

[**Key words**] thrombopietin，Tet-On gene expression system，doxycy cline，regulation of gene expression，CHO cell

自从 1994 年血小板生成素（thrombopoietin，TPO）克隆成功以来，人们对 TPO 进行了广泛而深入的研究。TPO 主要作用于骨髓巨核细胞，既可以刺激其增值分化，也可以促进其发育成熟，从而提高外周血小板计数[1]，但 TPO 长期过量表达有可能导致肝脾髓外造血、骨髓纤维化及骨硬化[2]。Tet-On 基因表达系统是一种新型的可诱导性基因表达系统[3,4]，具有开/关功能严密、特异性强、诱导效率高、基因表达水平高、对细胞无毒性等特点。目前，国外学者应用 Tet-On 基因表达系统进行了大量研究，包括红细胞生成素基因表达调控的研究，但国内这方面的研究尚未见报道，应用该系统进行 TPO 表达调控的研究亦未见报道。本实验应用 Tet-On 基因表达系统，调控 TPO 基因在 CHO 细胞中的表达，有望为 TPO 基因治疗提供一条可控的安全途径。

材料与方法

CHO-Tet-On 细胞株

CHO-Tet-On 细胞株为本室建立，用 pTet-On 粒（Clontech 公司）转染 CHO 细胞得到[5]。CHO-Tet-On 细胞株用含 10%（体积分数）Tet 系统专用牛血清（Clo ntech 公司）的 DMEM（Gibco BRL 公司），37 ℃，5%CO_2 培养。3～4 天换液 1 次。

pTRE 和 pTK-Hyg 质粒的转化、提取与鉴定

pTRE 和 pTK-Hy g 质粒（Clontech 公司）氯化钙法转化大肠杆菌 DH5α，碱裂解法大量提取质粒 DNA，pTRE 质粒 Xhol Ⅰ，Hind Ⅲ 酶切鉴定，pTK-Hy g 质粒 EcoR Ⅰ 酶切鉴定。

pTRE-TPO 质粒的重组与鉴定

pTRE 质粒与 VR-TPO 质粒（本室构建）Xba Ⅰ，EcoR Ⅰ 双酶切，液氮冻融法回收酶切片段，T4 DNA 连接酶（Promega 公司）连接 TRE 片段与 TPO 片段。连接产物 Xba Ⅰ，EcoR Ⅰ 双酶切鉴定。

双稳定细胞株 CHO-Tet-On-TPO 的建立

应用 DOTAP 试剂（Boehringer Mannheim 公司），pTRE-TPO 质粒与 pTK-Hyg 质粒共转染 CHO-Tet-On 细胞株，200 mg/L 潮霉素（hygromycin，Hyg，Gibco BRL 公司）进行筛选。挑取 30 个阳性克隆，分别命名为 CHO-Tet-On-TPO 克隆 1~30

高表达、低背景 CHO-Tet-On-TPO 细胞株的筛选

应用 Quantikine TPO ELISA 检测试剂盒（R＆D公司），在培养基中不加强力霉素或加入 2 mg/L 强力霉素（doxycycline，Dox，Sigma 公司），检测 CHO-Tet-On-TPO 克隆 1~30 培养上清的 TPO 水平。得到高表达、低背景的 CHO-Tet-On-TPO 细胞株，大量扩增并冻存。

双稳定细胞株 CHO-Tet-On-TPO 与 TPO 基因表达调控

选择高表达、低背景的双稳定细胞株 CHO-Tet-On-TPO 克隆 16，在培养基中不加强力霉素或加入 2 mg/L 强力霉素，应用 RT-PCR 反应（我院中心实验室自产试剂盒）检测 TPO mRNA 表达，应用 Western 印迹（我校生化与分子生物学系自产 TPO 单克隆抗体）及 ELISA 方法（R＆D公司 ELISA 试剂盒）检测培养上清中 TPO 蛋白表达。

结　果

实验按常规方法转化、提取 pTRE 和 pTK-Hyg 质粒，酶切鉴定正确（结果略）。应用 DNA 重组技术，构建 pTRE-TPO 质粒，酶切鉴定正确，证明 pTRETPO 质粒构建成功，可用于进一步实验（图 1，图 2）。

为建立高表达、低背景的 CHO-Tet-On-TPO 细胞株，我们用 ELISA 方法检测 CHO-Tet-On-TPO 克隆 1~30 培养上清的 TPO 水平。当培养基中加入 2 mg/L 强力霉素时，克隆 1~30 培养上清的 TPO 水平较高（1~20 μg/L），其中克隆 16 达到 10.8 μg/L。当培养基中不加强力霉素时，克隆 1~30 培养上

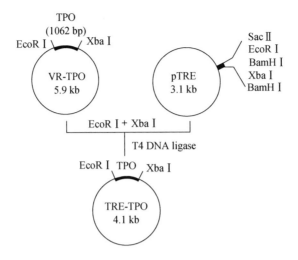

Fig 1　Construction of TRE-TPO

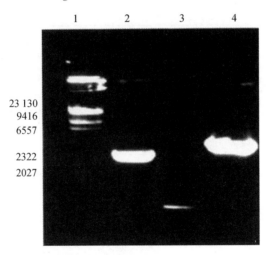

Fig 2　Recombination of TRE-TPO

1：λDNA/Hind Ⅲ. 2：TRE fragment. 3：TPO fragment. 4：Recombination of TRE-TPO

清的 TPO 水平较低（0.07～2.8 μg/L），其中克隆 16 仅为 0.1 μg/L，两者相差 108 倍（表 1）。因此，选择克隆 16 作为高表达、低背景的 CHO-Tet-On-TPO 细胞株，用于调控 TPO 基因的表达。

Table 1 TPO level in different clones of CHO-Tet-On-TPO in the presence or absence of 2 mg/L Dox

Group	Clone No.	TPO (μg/L)	Fold increase＋Dox vs－Dox
＋Dox	5	4.8	69
－Dox		0.07	
＋Dox	12	1.4	1.2
－Dox		1.2	
＋Dox	16	10.8	108
－Dox		0.10	
＋Dox	19	16.9	53
－Dox		0.32	
＋Dox	24	8.2	2.9
－Dox		2.8	
＋Dox	28	18.1	62
－Dox		0.29	

对于双稳定细胞株 CHO-Tet-On-TPO 的进一步研究表明，当培养基中不加强力霉素时，RT-PCR 和 Western 印迹均显示无明显 TPO 表达，ELISA 方法检测培养上清 TPO 水平为 0.1 μg/L。当培养基中加入 2 mg/L 强力霉素时，培养 72 小时后 RTPCR 和 Western 印迹均可检测到 TPO 表达，ELISA 方法检测 TPO 水平为 10.8 μg/L（图 3，图 4）。

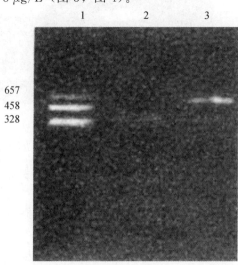

Fig 3 RT-PCR Analysis of TPO expression of CHO-Tet-On-TPO in the presence or absence of 2 mg/L Dox

1：pGEM-7Zf（＋）/HaeⅢ. 2：in the absence of Dox. 3：in 2 mg/L Dox

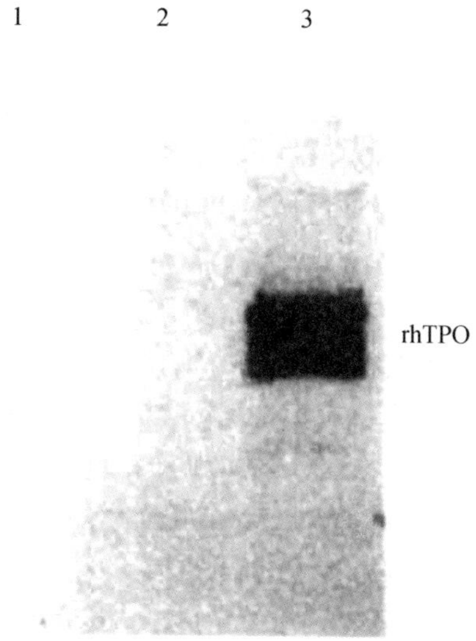

Fig 4   Western blot analysis of TPO expression of CHO-Tet-On-TPO in the presence or absence of 2 mg/L Dox

1：CHOTet-On cells. 2：in the absence of Dox. 3：in 2 mg/L Dox

讨　论

自从 1994 年 TPO 克隆成功以来，人们对 TPO 进行了广泛而深入的研究。TPO 主要作用于骨髓巨核细胞，既可以刺激其增殖分化，也可以促进其发育成熟，从而提高外周血小板计数。TPO 可以减轻试验性血小板减少症动物血小板下降水平、加速血小板恢复，可以显著提高癌症患者化疗前后的血小板水平。因此，TPO 具有广阔的临床应用前景，很有可能为血小板减少症的治疗揭开新的一页[1]。但 TPO 长期过量表达有可能导致肝脾髓外造血、骨髓纤维化及骨硬化。Yan 等[2]应用逆转录病毒载体，将 TPO 基因转染小鼠骨髓细胞，再将这些细胞回输到小鼠体内，血小板计数升高 4～8 倍，持续 4 个月以上，但出现肝脾髓外造血、骨髓纤维化及骨硬化等不良后果。这一研究对于 TPO 基因治疗具有借鉴意义，要求我们有效地调控 TPO 基因表达的时间和水平，增加治疗的安全性。

1992 年，Gossen 等[3]成功构建了 Tet-Off 基因表达系统，于 1995 年又推出了 Tet-On 基因表达系统[4]。该系统具有开/关功能严密、特异性强、诱导效率高、基因表达水平高、对细胞无毒性等特点，为基因的诱导表达提供了一个理想的研究工具。与以真核调节机制为基础的重金属、热休克、激素等表达系统相比，Tet-Off/Tet-On 基因表达系统特异性强、无泄露现象、诱导效率高。与以原核调节机制为基础的 IPTG 表达系统相比，Tet-Off/Tet-On 基因表达系统更为安全、快速。目前，国外学者应用 Tet-Off/Tet-On 基因表达系统进行了大量研究，包括红细胞生成素基因表达调控的研究，但国内这方面的研究尚未见报道，应用该系统进行 TPO 表达调控的研究亦未见报道。

本实验应用 Tet-On 基因表达系统及本室已成功建立的 CHO-Tet-On 细胞株[5]，对 TPO 基因表达调控进行了初步研究。结果表明，CHO-Tet-On-TPO 克隆 16 作为高表达、低背景 CHO-Tet-On-TPO 细胞株，当培养基中不加强力霉素时，RT-PCR 和 Western 印迹未见 TPO 表达，ELISA 测定培养上清 TPO 水平为 $0.1\ \mu g/L$。当培养基中加入 $2\ mg/L$ 强力霉素时，RT-PCR 和 Western 印迹可见 TPO 表达条带，ELISA 测定培养上清 TPO 水平为 $10.8\ \mu g/L$，两者相差 108 倍。因此，通过培养基中强力霉素，可以有效调控 TPO 基因表达，为进一步进行 TPO 基因表达调控的体内研究奠定基础。

目前人们应用 Tet-Off/Tet-On 基因表达系统，对于红细胞生成素（erythropoietin，EPO）基因的表达调控进行了深入研究，取得了可喜的结果。1997 年，Bohl 等[6]应用逆转录病毒载体，将感染 EPO cDNA 的鼠原代成肌细胞移植到小鼠骨骼肌，通过饮水中强力霉素控制 EPO 分泌。1998 年，Bohl 等[7]在正常小鼠骨骼肌注射腺相关病毒载体，该载体携带受强力霉素调控的 EPO 基因，通过饮水中强力霉素可以控制红细胞压积和血清 EPO 水平。1999 年，Serguera 等[8]应用细胞多聚体胶囊，获得免疫隔离，结合 Tet-On 基因表达系统，对 EPO 基因表达调控进行了进一步研究。同年，Rizzuto 等[9]用裸质粒 DNA 注射结合肌肉电穿孔技术，有效地提高并调控 EPO 基因在小鼠骨骼肌的表达。以上这些研究同样可用于 TPO 的表达调控，可利用强力霉素调节 TPO 在体内的表达，同时还可定量诱导其他毒性蛋白的表达，具有广阔的应用前景[10]。

总之，本实验应用 Tet-On 基因表达系统，成功地建立双稳定细胞株 CHO-Tet-On-TPO，利用培养基中四环素及其衍生物，调控 TPO 基因在 CHO 细胞中的表达，为进一步进行 TPO 基因表达调控的体内研究奠定基础，有望为 TPO 基因治疗提供一条可控的安全途径。

参考文献

[1] Kaushansky K. Thrombopoietin: biological and preclinical properties. Leukemia, 1996,

10（Suppl 1）：S46-S48.

［2］ Yan XQ，Lacey D，Fletcher F，et al. Chronic ex posure to retroviral encoded MGDF （mpl-ligand）induces lineage-specific growth and differentiation of megakaryocytes in mice. Blood，1995，86：4025-4033.

［3］ Gossen M，Bujard H. Tight control of gene expression in mammalian cells by tetracy cline-responsive promoters. Proc Natl Acad Sci USA，1992，89：5547-5551.

［4］ Gossen M，Freundlieb S，Bender G，et al. Transcriptio nalactivation by tetracy clines in mammalian cells. Science，1995，268：1766-1769.

［5］ 伏爽，程康，王申五等。Tet-On 基因表达系统定量调节荧光素酶基因在 CHO 细胞中的表达. 北京医科大学学报，1998，30：512-514.

［6］ Bohl D，Naffakh N，Heard JM. Long-term control of erythropoietin secretion by doxy-cycline in mice transplanted with engineered primary myoblasts. Nat Med，1997，3：299-305.

［7］ Bohl D，Salvetti A，Moullier P，et al. Control of erythropoietin delivery by doxycy cline in mice after intramuscular injection of adeno-associated vector. Blood，1998，92：1512-1517.

［8］ Serguera C，Bohl D，Rolland E，et al. Control of erythropoietin secretion by doxycyc-line or mifepristone in mice bearing polymer-encapsulated engineered cells. Hum Gene Ther，1999，10：375-383.

［9］ Rizzuto G，Cappelletti M，Maione D，et al. Efficient and regulated erythropoietin pro-duction by naked DNA injection and muscle electroporation. Proc Natl Acad Sci USA，1999，96：6417-6422.

［10］ Massie B，Couture F，Lamoureux L，et al. Inducible overexpression of a to xic protein by an adenovirus vector with a tetracycline-regulatable expression cassette. J Virol，1998，72：2289-2296.

［原载：中国实验血液学杂志，2000，8（1）：10-13.］

血小板生成素基因在 NIH/3T3 细胞中的表达与调控 *

伏　爽　程　康　陆爱丽[1)]　魏旭东　王申五　王德炳

（北京医科大学人民医院血液病研究所，北京　100044；
[1)]北京医科大学生物化学与分子生物学系，北京　100083）

[摘要] 应用 Tet-On 基因表达系统，调控血小板生成素（TPO）基因在 NIH/3T3 细胞中的表达时间与水平。籍脂质体介导的基因转移方法，pTet-On 质粒转染 NIH/3T3 细胞株，得到稳定细胞株 NIH/3T3-Tet-On。pTRE/TPO 与 pTK-Hyg 质粒共转染 NIH/3T3-Tet-On 细胞株，得到双稳定细胞株 NIH/3T3-Tet-On-TPO。在培养基中加入或不加强力霉素，RT-PCR、Western 印迹及 ELISA 法检测培养上清 TPO 表达。结果表明，当培养基中不加强力霉素时，TPO 无明显表达（0.1 μg/L）；当培养基中加入 2 mg/L 强力霉素时，TPO 表达明显增高（10.8 μg/L）。TPO 表达水平与强力霉素浓度有关，随强力霉素浓度增高，TPO 表达增加。TPO 表达水平还与强力霉素作用时间有关，加入强力霉素 6 h 后，TPO 表达明显增加（1.2 μg/L），随培养时间延长，TPO 表达增加，24 h 达到峰值（10.8 μg/L），而且这种诱导作用是可逆的。为进一步进行 TPO 基因表达调控的体内研究奠定基础，有望为 TPO 基因治疗提供一条可控的安全途径。

[关键词] Tet-On 基因表达系统；基因表达与调控；强力霉素；血小板生成素

[中图分类号] Q78

* "九五"科技攻关项目（96-906-01-19）资助课题
联系人：伏爽，女，1971 年 2 月生，博士生
Tel：（010）68314422-5070
E-mail：shuangfu@cen pok.net
收稿日期：1999-12-01，修回日期：2000-01-19

Regulation of Thrombopoietin Expression by Doxycycline in NIH/3T3 Cells*

FU Shuang，CHENG Kang，LU Aili[1]，WEI Xudong，

WANG Shenwu，WANG Debing

(Institute of Hematology, People's Hospital, Beijing Medical University, Beijing 100044, China；

[1] Department of Biochemistry and Molecular Biology, Beijing Medical University, Beijing 100083, China)

[Abstract] Tet-on gene expression system was used to regulate the level and time of thrombopoietin (TPO) expression by doxycycline in NIH/3T3 cells. pTet-On was transfected into NIH/3T3 cells, in which cells resistant to G418 were cloned and named as NIH/3T3-Tet-On. pTRE/TPO and pTK-Hyg were cotransfected in to NIH/3T3-Tet-On cells, in which cells resistant to hygromycin were cloned and named as NIH/3T3-Tet-On-TPO. TPO expression was examined in the absence or in 2 mg/L of doxycycline, at different concentrations of doxycline, and in the time course after exposure to doxycycline, by means of RT-PCR, Western blot and ELISA. The result showed that there was no significant TPO expression in the absence of doxycycline, and the basal level was only 0.1 μg/L. After exposure to 2 mg/L doxycycline, TPO expression was greatly increased, and the peak level reached 10.8 μg/L. TPO expression was affected by the concentration of doxycycline in the cell culture. The more doxycycline, the higher the TPO expression. TPO expression was also affected by the time course of doxycycline in the cell culture, it was greatly increased after 6 hours. The longer of the culture time, the higher the TPO expression, until it achieved peak value at the end of 24 hours. Meanwhile, the inducible effect was also reversible. Tet-On gene expression system is a ready access to the tight-regulated and high-level gene expression system. It is likely to provide a safe and regulatable way for TPO gene therapy.

[Key words] Tet-On gene expression system，Gene expression and Regulation，Doxycycline，Thrombopoietin

有效调控基因表达的时间和水平是基因治疗面临的重大难题。Gossen 和 Bujard 等构建的 Tet-Off/Tet-On 基因表达系统[1,2]，具有开/关功能严密、特异性强、诱导效率高、基因表达水平高、对细胞无毒性等特点，为基因诱导表

达提供了一个理想的研究工具，也为基因治疗提供了一条可控的安全途径。血小板生成素（thrombopoietin，TPO）可以提高外周血小板计数[3]，但 TPO 长期过量表达有可能导致肝脾髓外造血、骨髓纤维化及骨硬化[4]。本文应用 Tet-On 基因表达系统，建立双稳定细胞株 NIH/3T3-Tet-On-TPO，通过培养基中强力霉素，调控 TPO 基因在 NIH/3T3 细胞中的表达时间和水平，为 TPO 基因表达调控的体内研究奠定基础。

1 材料与方法

1.1 质粒转化、重组、提取与鉴定

Tet-On 基因表达系统（Clontech 公司）由 pTet-On、pTRE、pTRE-Luc、pTK-Hyg 四种质粒组成。常规氯化钙法转化大肠杆菌（DH5α），碱裂解法提取质粒 DNA，限制性内切酶酶切鉴定。

质粒 pTRE 与 pVR/TPO 质粒 XbaⅠ、EcoRⅠ双酶切，液氮冻融法回收 TRE 片段与 TPO 片段，T4 DNA 连接酶（Promega 公司）16 ℃连接 18 h，形成重组质粒 pTRE/TPO。

1.2 NIH/3T3-Tet-On 细胞株的建立与筛选

应用 DOTAP 试剂（宝灵曼公司），pTet-On 质粒转染 NIH/3T3 细胞，方法参见 DOTAP 试剂说明书。37 ℃、5% CO_2 培养 72 h 后，在培养基中加入 400 mg/L G418（Gibco BRL 公司），2 周左右形成克隆。在显微镜下标明克隆部位，加入 0.25% 胰酶消化 3～5 min，弯头尖吸管随机挑取 30 个克隆。pTRE-Luc 质粒瞬时转染 NIH/3T3-Tet-On 克隆 1～30，在培养基中不加或加入 2 mg/L 强力霉素（doxycycline，Dox，Sigma 公司），荧光光度计检测荧光素酶活性（Promega 公司）。得到高表达、低背景的 NIH/3T3-Tet-On 细胞株，大量扩增并冻存。

1.3 双稳定细胞株 NIH/3T3-Tet-On-TPO 的建立与筛选

pTRE/TPO 质粒与 pTK-Hyg 质粒共转染 NIH/3T3-Tet-On 细胞株，200 mg/L 潮霉素（Hygromycin，Hyg，Calbiochem 公司）筛选，随机挑取 30 个克隆。在培养基中不加或加入 2 mg/L 强力霉素，ELISA 法检测 NIH/3T3-Tet-On-TPO 克隆 1～30 培养上清 TPO 水平（R & D 公司）。得到高表达、低背景的 NIH/3T3-Tet-On-TPO 细胞株，大量扩增并冻存。

1.4 强力霉素诱导 NIH/3T3-Tet-On-TPO 细胞 TPO 基因表达

NIH/3T3-Tet-On-TPO 细胞株 37 ℃、5% CO_2 培养 72 h，在培养基中不加或加入 2 mg/L 强力霉素。RT-PCR 反应检测 TPO mRNA 表达，Western 印迹检测 TPO 蛋白表达，ELISA 法测定培养上清 TPO 水平。

1.5 强力霉素浓度对 NIH/3T3-Tet-On-TPO 细胞 TPO 基因表达的影响

NIH/3T3-Tet-On-TPO 细胞株 37 ℃、5% CO_2 培养 72 h，在培养基中不加或加入强力霉素 0.0001、0.001、0.01、0.1、1 和 10 mg/L。Western 印迹检测 TPO 蛋白表达，ELISA 法测定培养上清 TPO 水平。

1.6 强力霉素作用时间对 NIH/3T3-Tet-On-TPO 细胞 TPO 基因表达的影响

NIH/3T3-Tet-On-TPO 细胞株 37 ℃、5% CO_2 培养，在培养基中加入 2 mg/L 强力霉素，3、6、12、24 和 48 h 测定培养上清 TPO 水平。48 h 后换液一次，在培养基中不加强力霉素，37 ℃、5% CO_2 培养 24 h，测定培养上清 TPO 水平。之后再换液一次，在培养基中再次加入 2 mg/L 强力霉素，37 ℃、5% CO_2 培养 24 h，测定培养上清 TPO 水平。

2 结　果

2.1 质粒转化、重组、提取与鉴定

按常规方法转化、提取 pTet-On、pTRE、pTRE-Luc、pTK-Hyg 质粒，酶切鉴定正确（结果略）。应用 DNA 重组技术，构建重组质粒 pTRE/TPO，经酶切鉴定，pTRE/TPO 质粒构建成功（结果略）。

2.2 NIH/3T3-Tet-On 细胞株的建立与筛选

pTet-On 质粒转染 NIH/3T3 细胞，经 G418 筛选，2 周左右大多数细胞死亡，形成数十个克隆。随机挑取 30 个克隆，瞬时转染质粒 pTRE-Luc，在培养基中不加或加入强力霉素 2 mg/L，培养 72 h 后检测荧光素酶活性。结果表明，不同克隆荧光素酶活性不同，其中克隆 28 当培养基中加入强力霉素时荧光素酶活性为 2.5×10^6 RLU/s（相对荧光单位/秒），当培养基中不加强力霉素时荧光素酶活性为 1.7×10^4 RLU/s，两者相差 146 倍（Table 1）。因此，选择克隆 28 作为高表达、低背景的 NIH/3T3-Tet-On 细胞株，用于诱导外源基因的

表达。

Table 1　Luciferase activity of different clones of NIH/3T3-Tet-On in the absence or presence of 2 mg/L Dox

Clone number	3	9	12	18	23	28	29
Luciferase activity/RLU $\cdot$ s^{-1}							
2 mg/L Dox	4.9×10^5	8.7×10^4	1.2×10^5	4×10^6	4×10^4	2.5×10^6	1.4×10^6
No Dox	2.8×10^4	1.9×10^4	8×10^3	3×10^4	8×10^3	1.7×10^4	1.3×10^4
Fold increase							
(Dox *vs* no Dox)	17	4.6	15	133	5	146	108

2.3　双稳定细胞株 NIH/3T3-Tet-On-TPO 的建立与筛选

pTRE/TPO 质粒与 pTK-Hyg 质粒共转染 NIH/3T3-Tet-On 细胞，经 200 μg/ml 潮霉素筛选，10 d 左右大多数细胞死亡，形成数十个克隆。随机挑取 30 个克隆，在培养基中不加或加入 2 mg/L 强力霉素，培养 72 h 后检测培养上清 TPO 水平。结果表明，当培养基中加入强力霉素时，培养上清 TPO 水平较高（1～20 μg/L），其中克隆 16 为 10.8 μg/L。当培养基中不加强力霉素时，培养上清 TPO 水平较低（0.07～2.8 μg/L），其中克隆 16 仅为 0.1 μg/L，两者相差 108 倍（Table 2）。因此，选择克隆 16 作为高表达、低背景的 NIH/3T3-Tet-On-TPO 细胞株，用于调控 TPO 基因的表达。

Table 2　TPO level of different clones of NIH/3T3-Tet-On-TPO in the a bsence or presence of 2 mg/L Dox

Clone number	5	12	16	19	24	28
TPO/μg $\cdot$ L^{-1}						
2 mg/L Dox	4.8	1.4	10.8	16.9	8.2	18.1
No Dox	0.07	1.2	0.10	0.32	2.8	0.29
Fold increase	69	1.2	108	53	2.9	62
(Dox *vs* no Dox)						

2.4　强力霉素诱导 NIH/3T3-Tet-On-TPO 细胞 TPO 基因表达

当培养基中不加强力霉素时，RT-PCR 和 Western 印迹均未检测到 TPO

表达，ELISA 方法测定 TPO 水平为 0.1 μg/L。当培养基中加入 2 mg/L 强力霉素时，培养 72 h 后，RT-PCR 和 Western 印迹均检测到 TPO 表达，ELISA 方法测定 TPO 水平为 10.8 μg/L（Fig. 1）。

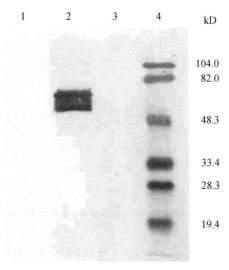

Fig. 1   Western blot of TPO expression of NIH/3T3-Tet-On-TPO in the absence or presence of 2 mg/L Dox

1. NIH/3T3-Tet-On cells；2. In the absence of Dox；3. In the presence of 2 mg/L Dox；4. Protein molecular weight standards（kD）

2.5   强力霉素浓度调控 NIH/3T3-Tet-On-TPO 细胞 TPO 基因表达

Western 印迹表明，在培养基中不加或加入 0.1 μg/L 强力霉素时，未检测到 TPO 表达；在培养基中加入 0.001、0.01、0.1、1 和 10 mg/L 强力霉素时，均检测到 TPO 表达，且随强力霉素浓度增高，TPO 表达量增加（Fig. 2）。

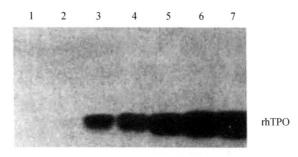

Fig. 2   Effect of Dox concentration on hTPO expression in NIH/3T3-Tet-On-TPO

1. No Dox；2. Dox 0.1 μg/L；3. Dox 1 μg/L；4. Dox 10 μg/L；5. Dox 0.1 mg/L；6. Dox 1 mg/L；7. Dox 10 mg/L

ELISA 测定结果表明，在培养基中不加强力霉素或加入 0.1 μg/L 强力霉素时，培养上清 TPO 水平很低，仅为 0.1 μg/L；在培养基中加入 0.001、0.01、0.1、1 和 10 mg/L 强力霉素时，培养上清 TPO 水平明显增加，达到 10.8 μg/L，且随强力霉素浓度增高，TPO 水平增加（Fig. 3）。

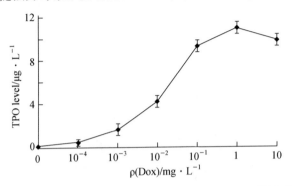

Fig. 3　Effect of Dox concentration on hTPO expression in NIH/3T3-Tet-On-TPO

2.6　强力霉素作用时间对 NIH/3T3-Tet-On-TPO 细胞 TPO 基因表达的影响

ELISA 结果表明，培养基中不加强力霉素时，培养上清 TPO 水平为 0.1 μg/L。在培养基中加入 2 mg/L 强力霉素，培养 3 h，TPO 水平无明显增加（0.29 μg/L）；培养 6 h，TPO 水平明显增加（1.2 μg/L），且随培养时间延长，TPO 水平增加，24 h 达到峰值（10.8 μg/L），持续至 48 h。撤去培养基中强力霉素，继续培养 24 h，TPO 水平明显下降至 0.9 μg/L。之后，在培养基中再次加入 2 mg/L 强力霉素，培养 24 h 后，培养上清中 TPO 水平再次增加，达到 9.2 μg/L（Fig. 4）。

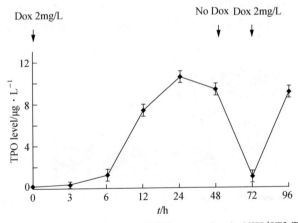

Fig. 4　Effect of time course of Dox on rhTPO expression in NIH/3T3-Tet-On-TPO

3 讨 论

自从 1994 年 TPO 克隆成功以来，人们对 TPO 进行了广泛而深入的研究。TPO 主要作用于骨髓巨核细胞，既可以刺激其分化增殖，也可以促进其发育成熟，从而提高外周血小板计数。TPO 可以减轻试验性血小板减少症动物血小板下降水平，加速血小板恢复，可以显著提高癌症患者化疗后血小板水平。因此，TPO 具有广阔的临床应用前景，很有可能为血小板减少症的治疗揭开新的一页[3]。但 TPO 长期过量表达有可能产生严重副作用。Yan 等应用逆转录病毒载体，将 TPO 基因转染小鼠骨髓细胞，再将这些细胞回输到小鼠体内，血小板计数升高 4～8 倍，持续 4 个月以上，但出现肝脾髓外造血、骨髓纤维化及骨硬化等不良后果[4]。这一研究对于今后应用 TPO 进行基因治疗很有借鉴意义，要求我们有效调控 TPO 基因表达的时间和水平，增加治疗的疗效和安全性。

1992 年，Gossen 和 Bujard 等构建了 Tet-Off 基因表达系统[1]，1995 年又推出了 Tet-On 基因表达系统[2]，统称为 Tet-Off/Tet-On 基因表达系统。该系统具有开/关功能严密、特异性强、诱导效率高、基因表达水平高、对细胞毒性小等特点，为基因的诱导表达提供了一个理想的研究工具，也为基因治疗提供了一条可控的安全途径。该系统自推出以来，引起广泛关注，已成功用于细胞和转基因鼠中基因功能的研究和基因治疗等方面。目前，国外学者应用 Tet-Off/Tet-On 基因表达系统进行了大量研究，如培养细胞中基因的诱导表达[5,6]，质粒 DNA 直接注射后心肌或骨骼肌中基因的诱导表达[7,8]，转基因鼠中基因的诱导表达[9,10]等，取得了可喜的成果。国内这方面的研究尚未见报道。

本文应用 Tet-On 基因表达系统，建立双稳定细胞株 NIH/3T3-Tet-On-TPO，通过培养基中强力霉素，诱导 TPO 基因的表达。为取得理想的试验结果，必须仔细筛选 Tet-On 表达克隆。挑取 30 个 Tet-On 表达克隆，瞬时转染 pTRE-Luc，通过荧光素酶活性检测筛选高表达、低背景的 Tet-On 表达克隆。结果表明，克隆 28 当培养基中加入强力霉素（即"On"状态）时荧光酶活性为 2.5×10^6 RLU/s，当培养基中不加强力霉素（即"Off"状态）时荧光素酶活性仅为 1.7×10^4 RLU/s，两者相差 146 倍。故选择克隆 28 作为高表达、低背景的 NIH/3T3-Tet-On 细胞株，用于诱导外源基因的表达。

为获得高表达、低背景的 NIH/3T3-Tet-On-TPO 细胞株，本试验挑取 30 个 NIH/3T3-Tet-On-TPO 克隆，在培养基中加入 2 mg/L 强力霉素或不加强力霉素，用 ELISA 方法测定培养上清的 TPO 水平，以检测不同克隆的开/关功能。结果表明，当培养基中加入强力霉素时，克隆 16 培养上清的 TPO 水平较高（达到 $10.8~\mu g/L$）；当培养基中不加强力霉素时，克隆 16 倍养上清的 TPO 水平较低（仅为 $0.1~\mu g/L$），两者相差 108 倍。因此，选择克隆 16 作为高表达、低背景的 NIH/3T3-Tet-On-TPO 细胞株，用于调控 TPO 基因的表达。

研究表明，培养基中强力霉素作为诱发因素，可以诱导 NIH/3T3-Tet-On-TPO 细胞 TPO 基因的表达，而且 TPO 表达水平与强力霉素浓度有关。培养基中不加强力霉素时，培养上清 TPO 水平很低（仅为 $0.1~\mu g/L$）；培养基中加入 1 mg/L 或更高浓度强力霉素时，培养上清 TPO 水平明显增加，达到 $10.8~\mu g/L$，且随强力霉素浓度增高，TPO 水平增加，进一步研究表明，TPO 表达水平不仅与强力霉素浓度有关，还与强力霉素作用时间有关。在培养基中加入强力霉素，6 h 后 TPO 水平明显增加（$1.2~\mu g/L$），且随培养时间延长，TPO 水平增加，24 h 达到峰值（$10.8~\mu g/L$）。这种诱导作用是可逆的。撤去培养基中强力霉素，TPO 水平下降至 $0.9~\mu g/L$。在培养基中再次加入强力霉素，培养上清中 TPO 水平又增加至 $9.2~\mu g/L$。因此，我们可以通过培养基中强力霉素，诱导 TPO 基因表达的时间和水平，为进一步进行 TPO 基因表达调控的体内研究奠定基础。

1997 年，Bohl 等应用 Retro-TetOn 基因表达系统，对 EPO 基因表达调控进行了研究。他们将感染 EPO cDNA 的鼠原代成肌细胞移植到小鼠骨骼肌，通过饮水中强力霉素控制 EPO 分泌。在 5 个月内，小鼠体内 EPO 分泌受到严密开/关调控[11]。1998 年，Rendahl 等应用四环素调控腺相关病毒载体（tet-regulatable adeno-associated virus vector），在小鼠骨骼肌同时注射两种 AAV 载体，一个载体携带受四环素调控的 EPO 基因，另一个载体携带 tTA。在 18 周内，通过全身应用四环素可以控制 EPO 表达[12]。Bohl 等在正常小鼠骨骼肌注射 AAV 载体，该载体携带受强力霉素调控的 EPO 基因。在 29 周内，通过饮水中强力霉素可以控制红细胞压积和血清 EPO 水平[13]。1999 年，Serguera 和 Bohl 等应用细胞多聚体胶囊，获得免疫隔离，结合 Retro-TetOn 基因表达系统，对 EPO 基因表达调控进行了进一步研究。在 6 个月内，小鼠体内 EPO 分泌受到饮水中强力霉素的调控[14]。同年，Rizzuto 等用裸质粒 DNA 注射结合肌肉电穿孔技术，有效提高并调控 EPO 基因在小鼠骨骼肌的表达。Rizzuto 等在小鼠骨骼肌注射 EPO 质粒，用电穿孔技术，EPO 基因在小鼠骨骼肌的表达提高 100 倍，且一次注射后循环 EPO 水平持续升高达 6 个月。同时注射受 tetP 调控的 EPO 质粒和 rtTA 质粒，可控制循环 EPO 水平和红细胞压积[15]。以上这些研究同样可用于 TPO 基因表达调控的体内研究，有望为 TPO 基因治疗提供一条可控的安全途径。同时还可定量诱导其他毒性蛋白的表达，具有广阔的应用前景。

总之，Tet-Off/Tet-On 基因表达系统具有开/关功能严密、特异性强、诱导效率高、基因表达水平高、对细胞毒性小等特点，为基因诱导表达提供了一个理想的研究工具，也为基因治疗提供了一条可控的安全途径。本文应用 Tet-On 基因表达系统，首次成功建立了 NIH/3T3-Tet-On 细胞株。该细胞株的建立，可利用四环素及其衍生物调节多种外源基因的表达，有效调控基因表达的时间和水平，定量诱导毒性蛋白的表达，增加治疗的疗效和安全性。同时还成功建立了双稳定细胞株 NIH/3T3-Tet-On-TPO，利用培养基中强力霉素，调控 TPO 基因在 NIH/3T3 细胞中的表达时间和水平，而且这种调控作用是可逆的。以上研究为进一步进行 TPO 基因表达调控的体内研究奠定基础，有望为 TPO 基因治疗提供一条可控的安全途径。

参考文献

[1] Gossen M，Bujard H. Tight control of gene expression in mammalian cells by tetracy-cline-res ponsive prom oters. Proc Natl Acad Sci USA，1992，89：5547-5551.

[2] Gossen M，Treandlieb S，Bender G，Müller G，Hillen W，Bujard H. Transcriptional activation by tetracycline in mammalian cells. Science，1995，268：1766-1769.

[3] Kaushansky K. Thrombopoietin：biological and preclinical properties. Leukemia，1996，10：s46-s48.

[4] Yan XQ，Lacey D，Fletcher F，Hartley C，McElroy P，Sun Y，Xia M，Mu Sharon，Saris C，Hill D，Hawley RG，McNiece IK. Chronicex posure to retroviral encoded M GDF（mpl-li gand）induces lineage-s pecific growth and differen tiation of megak aryo-cytes in mice. Blood，1995，86：4025-4033.

[5] Yin DX，Zhu L，Schimke RT. Tetracycline-controlled gene expression system achieves high-level and quantitative control of gene expression. Anal Biochem，1996，235：195-201.

[6] Massie B，Couture F，Lamoureux L. Inducible overex pression of a toxic protein by an adenovirus vector with atetracycline-regulatable expression cas sette. J Virol，1998，72：2289-2296.

[7] Fishman GI，Kaplan ML，Buttrick PM. Tetracycline-regulated cardiac gene expression in vivo. J Clin Invest. 1994，93：1864-1868.

[8] Dhawon J，Rando TA，Elson SL. Tetracycline-regulated gene expression following di-rect gene transfer into mouse skeletal muscle. Somatic Cell Mol Genet，1995，21：233-240.

[9] Kistner A，Gossen M，Zimmermann F. Doxycycline-mediated quantitative and tissue-

specific control of gene expression in trans genic mice. Proc Natl Acad Sci USA，1996，93：10933-10938.

［10］Furth PA，Onge LS，Boger H. Temporal control of geneexpressi on in transgenic mice by atetracycline-responsive promoter. Proc Natl Acad Sci USA，1994，91：9302-9306.

［11］Rendahl KG，Leff SE，Otten GR. Regulation of gene expression in vivo following transduction by two separate rAAV vectors. Nat Biotechnol. 1998，16：757-761.

［12］Bohl D，Salvetti A，Moullier P. Control of erythropoietin delivery by doxycycline in mice after intram uscular injection of adeno-as sociated vector. Blood，1998，92：1512-1517.

［13］Bohl D，Naffakh N，Heard JM. Long-term control of erythropoietin secreti on by doxycycline in mice trans planted with engineered primary myoblasts. Nature Medicine，1997，3：299-305.

［14］Serguera C，Bohl D，Rolland E. Control of erythropoiet in secretion by doxycycline or mifepristone in mice bearing polymer-encapsulated engineered cells. Human Gene Therapy，1999，10：375-383.

［15］Rizzu to G，Cappelletti M，Maione D. Efficient and regulated erythropoietin production by naked DNA injection and muscle electroporation. Proc Natl Acad Sci USA，1999，96：6417-6422.

［原载：中国生物化学与分子生物学报，2000，16（3）：312-317.］

以杆状病毒作为基因治疗载体的一种新方法

陆爱丽　董东生△　程　康△△　伏　爽△△　王德炳△△　侯纬敏

（北京医科大学生物化学与分子生物学系，北京　100083

△△血液病研究所　△北京同仁医院）

[主题词] 血小板生成素；基因治疗；昆虫病毒；杆状病毒科；转染

[摘要] 目的：报道一种新的基因治疗方法。方法：将人全长血小板生成素（thrombopoietin，TPO）基因克隆至 pBacMam-2 载体，与 BacVector-3000 病毒 DNA 共转染昆虫 sf9 细胞，经筛选后获得可在哺乳类动物细胞高效表达的昆虫病毒，以此为载体，将人 TPO 基因导入小鼠体内。结果：获得可在哺乳类动物细胞高效表达的昆虫病毒株，动物实验外周血小板计数升高至正常的 2～3 倍，RT-PCR 结果显示 TPO 在小鼠组织中得到表达。结论：重组 rhTPO 昆虫病毒是一种有效的基因治疗载体。

[中国图书资料分类法分类号] Q343.11

A new method of gene therapy using baculovirus as a gene delivery system

LU Aili[#]，DONG Dongsheng，CHENG Kang，FU Shuang，

WANG Debing，HOU Weimin

（#Department of Biochemistry and Molecular Biology，

Beijing Medical University，Beijing　100083）

[MeSH] Thrombopoietin, Gene therapy, Insect viruses, Transfection, Baculoviridae

[ABSTRACT] Objective：To introduce a new method of gene therapy. Methods：Full-sized of thrombopoietin（TPO）cDNA was cloned into a pBac-Mam plasmid，recombinant baculovirus was generated by cotransfection of in-

* "九五" 国家科技攻关项目（96-906-01-19）。

sect cells sf9 with BacVector-3000 virus DNA，and screened for highly expressed TPO in mammalian cells，the baculovirus which only expressed in mammalian cells was introduced into mouse. **Results**：Baculovirus with high TPO expression in mammalian cells was obtained. And when it was introduced into laboratory animals，platelet number in peripheral blood reached 2-3 times higher than that of the normal. RT-PCR analysis showed that TPO was transcripted in mouse tissues. **Conclusion**：A new recombinant rhTPO baculovirus was succesfully applied on mouse for gene therapy.

(J Beijing Med Univ，1999，31：312-314)

人血小板生成素（thrombopoietin，TPO）的作用为刺激巨核细胞的生成、成熟及血小板从巨核细胞释放至血液中。临床上的病人由于肿瘤化疗、骨髓移植后导致血小板减少；TPO 是目前已知的唯一可促进血小板生成的细胞因子，可显著提高化疗期间癌症患者的血小板数目[1,2]。有关 TPO 的分子生物学研究近年来发展很快。我室继 1995 年克隆出人全长 TPO 基因后[3]，又成功地在大肠杆菌中表达了 rhTPO^{195} 片段[4]。在此基础上，我们又引进了一种新的 pBac-Mam 杆状病毒表达系统，以全长人 TPO 基因的昆虫病毒为载体，直接导入小鼠体内表达得到了成功。

pBacMam 系统是最近开发的一种非化学性的转染哺乳类动物细胞的昆虫病毒系统[5]，尚未见有用于基因治疗的报道。我们试用于动物体内，以进一步开展 TPO 的基因治疗研究。

1. 材料与方法

pBacVector-3000 transfection kit 购自 Novagen 公司；其中 pBacMam-2 转移质粒为 7588 bp，含有鸡肌动蛋白的启动子及 CMV 的增强子，多克隆位点后有兔 β 球蛋白的终止子（图 1）。

含全长 rhTPO cDNA 的重组质粒 PUC118/TPO 为本室构建；sf9 昆虫细胞为本室保存，Grace 培养基（Gibco 公司）27 ℃培养。

DNA 的酶切、连接及转化均按本室常规操作。将 TPO 全长基因亚克隆至 pBacMam-2 的 EcoR Ⅰ 位点后经酶切图谱挑出正向插入的阳性克隆。再将重组体 BacMam-2/TPO 与 BacVector-3000 共转染 sf9 细胞，4 d 后取培养上清（含重组病毒原种）按本室常规以蚀斑实验法纯化重组病毒。纯化的病毒在 sf9 细胞中扩增数次，使其滴度大于 10^8 pfu/ml。

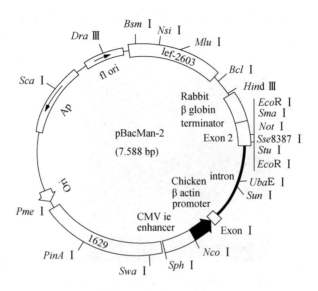

图 1　pBacMam-2 质粒

BALB/c 小鼠为我校实验动物部提供，体重 18~20 g，雌性。基因导入于后腿肌肉一次性注射昆虫病毒，滴度为 10^8~10^9 pfu/ml。注射剂量为每千克体重小鼠 2.5×10^{10} pfu/ml。组织 RNA 按 TRIZOL 试剂盒产品说明书提取。RT-PCR 按照本室方法进行。

随机挑选 BALB/c 小鼠分 3 组进行动物实验：（1）a 对照组（NaCl 组）：背部皮下注射医用生理盐水；（2）b 实验组（BM/TPO 组）：背部皮下注射重组 TPO 病毒，剂量同前；（3）c 阳性对照组（TPO 组）：背部皮下注射本室生产重组 TPO 因子，剂量为每千克体重 200 μg。外周血小板计数按常规进行。

2. 结果

将 PUC118/TPO 中 TPOcDNA 亚克隆至病毒转移载体 BacMam-2 后，经 BamH I 和 Hind III 双酶切鉴定，正向插入可见一条约 1.15 kb 条带；反向插入则可见一条约 0.95 kb 条带（结果略）。依照琼脂糖电泳结果挑出重组 Bac-Mam-2/TPO 阳性克隆与 BacVector-3000 共转染 sf9 细胞，经病毒扩增、蚀斑筛选后任取 3 株阳性病毒重组子（即：BM/TPO1，BM/TPO2，BM/TPO4）。初步动物实验结果证实 BM/TPO1 较 BM/TPO2 与 BM/TPO 4 的活性稍差。故我们选定 BM/TPO 4 为动物实验的昆虫病毒株。

RT-PCR 结果如图 2 所示，实验组各孔均可见约 500 bp（TPO）扩增条带，而正常对照孔只见约 300 bp 之 G3PDH 表达。提示 BM/TPO 已经导入动物体内，且在 mRN A 水平上有稳定表达。

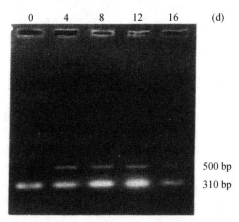

图 2 　RT-PCR 检测 TPO 在小鼠体内的表达

血小板计数动物实验结果如表 1 所示，实验组于注射后第 4 天外周血小板计数开始升高，升高幅度明显高于阳性对照组（$P < 0.01$），第 8 天血小板计数达到峰值 $600 \times 10^9/L$，为对照组的 2.35 倍，且血小板计数持续升高，与阳性对照组相比均有显著性差异（$P < 0.01$ 或 $P < 0.05$），直至第 28 天恢复正常水平。这一结果说明重组 rhTPO 昆虫病毒作为一种新的基因治疗手段，较 TPO 因子治疗的前景更为乐观。

表 1 　BM/TPO 对正常小鼠血小板计数的影响 （$\bar{x} \pm s$）

Platelet count/$\times 10^9$/L

t/d	NaCl	TPO	BM/TPO
0	270±18	263±22	253±23
4	262±19	375±31**	507±29**++
8	255±29	512±30**	600±30**++
12	262±34	430±24**	572±26**++
16	250±28	386±28**	540 ±31**++
20	247±27	368±34**	413 ±24 **+
24	243±24	285±29*	327 ±27**+
28	252±20	257±35	247 ±28

$n=6$；* $P < 0.05$，** $P < 0.01$，compared with NaCl group；+ $P < 0.05$，++ $P < 0.01$，compared with TPO group.

3. 讨论

目前，临床基因治疗实验常用载体为逆转录病毒及腺病毒载体，但由于逆转录病毒只能感染分裂期细胞，因而转染效率极低，且容纳外源基因的容量有限，还可使宿主细胞基因异常激活甚至有灭活的可能；腺病毒虽较逆转录病毒的转染效率高一些，但其所携带或产生的病毒蛋白可诱发机体局部的炎性反应及全身性细胞免疫反应，其安全性，特别是远期的后果尚难以预料。本文报道的这种新型杆状病毒表达系统本来只是作为一种在昆虫细胞中表达外源基因的体系来应用。近来发现，杆状病毒可进入几乎所有的哺乳类动物细胞[6]。利用这一特点，构建了这一非化学性的细胞转染方法。其优点是转染效率可高达100%，插入的外源基因片段可>20 kb；病毒极易制造，传代快，密度高，应用起来也很方便，只需直接感染宿主细胞，并可转染多种类型细胞（包括某些原代细胞），对基因的表达也易于控制[7]。而且昆虫病毒对哺乳动物细胞无毒副性作用。Fredeerick[8]用每个细胞 1 000 pfu 的 BacMam 重组病毒感染原代培养的肝上皮细胞后，未发现与未被感染的正常细胞在形态学上有任何差别；也未见有任何病毒基因在细胞内的表达。BacMam-2 载体上原有的多角体蛋白启动子改装成真核细胞启动子后，使重组病毒可在昆虫细胞中扩增，但不表达重组蛋白，而进入哺乳类动物细胞中可高效表达，但病毒不会扩增。因此，以昆虫病毒作为基因治疗实验中的载体，有着安全，有效，简单易于操作等优点。

BacMam 杆状病毒表达系统作为一种细胞表达体系和非化学性的细胞转染方法最近刚刚开始应用，迄今为止尚未见有直接用于整体动物作为基因治疗手段的报道。我们将重组的 BacMam-2/TPO 昆虫病毒直接导入动物体内进行了初步的基因治疗尝试，取得了良好的预期效果。

但昆虫病毒进入哺乳动物细胞的机制尚不十分清楚，作为基因治疗还需更深入的观察。

参考文献

[1] Basser RL，Rasko JEJ，Clarke K，et al. Thrombopoietic effects of pegylated recombinant human megakaryocyte growth and development factor （PEG-rHuMGDF） in patients with advanced cancer. Lancet，1996，348：1279-1281.

[2] Archimbaud E，Ottmann O，Yin LA，et al. A randomized，double blind，placebocontroled study using PEG-rHuMGDF as an adjunct to chemotherapy for adults with de no-vo acute myeloid leukemia （AML）：Early results （Abst r.）. Blood，1996，88 （suppl 1）：

447.

[3] 侯纬敏，陆爱丽，岱美茹，等. 分子克隆人血小板生成素基因. 北京医科大学学报，1996，28（1）：1-3.

[4] 陆爱丽，岱美茹，董东生，等. rhTPO 的分子克隆表达及活性测定. 北京医科大学学报，1997，29（3）：196-198.

[5] Shoji IH. Efficient gene transfer into various mammalian cells，inclduding non-hepatic cells，by baculovirus vectors. J Gen Virol，1997，78：2657-2664.

[6] Hofmann C，Sandig V，Jennings GL，et al. Efficient gene transfer into human hepat ocytes by baculovirus vectora. Proc Nat l Acad Sci USA，1995，92：10099-10103.

[7] Boyce FM，Bucher NLR. Baculovirus-mediated gene transfer into mammalian cells. Proc Natl Acad Sci USA，1996，93，2348-2352.

[8] Frederick B. Non-chemical gene transter into mammalian cells：a new DNA transduction system based on baculovirus. Wisconsin：Novagen Technical Literature，1999. 1-7.

（1999-05-14 收稿）

（本文编辑：王　蕾）

［原载：北京医科大学学报，1999，31（4）：312-314.］

含重组人血小板生成素基因的小鼠成纤维细胞的克隆筛选与鉴定*

韩安平　陆爱丽△　王申五△△　侯纬敏△　王德炳

（北京医科大学血液病研究所人民医院　△△中心实验室，

北京　100044　△生物化学与分子生物学系）

[主题词] 血小板生成素；成纤维细胞；转染；基因表达；克隆细胞

[摘要] 目的：获取稳定表达重组人血小板生成素（thrombopoietin，TPO）的 NIH3T3 成纤维细胞克隆，为开展成纤维细胞介导的 TPO 基因治疗研究提供细胞学基础。方法：以重组人 TPO cDNA 为目的基因，构建真核细胞表达重组体 pcDNA3/TPO，藉脂质体将其转染于 NIH3T3 细胞，经 G418 筛选，获得稳定表达重组人 TPO 的细胞克隆，应用 PCR、RT-PCR 及 Western 印迹等技术鉴定目的基因的导入及表达。结果：pcDNA3/TPO 可藉脂质体转染 NIH3T3 细胞，转染细胞可稳定表达并分泌 TPO。结论：已获得所需细胞克隆，为应用人 TPO cDNA 进行基因治疗奠定了基础。

[中国图书资料分类法分类号] Q343.11

Screening and identifying of the cell clones containing recombinant human thrombopoietin gene

HAN Anping[#], LU Aili, WANG Shenwu, HOU Weimin, WANG Debing

（[#]Institute of Hematology, People's Hospital,

Beijing Medical University, Beijing, 100044）

[MeSH] Thrombopoietin, Fibroblasts, Transfection, Gene expression, Clones cells

---

*"九五"国家科技攻关项目（96-906-01-19）及高等学校博士学科点专项科研基金资助课题。

〔**ABSTRACT**〕 **Objective**：To obtain the engineered NIH3T3 fibroblast clones which stably express the recombinant human thrombopoietin （TPO） so as to explore the feasibility of gene therapy on animal with fibroblasts-mediated TPO cDNA delivery. **Methods**：Constructing the eukaryotic expression vector pcDNA3/TPO with human recombinant TPO cDNA as the therapeutic gene； transfecting NIH3T3 fibroblasts with pcDNA3/TPO by means of lipofection； obtaining the TPO-secreting NIH3T3 cell clone （3T3/TPO[+]） through G418 screening； identifying the DNA，mRNA and protein with methods of PCR， RT-RCR and Western blotting，respectively. **Results**：NIH3T3 cells could be-transfected with pcDNA3/TPO by lipofection，and these cells could stably ex-press and secret TPO. **Conclusion**：The needed cell clones containing human TPO cDNA have been obtained，and they can be used for the investigation of gene therapy with human TPO cDNA on experimental mice.

（J Beijing Med Univ，1999，31：110-112）

血小板生成素 （thrombopoietin，TPO） 基因的克隆为血小板减少症的治疗带来了光明。研究表明，TPO 可使化疗前癌症患者血小板数显著增加，化疗后血小板数亦能保持足够水平而无需预防性输注血小板，且化疗后血小板数的恢复也明显加快[1~3]。基因治疗有可能成为一种新的治疗方式。它利用人体自身产生有治疗作用的活性物质，无需生产高纯度的蛋白质，从而节约开支，使更多患者受益。本文旨在以 TPO cDNA 为目的基因，筛选稳定表达重组人 TPO 的小鼠成纤维细胞克隆，为开展应用 TPO cDNA 进行实验性小鼠血小板减少症的基因治疗研究提供实验基础。

1. 材料与方法

1.1　主要试剂

重组质粒 pUC118/TPO，含人全长 TPO cDNA 序列[4]。NIH3T3 细胞及 DH5α 菌种为本室保存。DMEM、Lipofectin 及 Trizol 试剂盒，购自 Gibco 公司。G418、NBT 和 BCIP 购自 Sigma 公司。各种限制性内切酶购自华美公司。各种修饰酶购自 Promega 公司。pcDNA3 表达质粒购自 Invitrogen 公司。TPO 上、下 游 引 物 为 5′-ACCCCTTTGCCTACACCTGTC-3′ 及 5′-CAGAAGC-CCAGAGCCAGTA3′ （161～657 nt，497 bp）；内参照 β-actin 为 5′-ATCAT-GTTTGAGACCTTCA-3′ 及 5′-CATCTCTTGCTCGAAGTC-3′ （2158～2475 nt，318 bp）；两对引物均借助 NBI（National Bioscience's，Inc.）之 Oligo Primer Analysis Software，Version 5.0 for Windows 设计，Cybersyn 合成。RT-PCR 反转录试剂盒购自北京银利公司。鼠抗人 TPO 单抗参见文献［5］。FITC 标记羊抗鼠 IgG 及碱性磷酸酶标记鼠抗鼠 IgG，购自北京中山公司。

1.2 方法

TPO 表达质粒 pcDNA3/TPO 的构建、提取、纯化及鉴定按常规方法。用 Eco R I 及 Smal I 部分消化 pUC118/TPO，回收全长约 1.1 kb 之 TPO cDNA 片段，插入真核表达载体 pcDNA3 的 Eco R I 及 Eco R V 酶切位点之间，转化 DH5α 菌种，经 Bam H I 及 Xbal I 双酶切鉴定。

NIH3T3 细胞的基因转移和 TPO 表达细胞克隆的筛选：采用 Lipofectin 按产品说明将 pcDNA3/TPO 及 pcDNA3 分别转染 NIH3T3 细胞。转染 48 h 后，弃去原培训基，胰酶消化收集细胞，将每瓶细胞分别传入同体积的 5 个新培养瓶，加入 400 mg/L G418 的 DMEM 完全培养基继续培养，每 3 d 换液一次。5～7 d 后大部分细胞死亡，将 G418 调至 200 mg/L，继续培养 15 d，有 10 余个单个抗药细胞克隆长出。以胰酶消化后小心吸出，分别传至 6 孔培养板予以扩增。此后，或维持培养于含 200 mg/L G418 的 DMEM 完全培养基，每 3～4 d 传代一次，或予以冻存。未转染质粒的母代 3T3 细胞于 2 周后全部死亡。转染 pcDAN3/TPO 的 NIH3T3 细胞命名为 3T3-TPO⁺，转染 pcDNA3 的 NIH3T3 细胞命名为 3T3-TPO⁻，各随机挑选一个克隆进行以下实验。

3T3-TPO⁺ 的 PCR、RT-PCR 鉴定：细胞基因组 DNA 和 RNA 均采用 Trizol 试剂盒按产品说明书提取。DNA 溶于 8 mmol/L NaOH，用前以 0.1 mol/L HEPES 调 pH 至 8.4。RNA 溶于二乙基焦碳酸酯（diethylpyrocarbonate，DEPC）处理的无菌三蒸水。PCR 按常规方法进行。反应参数为：预变性 97 ℃ 7 min，以后 94 ℃ 45 s，58 ℃退火 45 s，72 ℃ 延伸 90 s，共 30 个循环，最后 72 ℃ 后延伸 5 min。RT-PCR 亦按产品说明书进行，反应参数同上。二者均在 Perkin Elmer 480 热循环仪进行。

表达产物的 Western 印迹检测：按常规方法。于收去条件培养基的平皿中加入预热至 85 ℃的 1×SDS 凝胶加样缓冲液 100 μl，沸水煮 3 min，冷却后取 40 μl 加样。细胞培养上清 50 μl 与等量 1×SDS 凝胶加样缓冲混合，沸水煮 3 min，冷却后取 50 μl 加样。经电泳、转膜、50 g/L 去脂奶粉封闭后，相继与鼠抗人 TPO 单抗（1∶10 000）及碱性磷酸酶标记的鼠抗鼠 IgG 温育，最终以碱性磷酸酶显色系统显色，照相。

3T3-TPO$^+$ 的间接免疫荧光检测：方法参见文献 [6]。一抗为鼠抗人 TPO 单抗（1∶200），二抗为 FITC 标记的羊抗鼠 IgG（1∶200）。

2. 结果

2.1 TPO 表达质粒 pcDNA3/TPO 的构建与鉴定

挑取转化菌、小量提取质粒后，行 Bam H I 单酶切及 Bam H I 和 XbaⅠ I 的双酶切鉴定，证明已获得所需重组子 pcDNA3/TPO（酶切图谱未显示）。

2.2 TPO 表达细胞克隆的筛选

经 G418 筛选后，获得转染 pcDNA3/TPO 及转染 pcDNA3 空载体的抗药细胞克隆各 10 余个。此两类细胞株与母代细胞，在光镜下其形态无明显差别，且均保持有极性生长趋势（图片略）。提示 pcDNA3/TPO 之表达产物及 pcDNA3 空载体本身对转染细胞均无恶性转化作用。

2.3 3T3-TPO$^+$ PCR 与 PT-PCR 鉴定

PCR 结果如图 1 所示，母代 NIH3T3 细胞及 3T3-TPO$^-$ 未见扩增产物，仅于 3T3-TPO$^+$ 见到约 500 bp 之扩增条带，与理论推测相符，且于 10 次传代后的细胞仍能见到该条带。提示 pcDNA3/TPO 已稳定导入 NIH3T3 细胞。

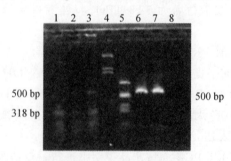

图 1   PCR 与 RP-PCR 检测 3T3-TPO$^+$ 细胞之 pcDNA3/TPO 转染与表达

1. RT-PCR product of 3T3-TPO$^-$ cells；2. RT-PCR products of 3T3-TPO$^+$ cells passaged for 2 times；3. RT-PCR products of 3T3-TPO$^+$ cells passaged for 10 times；4，pBR322/Bst N I markers；5. pGEM-7Zf（＋）/Hae Ⅲ markers；6. PCR product of 3T3-TPO$^+$ cells passaged for 2 times；7. PCR product of 3T3-TPO$^+$ cells passaged for 10 times；8. PCR product of 3T3-TPO$^-$ cells.

RT-PCR 结果如图 1 所示，于母代 NIH3T3 细胞、3T3-TPO$^-$ 及 3T3-TPO$^+$ 均可见到约 318 bp 之 β-actin 的扩增产物，但仅于 3T3-TPO$^+$ 可见约 500

bp 之扩增条带，且于 10 次传代后的细胞仍能见到该条带。提示 pcDNA3/TPO 已导入 NIH3T3 细胞，并在 mRNA 水平上有稳定表达。

2.4　3T3-TPO 的 Western 印迹鉴定

对传代 2 次（培养 6 d）及 10 次（培养 31 d）之 3T3-TPO⁺ 细胞及其培养上清行 Western 印迹检测，以 3T3-TPO⁻ 细胞为对照，结果如图 2 所示。于传代 2 次及 10 次之 3T3-TPO⁺ 细胞及其培养上清均可检测到 TPO cDNA 之表达产物，其相对分子质量在 48.3×10^3 与 82.0×10^3 之间，根据蛋白电泳相对迁移率计算，相对分子质量为 71.5×10^3。可能由于蛋白质有降解，或表达产物的糖基化修饰不均一，故有些泳道显示为二条带。

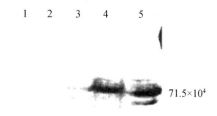

图 2　细胞及其培养基中所表达之 TPO 的 Western 印迹分析

1. 3T3-TPO⁻ cells lysate；2. culture medium of 3T3-TPO⁺ cells passaged for 10 times；3. culture medium of 3T3-TPO⁺ cells passaged for 2 times；4. lysate of 3T3-TPO⁺ cells passaged for 10 times；5. lysate of 3T3-TPO⁺ cells passaged for 2 times.

2.5　3T3-TPO⁺ 细胞的间接免疫荧光检测

于母代 NIH3T3 细胞及 3T3-TPO⁻ 均未见特异荧光，而仅于 3T3-TPO⁺ 细胞可见，且仅见于胞质（结果未显示），进一步确定 3T3-TPO⁺ 细胞中之 TPO cDNA 有蛋白质产物表达。

3. 讨论

在众多基因转移方法中，将目的基因先于体外转染载体细胞，然后植入体内这一方式，由于可先在体外对转染后的细胞进行功能及生物学方面的分析，并可检测目的基因的表达产物，在一定程度上保证了其使用的安全性，因而为很多临床基因治疗实验所采用。在靶细胞的选择方面，由于成纤维细胞易于获取，可在短期内扩增培养，具有较高的转染效率和转基因表达水平，故为多数学者所采用。目前应用病毒性载体进行基因治疗的各种研究方案仍在不断增加，但其固有的种种缺点，限制了它们的广泛应用。因此，许多非病毒基因转移技术不断涌现，诸如基因枪、微粒轰击、受体介导的基因转移、脂质体基因转移等，其中脂质体基因转移技术研究得最为深入。自从 1987 年 Lipofectin 出现之后，已有多种阳离子脂质体配方被用于体内、外核酸转移实验。尽管目前基于脂质体的基因转移技术与病毒性载体相比，其转染效率较低，但其体外转染效率仍可高达 90%，而且在许多活体动物模型以及最近的人体临床试验[7,8]证明，这种基因转移技术还是非常有用的。

本文结果显示，通过 Lipofectin 将 pcDNA3/TPO 转染 3T3 细胞，于培养30 d 后仍能检测到 TPO cDNA mRNA 及蛋白的表达，提示应用非病毒方法亦可在体外稳定转染成纤维细胞，并获得较长时间表达，对成纤维细胞亦无明显恶性转化作用。Western 印迹检测，表达产物的相对分子质量在 48.3×10^3 与 82.0×10^3 之间，远较其理论推算值（38×10^3）高。根据人 TPO 氨基酸序列推测，其多肽链上有 6 个潜在的糖基化位点，在小鼠可能有 7 个。在金黄地鼠肾（BHK）细胞表达的小鼠 TPO cDNA，其蛋白表达产物的位移与 70×10^3 的蛋白相对分子质量标准一致[9]。本文结果与此近似，提示表达产物有糖基化修饰发生。糖基化的蛋白质与其天然产物在结构上更为接近，半衰期延长，为其充分发挥生理、药理学作用提供了分子基础，也为应用基因工程细胞生产近天然之 TPO 产品提供了可能性。由于本室尚未建立定量检测 TPO 的实验方法，本文所得 3T3-TPO⁺ 细胞克隆的 TPO 表达水平尚未可知。本文结果表明，3T3-TPO⁺ 细胞能够表达并分泌 TPO，为进一步采用成纤维细胞介导的 TPO cDNA 基因转移之基因治疗研究提供了物质基础。3T3-TPO⁺ 细胞内、外生物活性的检测及其对小鼠实验性血小板减少症治疗作用的实验工作即将完成，并将于另文发表。

参考文献

[1] Basser RL，Rasko JEJ，Clarke K，et al. Thrombopoietic effect of pegylated recombinant human megakaryocyte growth and development factor （PEG-rHuMGDF） in patients with advanced cancer. Lancet，1996，348：1279-1281.

[2] Archimbaud E，Ottmann O，Yin LA，et al. A randomized，doubleblind，placebo controlled study using PEG-rHuMGDF as an adjunct to chemotherapy for adults with de-novo acute myeloid leukemia （AML）：Early results （Abstr.）. Blood，1996，88 （Suppl. 1）：447a.

[3] Vadhan-Raj，Patel S，Broxmeyer HE，et al. Phase Ⅰ-Ⅱ investigation of recombinant

human thrombopoietin（rh TPO）in patients with sarcoma receiving high dose chemotherapy（CT）with adriamycin（A）and ifosfamid（Ⅰ）（Abstr.）. Blood，1996，88（Suppl. 1）：448a.

［4］侯纬敏，陆爱丽，岱美茹，等. 分子克隆人血小板生成素基因. 北京医科大学学报，1996，28：1-3.

［5］岱美茹，陆爱丽，张新合，等. 抗人 TPO 单克隆抗体的制备. 北京医科大学学报，1997，29：265-266.

［6］卢圣栋主编. 现代分子生物学实验技术. 北京：高等教育出版社，1993. 399-400.

［7］Nabel GT，Nabel EG，Yang ZY. Direct gene transfer with DNA liposome complexes in melanoma：Expression，biological activity and lack of toxicity in humans. Proc Natl Acad Sci USA，1993，90，11307-11311.

［8］Caphen NJ，Alton EWFW，Middleton JR. Liposome-mediated CFTR gene transfer to the nasal epithelium of patients with cystic fibrosis. Nat Med，1995，1：39-46.

［9］Broudy VC，Kanshansky K. Thrombopoietin，the c-mpl ligand，is a major regulator of platelet production. J Leukoc Biol，1995，57：719-725.

（1998-04-08 收稿）

（本文编辑：景　霞　周传敬）

［原载：北京医科大学学报，1999，31（2）：110-112，123.］

人血小板生成素重组载体的构建与体外表达 *

韩安平[1]　陆爱丽[2]**　伏　爽[1]　王申五[1]　侯纬敏[2]　王德炳[1]

([1]北京医科大学血液病学研究所，北京　100044；

[2]北京医科大学生物化学与分子生物学系，北京　100083)

[摘要] 应用基因克隆技术，以人 TPO cDNA 为目的基因，构建真核细胞表达重组体 VRTPO，藉脂质体将其转染于 NIH3T3 细胞，应用 PCR、RT-PCR 及 Western 印迹等技术对其转染及表达情况进行鉴定。结果表明：VRTPO 构建成功，在 NIH3T3 细胞可表达人 TPO，为应用人 TPO cDNA 进行质粒 DNA 骨骼肌直接注射于动物体内的基因治疗研究奠定了基础。

[关键词] 血小板生成素；基因重组；基因转移；基因表达

Construction and in vitro Expression of the Human Thrombopoietin Gene-Containing Recombinant Plasmid

HAN Anping[1]，LU Aili，FU Shuang[1]，WANG Shenwu[1]，

HOU Weimin[2]，WANG Debing[1]

([1] Institute of Hematology, Beijing Medical University, Beijing 100044;[2] Department of Biochemistry and Molecular Biology，Beijing Medical University，Beijing 100083)

[**Abstract**] Direct injection of naked plasmid DNA encoding the gene of interest is a clinically practical gene transfer technique. Arh TPO cDNA-contai-

* 国家"九五"科技攻关项目（96-906-01-19）及国家教委博士点基金资助

** 联系人 Tel：（010）62092224

E-mail：LuAill@bj. col. com. cn

韩安平，男，1961 年 1 月生，博士，主治医师

收稿日期：1998-04-09，修回日期：1998-11-06

ning plasmid vector was reconstructed，it was expected to have a higher expression efficacy in skeletal muscle in an attempt to explore the feasibility to use this technique in the TPO genetic therapeutics. By means of the routine recominant DNA techniques，the full-length human TPO cDNA was cut from pUC118/TPO. With the targeting gene and through two subclonings，it was inserted into the final vector VR1012，so the needed eukaryotic expression vector，VRTPO，was generated. Following identification by restriction endonuclease cleav age and PCR，the recombinant vector was transiently transfected into NIH3T3 fibroblasts via lipofection. The transduction and expression of the vector in the cells was analyzed through PCR，RT-PCR and Western blotting. The results demonstrted that the vector had successfully const ructed，and the observ ations sugg ested that it had expression both at mRNA and protein level in NIH3T3 cells. The expressed rhTPO immigrated between the 48. 3 kD and 82. 0 kD of protein standard on SDS-PAGE，and would be possibly glycosylated. All of these results suggested that it may be used for further in vestigation of in vivo TPO gene therapy on experimental animals.

［**Key words**］Thrombopoietin，Gene recombination，Gene transfer，Gene expression

血小板生成素（TPO）基因于 1994 年克隆，1996 年即进入临床试验，足见人们对其重视的程度. 众多动物体内、外实验表明，TPO 单独作用可使巨核细胞体积增大，倍体数增加，血小板特异性膜蛋白表达增加；在正常和骨髓受抑的动物，TPO 均可刺激血小板生成. 临床试验结果表明，TPO 可显著提高癌症患者化疗前的血小板数目[1~3]。这些研究结果展示了 TPO 具有广泛的应用前景。基因治疗作为一种新的给药方式，已成为临床研究的一个热点。质粒 DNA 骨骼肌直接注射这一基因转移途径，由于操作简单、安全，具有很强的临床实用性，因而备受人们青睐。本文旨在构建含有重组人 TPO cDNA 并在骨骼肌有高表达的质粒载体，为进一步开展应用 TPO 基因进行动物体内的基因治疗研究提供实验基础。

1. 材料与方法

1.1 材料

含全长重组人 TPO cDNA 的重组质粒 pUC1 18/TPO 参见文献 ［4］；表达

载体 VR1012 及其含荧光酶基因的对照质粒 VR1223[5]，由美国 Vical 公司 Mnthorpe 教授惠赠。NIH3T3 细胞及 DH5α 菌种为本室保存。DMEM、Trizol 试剂盒，购自 Gibco。NBT 和 BCIP 购自 Sigma。pGEM-9zf（－）、T4 DNA 连接酶购自 Promega。各种限制性内切酶、DNA 分子量标准及各种分析纯、化学纯试剂均为国产产品。DOTAP 脂质体购自 BM。鼠抗人 TPO 单抗参见文献［6］。FITC 标记羊抗鼠 IgG 及碱性磷酸酶标记鼠抗鼠 IgG，购自北京中山公司。RT-PCR 反转录试剂盒购自北京银利公司。引物均借助 NBI（National Bioscience's Inc.）之 Oligo Primer Analysis Soft ware Version 5.0 for windows 设计，Cybersyn 合成。内参照 β-actin 上、下游引物序列分别为 5′-ATCAT-GTTTGAGACCTTCA-3′ 及 5′-CATCTCTTGCTCGAAGTC-3′（2 158～2 475 nt，318 bp）；TPO 上、下游引物分别为① 5′-ACCCCTTTGCCTACACCTGTC-3′ 及② 5′-CAGAAGCCCAGAGCCAG TA-3′（161～657 nt，497 bp）；另合成起始于 VR1012 多克隆位点上之 Pst I 位点的上游引物③ 5′-TGCAGTCAC-CGTCGTC-3′；引物组合如下：引物对 1：引物①＋引物②；引物对 2：引物③＋引物②；引物对 3：引物①＋引物③。

1.2 方法

VRTPO 表达质粒的构建及方向性鉴定：由于 pUC118/TPO 与终载体 VR1012 间无互相匹配的酶切位点，故采用亚克隆技术构建 VRTPO（构建策略见 Fig.1）。首先构建 pGEM/TPO，经酶切鉴定证实 pGEM/TPO 构建成功后，再进行第二次亚克隆，构建 VRTPO。先进行质粒小量提取，用 Sal I 及 Pst I 单酶切鉴定重组子中目的片段的方向性，初步确定正向重组子 1 个，命名为 VRTPO+；反向重组子数个，命名为 VRTPO−。为进一步明确重组子的方向性，将含 VRTPO+ 和 VRTPO− 的菌种各一个予以扩增、大量提取质粒。先以 Pst I 和 Bam H I 单酶切鉴定，再分别用引物对 1、引物对 2 及引物对 3 作 PCR 鉴定。PCR 反应参数为：预变性 97 ℃、7 min，然后 94 ℃、45 s，58 ℃、45 s，72 ℃、90 s，共 30 个循环，最后 72 ℃后延伸 5 min。取反应产物 10 μl 于 1.5％琼脂糖凝胶电泳，EB 染色观察结果。正向重组子 VRTPO+ 被确定后，即行 NIH3T3 细胞转染。

VRTPO+ 瞬时转染 NIH3T3 细胞：方法参见 DOTAP 产品说明书，同时转染 pcDNA3/TPO（亦为含全长人 TPO cDNA 的真核细胞表达载体）作阳性对照，转染 VR1223 作阴性对照。

PCR、RT-PCR 鉴定 VRTPO+ 瞬时转染与表达：DNA、RNA 提取均采用 Trizol 试剂盒，方法按说明书。PCR 反应参数同上，唯模板采用 NIH3T3 细胞

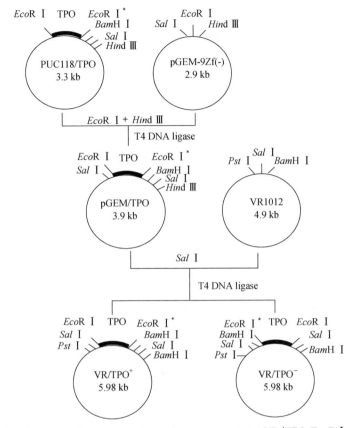

Fig. 1 Schematic representation of expression vector VR/TPO EcoR Ⅰ * was mutated

基因组 DNA，引物采用引物对 1，RT-PCR 采用试剂盒，方法参见产品说明书，引物亦采用引物 1，内参照为 β-actin，PCR 反应参数同上。

Western 印迹检测 VRTPO⁺ 表达：按常规方法。简言之，于弃去条件培基的平皿中加入预热至 85 ℃的 1×SDS 凝胶加样缓冲液 100 μl，沸水煮 10 min，冷却后取 40 μl 加样。经 10% SDS-PAGE、转膜、5% 去脂奶粉封闭后，相继与鼠抗人 TPO 单抗（1∶10 000）及碱性磷酸酶标记的鼠抗鼠 IgG 温育，最终以碱性磷酸酶显色系统显色，照相。

2. 结　果

2.1　VRTPO 表达质粒的构建与方向性鉴定

pUC118/TPO 中含有全长人 TPO cDNA（1062 bp），将其插入 pGEM9Zf

（一）后构成 pGEM/TPO。该质粒经 Sal I、Bam H I 及 Pst I 分别单切后鉴定无误（结果图略）。以 Sal I 酶切 pGEM/TPO 后，产生新的全长 TPO cDNA 片段，插入终载体 VR1012。因其为单酶切、非定向连接，故可产生正向重组子 VRTPO⁺ 与反向重组子 VRTPO⁻。理论推测，VRTPO⁺ 经 Pst I 酶切后应能产生约 0.37 kb 及 5.60 kb 2 个片段，经 Bam H I 酶切后，产生约 0.05、0.63 及 5.30 kb 3 个片段；VRTPO⁻ 经 Pst I 酶切后，产生 0.69 及 5.28 kb 2 个片段，经 Bam H I 酶切后，产生 0.43、0.68 及 4.91 kb 3 个片段。实际酶切结果如 Fig.2 所示，与理论推测基本相符。理论推测 PCR 结果，用引物对 1 在 VRTPO⁺ 及 VRTPO⁻ 均能扩增约 500 bp 之片段；用引物对 2，在 VRTPO⁺ 可扩增出约 660 bp 之片段，而 VRTPO 不应扩出片段；用引物对 3，在 VRTPO⁺ 不应扩出片段，但在 VRTPO⁻ 应可扩出约 1 200 bp 之片段。实际 PCR 结果如 Fig.3 所示，与理论推测基本相符。上述结果表明，VRTPO 构建成功，目的片段方向正确。

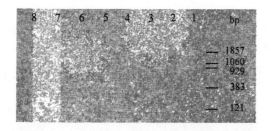

Fig. 2　Restriction analysis of VRTPO and VRTPO⁻

1. pBR322/B stN I marker；2. pGEM-7Zf（＋）/Hae Ⅲ marker；3. VRTPO/Bam H I；4. VRTPO-/Bam H I；5. VRTPO /Pst I；6. VRTPO-/Pst I；7. VRTPO/Sal I；8. VRTPO-/Sal I

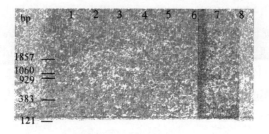

Fig. 3　PCR discrimination of the orientation of TPO cDNA in recom binant vectors

1. pGEM-7Zf（＋）/Hae Ⅲ marker；2. pBR322 /B stN I marker；3. VRTPO with Primer 1；4. VRTPO with Primer 2；5. VRTPO with Primer 3；6. VRTPO-with Primer 1；7. VRTPO-with Primer 2；8. VRTPO-with Primer 3

2.2 PCR、RT-PCR 检测 VRTPO⁺ 瞬时转染与表达

PCR 结果如图 Fig.4 所示，提示 VRTPO⁺ 转染 NIH3T3 细胞成功。阳性对照 pcDNA3/TPO 也已转染 NIH3T3 细胞。RT-PCR 结果如 Fig.5 所示，表明 VRTPO⁺ 及 pcDNA3/TPO 在 mRNA 水平有表达。

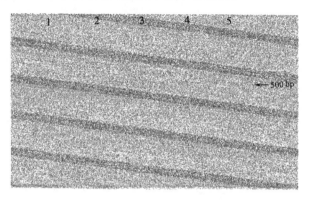

Fig. 4 PCR detection of the transiently transfected NIH3T3 cells with VRTPO

1. pGEM-3 Zf（＋）/HaeⅢ marker；2. Parent NIH3T3 cells；3. Transfected NIH3T3 cells with VRT-PO；4. Transfected NIH3T3 cells with pcDNA3/TPO；5. Transfected NIH3T3 cells with VR1233

Fig. 5 RT-PCR examination of the transient expression of VRTPO in NIH3T3 cells

1. pGEM-3 Zf（＋）/HaeⅢ marker；2. Parent NIH3T3 cells；3. Transfected NIH3T3 cells with VRT-PO；4. Transfected NIH3T3 cells with pcDNA3/TPO；5. Transfected NIH3T3 cells with VR1233

2.3 Western 印迹检测 VRTPO⁺ 表达

结果如 Fig.6 所示，提示 VRTPO⁺ 在 NIH3T3 细胞中获得了表达，表达

产物分子量在 48.3 kD 与 82.0 kD 之间。可能由于表达产物的糖基化修饰存在不均一性，故其前沿可见多条带型。

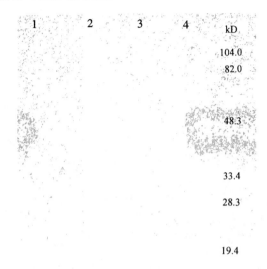

Fig. 6　Western blotting of the trans fected NIH3T3 cells with VRTPO

1. Parent NIH3T3 cells；2. Transfected NIH3T3 cell with VRTPO；3. Transfected NIH3T3 cell with VR1223；4. Protein molecular weight standards

3. 讨　论

基因转移本是生物学研究中的常用技术，但随着各种人类基因治疗及基因标记方案的产生，使其颇具临床意义。目前，人类基因治疗临床试验仍以采用病毒性载体为多，特别是各种逆转录病毒和腺病毒载体。但是，逆转录病毒只能感染分裂期细胞，因而转染效率较低，且容纳外源基因的容量有限，有随机整合至染色体基因组、导致宿主细胞基因异常激活或灭活的可能；腺病毒虽有较高的转染效率，但其所携带或产生的附属蛋白可诱发机体局部的炎性反应及全身性体液或细胞免疫反应，从而降低其转染效率等，使病毒性载体的临床应用受到很多限制。为此，非病毒性基因转移技术成为人们热衷研究的课题，其中尤以质粒 DNA 骨骼肌直接注射这种基因转移方式备受关注。由于骨骼肌具有摄取、染色体外保持并表达质粒 DNA 中目的基因的能力，使其成为基因治疗实验中的一个理想的靶组织。小鼠 EPO cDNA、人Ⅷ因子 cDNA 均已通过该法在小鼠体内成功表达。VR1012 衍生于 V1J[9]。V1J 是为用于流感 DNA 免疫并提高质粒 DNA 产量而构建的真核细胞表达载体，其中的外源基因在骨骼肌细胞中有很高的表达效率。其骨架为 pUC19，带有 CMV IE1 的增强子、启动子、内含子 A 转录调节元件和 BGH 多聚腺苷信号等，以驱动外源基因的表达。VR1012 与其不同之处，主要在于将 V1J 之氨下抗性基因改为卡那霉素抗性基因。具文献报道，含有 CMV Intron A 序列的真核细胞载体，其表达效率较不含该序列的表达载体约高 10 倍，故本文选用 VR1012 而未用 pcDNA3。将萤火虫荧光酶基因克隆于 VR1012，即构成 VR1223。其在活体小鼠骨骼肌中的表达水平平均为每块四头肌 178 ng，最高可达 1 720 ng[5]。本文结果表明，已成功构建 VRTPO+ 重组体，并在体外有表达，为今后进行体内基因治疗实验奠定了基础。根据人 TPO cDNA 碱基序列推测，它可编码 332 个氨基酸，预计分子量为 38 kD。但在其 C 端有 6 个潜在的糖基化位点，在小鼠则为 7 个[10]。糖基化修饰会使蛋白泳动率大大降低。本文结果显示。VRTPO+ 在 NIH3T3 细胞的表达产物，其分子量在 48.3 kD 与 82.0 kD 之间。在 BHK 细胞表达的小鼠 TPO cDNA，其蛋白质表达产物的位移与 70 kD 的蛋白分子量标准一致[10]。本文结果与此报道接近。提示表达产物已发生糖基化修饰. 糖基化的蛋白质与其天然产物在结构上更为接近，半衰期延长，为其充分发挥生理、药理学作用提供了分子基础。

参考文献

[1] Basser RL，Rasko JEJ，Clarke K，Cebon J，Green MD，Hussein S，Alt C，Menchaca D，Tomita D，Marty J，Fox RM，Begley CG．Throm bopoietic effect of pegylated re-combinant human megakaryocyte growth and development factor（PEGr HuMGDF）in patients with advanced cancer．Lancet，1996，348：1279-1281.

[2] Archimbaud E，Ottmann O，Yin LA，Lechner K，Dombret H，Sanz MA，Hermann F，Gruss H，Fenaux P，Ganser A，Heil G，Kanz L，Brugger W，Sims T，Olsen K，Hoelzer D．A randomized，double-blind，placebocon troled study using PEGr HuM GDF as an adjunct to chemo therapy for adults with de novo acute myeloid leukemia（AML）：Early results（Abstr.）．Blood，1996，88（suppl. 1）：447a.

[3] Vadhan-Raj，Patel S，Broxmeyer HE，Bueso-Ramos C，Reddy SP，Papadopolous N，Yang T，Paton V，Hellmann S，Benjamin RS．Phase I-II investigation of recom binant human thrombopoietin in patients with sarcoma receiving high dose chemotherapy（CT）with adriamycin（A）and ifosfamid（I）（Abstr.）．Blood，1996，88：（suppl. 1）：448a.

[4] Hou Weimin，Lu Aili，Dai Meiru，Dong Dongsheng．Cloning of human thrombopoietin cDNA from fetus liver．J Beijing Med Univ，1996，28：1-3.

[5] Hartikk J，Sawdey M，Cornefert-Jensen F，Margalith M，Barnhart K，Nolasco M，

Vahlising HL，Meek J，Marquet M，Hobart P，Norman J，Manthorpe M. An improved plasmid DNA vector for direct injection into skeletal muscle. Hum Gene Ther，1996，7：1205-1217.

［6］ Dai Meiru，Lu Aili，Zhang Xinhe，Hou Weimin. Preparation of monoclonal antibody agains thuman thrombopoietin. J Beijing Med Univ，1997，29：265-266.

［7］ Miller G，Steinbrecher RA，Murdock PJ，Tuddenham EGD，Lee CA，Pasi KJ，Goldspink G. Expression of factor Ⅷ by muscle cells in vitro and in vivo following direct gene transfer：modeling gene therapy for haem ophilia. Gene Ther，1995，2：736-742.

［8］ Tripathy SK，Svensson EC，Black HB，Goldwasser E，Margalith M，Hobart PM，Leiden JM. Long-term expressioneryth ropoietin in the systemic circulation of mice after intramuscular injection of a plasmid DNA vector. Proc Natl Acad Sci USA，1996，93：10876-10880.

［9］ Montgomery DL，Shiver JW，Leander ER，Perry HC，Friedman A，Martinez D，Ulmer JB，Donnelly JJ，Liu MA. Heterologous and homologous protection against influenza A by DNA vaccination：Optionization of DNA vectors. DNA Cell Biol，1993，12：777-783.

［10］ Kaushansky K. Thrombopoietin：the primary regulator of platelet production. Blood，1995，86：419-431.

［原载：中国生物化学与分子生物学报，1999，15（3）：378-382.］

人巨核细胞 Mpl 受体再分布

张晓泉　杨耀明　史惠琳　王申五　王德炳

（北京医科大学血液病研究所　北京　100044）

［关键词］血小板生成素；Mpl；巨核细胞造血；生物素-亲和素系统

［中国图书资料分类法分类号］R331・143　　R973

Redistribution of the Mpl Receptor on Megakaryocyte in Adults

ZHANG Xiaoquan YANG Yaoming SHI Huilin WANG Shenwu WANG Debing

（Institute of Hematology，Beijing Medical University Beijing 100044）

［**Abstract**］ To elucidate the distribution of Mpl on megakaryocyte in normal adults，biotinylated-rhTPO and avidin system were used to detect Mpl on megakaryocyte. The results showed that the expression of Mpl is the highest on granular megakaryocyte. It appears on mature megakaryocyte with fewer and on platelet sparsely. The distribution of Mpl has the characteristics of domain. It means that Mpl has been redistributed in the duration of megakaryocyte maturation.

［**Key words**］ thrombopoietin，Mpl，megakaryopoiesis，biotin-avidin system

血小板生成素（thrombopoietin，TPO）是血小板生成的生理性调节因子[1]，其受体 Mpl 的表达仅限于巨核细胞和血小板系统[2]。从巨核细胞到血小板，二者在形态和功能上发生了非常大的变化。已经证明，巨核细胞生成血小板过程中发生了膜的再分布（membrane redistribution）[3,4]，因此在产生血小板过程中，Mpl 数量和分布的变化势必影响 TPO 在巨核细胞生成中的作用和代谢。为此，我们对正常人巨核细胞 Mpl 的分布做了系统观察。

1998-09-01 收稿；1999-01-12 接受

材料与方法

材料来源

1996 年 10 月—1997 年 1 月，收集本所门诊中骨髓象大致正常者的骨髓涂片 17 例，其中男 7 例，女 10 例。

rhTPO 由北京医科大学生化系侯纬敏教授提供，浓度 200 μg/ml，分子量约 65 kD。冷甲醛丙酮固定液组成：甲醛 5 ml，丙酮 22.5 ml，0.1 mol/L PBS 22.5 ml。用前配制，加盖密封，冷却至 4 ℃。

方法

新鲜的骨髓涂片标本以冷甲醛丙酮固定液固定 1 分钟，0.1 mol/L PBS 冲洗，68 ℃烘片 1 小时。

Mpl 标记：rhTPO 的生物素化按本室常规方法进行[5]。经过上述处理的骨髓涂片标本以 rhTPO/biotin（3～4 μg/ml）室温孵育 1 小时，SA-AP（1：1 000），室温 30 分钟，NBT/BCIP 显色 1～2 小时，最后 HE 染色，晾干后光学树脂胶封片。

材料统计，按文献标准计数每一标本积分值[6]，计数每片中各阶段巨核细胞数（N）和每个细胞的 Mpl 反应强度（＋－＋＋＋＋，M）值，计算每片中各阶段巨核细胞一个细胞的平均积分值 A＝$\sum$（M_1＋M_2＋…M_n)/N，组间差异做 t 检验。

结　果

Mpl 在巨核细胞生成中的阶段性变化

观察 17 例正常人骨髓涂片［平均血小板值（192.87±88.92）×10^9/L］，计算各阶段巨核细胞表面的 Mpl 受体的积分值，Mpl 在每个颗粒型巨核细胞的积分强度为 1.31±0.33（n＝17），而在产血小板巨核细胞表面的 Mpl 为 0.67±0.26（n＝17），t 检验二者差别高度显著（P＜0.0001），提示 Mpl 在颗粒型巨核细胞表达较高，随着细胞成熟为产血小板巨核细胞，Mpl 表达下降。

观察发现 Mpl 主要分布在颗粒型巨核细胞表面，随着细胞的成熟，产生血小板的巨核细胞 Mpl 表达降低，并出现区域化（domain）的特点，在产生血小板的巨核细胞的某一局部聚集，最后以很稀的密度出现在血小板表面（见图）。

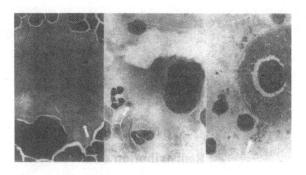

Fig　Phase expression of Mpl in the duration of megakaryocyte maturation.

Left：Mpl on granular megakaryocyte；middle：Mpl on platelet forming megakaryocyte；right：Mpl on platelet

讨　论

已经证明，TPO 是巨核细胞生成的系特异性调节因子，巨核细胞和血小板属于同一细胞系，为先后的两个发育阶段，然而二者的细胞形态变化极大，因此 TPO 对巨核细胞和血小板的作用应该取决于 Mpl 受体在这两种细胞上的分布和细胞内部信号传导通路的差异。

巨核细胞在体内的数量很少（仅占骨髓有核细胞的 $0.05\%\sim0.37\%$），很难得到足量的巨核细胞供研究使用，本实验观察了骨髓涂片中巨核细胞 Mpl 的分布变化。由于在正常人骨髓中原始和幼稚巨核细胞很少被观察到，而颗粒型巨核细胞已经失去细胞浆，我们主要分析了从颗粒型巨核细胞到产生血小板的巨核细胞上 Mpl 的变化。发现随着巨核细胞的成熟，Mpl 表达逐渐下降，并且出现区域化的特征，集中于巨核细胞的某一部位，最终出现在血小板的表面。这种变化与电子显微镜下观察到的巨核细胞膜的再分布，分界膜系统（demarcation membrane system）的区域化极为类似[3,4]，提示血小板膜完全来自巨核细胞膜，随着膜的再分布过程 Mpl 也发生了再分布，这种现象支持血小板生成的"前体模式"[7]。

曾经有人用[125]I-EPO 对 EPO-R 进行过研究[8]。最近国外也有人用[125]I-TPO 发现巨核细胞可以结合 TPO[9]。因为放射性核素标记复杂，而且容易造成污染，尤其是它只能用自显影的照片进行大致的细胞类型判断。另外，巨核细胞分化、发育的阶段性特征非常明显，放射性核素标记不能反映出各阶段的受体变化。为此，我们将 rhTPO 生物素化，用它进行受体标记，结合常规的 HE

染色,将细胞质染成红色,使紫蓝色的标记信号显示更加清晰。这一方法的建立,使我们能够直接考察到 TPO-Mpl 的关系,与观察巨核细胞核倍体数和血小板数相比,能直接反映 TPO-Mpl 在巨核细胞造血中的作用。我们的工作证明,骨髓单个核细胞 c-mpl mRNA 的表达和巨核细胞 Mpl 受体都受循环血小板数量的控制,二者与血小板的关系都呈现非常一致的负相关[10],因此用生物素标记 rhTPO 来反映巨核细胞 Mpl 受体的水平是可靠的。

参考文献

[1] de Sauvage FJ, Carver Moore K, Luoh SM, et al. Physiological regulation of early and late stages of megakaryocytopoiesis by throm bopoietin. J Exp Med, 1996, 183: 651-656.

[2] Debili N, wendling F, Cosman D, et al. The Mpl receptor is expressed in the megakaryocytic lineage from late progenitors to platelets. Blood, 1995, 85: 391-491.

[3] Stenberg PE, Levin J. Mechanisms of platelet production. Blood Cells, 1989, 15: 23-47.

[4] Radley JM. Haller CJ. The demarcation membrane system of the megakaryocyte: a misnomer? Blood, 1982, 60: 213-219.

[5] 张晓泉,杨耀明,陆爱丽等. 血小板生成素是人红白血病 HEL 细胞自分泌因子的证据. 中国实验血液学杂志, 1998, 6: 14-18.

[6] 宋玉华. 应用非放射性标记探针原位杂交研究人白血病细胞基因表达. 中华血液学杂志. 1993, 14: 74-76.

[7] Shaklai M, Tavassoli M, Demarcation membrane system in ratmegakaryocyte and the mechanism of platelet formation: a membrane reorganization process. J Ultrastruct Res, 1978, 62: 270-285.

[8] Fraser JK, Lin FK, Berridge MV. Expression of high affinity receptors for erythropoietin on human bone marrow cells and on the human erythroleukemic cell line: HEL. Exp Hematol. 1988, 16: 836-842.

[9] Eaton DL. de Sauvage FJ. Thrombopoietin: The primary regulator of megakaryocytopoiesis and thrombopoiesis. Exp Hematol, 1997, 25: 1-7.

[10] 张晓泉,杨耀明,朱强等. 特发性血小板减少性紫癜患者骨髓血小板生成素相关基因的表达. 中华血液学杂志, 1998, 19: 587-589.

[原载:中国实验血液学杂志,1999,7 (2):159-160.]

Mpl Mediated Electron Transfer Response of HEL Cells

ZHANG Xiaoquan   FENG Jun[1]   **ZHENG Rui   FU Shuang**
LI Li   CI Yunxiang[1]   **WANG Debing** *

(Institute of Hematology, People's Hospital, Beijing Medical University Beijing 100044; [1]Department of Chemistry, Peking University Beijing 100871)

[**Abstract**] The Mpl-mediated electron transfer response of HEL cells was studied by the cell oxidation on an pyrolytic graphite electrode. The cellular electron transfer response during TPO-Mpl interaction occurs in the length of minutes, and an " Λ " shaped upright response was observed. The maximal effect of TPO-Mpl could be achieved within 5 minutes. Dissociation of TPO-Mpl became obvious at 60 minutes and completed 240 minutes after interaction. Scatchard analysis revealed two kinds of Mpl affinity on HEL cells ($K_1 = 1.8$ pmol/L and $K_2 = 1.11$ nmol/L). The method used was sensitive, continuous and casier, and fewer cells (about 1.0×10^4 cells) were needed.

[**Key words**] TPO, Mpl, electron transfer response, receptor affinity

Thrombopoietin (TPO) is a physiological regulator of thrombopoiesis. It has been known that there is an inverse pproportion between serum TPO and platelet for a long time[1], but it is not always the case. Some investigators have found that serum TPO is lower or within normal range in the patients with idiopathic thrombocytopenia and the mice lacking NF-E2 transcriptional factor, both have lower platelet count[2,3]. It suggests that platelet is not the only factor regulating serum TPO. We found that Mpl on immature megakaryocyte from bone marrow combined TPO[4]. Since megakaryocytes in the bone mar-

---

* To whom correspondence should be addressed Received 1998-12-18; accepted 1999-03-11

297

row are too few in number, we are faced with a problem of lacking a suitable cell model of megaka ryocyte. Our previous work proved that human erythro-leukemic cell line (HEL) is a good model for the analysis of Mpl. In this paper TPO inducing electron transfer response of HEL is reported. Cell oxidation response on an edged-oriented pyrolytic graphite electrode was used to describe living state of cells in culture and reflected cell metabolism state[5,6]. The cell oxidation responses of HEL with Mpl receptor stirred by TPO showed that the maximal effect of TPO-Mpl was achieved within 5 minutes. Dissociation of TPO-Mpl became obvious at 60 minutes and completed 240 minutes after inter-action. Scatchard analysis revealed two kinds of Mpl affinity on HEL. The method used is easier, reliable, continuous and fewer cells are needed.

Materials and Methods

Cell and cell culture

HEL is purchased from ATCC and cultured with IMDM and 10% (v/v) horse serum. TPO is a gift from Dr. Weimin Hou (Department of Biochemistry, Beijing Medical University). Mpl-IgG is a gift from Genetech Inc, USA.

Procedure

HEL cells were harvested and washed with 0.1 mol/L PBS for three times and diluted to 1×10^5. Aliquots of 200 μl cell suspension were added to the detecting chamber. A final concentration of 1.54×10^{-3} pmol/L (100 ng/ml) TPO was added to the cell suspension and cells were collected at different time to depict the time course. Ascendent concentrations of 0.46, 0.92, 1.54, 1.92, 3.85 and 7.69×10^{-3} pmol/L (30, 60, 100, 125, 250 and 500 ng/ml) TPO were added to detecting chamber separately and cells were analyzed for effect-concentration relationship after culturing for 5 minutes.

The electrode sensing system and apparatus

The electrode sensing system was assembled in a small flow chamber (200 μl). On the ceiling of the small flow chamber was an edged-oriented pyro-lytic graphite electrode. A membrane (nitrocellulose membrane, 0.45 μm, Sigma Co.) was used to connect with another chamber in which a counter platinum elec-trode and a SCE reference electrode were installed. Measurements were performed by a model 600 voltammetric analysis instrument with a computer management system.

Procedure for measuring

The detecting electrode was polished with Al_2O_3 (0.3 μm) and was put into the detecting chamber and treated by cyclin scan for several times from -0.2 to 1.2 volt vs SCE until a stable and standard voltammogram was obtained. Then the cells were flowed into detecting chamber. The measurement was performed at 37 ℃.

Results

Irreversible electron transfer response of HEL cell line

Fig 1 shows a typical cyclic voltammograms of HEL cells with the scan rate 200 mV/s vs SCE. For the first scan, an " ∧ " shaped upright response was observed. The peak wave of HEL cells was 0.62 volt with relative error less than 3%. No corresponding reduction peak waves were observed in the reversal scans, a clear irreversible character of the cell electrode process has been shown, which was also found in the oxidation of the cells of T. *shanghaiensis*[6] and the cells of S. *cerevisiae*[7].

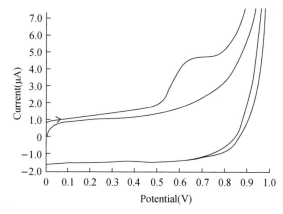

Fig 1   The biological electron transfer response of HEL cell line.

The upper " ∧ " shaped upright response is the electron transfer response on scan, the reversal scans show no response

Kinetics of combination of TPO-Mpl

Combination of TPO with Mpl begins at the early stage when TPO is added to the cell suspension. The peak value is kept for 5 minutes. There is a threshold concentration of 0.45×10^{-3} pmol/L TPO. Drawing Log $[B_{eq}/ (B_{eq} - B^t)]$

as the function of time and calculate regression: $r = 0.9623$, $K_{obs} = 0.1543$ (observed apparent rate constant, K_{obs}), and the simulated firs-order kinetics equation is shown in Fig 2.

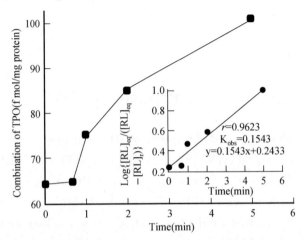

Fig 2　Kinetics of combination of TPO-Mpl on HEL cells

Kinetics of dissociation of TPO-Mpl

At time of the interaction of TPO-Mpl reached to its maximal effect, the dissociation began. It decreased to a low plateau after 60 minutes, which diminished to normal gradually. After 240 minutes of interaction, dissociation was completed. Let Log (B_t/B_{eq}) as the function of time and calculate regression: $r = 0.9425$, $K_2 = -3.2178$, then $K_1 = 2.1897$. The simulated first-order kinetics equation is shown in Fig 3.

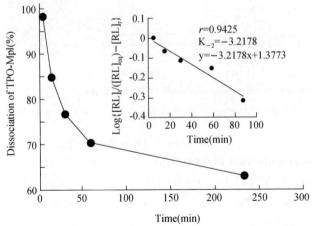

Fig 3　Kinetics of dissociation of TPO-Mpl on HEL cells

The concentration-effect relationship and Scatchard analysis

Combination of TPO-Mpl showed a dose-dependent pattern. A threshold, on which HEL was activatde. HEL was activated only when TPO concentration over 0.45×10^{-3} pmol/L. The electron transfer response gradually increased to a plateau over 3.85×10^{-3} pmol/L, that meant Mpl on HEL could be saturated.

Scatchard analysis showed two kinds of Mpl receptor affinity on HEL ($K_1 = 1.8$ pmol/L and $K_2 = 1.11$ nmol/L). The number of high affinity Mpl was limited. Hill coefficient showed negative correlation between TPO-Mpl ($n_H = 0.3959$), that also indicated two kinds of receptor affinity (Fig 4).

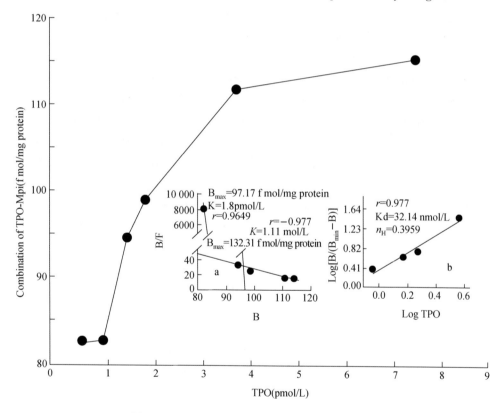

Fig 4   Saturated curve of TPO-Mpl on HEL cells.

a : Scatchard plot. b: Hill plot

Discussion

Measurement of receptor-mediated changes in the metabolic rates of living cells needs a relative long time of observation and much more samples. In fact, cellular response to receptor-ligand interaction occurs rapidly in the early stage of metabolism. Observation of receptor-ligand early response is of great physiolo gical importance.

A living cell can be properly described as an electrochemical dynamic system. Electron generation and transfer on interface is the main characteristics. We envisioned that the electrochemical irreversibility in electron transfer between living cells and the graphite electrode is an intrinsic property of living cells. These results might have a physiological significance of cell oxidation with important applications in cellular analysis. Due to the surface-oxidized functional groups located on the edge plane with hydrophilicity and ionic character, the graphite electrode advantaged the binding of living cells when used as a detecting electrode. We have observed the cyclic voltammetric measurement of HEL cells in PBS and nutriment-free state. The cells give rise to an oxidation current and reach to a steady value rapidly. Our recent work has shown that cell proliferation state can be measured by an electrochemical method[6], which is based on cell oxidation on edge plan graphite electrode and is extremely sensitive to cell viability.

By 1994. TPO was cloned, and a lot of work showed its effects on megakaryopoiesis to promote the proliferation and differentiation of megakaryocyte. However, as megakaryocytes in normal bone marrow are few, only $0.05\% \sim 0.37\%$ of bone marrow nuclear cells, it seems impossible to have enough megakaryocytes for analysis. The only model available in research is platelets, the terminal cell fragments of megakaryocyte. We previously reported that HEL cell line transcribed c-mpl. Mpl is the membrane reccptor of HEL and there is a dose-edpendent pattern between proliferation and TPO[7]. HEL can be used as a model in the study of megakaryopoiesis.

As the agonist of Mpl, TPO can stimulate the proliferation of HEL cells. the proliferation effect and the electron transfer response can be abolished by TPO antagonist Mpl-IgG[7]. This receptor-ligand interaction is of specificity.

By adding TPO into the cell suspension, the cellular response seemed relative to the concentration of the ligand. However, the proliferation occured when the receptors were activated by enough TPO. HEL response to TPO needs a threshold concentration (0.46×10^{-3} pmol/L). When TPO was over 3.85×10^{-3} pmol/L, the ascending curvegot into a steady state. Another interesting observation was the time-concentration relationship. The interaction of TPO-Mpl began when TPO was added to the cell suspension and reached to maximum within 5 minutes. Dissociation began at this point. After 60 minutes of interaction in a nutriment-free condition, the decreasing tendency became rapid. It returned to normal in 240 minutes after interaction. The oxidation current in the early time in nutriments-free solution revealed the power of the activated receptor.

The kinetic characteristics of TPO-Mpl is important for physiological megakaryopoiesis. Megakaryocyte count in the body is limited and serum TPO is minor (normal range $50 \sim 200$ pg/ml), so affinity of Mpl is critical. It has been reported that there is high affinity Mpl on platelet. Scatchard analysis shows two kinds Mpl affinity of HEL cells. The high affinity Mpl combines TPO more rapidly and its maximal binding volume is limited ($K = 1.8$ pmol/L, $B_{max} = 97.17$ fmol/mg protein). The low affinity receptor may combine more TPO ($K = 1.11$ nmol/L, $B_{max} = 132.31$ fmol/ml protein). Hill coefficient also identifies this. We do not know whether Mpl acts as monomer or dimer (homo-or hetero). It has been reported that there are two splicing ways for c-mpl mRNA[8]. To elucidate it, more works are needed.

Cell proliferation is a consequence of receptormediated changes. Scatchard analysis is usually done by radioactive isotope. The radioactive method is time consuming, complex and may cause contamination. Besides, the results are unstable and the cell proliferation needs a relatively long time for observation in much more samples. The method based on cell oxidation captures the physiological responses from the activation of receptors in early stage. And the results are stable and reproducible. The more akin study for evaluating the receptor-mediated effectiveness in early time was to observe the acidification of living cells to their environment as the response of cells to a variety of chemical substances[9].

A living cell has a unique self-assembly microin terfacial environment in which embeds the enzyme complexes catalyzing biological electron transfer reaction. Because the graphite electrode captures the information of cellular biological activity，this method is valuable to investigate the relationship between the electrochemical response and cell physiological functions.

参考文献

［1］Emmons RV，Reid DM，Cohen RL，et al. Human thrombopoietin levels are high when thrombocytopenia is due to megakaryocyte deficiency and low when due to increased platelet destruction. Blood，1996，87：4068-4071.

［2］Kunishima S，Tahara T，Kato T，et al. Serum thrombopoietin and plasma glycocalicin concentrations as useful diagnostic markers in thrombocytopenic disorders. Eur J Haematol，1996，57：68-71.

［3］Shivdasani RA，Rosenblatt MF，Zucker Franklin D，et al. Transcription factor NF-E2 is required for platelet formation independent of the actions of thrombopoiein/MGDF in megakaryocyte development. Cell，1995，81：695-704.

［4］张晓泉，杨耀明，史惠琳，等. 特发性血小板减少性紫癜患者血小板生成素相关基因表达的研究. 中华血液学杂志，1998，19：587-589.

［5］Feng J，Ci YX，Gao CM，et al. Voltammetric behavior of living cells T. shanghaiensis and its bioanalytical application. Bioelectrochem. Bioenerg，1997，44：89-93.

［6］Ci YX，Feng J，Jiang ZW，et al. The voltammetric behavior of Saccharomyces cereviae. Bioelectrochem. Bioenerg，1997，43：293-296.

［7］张晓泉，杨耀明，陆爱丽，等. 血小板生成素是人红白血病 HEL 细胞自分泌因子的证据. 中国实验血液学杂志，1998，6：14-18.

［8］Vigon I，Mornon JP，Cocault L，et al. Molecular cloning and characterization of Mpl，the human homolog of the v-mpl oncongene：identification of a member of the hematopoietic growth factorreceptor superfamily. Proc Natl Acad Sci USA，1992，89：5640-5644.

［9］McConnell HM，Owicki JC，Parce JW，et al. The cytosensor microphysiometer：biological applications of silicon technology. Science，1992，257：1906-1912.

Mpl 受体介导的 HEL 细胞电子传递反应的变化

张晓泉　冯军[1]　郑蕊　伏爽　李莉　慈云祥[1]　王德炳

（北京医科大学人民医院、血液病研究所　北京　100044；

[1]北京大学化学系　北京　100871）

[摘要] 为研究 Mpl 受体介导的 HEL 细胞电子传递反应的变化，建立了用细胞电极测定 HEL 细胞电子传递的电化学方法。结果发现，当 TPO-Mpl 作用后数分钟可以观察到一个向上的 "Λ" 形氧化电位，TPO-Mpl 的最大作用出现在 5 分钟内，TPO-Mpl 的解离在二者作用后 60 分钟趋向明显，240 分钟后完全解离。Scatchard 分析说明 HEL 细胞表面有两种 Mpl 受体亲和力（$K_1 = 1.8$ pmol/L，$K_2 = 1.11$ nmol/L）。结果提示，TPO 与 Mpl 受体结合迅速，解离缓解，HEL 细胞上存在两种亲和力的 Mpl 受体。该方法灵敏、方便，可以连续观察，需要细胞少（1.0×10^4 细胞）。

[关键词] TPO；Mpl；电子传递反应；受体亲和力

[中国图书资料分类法分类号] R733·73

[原载：中国实验血液学杂志，1999，7（3）：208-212.]

特发性血小板减少性紫癜患者血小板生成素相关基因表达的研究

张晓泉　杨耀明　史惠琳　朱　强　马明信　虞积仁　王申五　王德炳

[摘要] **目的**：探讨特发性血小板减少性紫癜（ITP）患者骨髓血小板生成素（Tpo）和其受体 c-mpl 基因变化的意义。**方法**：用非放射性核素细胞原位杂交法检测 Tpo、c-mpl mRNA；细胞免疫化学法检测巨核细胞 MPL。**结果**：ITP 患者骨髓 Tpo、c-mpl mRNA，巨核细胞 MPL 表达增高。**结论**：c-mpl 基因是在转录水平调控的；人体骨髓内对 Tpo 及其受体的调节是以负反馈方式进行的；ITP 患者骨髓局部 Tpo 表达增高，病理情况下巨核细胞 MPL 增高可能与循环 Tpo 水平降低有关。

[关键词] 血小板生成素　基因，c-mpl　紫癜，血小板减少性，特发性

Expression of thrombopoietin related genes in patients with idiopathic thrombocytopenic purpura

Zhang Xiaoquan, Yang Yaoming, Shi Huilin, et al.

Institute of Hematology, Beijing Medical University, Beijing 100044

[**Abstract**] **Objective**：To explore the expression of thrombopoietin (Tpo) and its receptor c-mpl in bone marrow from patients with idiopathic thrombocytopenic purpura (ITP). **Methods**：Non-radioactive in situ hybridization was used to detect tpo, c-mpl mRNA. Immune cytochemistry was used to detect MPL on megakaryocyte. **Results**：The expression of tpo, c-mpl mRNA in bone marrow and MPL on megakaryocyte in patients with ITP was increased. **Conclusion**：c-mpl mRNA was regulated at transcriptional level. A negative feedback loop was in-

作者单位：100044　北京医科大学人民医院血液病研究所（张晓泉、杨耀明、史惠琳、王申五、王德炳）；北京医科大学第一医院血液科（朱强、马明信、虞积仁）

volved in the regulation of megakaryopoiesis in bone marrow. MPL may be involved in the regulation of circulating Tpo.

[**Key words**] Thrombopoietin Gene，c-mpl Purpura，thrombocytopenic，idiopathic

特发性血小板减少性紫癜（idiopathic thrombocytopenic purpura，ITP）和缺乏 NF-E2 转录因子的小鼠都有明显的血小板减少，巨核细胞增多，血浆血小板生成素（thrombopoietin，Tpo）水平却不高[1,2]，难以用血小板群的调节来解释。我们观察了正常人和 ITP 患者骨髓 Tpo 及其受体 c-mpl 基因的转录，以及巨核细胞 MPL 的水平，希望能对人体骨髓内 Tpo 及其受体的调节方式作出说明，并探讨 ITP 患者骨髓 Tpo 相关基因的变化。

材料和方法

1. 病例来源 细胞原位杂交标本：本所 1996 年 3～7 月的门诊患者，骨髓象正常者 9 例，其中男 1 例，女 8 例；ITP 12 例，男 3 例，女 9 例。骨髓涂片巨核细胞 MPL 标本：本所 1996 年 11 月～1997 年 3 月的门诊患者，ITP9 例，其中男 2 例，女 7 例（其中北京医科大学第一医院提供 ITP 3 例）。

2. 方法

2.1 骨髓单个核细胞（MNC）的分离：取骨髓 1～2 ml，肝素抗凝，加等量生理盐水稀释，以二倍体积的淋巴细胞分离液（$d = 1.077$）分离，1 500 r/min，离心 30 分钟，提取 MNC，0.1 mol/L PBS 冲洗 2 次，滴片。

2.2 原位杂交检测 Tpo mRNA，c-mpl mRNA：按本室常规方法[3]进行。

2.3 MPL 检测：按本室常规方法[3]进行。

3. 材料统计 细胞原位杂交：计数 100 个细胞的阳性率和反应强度 [（＋）～（＋＋＋＋）]，计算积分值；MPL 检测：计数全片巨核细胞总数和 MPL 反应强度，计算每片中一个细胞的平均反应强度的积分值，做 t 检验[4]。

结　果

1. ITP 患者骨髓 MNC Tpo mRNA 和 c-mpl mRNA 的表达

表 1 显示 ITP 患者的骨髓 Tpo mRNA 和 c-mpl mRNA 表达明显增高。

表 1　正常人与 ITP 患者 Tpo mRNA，c-mpl mRNA 表达强度的比较（积分值，$\bar{x}\pm s$）

组别	例数	血小板（$\times 10^9$/L）	Tpo mRNA	c-mpl mRNA
正常人	9	207.6±66.3	7.9±1.8	14.5±2.7
ITP 组	12	32.2±24.5	27.9±12.8	23.9±5.2
P 值		<0.0001	<0.0005	<0.0001

2. ITP 患者骨髓巨核细胞 MPL 表达　检测 9 例 ITP 患者的骨髓涂片，证实巨核细胞 MPL 表达增高，与正常人不同，ITP 患者主要表现为产板以前巨核细胞 MPL 增高（见表 2）。

表 2　正常人与 ITP 患者骨髓涂片巨核细胞 MPL 积分的比较（$\bar{x}\pm s$）

组别	例数	血小板（$\times 10^9$/L）	MPL
正常人	17	192.9±88.9	1.2±0.3
ITP 组	9	31.8±21.6	2.2±0.4
P 值		<0.0001	<0.0001

3. 血小板与骨髓 Tpo 相关基因表达的关系

3.1 血小板与骨髓 Tpo mRNA 的关系：正常人骨髓 Tpo mRNA 的表达强度很低，随血小板数量的降低，Top mRNA 的表达升高，二者呈负相关。ITP 患者骨髓 Tpo 的转录增高，仍遵循与正常人相同的变化规律，提示人体骨髓内 Tpo 以负反馈方式参与巨核系造血调控（图 1）。

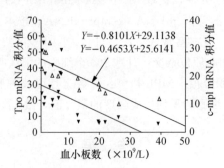

$\triangle$ c-mpl mRNA(r=0.80, P<0.01);

$\blacktriangledown$ Tpo mRNA(r=0.62, P<0.01)

图 1　血小板与骨髓 MNC Tpo mRNA、c-mpl mRNA 的关系

3.2 血小板与骨髓巨核细胞 MPL 的关系：观察正常人血小板与骨髓 MNC c-mpl mRNA 之间的关系，发现血小板越高，c-mpl mRNA 的表达越低，二者呈负相关，对比 ITP 患者血小板与 c-mpl mRNA，血小板与巨核细胞 MPL 的检查结果，二者显示出完全一致的变化规律（图 2）。

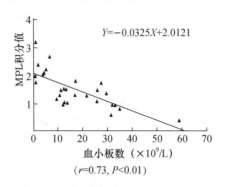

$$Y=-0.0325X+2.0121$$

（r=0.73, P<0.01）

图 2 血小板与骨髓巨核细胞 MPL 的关系

4. 骨髓 c-mpl mRNA 与 Tpo mRNA 的关系 由于肝脏恒定转录 Tpo mR-NA，骨髓 Tpo、c-mpl 的转录都受血小板的调节，我们在细胞系的研究中发现在 Tpo 和 MPL 的关系中，MPL 是受到调节的因素，因此，观察了骨髓 c-mpl mRNA 与 Tpo mRNA 的关系，发现 c-mpl mRNA 与 Tpo mRNA 的表达水平呈正相关，二者呈现非常好的线性关系，说明在骨髓内，血小板同时对 c-mpl 和 Tpo 基因实施负反馈调节，Tpo 对巨核系造血作用是通过受体-配基实现的（图 3）。

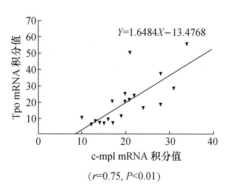

$$Y=1.6484X-13.4768$$

（r=0.75, P<0.01）

图 3 骨髓 MNC c-mpl mRNA 与 Tpo mRNA 的关系

讨　论

　　通过对正常人和 ITP 患者骨髓 MNC Tpo 转录的观察，我们发现 ITP 患者骨髓 Tpo 转录增强，表明血小板减少时，体内骨髓局部可以通过转录产生 Tpo 刺激巨核细胞造血。同一个体，同时观察骨髓 MNC c-mpl 基因的转录，发现 ITP 患者 c-mpl mRNA 转录增强，检查骨髓涂片证实巨核细胞 MPL 增高，二者完全一致，说明体内对 c-mpl 基因的调控发生在转录水平。

　　无论正常人或 ITP 患者，血小板数量与骨髓 Tpo 转录水平呈负相关，说明人体骨髓内存在对 Tpo 转录水平的负反馈调节，调节中的主动因素是血小板。血小板与血浆 Tpo 活性的关系以往已有许多实验证明，我们用分子生物学方法证明了人体骨髓内 Tpo 负反馈调节的存在，同样 c-mpl 基因的转录也与血小板呈负相关，因此，在体内血小板分别对骨髓 Tpo、c-mpl 的转录进行调节，结合我们以往的工作，以 c-mpl mRNA 为变量作图，发现二者呈现非常好的线性关系，表明 Tpo 对巨核细胞造血作用是通过受体–配基实现的。

　　ITP 是有体液免疫因素参与的巨核细胞成熟障碍性疾病，其发生机制比较复杂。Harrington 发现 ITP 患者的血浆中存在抗血小板的体液因子，并为后人证实。最近发现在 ITP 患者中，1/3～1/2 的患者血浆中可以检测到抗 GP Ⅱb/Ⅲa、Ⅰb/Ⅸ 的抗体，ITP 时血小板破坏增加，血小板寿命只有正常人的 1/10[5]。也有报告 ITP 患者血小板生成不足。我们发现，ITP 患者 Tpo 受体 c-mpl mRNA 转录增强，经蛋白水平的检测也证实 ITP 患者巨核细胞 MPL 明显增多。与正常人不同，ITP 主要表现为产板型以前的巨核细胞上 MPL 增多，伴有胞浆不成熟的表现，说明在 ITP 时，血小板破坏增多、巨核细胞成熟障碍导致其数量增多，而且每一个巨核细胞表面的 MPL 表达量也明显增加，可能与循环 Tpo 结合，使得有效循环 Tpo 浓度下降。

　　ITP 的发生机制非常复杂，除上面提到的抗血小板糖蛋白抗体外，还有抑制性因子参与，另外，已经发现 MPL 有不同的 mRNA 转录片段，不排除可溶性 MPL 参与 Tpo 调节的可能性，最近还发现 ITP 患者 p53 有改变，这些问题都有待进一步研究。

参考文献

[1] Emmons RV，Reid DM，Cohen RL，et al. Human thrombopoietin levels are high when thrombocytopenia is due to megakaryocyte deficiency and low when due to increased plate-

let destruction. Blood，1996，87：4068-4071.

［2］Shivdasani RA，Rosenblatt MF，Zucker FD，et al. Transcription factor NF E2 is required for platelet formation independent of the actions of thrombopoietin/MGDF in megakaryocyte development. Cell，1995，81：695-704.

［3］张晓泉，杨耀明，陆爱丽，等. 血小板生成素是人红白血病 HEL 细胞自分泌因子的证据. 中国实验血液学杂志，1998，6：14-18.

［4］吴克复，宋玉华，马小彤，等. 急性髓细胞白血病骨髓有核细胞 TGF-β mRNA，TNF-α mRNA 的表达. 中华血液学杂志，1994，15：38-39.

［5］Stoll D，Cines DB，Aster RH，et al. Platelet kinetics in patients with idiopathic thrombocytopenic purpura and moderate thrombocytopenia. Blood，1985，65：584-588.

（收稿：1997-10-23　修回：1998-04-20）

（校对：张志方）

［原载：中华血液学杂志，1998，19（11）：587-589.］

Tet-On 基因表达系统定量调节
荧光素酶基因在CHO 细胞中的表达*

伏　爽　程　康　王申五　马大龙△　王德炳

（北京医科大学人民医院血液病研究所，北京　100044
△北京医科大学分子免疫学研究中心）

[主题词] Tet-On 基因☆；基因表达调控；荧光素酶基因☆；CHO 细胞

[摘要] 目的：应用 Tet-On 基因表达系统建立 CHO-Tet-On 细胞株，通过强力霉素（Dox）调节荧光素酶基因的表达。方法：pTet-On 质粒转染 CHO 细胞株，经 G418 筛选，得到稳定表达株 CHO-Tet-On。pTRE-Luc 质粒瞬时转染 CHO-Tet-On 克隆 1 至 30，培养基中加入 2 mg/L Dox 或不加 Dox，培养 72 h 后检测荧光素酶活性。结果：克隆 18、28 、29 当培养基中加入 Dox（即"On"状态）时荧光素酶活性高，当培养基中不加 Dox（即"Off"状态）时荧光素酶活性低，故选择克隆 18、28、29 作为高表达、低背景的 CHO-Tet-On 细胞株。结论：CHO-Tet-On 细胞株的建立，可利用四环素及其衍生物调节多种外源基因的表达，有效调控基因表达的时间和水平，定量诱导毒性蛋白的表达，增加治疗的疗效和安全性，有望为基因治疗提供一条可控的安全途径。

[中国图书资料分类法分类号] Q343.11

Tet-On GENE EXPRESSION SYSTEM ACHIEVES QUANTITATIVE CONTROL OF LUCIFERASE GENE EXPRESSION IN CHO CELLS

FU Shuang#，CHENG Kang，WANG Shenwu，MA Dalong△，WANG Debing

（# Institute of Hematology，People's Hospital，

Beijing Medical University，Beijing　100044）

[MeSH] Tet-On gene☆，Gene expression regulation，Luciferase gene☆，

*"九五"国家科技攻关项目（96-906-01-19）资助课题

☆自由词

编者注：强力霉素：现在的标准药名为"多西环素"。

CHO cells

〔**ABSTRACT**〕**Objective**：To establish CHO-Tet-On cell line using Tet-On gene expression system，and control luciferase gene expression by doxy cycline (Dox). **Methods**：pTet-On was stably transfected into CHO cells. Cells resistant to G418 were cloned，and named as CHO-Tet-On. pTRE-Luc was transiently transfected into CHO-Tet-On clone 1～30. All clones were grown for 72 hours in the absence or in 2 mg/L of Dox. Different clones achieved different levels of luciferase activity. **Results**：Clones 18、28、29 had high maximal luciferase expression in 2 mg/L Dox（"On" state），and low basal luciferase expression in the absence of Dox（"Off" state）. Clones 18、28、29 were selected as high expression and low backg round CHO-Tet-On clones. **Conclusion**：The ability to modulate the expression of multiple genes by tetracycline and its derivatives is likely to regulate the timing and level of gene expression，quanti tatively induce the expression of toxic protein，increase therapeutic efficacy and safety，and provide a safe and regulatable way for gene therapy.

（J Beijing Med Univ，1998，30：512-514）

有效调控基因表达的时间和水平是基因治疗面临的重大难题。Gossen 和 Bujard 等[1,2]构建的 Tet-Off/Tet-On 基因表达系统，具有开/关功能严密、特异性强、诱导效率高、基因表达水平高、对细胞无毒性等特点，为基因表达调控提供了一条可行的途径。Tet-Off/Tet-On 基因表达系统自推出以来，引起广泛关注，已成功用于细胞和转基因鼠中基因功能的研究和基因治疗等方面。本文应用 Tet-On 基因表达系统，建立了受强力霉素调控的中国仓鼠卵巢细胞株（以下简称为 CHO-Tet-On），根据培养基中强力霉素质量浓度，定量调节荧光素酶基因的表达。

1 材料与方法

1.1 CHO 细胞培养

CHO 细胞用含 10%（体积分数）Tet 系统专用胎牛血清（Clontech 公司，Cat. No. 8630-1）的 DMEM 培养基（Gibco BRL 公司，Cat. No. 12100-046），37 ℃，5%（体积分数）CO_2 培养，3～4 d 换液一次。

1.2 pTet-On、pTRE-Luc 质粒转化、提取与鉴定

pTet-On、pTRE-Luc 质粒（Clontech 公司，Cat. No. K1621-1）氯化钙法

转化大肠杆菌 DH5α，碱裂解法大量提取质粒 DNA，Xhol Ⅰ、Hind Ⅲ酶切鉴定。

1.3 CHO-Tet-On 细胞株的建立

应用 DOTAP 试剂（B.M. 公司，Cat. No. 1202375），用质粒 pTet-On 转染 CHO 细胞。即取 pTet-On 质粒 5 μg 与 30 μl DOTAP（1 g/L）混匀，室温放置 15 min。CHO 细胞达到 50%汇合时，加入上述 DOTAP/pTet-On 混合物，37 ℃，5%（体积分数）CO_2 培养 6 h。新鲜培养基继续培养 48 h，更换 200 mg/L 的 G418（Gibco BRL 公司，Cat. No. 11811-023）选择培养基进行筛选，3～4 d 换液一次，直至筛选出阳性克隆。挑取 30 个阳性克隆，分别命名为 CHO-Tet-On 1 至 30，大量扩增并冻存。

1.4 高表达、低背景 CHO-Tet-On 细胞株的建立

应用 DOTAP 试剂，用 pTRE-Luc 质粒瞬时转染 CHO-Tet-On 1 至 30（方法同前），培养基中加入 2 mg/L 强力霉素（doxycycline，简称 Dox，Sigma 公司，Cat. No. D9891）或不加 Dox。培养 72 h 后，应用强力霉素活性检测系统（Promega 公司，Cat. No. E1500）检测荧光素酶基因的表达情况。简言之，用 200 μl 1×细胞裂解液充分裂解细胞，室温放置 30 min。取 20 μl 细胞裂解产物与 100 μl 荧光素酶反应底物混合，光度计检测荧光素酶活性。得到高表达、低背景的 CHO-Tet-On 细胞株，大量扩增并冻存。

2 结果

本文按常规方法转化、提取 pTet-On 和 pTRE-Luc 质粒，得到 7.4 kb 的 pTet-On 和 5.4 kb 的 pTRE-Luc。经 Xhol Ⅰ和 Hind Ⅲ（均购自华美公司）酶切鉴定，pTet-On 形成 2.93 kb、2.21 kb、1.38 kb 和 0.87 kb 4 条片段，pTRE-Luc 形成 4.7 kb 和 0.5 kb 2 条片段，与酶切图谱相符（图 1、图 2）。

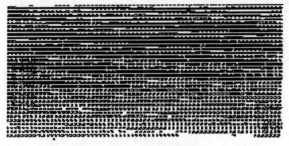

图 1　pTet-On 质粒酶切鉴定

1：λDNA/Hind Ⅲ；2：uncut pTet-On；3：pTet-On cut with X hol Ⅰ；
4：pTet-On cut with Xhol Ⅰ/Hind Ⅲ；5：pBR322/BstN Ⅰ.

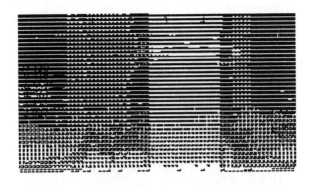

图 2 pT RE-Luc 质粒酶切鉴定

1: λDNA/Hin d Ⅲ; 2: uncut pTRE-Luc; 3: pTRE-Luc cut with Xhol Ⅰ;
4: pTRE-Luc cut with X hol Ⅰ/Hind Ⅲ; 5: pBR322/BstN Ⅰ.

pTet-On 和 pTRE-Luc 溶于无菌 TE, −20 ℃冻存, 用于转染 CHO 细胞。

建立高表达、低背景的 CHO-Tet-On 细胞株需进行两次转染。首先, pTet-On 质粒转染 CHO 细胞, 经 200 mg/L G418 选择培养基筛选, 2 周左右大多数细胞死亡, 形成阳性克隆 CHO-Tet-On (图 3)。之后, pTRE-Luc 质粒瞬时转染 CHO-Tet-On 1 至 30, 72 h 后检测荧光素酶基因的表达。培养基中加入 2 mg/L Dox 时荧光素酶活性高即为高表达, 培养基中不加 Dox 时荧光素酶活性低即为低背景。结果表明, CHO-Tet-On 18、28、29 当培养基中加入 2 mg/L Dox 时荧光素酶活性分别为 4×10^6 RLU/s (相对荧光单位/s)、2.5×10^6 RLU/s 和 1.4×10^6 RLU/s, 当培养基中不加 Dox 时荧光素酶活性分别为 3×10^4 RLU/s、1.7×10^4 RLU/s 和 1.3×10^4 RLU/s (表 1)。因此, 选择 CHO-Tet-On 18、28、29 作为高表达、低背景的 CHO-Tet-On 细胞株, 用于定量诱导外源基因的表达。

表 1 2 mg/L Dox 或不加 Dox 对 pTRE-Luc 质粒瞬时转染 CHO-Tet-On 克隆 1 至 30 荧光素酶活性的影响

Clone number	3	9	12	18	23	28	29
2 mg/L Dox (RLU/s)	4.9×10^5	8.7×10^4	1.2×10^5	4×10^6	4×10^4	2.5×10^6	1.4×10^6
No Dox (RLU/s)	2.8×10^4	1.9×10^4	8×10^3	3×10^4	8×10^3	1.7×10^4	1.3×10^4
Fold increase (Dox vs no Dox)	17	4.6	15	133	5	146	108

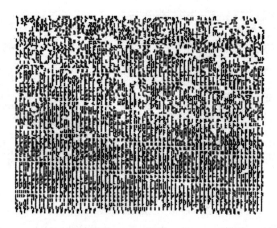

图 3　pTet-On 质粒转染 CHO 细胞，经 G418 筛选，形成
阳性克隆 CHO-Tet-On

3　讨论

在基因治疗中，有效调控基因表达的时间和水平明显优于基因持续表达。因为基因持续表达不是正常生理状况，常产生不良后果。另外，蛋白质持续表达有可能因受体下调而使其作用下降[3]。1992 年和 1995 年，Gossen 和 Bujard 等[1,2]成功构建了 Tet-Off 基因表达系统和 Tet-On 基因表达系统。目前，国外学者应用 Tet-Off/Tet-On 基因表达系统进行研究，如培养细胞中基因的诱导表达[4]，心肌或骨骼肌直接注射后基因的诱导表达[5,6]，转基因鼠的诱导表达[7]等，取得了可喜的成果。国内这方面的研究尚未见报道。

Tet-On 基因表达系统由 pTet-On、pTRE-Luc、pTRE 和 pTK-Hyg 4 种质粒组成。pTet-On 是系统的调节组分，反义四环素阻遏因子（reverse Tet repressor，rTetR）与单纯疱疹病毒 VP16 转录活化区形成融合蛋白，即反义四环素转录激活子（reverse tetracycline transcriptional activator，rtTA），CMV 启动子调控表达 rtTA，用于构建 Tet-On 细胞株。pTRE-Luc 是接有报告基因荧光素酶基因（luciferase）的反应质粒，含四环素反应元件（tetracycline response element，TRE），可对构建的 Tet-On 细胞株进行筛选。pTRE 是系统的反应组分，含 TRE 的载体质粒，下游存在多克隆位点，可插入外源基因 X，用于重组反应质粒 pTRE-X。pTK-Hyg 提供潮霉素（hygromycin）选择标志，可对构建的 pTRE-X 稳定转染细胞系进行筛选。

　　本文应用 Tet-On 基因表达系统建立了 CHO-Tet-On 细胞株，根据培养基中强力霉素质量浓度，定量调节荧光素酶基因的表达。在实验中，为避免普通胎牛血清中微量四环素及其衍生物对基因表达的影响，选用 Tet 系统专用胎牛血清。为取得理想的实验结果，必须仔细筛选 Tet-On 表达克隆。因为在不同的细胞克隆中，rtTA 的最大表达量存在差异，主要由于不同细胞克隆中 rtTA 浓度不同所致。这也是我们未同时转染 pTet-On 和 pTRE-X 的原因之一[8]。因此，本试验挑取 30 个 Tet-On 表达克隆，瞬时转染 pTRE-Luc，通过荧光素酶活性检测筛选高表达、低背景的 Tet-On 表达克隆。克隆 18、28、29 当培养基中加入 Dox（即"On"状态）时荧光素酶活性高，当培养基中不加 Dox（即"Off"状态）时荧光素酶活性低，故选择克隆 18、28、29 作为高表达、低背景的 CHO-Tet-On 细胞株，用于下一步试验。

　　总之，本文应用 Tet-On 基因表达系统，首次成功建立了 CHO-Tet-On 细胞株。该细胞株的建立，可利用四环素及其衍生物调节多种外源基因的表达，有效调控基因表达的时间和水平，定量诱导毒性蛋白的表达，提高治疗的疗效和安全性，有望为基因治疗提供一条可控的安全途径。

参考文献

[1] Gossen M，Bujard H. Tight control of gene expression in mammalian cells by tetracycline-responsive promoters. Proc Nat l Acad Sci USA，1992，89：5547-5551.

[2] Gossen M，Treandlieb S，Bender G，et al. Transcriptional activation by tetracycline in mammalian cells. S cience，1995，268：1766-1769.

[3] Hauger RL，Aguilera G. Regulation of pituitary corticotropin releasing hormone（CRH）receptors by CRH：Interaction with vasop ressine. Endocrinology，1993，133：1708-1714.

[4] Massie B，Couture F，Lamoureux L，et al. Inducible overexpression of a toxic protein by an adenovirus vector with a tetracycline-regulatable expression cassette. J Virol，1998，72：2289-2296.

[5] Fishman GI，Kaplan ML，Buttrick PM. Tetracycline-regulated cardiac gene expression in vivo. J Clin Invest，1994，93：1864-1868.

[6] Dhaw on J，Rando TA，Elson SL，et al. Tetracycline-regulated gene expression following direct gene transfer into mouse skeletal muscle. Somat Cell Mol Genet，1995，21：233-240.

[7] Kistner A，Gossen M，Zimmermann F，et al. Doxycycline-mediated quantit ative and tissue-specific control of gene expression in transgenic mice. Proc Natl Acad Sci USA，1996，93：10933-10938.

[8] Yin DX，Zhu L，Schimke RT. Tetracycline-controlled gene expression system achieve high-level and quantitative control of gene expression. Anal Biochem，1996，234：195-201.

（1998-10-07　收稿）

（本文编辑：景　霞　周传敬）

［原载：北京医科大学学报，1998，30（6）：512-514，554.］

血小板生成素是人红白血病 HEL 细胞自分泌因子的证据 *

张晓泉　杨耀明　陆爱丽[1]　侯纬敏[1]　王申五　王德炳

（北京医科大学人民医院血液病研究所　北京　100044）

[摘要] 为了研究人红白血病 HEL 细胞有自分泌血小板生成素（Tpo）的能力，采用细胞原位杂交检测 mRNA，采用免疫荧光方法、生物素亲和素系统检测蛋白质，采用细胞传感器检测细胞电化学行为。结果表明：Mpl 是细胞膜受体；HEL 细胞内存在 Tpo 蛋白质；在培养基中加入 rhTpo 后 HEL 细胞增殖；可溶性受体融合蛋白可以阻断 HEL 细胞增殖，阻断后 HEL 细胞的电子传递数减少，但细胞数高于接种细胞数。实验结论提示 Tpo 可能是 HEL 细胞的自分泌因子。

[关键词] 血小板生成素；HEL 细胞；Mpl；自分泌因子

[中国图书资料分类法分类号] R973；R733.7

Thrombopoietin is a possible autocring growth factor of HEL cell line

ZHANG Xiaoquan　YANG Yaoming　LU Aili　HOU Weimin

WANG Shenwu　WANG Debing

（Institute of Hematology，People's Hospital，

Beijing Medical University　Beijing　100044）

[**Abstract**] In order to identify Tpo as the autocrine growth factor of human erythroleukemic cell line （HEL cells）. non-radioactive in situ hybridization was used to detect mRNAs of Tpo and c-mpl，indirect immunofluorescence and biotin-avidin system were used to detect Tpo and Mpl，a cytosensor was

---

* 高等学校博士学科点专项科研基金资助　编号 9501008

[1] 北京医科大学生物化学系　北京　100083

1997-11-11 收稿，1997-12-05 接受

used to analyze the electronic voltammetric behavior （EVB） of HEL cells. Results indicated：Mpl as a membrane receptor on HEL cells，Tpo protein existing in HEL cells，rhTpo promoting proliferation of HEL cells and Mpl-IgG blocking the proliferation of HEL cells. After the Mpl-IgG blocking，EVB of HEL cells decreased，but there was still a discordance between cell count and EVB of HEL cells. It was concluded that Tpo may be a possible autocrine factor of HEL cells.

［**Key words**］ thrombopoietin；HEL cell；Mpl；autocrine factor

HEL 细胞是 1982 年从人红白血病患者建立的细胞系，氯高铁血红素 （hemin） 可以诱导它表达血红蛋白，具有红系/巨核细胞表型。血小板生成素 （thrombopoietin，Tpo） 是作用于巨核细胞造血的系特异性因子，特异性地作用于巨核细胞使其增殖、分化。我们在 HEL 细胞中检测到 Tpo，c-mpl mRNA 的共表达[1]，而且 HEL 细胞对外加 rhTpo （recombinant human thrombopoietin，rhTpo） 不敏感。联系 Drexler 等[2]发现 HEL 细胞 Mpl 表达水平高而对 Tpo 反应差的报道，我们用两种方法检查了 HEL 细胞 Tpo、Mpl 蛋白质的共表达，结合 HEL 细胞对 rhTpo 的增殖反应，进行了阻断实验，证实 HEL 细胞中有 Tpo 蛋白质存在，Mpl 是该细胞的膜受体；在培养基中加入 rhTpo 使 HEL 细胞增殖，可溶性受体融合蛋白可以阻断 HEL 细胞增殖。据此提出了 Tpo 是 HEL 细胞的自分泌因子的证据。

材料与方法

材料

HEL 细胞购自美国 ATCC，干冰保存，常规复苏 （IMDM＋10％马血清）。

人 Tpo cDNA 和小鼠 Mpl-IgG 融合蛋白由美国 Genentech 公司惠赠；c-mpl 探针由法国 INSERM Souyri 教授惠赠；rhTpo 由北京医科大学生物化学系侯纬敏教授提供。

细胞原位杂交 采用随机引物法以 biotin-11-dUTP 分别标记 Tpo，c-mpl 探针，纯化后，做探针灵敏度检测，灵敏度分别为 $1\ pg/\mu l$，$0.3125\ pg/\mu l$，$-20\ ℃$ 存放待用[3]。

非放射性同位素细胞原位杂交检测 mRNA：载玻片经 $180\ ℃$ 6 小时烤片后，以 APES （中山公司） 防脱片处理，取培养的 HEL 细胞 （$1\times10^6\sim5\times10^6$） 滴片，1.5％多聚甲醛和 1.5％戊二醛混合液固定，$65\ ℃$烤片 1 小时。标本经 0.3％ Triton X-100，蛋白酶 K 处理，50％、70％、90％、100％乙醇脱水，42 ℃杂交过夜，0.2×SSC 冲洗，链亲和素-碱性磷酸酶（1：1000）结合30 分钟，TBS 冲洗，NBT/BCIP 显色，阳性细胞呈紫蓝色，最后用核固红复染。杂交液：探针 2～10 ng/μl，SSC4×，Denhardt 液 2×，去离子甲酰胺40％，硫酸葡聚糖 10％，氧钒核复合物（VRC）200 mmol/L。杂交前探针100 ℃变性 5 分钟，置 0 ℃冰上备用。

免疫荧光检测 HEL 细胞内 Tpo 及 Mpl 受体定位　具体操作如下：

检测 Tpo：将培养的 HEL 细胞取出，置冰浴 30 分钟，1.5％多聚甲醛（含 0.1％ Triton X-100）固定 30 分钟，Mpl-IgG（1：50）4 ℃孵育 1 小时，羊抗小鼠 IgG-FITC（1：10）4 ℃孵育 1 小时，PI 复染。

Mpl 受体：HEL 细胞以 0.1 mol/L PBS 冲洗 3 遍，加入 rhTpo（100 ng/ml）37 ℃孵育 1 小时，PBS 冲洗，细胞冰浴 30 分钟，1.5％多聚甲醛固定 30 分钟，Mpl-IgG（1：50）4 ℃1 小时，羊抗小鼠 IgG-FIFC（1：10）4 ℃1 小时，PI 复染。

每步以 0.1 mol/L PBS 冲洗，最后荧光显微镜观察，照相。

生物素-亲和素系统（biotin-avidin system，BAS）检测 Tpo 和 Mpl　具体操作如下：

rhTpo 的生物素化：琥珀酰亚胺生物素（BNHS）用二甲基亚砜（DMSO）溶解为浓度 1 mg/ml，Tpo 浓度 180 μg/ml，在 pH8～9 条件下，BNHS 与rhTpo 以 10～12：1 的分子比混合，室温 4 小时。0.1 mol/L PBS 透析，加入0.02％ NaN$_3$[4]。

Mpl-IgG 的生物素化：同 rhTpo。

BAS 检测 Tpo：细胞滴片，1.5％多聚甲醛固定 30 分钟，0.1％ Triton X-100 15 分钟，Mpl-IgG/bio（12 μg/ml）1 小时，SA-AP 室温结合 30 分钟，NBT/BCIP 显色 1～2 小时。

BAS 检测 Mpl：细胞滴片，1.5％多聚甲醛固定 30 分钟，rhTpo/bio（3～4 μg/ml）1 小时，SA-AP 室温结合 30 分钟，NBT/BCIP 显色 1～2 小时。

HEL 细胞电子伏安行为的测定　使用北京大学化学研究所负压型电子伏安细胞传感器完成。该系统由一个细胞室内含石墨工作电极，经硝酸纤维膜连接一个记录铂电极，一个参比铂电极组成，使用 PAR174A 极谱分析仪和3033X-Y 记录仪[5]。

测试过程：工作电极用 Al$_2$O$_3$ 清洗液处理后放入细胞室，循环扫描数次到稳定状态后，用 0.1 mol/L pH7.0 的 PBS 冲洗细胞，并调细胞数量为 2.5×10^5，注入细胞室测试。同一标本分别以 20、50、100、200 mV/s 的扫描速度测定；重复二批标本。

结　果

Tpo 在 HEL 细胞的表达

Tpo 基因在 HEL 细胞的转录　从图 1 可以看到阳性细胞中有深色的沉淀物。这类细胞是转录 Tpo mRNA 的，细胞的颜色深浅不一，说明其 mRNA 表达水平不同。

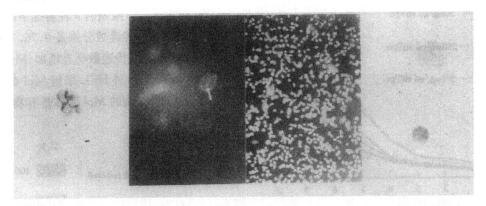

Fig 1　Expression of Tpo in HEL cells

From left to right. Tpo mRNA（NBT/BCIP）. Tpo protein（indirect immunofluorescence）. Tpo protein（indirect immunofluorescence，PI）. Tpo protein（BAS）

Tpo 蛋白　在荧光显微镜下，可以看到 HEL 细胞内有荧光颗粒。这是用 Mpl-IgG 结合后，经 IgG-FITC 显示的 Tpo 蛋白质（图 1）。在用 PI 衬染的低倍视野下，可以看到显色的阳性细胞，只有这部分 HEL 细胞产生 Tpo（图 1）。BAS 检测阳性细胞呈红色（图 1）。

Mpl 在 HEL 细胞的表达

c-mpl 在 HEL 细胞的转录　用 c-mpl 探针做原位杂交检测 c-mpl mRNA，阳性的 HEL 细胞内有深色沉淀，颜色的深浅反映了其 mRNA 表达水平的差异（图 2）。

Mpl 受体蛋白　用 0.1 mol/L PBS 将 HEL 细胞冲洗干净，再与 rhTpo 孵育，Mpl-IgG 与 rhTpo 结合，荧光抗体检查，可见荧光主要分布在细胞表面，说明 Mpl 是细胞膜受体。BAS 可以在每个细胞上见到许多紫蓝色颗粒，这是与 Mpl 结合的 rhTpo/biotin 显色后的产物（图 2）。

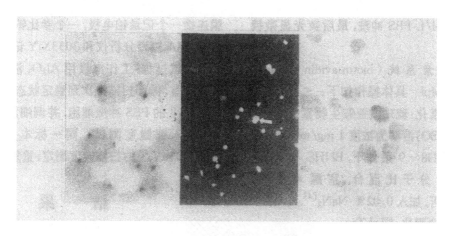

Fig 2   Expression of c-mpl gene in HEL cells

From left to right：c-mpl mRNA（NBT/BCIP）．Mpl receptor（indirect immunofluo rescence）．Mpl recepto（BAS）

HEL 细胞对 rhTpo 的反应

在培养的 HEL 细胞中加入不同剂量的 rhTpo，作细胞生长曲线，发现 HEL 细胞对 rhTpo 有增殖反应，其反应是剂量依赖性的（图 3）。经测定，rhTpo 作用后 HEL 细胞的核倍体数可以达到 4N（另文详述），培养体系中加入 Mpl-IgG 可以阻断 rhTpo 增殖作用（图 4），需要注意的是 500 ng/ml rhTpo

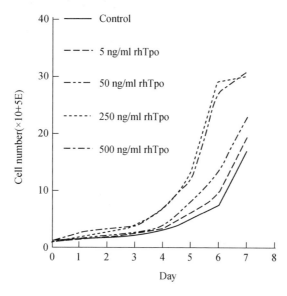

Fig 3   The growth curve of HEL cells after incubation with different doses of rhTpo

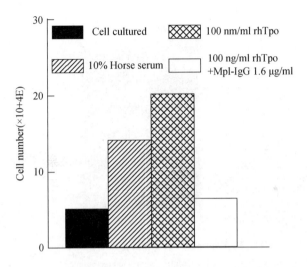

Fig 4　The inhibation of HEL cells by Mpl-IgG

与 250 ng/ml rhTpo 对 HEL 细胞的促增殖作用接近。

Mpl-IgG 阻断后 HEL 细胞电化学行为和细胞数量的不一致表现

细胞传感器（cytosensor）是一种寻找与特异性受体结合的细胞因子的新方法。我们测定了 HEL 细胞在基础培养，rhTpo 和 Mpl-IgG 阻断的 3 种情况下的电化学行为，发现 HEL 细胞的电子伏安行为属于一种不可逆行为，也就是说，它的电子伏安行为的变化可以准确地反映细胞内氧化还原反应中的电子传递情况，如电子传递数增加和氧化还原反应增强，而且加强的峰位具有特异性，经计算每个 HEL 细胞表面大约有 10^{10} 电化学活性中心，在基础培养，rhTpo 和 Mpl-IgG 阻断的 3 种情况下每个电化学活性中心上的电子传递数分别是 0.76、1.12、0.67，外加 rhTpo 时，电子传递数明显增加；Mpl-IgG 阻断时则下降，说明 Tpo 对 HEL 细胞 Mpl 的作用是特异的，而且 HEL 细胞的 Mpl 受体是有功能的受体（图 5）。

Mpl-IgG 阻断培养体系的 Tpo 后，HEL 细胞电子传递数明显下降，同时监测细胞数量发现，阻断 Tpo 后尽管细胞氧化还原反应下降，细胞数量仍然高于接种细胞数。

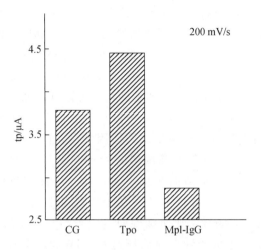

Fig 5　Effects of rhTpo and Mpl-IgG on the electronic voltammetric behavior of HEL cells

CG：10％ HS；Tpo：10％ HS＋100 ng/ml rhTpo；Mpl＋IgG：10％ HS 2.4 μg/ml Mpl-IgG

讨　论

　　自分泌是指细胞能产生某种因子并对其作出反应的现象，最初被认为是肿瘤细胞的特征之一。自分泌的提出者 Sporn 等[7]在这一概念提出 10 年后对它进行了补充，提出自分泌可以见于正常生理情况下，并且有多种作用途径。

　　Tpo 是调节巨核细胞系的特异性因子，主要由肝、肾、骨髓产生，刺激巨核细胞增殖、分化、其受体 Mpl 是由 c-mpl 原癌基因编码的，特异性地参与巨核细胞造血。我们在对 Tpo，c-mpl mRNA 共表达观察的基础上，提出了 HEL 细胞存在 Tpo 自分泌的证据。

　　HEL 细胞具有红系/巨核细胞表型，表达 Mpl 受体，我们实验中发现 HEL 细胞对外加入的 rhTpo 不敏感。联系到 Drexler 等[2]关于 HEL 细胞 Mpl 表达水平高而对 Tpo 的反应差，我们在 mRNA 和蛋白质中都检测到 Tpo 与 Mpl 的共表达，结合 HEL 细胞对 rhTpo 的增殖反应，我们进行了阻断实验。参照 de Sauvage 等[6]用 0.5 μg/ml 的 Mpl-IgG 完全阻断 $1 \times 10^6 \sim 5 \times 10^6$ BaF/mpl 细胞的增殖（IMDM＋30％ FBS 外加 10％再障猪的血浆），我们先用 1.6 μg/ml 的 Mpl-IgG 阻断 5×10^4 HEL 细胞的增殖（IMDM＋10％ HS＋100 ng/ml rhTpo）。由于阻断了加入的 rhTpo 和完全培养基中马血清中含的 Tpo，HEL 细胞数明显少于对照组。为防止阻断不完全，我们又用增大剂量的 Mpl-IgG（2.4 μg/ml）阻断 10％ HS 培养的 5×10^4 HEL 细胞的增殖，发现此时阻断组的细胞数仍然要高于接种的细胞数，测定 Mpl-IgG 阻断后细胞的电子传递数明显下降。此时，由于外源的 Tpo 被完全阻断，细胞氧化还原反应降低，而阻断组的细胞数却高于接种细胞数。这种差异应该以 HEL 细胞内存在自分泌 Tpo 来解释。

Sporn 等[7]指出，自分泌可以有内在（internal）、外部（external）之分。内在自分泌的因子是不需要分泌出细胞的，它可以从内部激活受体，已经证明转染 gp55（小鼠红白血病包壳蛋白）可以从细胞内部激活 Epo-R[8]。HEL 细胞自分泌 Tpo 正是它对 rhTpo 不敏感的原因之一，但它自分泌的 Tpo 量可能比较小，因此在培养中加入较大浓度梯度的 rhTpo（5、50、250、500 $\mu g/ml$）时，增殖反应出现差别。对造血系统来说，自分泌具有两种意义，Her-mine 等[9]和 Pech 等[10]用反义核酸技术证明在小鼠造血干细胞的分化过程中 Epo，GM-CSF 自分泌可能是诱导造血干细胞向定向干细胞分化的机制之一，Stage-Marroquin 等[11]证明小鼠的红白血病细胞系（IW32，NN10，IW201，MEL）存在 Epo 的内部自分泌。这些细胞都具有晚期红系表型，他们认为在正常红系分化的晚期，Epo 的内部自分泌被外分泌所替代，肾脏产生的 Epo 直接作用于红系细胞表面。内部自分泌的持续存在可能与 Epo 基因的转录抑制因子缺乏有关。另外，恶性肿瘤细胞常常表现有自分泌，这方面的工作大多发现 ALL，AML 病人有 CM-CSF，M-CSF 的自分泌，红白血病有 Epo 的自分泌，但没有关于 Tpo 自分泌方式的证明。HEL 细胞自分泌 Tpo，提示 Tpo 可能在红白血病的发病机制中起作用，由于此前已有关于人红白血病细胞自分泌 Epo 的报告[12]，因此红白血病细胞系可能不止存在一种自分泌因子。需要指出的是，MCSF（c-fms），Tpo（c-mpl）的受体都是原癌基因编码的，提示细胞因子与原癌基因之间有密切关系。

参考文献

[1] 张晓泉，杨耀明，王申五，等. 血小板生成素及其受体共表达的意义. 北京医科大学学报，1998（待发表）.

[2] Drexler HG，Quentmeier H. Thrombopoietin：expression of its receptor MPL and proliferative effects on leukemic cells. Leukemia，1996，10：1405-1421.

[3] 王申五. 基因诊断技术-非放射性操作手册. 北京：北京医科大学中国协和医科大学联合出版社，1993：75-78.

[4] 杨廷彬，尹学念. 实用免疫学. 长春. 长春出版社，1994：506.

[5] Jun F，Yun X C，Jian 1 L，et al. A voltametric cytosensor for biological for biological analysis of living cells（to be published）.

[6] de Sauvage FJ，Hass PE，Spencer SD，et al. Stimulation of megakaryocytopoiesis and thrombopoiesis by the c-Mpl ligand. Nature，1994，369：533-536.

［7］ Sporn MB，Roberts AB. Autocrine secretion—10 years later. Ann Int Med，1992，117：408-414.

［8］ Yoshimura A'D Andrea AD，Lodish HF. Friend spleen focus-forming virus glycoprotein gp55 interacts with the erythropoietin receptor in the endoplasmic reticulum and affects receptor metabolism. Proc Natl Acad Sci USA，1990，87：4139-4143.

［9］ Hermine O，Beru N，Pech N，et al. An autocrine role for erythropoietin in mouse hematopoietic cell differentiation. Blood，1991，78：2253-2260.

［10］ Pech N，Hermine O，Goldwasser E，Further study of internal autocrine regulation of multipotent hematopoietic cells. Blood，1993，82：1502-1506.

［11］ Stage-Marroquin B，Pech N，Goldwasser E. Internal autocrine regulation by erythropoietin of erythroleukemic cell proliferation. Exp Hematol，1996，24：1322-1326.

［12］ Mitjavila MT，Le Couedic JP，Casadevall N，et al. Autocrine stimulation by erythropoietin and autonomous growth of human erythroid leukemic cells in vitro. J Clin Invest，1991，88：789-797.

［原载：中国实验血液学杂志，1998，6（1）：14-18.］

血小板生成素及其受体共表达的意义

张晓泉　杨耀明　王申五　王德炳

（北京医科大学人民医院血液病研究所，北京　100044）

血小板生成素（thrombopoietin，TPO）是生理性血小板生成的调节因子[1,2]。TPO 分布很广泛，而其受体 MPL 分布仅限于 CD34$^+$ 细胞、巨核细胞、血小板[3]。我们用非放射性同位素细胞原位杂交法（NISH）检测 Tpo、c-mpl mRNA，细胞积分法比较二者在不同细胞系的表达强度，与国外报道 Northern blot 的结果进行了比较，并对 Tpo、c-mpl 共表达的意义进行了讨论。

1. 材料与方法

HL60、K562 均引自本所；HepG2（肝癌细胞系）引自北京医科大学第一医院；Grc（肾癌细胞系）引自北京医科大学泌尿外科研究所；HEL 购自美国 ATCC；COS（猴胚胎肾细胞系）引自北京医科大学肿瘤研究所；在对数生长期收集细胞，做原位杂交。

c-mpl 探针系法国 INSERM Souyri 教授惠赠，全长 272 bp，用于检测人类 c-mpl 表达。人 Tpo cDNA 由美国 Genetech 公司惠赠，1 774 bp。采用随机引物法以 Biotin-11-dUTP 分别标记 Tpo、c-mpl 探针。

杂交程序：取悬浮培养细胞滴片晾干，15 g/L（1.5%）多聚甲醛和戊二醛混合液固定 10 min，2×SSC 冲洗 2 次，65 ℃烤片 1 h，3 g/L（0.3%）Triton X-100、蛋白酶 K 各处理 10 min，2×SSC 冲洗 2 次，50%、70%、90%、100%（体积分数）乙醇梯度脱水，42 ℃杂交过夜，0.2×SSC 冲洗 2 遍，10 g/L（1%）BSA 阻断，SA-AP（1∶1 000）结合 30 min，TBS 冲洗 15 min×2 遍，底物缓冲液作用，NBT/BCIP 显色至阳性细胞呈紫蓝色，三蒸水终止反应，10 g/L（1%）核固红复染，晾干后光学树脂胶封片。

结果统计：计数每个细胞的反应强度（M），计算 100 个细胞总积分 A＝（M1 ＋M2＋⋯Mn），积分≤10 为阴性。

2. 结果

结果见附表，Tpo mRNA 的表达可见于 HL60 细胞，c-mpl mRNA 的表达可见于 K562、COS 细胞，二者的共表达可见于 HEL、HepG2、Grc 细胞。

附表　Tpo、c-mpl mRNA 在不同细胞系的表达

Cell	Original	c-mpl mRNA NISH[*]	Tpo mRNA NISH[*]	c-mpl mRNA		Tpo mRNA PCR[#]
				NB[#]	PCR[#]	
HL-60	AML M2	4	19	—	—	+
K562	CM L-BC	10	4	—	—	not done
HEL	AML M 6	37	35	+	+	+
HepG2	human hepatic carcinoma	12	17	—		+
Grc	human renal carcinoma	27	18			
COS	monkey embryonic kidney	21	5			

[*] score≤10，negative；[#] DSM (Leukemia Res，1996，20：831)；NB，northern blot；PCR，RT-PCR；NISH，non-radioactive in situ hybridization；AM L M2，acute myeloid leukemia M2；CML-BC，blast crisis of chronic myeloid leukemia；AML M 6，acute myeloid leukemia M 6

3. 讨论

Tpo mRNA 在体内分布很广，可以见于胎儿和成人肝、肾和骨髓基质细胞，平滑肌、脾、睾丸、卵巢、小脑也有少量，还见于小鼠骨骼肌、心、脑，大鼠的小肠也有表达；其受体 MPL 由 c-mpl 原癌基因编码，表达仅限于 CD34[+] 细胞、巨核细胞、血小板，特异性地参与巨核细胞造血。我们对 Tpo 与受体 c-mpl mRNA 在细胞系的共表达（co-expression）做了观察，并与国外不同方法的研究做了比较。

实验发现，Tpo 与受体 c-mpl mRNA 的共表达可见于肝、肾、具有巨核细胞表型的造血细胞系。Matsumura 等[4] 在急性白血病（M2，M6，M7）病人发现了 Tpo、mpl 的共表达。我们在 HepG2、Grc、HEL 中发现了 Tpo、c-mpl mRNA 的共表达，并在 1 例 AML-M7 病人骨髓涂片的幼稚细胞中检测到 Tpo

和 MPL 蛋白，共表达是自分泌的基础，因此，自分泌 Tpo 可能是产生 Tpo 器官恶性肿瘤细胞的共同特点之一。

在巨核细胞白血病、红白血病和有关的肝、肾肿瘤的发病机制中起重要作用，在此基础上我们提出了 HEL 细胞自分泌 Tpo 的证据（另文详述）。最近国外有人提出肝癌细胞中 Tpo 以自分泌方式起作用[5]，因此，当 rhTpo 用于产生 Tpo 器官的恶性肿瘤化疗后的血小板减少症时，应注意其可能的促肿瘤作用。

从方法上看，非同位素细胞原位杂交（NISH）的优点是所需细胞数量少（$10^3 \sim 10^4$），可以准确地了解转录发生的细胞和强度，这是其他方法无法比拟的；最近我们发现国外用 Northern blot 做 c-mpl mRNA 的表达[6]，所用 c-mpl 探针序列与我们完全相同，经比较 NISH 的检测灵敏度与 Northernblot 相近，甚至稍高，这可能与细胞固定及时，操作中 mRNA 损失较少有关。

参考文献

[1] de Sauvage FJ, Hass PE, Spencer SD, et al. Stimulation of megakaryocytopoiesis and thrombopoiesis by the c-mpl ligand. Nature, 1994, 369: 533-538.

[2] Lok S, Kaushansky K, Holly RD, et al. Cloning and expression of murine thrombopoiet in cDNA and stimulation of platelet production in vivo. Nature, 1994, 369: 565-568.

[3] Debili N, Wendling F, Cosman D, et al. The Mpl receptor is expressed in the megakaryocytic lineage from late progenitors to platelets. Blood, 1995, 85: 391-401.

[4] Matsumura I, Kanakura Y, Ikeda H, et al. Coexpression of thrombopoietin and c-mpl genes in hum an acute myeloblastic leukemia cells. Leukemia, 1996, 10: 91-94.

[5] Komura-Naito E, Matsumura T, Sawada T, et al. Thrombopoietin in patients with hepatoblastoma. Blood, 1997, 90: 2849-2850.

[6] Graf G, Dehmel U, Drexler HG. Expression of thrombopoietin and thrombopoietin receptor Mpl in human leukemia-lymphoma and solid tumor cell lines. Leuk Res, 1996, 20: 831-838.

（1997-06-19　收稿）

（本文编辑：景　霞　周传敬）

［原载：北京医科大学学报，1998，30（2）：184，188.］

细胞因子对血小板生成素及其受体的调控[*]

张晓泉　唐军民[△]　冯　军[△△△]　陆爱丽[△△]

侯纬敏[△△]　王申五　王德炳

（北京医科大学人民医院血液病研究所，北京　100044

[△]组织学与胚胎学系　[△△]生物化学与分子生物学系　[△△△]北京大学化学系）

[主题词] 血小板生成素/代谢；细胞因子/代谢；原癌基因蛋白质类/代谢；RNA，信使/代谢

[摘要] 目的：探讨细胞因子对血小板生成素（thrombopoietin，TPO）及其受体表达水平的调控方式。方法：Feulgen 染色结合图像分析测定 HEL 细胞 DNA 含量的变化，细胞传感器检测 TPO 与其受体 MPL 的特异结合，非放射性同位素细胞原位杂交法检测 c-mpl、tpo mRNA。结果：rhTPO 使 c-mpl mRNA 下调，IL-3 使 c-mpl mRNA 上调，EPO（erythropoietin）使 c-mpl mRNA 下调；未发现 rhTPO、IL-3、GM-CSF、EPO 影响 tpo mRNA 的转录。结论：MPL 是在转录水平调控的。

[中国图书资料分类法分类号] Q28

REGULATION OF THROMBOPOIETIN AND ITS RECEPTORMPL BY CYTOKINES

ZHANG Xiaoquan[#]，TANG Junmin，FENG Jun，LU Aili，

HOU Weimin，WANG Shenwu，et al.

（[#]Institute of Hematology，People's Hospital，

Beijing Medical University，Beijing　100044）

[MeSH] Thrombopoietin/metab；Cytokines/metab；Prote-oncogene proteins/metab；RNA，messenger/metab

———————————

[*]国家教委高等学校博士学科点专项科研基金（9501008）资助课题

［ABSTRACT］ Objective To explore the regulation of thrombopoietin (TPO) and its receptor MPL on HEL cell line by cytokines. **Methods**：DNA of HEL were stained by Feulgen reaction and measured with image analysis system. A cytosensor was used to detect the combination of TPO and MPL. Non-radioactive in situ hybridization was performed to detect mRNAs of tpo and c-mpl. MPL was shown by immunohistochemistry. **Results**：rhTPO had MPL down-reg ulated. IL-3 had c-mpl mRNA upregulated. EPO had c-mpl mRNA dow n-regulated. There was no evidence that both the cytokines affected the transcription of tpo mRNA. **Conclusion**：MPL was regulated at transcriptional level.

(J Beijing Med Univ，1998，30：392-394)

受体-配体的相互作用是维持和调节细胞功能的关键，这一过程需要可溶性因子与相应细胞受体结合，血小板生成素（thrombopoietin，TPO）是巨核细胞系特异性因子，主要由肝、肾、骨髓产生，研究表明，实验性血小板减少症动物的肝恒定转录 tpo mRNA，体内由循环血小板群（platelet mass，PM）调节循环 TPO 水平[1]；TPO 受体 MPL 是由 c-mpl 原癌基因编码的，属于造血因子受体超家族成员，表达于造血干细胞、巨核细胞和血小板，c-mpl 特异性参与调节巨核细胞造血。对于 TPO 与 MPL 受体作用唯一性的研究表明，它是巨核细胞造血的唯一生理性调节因子[2]。

我们在以往证明 MPL 是 HEL 细胞膜受体的基础上，将重组的人 TPO（rhTPO）用于 HEL 细胞，发现 TPO 可以促进 HEL 细胞增殖和分化，并由此观察了 rhTPO、IL-3、GM-CSF、EPO 对 tpo 和 c-mpl mRNA 表达水平的影响。

1. 材料与方法

探针：c-mpl 探针由法国 INSERM 的 Souyri 教授惠赠，全长 272 bp，位于 c-mpl cDNA 195～467 bp，用于检测人类 c-mpl 表达。人 tpo cDNA 探针由美国 Genetech 公司惠赠，全长 1 774 bp。

细胞原位杂交：按本室常规方法进行[3]。

HEL 细胞：HEL 细胞是 1982 年从人红白血病患者建立的细胞系，具有红系/巨核细胞表型，购自美国 ATCC，干冰空运，常规复苏，培养条件为 IMDM，10%（体积分数）马血清。

细胞培养：

（1）TPO 组：HEL 细胞以 IMDM＋10%（体积分数）马血清培养，分别加入 5、50、250、500 $\mu g/L$ rhTPO，设空白对照，培养体系 4 ml，接种 1×10^5 细胞，第 3 天半量换液，并补充 rhTPO。第 5 天收集细胞。实验重复 2 次。

（2）细胞因子组：HEL 细胞以 IMDM＋10％（体积分数）马血清培养，体系 4 ml，接种 1×10^5 细胞，同时加入不同的细胞因子，IL-3（100 $\mu g/L$），GM-CSF（100 $\mu g/L$），EPO（红细胞生成素，2×10^{-3} U/L），第 3 天半量换液，补充细胞因子，第 5 天收集细胞。

生物素亲和素系统（biotin-avidin system，BAS）检测 HEL 细胞 MPL：HEL 细胞以 0.1 mol/L PBS 洗 3 遍，滴片，15 g/L 多聚甲醛固定 30 min，rhTPO/bio（1∶50）孵育 1 h，SA-AP（1∶1 000）室温结合 30 min，NBT/BCIP 显色 1～2 h。

HEL 细胞 DNA Feulgen 染色，用 Leica Q500MC 图像处理系统计数约 50 个细胞的平均灰度值，做 t 检验。

HEL 细胞电子伏安行为的测定：使用北京大学化学研究所负压型电子伏安细胞传感器完成。工作电极用 Al_2O_3 清洗液处理后放入细胞室，循环扫描数次到稳定状态后，用 0.1 mol/L，pH 7.0 的 PBS 冲洗细胞，并调细胞数量为 2.5×10^5，注入细胞室测试。同一标本分别以 20、50、100、200 mV/s 的扫描速度测定；重复二批标本。

结果统计：细胞原位杂交结果用 Leica Q500MC 图像处理系统检测 100 个细胞的阳性率，进行 χ^2 检验。生物素亲和素系统检测 MPL，计数 100 个细胞的 MPL 反应强度积分值（＋～＋＋＋＋），做 Ridit 分析。

2. 结果

2.1 rhTPO 作用下 HEL 细胞 DNA 含量的变化

rhTPO 作用于 HEL 细胞后，细胞的 DNA 含量增加，与 rhTPO 呈剂量依赖性，说明 rhTPO 对 HEL 细胞有促增殖作用，50 $\mu g/L$ 即出现促增殖作用，250 $\mu g/L$ 的 rhTPO 可以使 HEL 细胞的核倍体数增加 2 倍。

在培养的 HEL 细胞中加入不同剂量的 rhTPO，作细胞生长曲线，发现 HEL 细胞对 rhTPO 有增殖反应，其反应是剂量依赖性的，培养体系中加入 Mpl-IgG 可以阻断 rhTPO 的增殖作用[4]，与 DNA 含量的变化类似，500 $\mu g/L$ rhTPO 对 HEL 细胞的促增殖分化作用与 250 $\mu g/L$ rhTPO 接近。

2.2 HEL 细胞的 MPL 受体是功能受体

细胞传感器（cytosensor）是一种寻找细胞因子与特异性受体结合的新方

法。我们用电化学方法测定了 HEL 细胞的循环伏安图，发现 HEL 细胞的电子伏安行为是一种不可逆过程，可以准确地反映细胞内氧化还原反应中的电子传递情况，电子传递增加，氧化还原反应增强。经计算每个 HEL 细胞表面大约有 10^{10} 电化学活性中心，在基础培养，rhTPO 和 Mpl-IgG 阻断的 3 种情况下，每个电化学活性中心上的电子传递数分别是 0.76、1.12、0.67，在外加 rhT-PO 时，电子传递数明显增加，Mpl-IgG 阻断时则下降，说明 TPO 对 HEL 细胞 MPL 的作用是特异的，并且 HEL 细胞的 MPL 受体是有功能的受体[4]。

2.3 rhTPO 对 MPL 的调控

将不同剂量的 rhTPO 加入培养的 HEL 细胞体系中，在对数生长期收集细胞，原位杂交检测 c-mpl mRNA 结果发现，rhTPO 对 c-mpl mRNA 呈现抑制作用，而且这种抑制作用是剂量依赖性的，随着 rhTPO 浓度的增加，抑制作用加强（图 1），MPL 强度的变化呈现相同的结果。

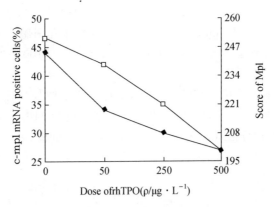

图 1 rhTPO 对 HEL 细胞 MPL 的调控

2.4 IL-3、GM-CSF、EPO 对 MPL 的调控

在 HEL 细胞的培养体系中加入各种细胞因子，对数生长期收集细胞，做细胞原位杂交检测 c-mpl mRNA，结果发现，IL-3 作用后 c-mpl mRNA 阳性的 HEL 细胞百分率上升到对照的 123%，EPO 作用后 c-mpl mRNA 阳性的 HEL 细胞百分率下降到对照的 56%，即 IL-3 可以使 c-mpl mRNA 表达上调，EPO 可以使其表达下调，而 GM-CSF 对 c-mpl mRNA 没有作用（对照的 95%）。

2.5 TPO、IL-3、GM-CSF、EPO 对 tpo mRNA 的调控

实验发现，无论是 TPO，还是 IL-3、GM-CSF，EPO 作用后，HEL 细胞 tpo mRNA 的转录均没有明显的变化。

3. 讨论

已经证明 TPO 结合 MPL，通过非酪氨酸激酶 JAK 家族（Janus kinase family）及胞质蛋白信号传导物与转录激活剂（signal transducer and activator of transcription，S TAT）的可逆磷酸化快速传递增殖信号，而对 tpo 与 c-mpl mRNA 转录水平的调节则未见报道。

我们的研究表明，rhTPO 并不影响 HEL 细胞 tpo mRNA 的转录，而且 IL-3，GM-CSF，EPO 都不能改变 HEL 细胞 tpo mRNA 的转录，有趣的是 Hino 等[5]在 HepG2 细胞得到了与我们完全相同的结果，他发现 HepG2 的 tpo mRNA 转录不受 FGF、activin A、PDGF、HGF、IL-6 5 种因子影响，由此看来，TPO 不仅在肝、肾恒定表达，而且在 HEL，HepG2 细胞系也是恒定表达的，即 TPO 的恒定表达可能是普遍性的。

我们实验发现，TPO 可以使其受体 c-mpl mRNA 表达下调（down-regulation），这种作用具有剂量依赖性，外加的 rhTPO 越高，c-mpl mRNA 表达越低，TPO 降低，情况则相反，它反映了细胞因子调节的多样性，即 TPO 不存在转录水平的负反馈调节，却可以通过对受体 c-mpl mRNA 的下调来实现对自身功能的调节。

对于 TPO，已经知道它与许多因子之间有协同作用，其机制并不清楚。我们观察到 IL-3 可以使 c-mpl mRNA 表达上调，这种现象不能以 IL-3 与 TPO 竞争共用亚基来解释，文献报告，细胞因子受体的表达对于某些定向前体细胞的发生具有重要作用[6]。从我们的实验看，IL-3 与 TPO 的协同作用可以通过 IL-3 使 c-mpl mRNA 上调来实现，其意义可能在于 IL-3 对于定向巨核细胞的发生具有重要作用，另外，IL-3 是作用于早期造血干细胞的因子，它对 c-mpl mRNA 的上调，使得 TPO 可以参与对早期的造血前体细胞（即带有 MPL 受体的非巨核细胞系前体细胞）的作用，实际上有人已经证明了这一点。

与 IL-3 不同，我们发现 EPO 可以使 c-mpl mRNA 表达下调，McDonald 认为，红系与巨核系来自同一个前体细胞，在造血过程中二者互相竞争，表现出负变化。Papayannopoulou 等[7]认为，TPO 对红系的加强作用主要是对表达 CD41 和 MPL 的红系细胞，而非表达红/巨核系特征的二潜能干细胞，即 TPO

对红系的加强作用主要是在定向红系干、祖细胞。因此，EPO 对 c-mpl mRNA 的下调有利于协调 EPO 和 TPO 的作用，引导二潜能干细胞在发育过程中对 EPO 优先结合，从而走向红系分化。

参考文献

[1] Kuter DJ，Rosenberg RD. The reciprocal relationship of thrombopoietin（c-Mpl ligand）to changes in the platelet mass during busulfan induced thrombocyt openia in the rabbit. Blood，1995，85（10）：2720-2730.

[2] de Sauvage FJ，Carver Moore K，Luoh SM，et al. Physiological regulation of early and late stages of megakaryocytopoiesis by thrombopoietin. J Exp Med，1996，183（2）：651-656.

[3] 张晓泉，杨耀明，王申五，等. 血小板生成素及其受体共表达的意义. 北京医科大学学报，1998，30（2）：184.

[4] 张晓泉，杨耀明，陆爱丽，等. 血小板生成素是红白血病 HEL 细胞自分泌因子的证据. 中国实验血液学杂志，1998，6（1）：14-18.

[5] Hino M，Nishizawa Y，Tagawa S，et al. Constitutive expression of the thrombopoiet in gene in a human hepatoma cell line. Biochem Biophys Res Commun，1995，217（2）：475-481.

[6] McClanahan T，Dalrymple S，Barkett M，et al. Hematopoietic growth factor receptor genes as markers of lineage commitment during in vitro development of hemat opoietic cells. Blood，1993，81（11）：2903-2915.

[7] Papayannopoulou T，Brice M，Farrer D，et al. Insights into the cellular mechanisms of eryth ropoietin thrombopoietin synergy. Exp Hematol，1996，24（5）：660-669.

（1998-01-15　收稿）

（本文编辑：景　霞　周传敬）

［原载：北京医科大学学报，1998，30（5）：392-394.］

三、其他临床研究论文

急性多颗粒早幼粒型白血病
——附 14 例报告

附属人民医院内科血液组　王德炳　陆道培　杨淑娴　丘镜滢　薛振萍

ACUTE HYPERGRANULAR PROMYELOCYTIC
LEUKEMIA REPORT OF-14 CASES

Wang Debing，Lu Dao pei，Yang Shu xian，et al.

Department of Internal Medicine，People's Hospital，Beijing Meclical College

[**ABSTRACT**] A clinical and laboratory study on 14 cases of hypergranular promyelocytic leukemia in our hospital during 1975—1979.

Each case was diagnosed by bone maroow were reported smear and cytochemistry finding before chemotherapy.

The diagnostic criteria are（1）abnormal promyelocytes. with heavy particles filled the cytoplasm（2）Strong positive perioxidase reaction，positive non-specific esterase reaction and not inhibited by NaF.（3）Serious bleeding tendency.

In 4 of 14 patients complete remission were obtained，3 cases were Treatde with combined chemotherapy of harringtonine（三尖杉）and L-asparaginase.

It is interested to note that once the patient shown complete remission，the survival period would be longer. Up to now，4 patients have still survived. All of them had survived for more than two years.

We consider that it may be effective to treat acute hypergranular promyelocytic leukemia with Harringtonine（三尖杉）and L-asparaginase.

急性多颗粒早幼粒型白血病（Acute Hypergranular Promyelocytic Leukaemia，简称 AHPL）为急性粒细胞型白血病的一种特殊类型。1957 年，本病首先由 Hillestad 报告，其后国外陆续有报告[1,2]。1976 年，法、美、英三国白血病协作组 Bennet 等将本病列为急性粒细胞型白血病第三型，即 M_3[3]。本病的特点是：起病急，病程进展迅速，出血倾向严重，预后差，骨髓中有大量的颗粒多的异常早幼粒细胞。本文总结了我院自 1975—1979 年住院的 14 例 AH-PL，并对其临床表现、实验室检查及治疗进行了分析。

一、病例与方法

本文所总结的 14 例患者未化疗前经骨髓检查、细胞化学（包括过氧化酶染色）、非特异性酯酶、氟化钠酯酶抑制试验而确诊，其中 9 例作了凝血像及 DIC 检查。总结前又对其细胞形态学进行了复查。其诊断根据主要为早幼粒细胞均在 50％以上，白血病细胞主要为早幼粒，而原粒细胞远较早幼粒细胞少，早幼粒：原粒＞4：1，早幼粒细胞胞浆内充满颗粒，可较粗大，亦可呈粉尘状，过氧化酶强阳性。凝血像及 DIG 检查包括：复钙时间，凝血酶原时间，因子 Ⅴ，因子 Ⅷ，凝血酶原消耗时间，3 p，乙醇胶，纤维蛋白 B，优球蛋白溶解试验。

二、结果与分析

（一）发病率

自 1975—1979 年，我院共收治急性白血病 145 人（不包括复治者），其中急淋 31 人。AHPL 占同期住院的急性白血病的 9.6％，占非淋巴型白血病的 12％。

（二）性别和年龄

男 6 人，女 8 人。男：女＝0.75：1。年龄自 18～67 岁。40 岁以上者 9 人，40 岁以下者 5 人。平均年龄为 41 岁，中位数为 43 岁。

（三）临床表现

急性多颗粒型白血病的临床特点是起病急，来势凶猛，病程迅速，出血倾向严重，病死率高。

1. 初期表现：严重出血是本病的一个显著特征。

本组以出血为主诉者有 11 例，约占 80％，多为牙龈出血，鼻衄及皮肤、黏膜出血，有 3 例表现为大片瘀斑，其中 1 例则因三次拔牙出血不止而就诊，经血液病门诊诊断为白血病，有的除皮肤、黏膜、牙龈出血外，还有阴道出血、血尿及脑出血。

2. 病程和预后：本病发展迅速，病程短促。本组 14 例患者中，其中有 4

例化疗后完全缓解，而其余 10 例病程均较短，有 3 例从起病至死亡仅 2 周，有 3 例病程为 1 个月，4 例为 2 个月，10 例中最长者仅 85 天。

关于死因，从国外文献报道，大多死于出血及感染，出血多由颅内出血突然死亡。我院的 10 例死亡者，其中有 7 例死于脑出血，占 70%。1 例死于消化道出血，1 例死于感染，1 例死于心力衰竭、急性肺水肿。因此，出血、特别是脑出血是致死的很重要原因，其来势极为迅猛，而失去抢救的机会。

3. 出血原因：大多数学者认为，急性多颗粒早幼粒型白血病的出血原因的病理基础为 DIC，因为异常早幼粒细胞的促凝血物质前身（Procoagulent）活性常增高，这种促凝血物质前身主要存在于多颗粒早幼粒细胞的颗粒及胞核中，此点在下文中还要谈及。从凝血像的检查中也证实了 DIC 的问题。我们对 14 例 AHPL 患者中 9 例进行凝血像和 DIC 的检查，从凝血像的检查情况支持 DIC 的存在。9 例凝血酶原时间均延长；其中 6 例 3p、乙醇胶、纤维蛋白 B 均为阳性；4 例凝血活素减少。从以上凝血像异常看来主要表现在：

（1）凝血酶原时间延长；

（2）纤维蛋白单体与降解物纤维蛋白 B 增加；

（3）血小板及纤维蛋白原减少。

总之，具有 DIC 的两个方面，即由于凝血因子消耗使凝血酶原时间延长，同时继发纤溶亢进，纤维蛋白降解产物增加。

（四）实验室检查

1. 周围血像：

（1）红细胞及血红蛋白：患者为中度贫血，血红蛋白在 6～7 克% 之间者为多，红细胞在 200 万～300 万/mm^3。

（2）白细胞高低不一，自 1400～94 000/mm^3，白细胞数高者预后差，有 2 例白细胞数超过 80 000/mm^3 者，住院后均迅速死亡。

（3）血小板：国外文献报道，本病血小板均偏低。本文所总结的 14 例患者中，血小板最低为 4 000/mm^3。有 9 例血小板低于 2 万/mm^3，中位数为 1.8 万/mm^3，因此，血小板减少是本病的一个重要特征，这与严重出血和 DIC 有关。

2. 骨髓像及异常早幼粒细胞：本文所总结的 14 例多颗粒早幼粒型白血病患者中，骨髓中都有大量的异常的早幼粒细胞。在未化疗前，异常早幼粒细胞为 50%～97%，其中有 11 例均在 70% 以上，其中位数为 84.5%。其形态学的特征是：

（1）胞体较大，较原粒细胞大，形态不规则；

（2）胞质为蓝色或灰蓝色，胞质中充满着粗大的嗜天青颗粒，有时可将核覆盖，致使核看不清，用瑞氏染色，这些颗粒可染为粉红色、紫红色或紫色；

（3）胞核常不规则，可为肾形、卵圆形或圆形。

Bennet 等人指出[8]，这种异常的早幼粒细胞有三种情况：

（1）大多数细胞质中充满粗颗粒的异形早幼粒细胞；

（2）某些细胞称为粉尘状细胞，胞质中充满粉尘样颗粒，而粗大颗粒少；

（3）典型的细胞有成束的 Auer 小体，宛如一捆柴薪，又称为 faggots cells。

近年来，用电子显微镜观察[6,7]，证明粗大的嗜天青颗粒及成束 Auer 小体均属溶酶体结构，所谓裂片形溶酶体（splinter-Shaped Lysosome），在这些溶酶体（Lysosome）颗粒间还有核糖体（Ribosome），这种裂片形溶酶体有界膜，横切面呈蜂房六角形管状排列，但排列组距为 25 nm，与典型 Auer 小体组距不同。

粗大的嗜天青颗粒以及裂片形溶酶体-溶酶体颗粒，是产生 DIC 的物质基础，前促凝血物质即存在于这些颗粒中。当患者受到感染或者化疗时，异常早幼粒细胞即会破裂，这些溶酶体颗粒可溢出细胞外，释放促凝血物质造成 DIC。

3. 组织化学染色：对 14 例多颗粒早幼粒白血病骨髓片，进行了过氧化酶染色、非特异性酯酶染色和氟化钠抑制酯酶试验。结果为过氧化酶及酯酶均为强阳性，酯酶不被氟化钠抑制，组织化学染色对诊断多颗粒早幼粒型白血病很有帮助。

（五）诊断

从我们实践中体会到，对于急性多颗粒早幼粒型白血病的诊断主要有三点：

（1）典型的异常的早幼粒细胞占 50％以上，这些细胞的特征是：胞质中充满粗大的嗜天青颗粒，这是重要的判断条件。

（2）组织化学染色：过氧化酶、非特异性酯酶均为阳性，酯酶不被氟化钠所抑制。后者有助于与急性单核细胞型白血病鉴别，急性单核型白血病酯酶染色阳性，但被氟化钠抑制。

（3）临床特征具有常见的严重的出血倾向。实验室检查证实有 DIC。

以上三点以（1）（2）为主要，（3）作参考。

（六）治疗

1. 及早做出正确诊断：由于 AHPL 起病急，来势猛，病程短，常由于延误诊断而来不及治疗患者即死亡。因此，及早诊断是治疗此病的关键，诊断问题上文已提及，在此不赘述。

2. 关于 DIC 的处理：我们体会到 DIC 所致严重出血，特别是颅内出血，威胁生命最大。本组 14 例死于颅内出血患者占 70%，因此，及时正确地处理 DIC，以取得时间进行化疗是降低病死率的重要前提。

肝素及其他抗凝剂的应用：

急性多颗粒早幼粒型白血病所致的 DIC，在临床上表现为血管内凝血和纤溶亢进两个阶段，是否使用肝素要因个体情况而异。在用肝素前，我们除作凝血像外，还作凝血时间，如果试管法凝血时间小于 3 分钟，说明患者处于高凝状态，那么给小剂量肝素 50 u/kg 静脉点滴，6 小时一次。在使用肝素时，要作凝血酶元时间监测，如凝血酶原时间大于正常二倍时，肝素即可停用，同时输新鲜血以补充凝血因子，除了使用肝素外，我们还给右旋糖酐和潘生丁（双嘧达莫）等抗凝剂，以保护血管内皮，减少血小板黏附及凝聚。

例　孙××，H154378，女，48 岁，入院时患者出血倾向严重，皮肤黏膜大片瘀斑，确诊为多颗粒早幼粒型白血病，试管法凝血时间 3 分钟。此时我们给予 6250 u 肝素静脉点滴，同时输新鲜血，还给予右旋糖肝 500 ml 静脉点滴，2 天后出血倾向减轻，瘀斑减少，为化疗创造了条件，经用门冬酰胺酶及三尖杉酯碱治疗，2 个月后完全缓解。

3. 化疗：国外文献报道[8]，认为用柔红霉素或柔红霉素加阿糖胞苷效果较好。我院 4 例完全缓解的病人，其中 3 例用左旋门冬酰胺酶加三尖杉酯碱而取得完全缓解。左旋门冬酰胺酶的用量一般为 2400～4000 u，3 日一次静脉点滴，三尖杉酯碱一般用量为每日 4 mg/m² 静脉点滴，直至骨髓完全缓解。三尖杉酯碱似对多颗粒早幼粒型白血病有较好的疗效，由于例数尚少，还需进一步观察。

例　米××，H151561，男，48 岁，农民，1977 年 12 月 9 日入院。住院前 20 天发冷发热，痰中带血，经骨髓及组织化学染色确诊多为颗粒早幼粒型白血病，开始化疗时用 HCVZP 方案（羟基脲、环胞苷、长春新碱、正定霉素、泼尼松）联合化疗，2 个疗程后，效果不好，改为左旋门冬酰胺酶加三尖杉酯碱，左旋门冬酰胺酶用量为 2000 u，3 日一次静脉点滴，三尖杉酯碱 4 mg，每日静脉点滴，共用 17 次，总量 68 mg 而取得完全缓解。

4. 积极控制感染，加强支持治疗：在化疗期间，除 DIC 外，另一威胁生命的合并症为感染，即使是取得完全缓解的 4 例病人中，就有 3 例合并严重感染。1 例为绿脓杆菌败血症，患者出现走马疳，1 例为大肠杆菌败血症，1 例为肺炎，均经强有力的抗生素及成分输血，1 例进行骨髓移植渡过了危险期，达到完全缓解。

三、小结

本文总结了 14 例急性多颗粒早幼粒型白血病，并对其发病率、临床表现、实验室检查、诊断及治疗进行了分析讨论及体会。本病起病急，出血严重，常迅速死亡，但缓解后却不易复发，三尖杉脂碱治疗本病可能有较好疗效。

参考文献

［1］李卓江. 中华内科杂志，3：227，1978.

［2］陈则清. 国外医学·内科分册，11：473，1979.

［3］Bennet JM，et al. Bri J Haemot，33：451，1976.

［4］Bessis M，et al. Unclassifiable Leukemia，p 7，Spring-Verlag，Berlin，1975.

［5］Goldman JM. Bri Med J，1：380，1974.

［6］Berton Gorjus J，et al. Lab invest Path，28：135，1973.

［7］Tanaka Y，et al. Electron microscopy of human blood cells，p. 123，New York，Evanston，1972.

［8］Bernad J，et al. blood，41：489，1973.

［原载：北京医学院学报，1981，13（1）：24-26.］

急性白血病形态学和免疫学及细胞遗传学分型分析

北京医科大学血液病研究所

王德炳　邓星明　陈珊珊
丘镜滢　吴平娜　付剑锋
单福香　江　滨　史　琪
任汉云　刘素贤　陆道培

[提要] 本文从形态学、免疫学和细胞遗传学（MIC）三方面系统观察了31例初治成人急性白血病，结果表明，形态学与细胞化学符合率84％，FAB分型与免疫学分型符合率93.5％，FAB分型与MIC分型符合率为96.8％，免疫学分型与MIC分型符合率亦为96.8％。在27例AML中，淋巴细胞抗原阳性（Ly$^+$-AML）6例，占22.2％。31例急性白血病中染色体核型异常15例，占48.4％。

[关键词] 形态学；免疫学；遗传学；白血病

AN ANALYSIS OF MORPHOLOGIC，IMMUNOLOGIC AND CYTOGENETIC CLASSIFICATION IN CASES WITH ACUTE LEUKEMIA

Institute of Hematology Wang Debing，et al

We observed morphologic，immunologic，and cytogenetic classification in 31 untreated adult patients with acute leukemia. It was found the correspondence rate between morphology and cytochemistry was 84％，the correspondence rate between FAB classification and immunologic classification was 93.5％，and the correspondence rate between immunologic classification and MIC classification was 96.8％. Among 27 patients with acute myelogenous leukemia （AML），six cases showed lymphocyte antigen-positive （22.2％）. Of 31 cases of acute leukemia, 15 showed chromosome karyotypic abnormalities （48.4％）. Of 13 cases of AML-M$_2$，5 had t （8；21）. Of 8 cases of AML-M$_3$，3 had t （15；17）. Amnog 4 patients with acute lymphocytic leukemia，one had t（9；22），one had t（9；15；22）.

[**Key words**] Morphology；Immunology；Cytogenetics；Acute leukemia

随着对急性白血病研究的深入，单纯的 FAB 分类法对进一步认识急性白血病（AL）的某些本质是有限的，在 FAB 分类的基础上有必要引进免疫学、细胞遗传学甚至分子遗传学的内容，以便更客观地反映白血病细胞的生物学特性[1]。为此，本所在近两年观察了 31 例成人初治 AL 的形态学、免疫学和细胞遗传学特点，并分析了三方面相互关系，以便对 AL 有更准确的诊断，从而指导治疗和估计预后。

材料和方法

一、病例选择

31 例初治成人 AL，治疗前系统作 MIC 检查，其中男性 18 例，女性 13 例，年龄范围 17～26 岁，平均年龄 36 岁。标本为骨髓。

二、形态学和细胞化学检查

骨髓片和外周血片经瑞氏染色后进行分类计数，并经有形态学经验者按 FAB 标准进行类型确定。所有病人均作细胞化学染色，包括：过氧化物酶、非特异性酯酶及氟化钠抑制试验、糖原染色，个别病人经电镜作血小板过氧化物酶检查等。

三、免疫学检查

标本取自 31 例 AL 骨髓，且原始细胞＋幼稚细胞≥50％。实验所用单克隆抗体：CD_2、CD_7、CD_3、CD_4、CD_8、CD_{10}、HLA-DR、CD_{41} 均购于军事医学科学院；CD_{19}、CD_{13}、CD_{14}、CD_{15}、CD_{33} 购于医学科学院血研所。实验方法和免疫表型确定标准详见参考文献[6]。

四、细胞遗传学检查

实验方法见参考文献［4］。

结　果

一、细胞形态学

31 例 AL 按 FAB 分型标准，ALL4 例，均为 L_2；AML27 例，其中 M_2 13 例、M_3 8 例、M_4 3 例、M_5 3 例。形态学与细胞化学符合率 84%，不符病例中，依形态学诊断，1 例为 ALL，1 例为 M_2，1 例为 M_4，其余 2 例为混合型白血病。

二、免疫学分型

31 例 AL 根据免疫学表型特点，发现 ALL 4 例（其中 T-ALL 1 例，C-ALL 1 例，B-ALL 2 例），AML 27 例，其中淋巴细胞抗原阳性的 AML（即：Ly^+-AML）6 例，Ly^--AML 21 例。Ly^+-AML 免疫表型特点见表 1。在 6 例 Ly^+-AML 中，5 例原经形态学诊断为 AML，1 例形态学诊断为 ALL-L_2，此例病人亦可能是 ALL 伴髓系抗原阳性。免疫学分型与 FAB 分型完全不符者 2 例（6.5%），符合率 93.5%。

表 1　6 例 Ly^+-AML 免疫表型特点

例号	FAB 类型	免疫表型（阳性细胞%）											
		CD_2	CD_4	CD_7	CD_8	CD_{10}	CD_{10}	CD_{20}	CD_{13}	CD_{14}	CD_{15}	CD_{33}	HLA-DR
3	AML-M_2	—	—	—	—	55	—	—	—	—	55	—	—
6	AML-M_2	—	35	—	—	—	—	—	—	—	—	47	86
18	AML-L_2	—	—	—	—	34	33	—	—	—	69	—	40
22	AML-M_3	—	—	68	—	—	—	—	—	—	68	—	—
26	AML-M_2	—	47	—	—	—	—	—	49	—	56	58	
27	AML-M_5	64	—	52	—	—	—	—	—	—	—	31	—

—为阴性，即荧光阳性细胞<30%[8]。

三、细胞遗传学

31 例 AL 中，15 例染色体核型异常，占 48.4%（表 2）。在 13 例 M_2 中，5 例出现 t（8；21），出现频率 38.5%，1 例出现 In V_{16}（p；q）；8 例 M_3 有 3 例出现 t（15；17），出现频率 37.5%；4 例 ALL 中，1 例出现 t（9；22），1 例出现 t（9；15；22）和 1 条 9 号染色体缺失，其余 2 例正常。免疫学与 MIC 符合率 96.8%，FAB 分型与 MIC 分型符合率亦为 96.8%。

表2 15例AL染色体异常核型

例号	FAB分型	染色体核型
1	AML-M$_{2b}$	46xx，t（8；21），del 19q
2	AML-M$_2$	46xx，t（8；21）/45，x，t（8，21），−x
3	AML-M$_2$	46xy/46xy，inv16（p：q）
4	AML-M$_2$	46xy，t（8；21）
5	AML-M$_2$	46xy/46x，t（8；21），−y，+m/45/，x，t（8；21）
6	AML-M$_2$	46xy/46xy，+G，−D
7	AML-M$_2$	46，xx，t（8，21），del 9q/46xx
8	AML-M$_3$	46，xy，t（15；17）
9	AML-M$_3$	46，xx，t（15；17）
10	AML-M$_3$	46，xx，t（15；17）/46，xx
11	AML-M$_5$	46，xy，t（16；21）（p^{11}；q^{22}）
12	AML-M$_4$	46，xy，del 16q/46xy
13	AML-M$_6$	46xx，−7/46，xx
14	ALL-L$_2$	46xy，t（9；15；22），−9/46xy
15	ALL-L$_2$	46xy，t（9；22）

四、疗效观察

31例AL中，26例采用本所常规化疗方案，其中染色体核型正常者13例，染色体核型异常者13例。ALL用长春新碱、柔红霉素、泼尼松，联合左旋门冬酰胺酶、大剂量甲氨蝶呤（MTX）等；对M$_3$型用全反式维甲酸，缓解后以HAD（即：高三尖杉酯碱＋阿糖胞苷＋柔红霉素）方案强化，对AML其他类型用AD（阿糖胞苷＋柔红霉素）方案，有时结合其他化疗药物，疗效见表3。化疗无效病例中（NR），染色体核型异常组比正常组多2例，完全缓解（CR）的病例中异常组比正常组少2例，由于病例少，其差异不能作统计学检验。

表3 AL疗效与染色体核型变化的关系

染色体核型	例数	CR	PR	NR
正常	13	8	3	2
异常	13	6	3	4

讨 论

20 世纪 70 年代后期确立的 FAB 分型法已被国内外学者所采用，有助于识别白血病细胞的来源（淋巴系或髓系）。将形态学、免疫学和细胞遗传学（MIC）结合起来，提高了 AL 分型的准确性。我们观察的 31 例 AL 中，形态学与细胞化学符合率为 84%，免疫分型与 FAB 分型符合率为 93.5%，免疫分型与 MIC 分型符合率 96.8%，这说明 MIC 分型能提高 AL 诊断的准确性。这三方面的相互关系是：FAB 分型是基础，其特点为直观、简便、迅速；免疫分型能提高诊断的准确性，特别对形态学不易区分的低分化白血病和混合型白血病；细胞遗传学是 AL 分型的重要补充。我们观察到这样 1 个病例，FAB 分型为 M_2，免疫分型为 ALL，在两者不符合的情况下，先按 M_2 治疗，结果无效，然后按 ALL 化疗，病人很快得到缓解，说明免疫学诊断是正确的，使治疗更有针对性。

对急性白血病进行免疫分型，是针对细胞膜表面标记进行各系列、各亚型的识别，特别在诊断急性混合型白血病方面有其独特意义[2]，在我们观察的 27 例 AML 中，6 例为 Ly^+-AML，占 22.2%（其中 4 例为 T、粒混合型，2 例为 B、粒混合型）。医学科学院血研所报告 43 例 AL 中，仅 2 例为混合型白血病（5%），检出率比我们低，可能因我们用流式细胞光度计测量，敏感度比荧光显微镜高。免疫分型不仅使诊断更为准确，而且能帮助选择更合适的化疗方案。我们对部分 Ly^+-AML 起初用 AML 的化疗方案，即 AD 方案，效果不好，后来在 AD 方案的基础上加用对 ALL 有效的药物（如长春新碱、强的松、左旋门冬酰胺酶等），这些 Ly^+-AML 多数获完全缓解（CR）。在我们观察的病例中，有 1 例 FAB 分型为 AML-M_2，免疫学分型为 Ly^+-AML（T、粒混合型），开始以 AD 方案治疗，1 个疗程后骨髓原始细胞＋早幼细胞由 90% 下降至 50%，说明有一定效果，再用第二个 AD 方案，骨髓原始细胞＋幼稚细胞反而上升到 63.5%，在此情况下病人可能难以缓解，于是在 AD 方案的基础上加用左旋门冬酰胺酶（5 000 U/次，2 次/周，共 8 次），病人获 CR（骨髓增生 Ⅲ级，原始细胞＋幼稚细胞 3%，外周血象正常）。这说明免疫分型对选择 AL 化疗方案更为重要。

AL 细胞遗传学核型变化的观察在国外已广泛开展，由于染色体分带技术特别是高分辨分带技术的开展，其与某些 AL 的关系越来越清楚。本所观察的病例中，31 例 AL 有 15 例染色体核型异常，占 48.4%，与医学科学院血研所报道的 48.84% 接近，与目前国际上认为可能有 50%～60% AML 可有特异性

347

染色体核型改变相似。D. Catovsky 等[1] 提示，ALL 有三类特殊染色体异常，即 t（9；22）、t（4；11）和 t（1；19）。在我们观察的病例中，4 例 ALL 有 2 例染色体核型异常，其中 1 例出现 ph_1 染色体，即 t（9；22），另 1 例出现 t（9；15；22）伴 9 号染色体缺失，临床观察这 2 例 ALL 对化疗无效，这与国际上认为有 t（9；22）的 ALL 预后差的看法一致。已经证实，AML 的某些亚型与染色体异常明显相关，如：M_2 与 t（8；21）、M_3 和 M_3V 与 t（15；17）、M_4E_0 与 InV（16）、M_5a 与 t（9；11）、M_2Baso 与 t（6；9）、M_1 与 t（9；22）、M_5b 与 t（8；16）等。一般认为 t（8；21）几乎特异地出现在 M_2，但 Swirsky 等[3] 发现亦可出现在 M_1。我们观察的病例中，13 例 M_2 有 5 例出现 t（8；21），未见其他类型 AL 出现，表明 M_2 与 t（8；21）有一定关联。t（15；17）亦仅出现在 M_3（8 例中有 3 例）。AML 的大系列染色体分析结果表明，染色体核型异常的 AL 疗效比正常核型者差[5]，我们的结果虽然病例不多，但在 13 例染色体核型正常者中 8 例获 CR，2 例无效；而 13 例染色体核型异常组，仅 6 例获 CR，而有 4 例无效，与此结论相符。

综上所述，将形态学（M）、免疫学（I）和细胞遗传学（C）相结合，再加上分子生物学基因分型的应用，不仅能代表当今 AL 诊断的最新趋势，而且为 AL 的治疗和预后估计提供更准确的资料。

参考文献

[1] Catovsky D，et al. A classification of acute leukemia for the 1990s. Ann Hematol，1991，62：16.

[2] Second MIC Cooperative Study Group. Morphorlogic，Immnologic and Cytogenetic（MIC）Working Classification of the AML. Br J Haematol，1988，68：487.

[3] Swirsky DM，et al. 8：21 trnslocation in acute granulocytic leukemia：Cytological，Cytohemical and Clinical feature. Br J Haematol，1984，56：199.

[4] 丘镜滢等. 自体血浆对改善白血病细胞染色体的研究. 第四届全国血液学会议征文，1992（待发表）.

[5] Sixth Interational Workshop in Chromosome on Leukemia：The clinical significance of karyotype in acute myelogenous leukemia. Cancer Genet Cytogenet，1989，40：203.

[6] 张海帆等. 伴淋巴系抗原的急性髓性白血病临床及实验室观察. 第四届全国血液学会议征文，1992（待发表）.

（1992-06-16 收稿）

［原载：北京医科大学学报，1993，25（1）：1-4.］

SARS 与免疫

王德炳[1]　　**郑姝颖**[2]

1　北京大学血液病研究所，2　北京大学人民医院（100044）

如果为 2003 年选择最具代表性的关键词，毫无疑问 SARS 或"非典"会第一个进入我们的脑海。当中国正潜心致力于发展经济、筹备奥运、治理环境之时，一场悄然潜入、迅速爆发的呼吸道传染病让整个国家乃至全世界体验到了久违的恐惧、困惑和悲伤。根据 WHO 的统计数据，到 2003 年 8 月 7 日为止，全世界共确诊 SARS 病例 8422 例，死亡 916 例，康复 7442 例。虽然现在一切已基本恢复平静，人们仍然会不止一次地感慨：在科技高度发达、技术日臻完善的今天，作为人类文明载体的人的躯体为何依然如此脆弱！而此时，以研究人类抗病防病能力为主题的免疫学自然而然成为这次 SARS 风波中的前沿学科和焦点话题。

一、挑战、 机遇、 发展

人类的生存史就是与各种疾病的斗争史，战胜疾病、预防疾病是创造一切美好生活的最基本前提。人类的智慧和求生的本能促使他们不断地总结经验、摸索规律，免疫学就是在这个过程中诞生的。1789 年，英国医生 Edward Jenner 第一次为一名 8 岁男孩接种牛痘，并使其获得对天花的免疫力；俄国生物学家 Elie Metchnikoff 和德国化学家 Paul Ehrlich 则分别于 1885 年和 1990 年发现了巨噬细胞和抗体参与免疫的现象，并由此奠定了细胞免疫和体液免疫的理论基础。诸如此类的重大发明和发现支撑起免疫学的主要框架，同时也赋予了这一学科护佑人类健康的神圣使命。免疫学发展史上的一次次飞跃使人类征服了一个又一个曾经横行一时的病种，从根本上改善了人们的生存质量。SARS 的突然出现再一次向现代免疫学发出了挑战，同时也为这个学科在新形势下的发展提供了一次良好的机遇。回顾自然科学史就可以发现，许多成果都是在危机和灾难之后获得的，现实生活中的新问题如果不能用现有的理论解释和解决就会迫使人们站在另外一个角度审视这个理论体系，由此引发的困惑和质疑为丰富、改进乃至推翻原有体系提供了线索、思路和契机，这是闭门造车式的研究无法实现的。而且，伤痛和教训更能激发起人们探求真理的强烈愿望和巨大动力，在 SARS 风波中这一作用尤为突出。SARS 的起病、诊断、治疗、预后和预防都与免疫学有着极其密切的联系，从不同角度对这一特殊疾病进行研究必将为学科的发展提供非常有价值的信息。

二、SARS 的发病机制与免疫病理

SARS 是一种呼吸道传染病，起病急、进展快、死亡率高。目前已从超微病理学、分子生物学以及微生物学等不同角度证实该病的病原体为冠状病毒的一个变异株，并将其命名为 SARS 相关病毒。

（一）病毒侵犯的部位

1. 呼吸系统是 SARS 入侵的门户和靶器官

在此之前已知能够感染人类的冠状病毒只有两种：HCV-229E 和 HCV-OC43，普通上呼吸道感染中有 $15\%\sim30\%$ 是由它们引起的，临床上仅表现为一般性的感冒[1,2]；而这种新型 SARS 相关病毒也以呼吸系统为靶器官，但感染迅速向下呼吸道蔓延直达肺泡，导致遍及双肺的急性渗出性和出血性炎症，肺泡腔内充满大量脱落和增生的肺泡上皮细胞、渗出的单核细胞、淋巴细胞、浆细胞和水肿液并伴有广泛性透明膜形成，重症患者还可见渗出物的机化和纤维化。上述改变在短期内使有效呼吸面积迅速减少，通气功能下降，患者出现呼吸窘迫甚至呼吸衰竭[3,4,5]。

2. 破坏免疫系统：CD3$^+$（T 细胞总数）、CD4$^+$ 和 CD8$^+$（T 细胞亚群）数量迅速同步可逆性下降，CD4$^+$/CD8$^+$ 比值基本正常

SARS 疫情伊始，临床医生就发现患者的血象与普通的呼吸道感染不同：白细胞计数不增加，而是正常或下降。流式细胞仪分类计数表明，患者感染病毒后 CD4$^+$ 和 CD8$^+$ T 细胞数目就开始迅速降低，$10\sim12$ 天时降至最低值，$16\sim18$ 天时开始回升（死亡患者不回升）[6,7,8,9,10]（见图 1）。由于 CD4$^+$ 和 CD8$^+$ 同步下降，二者的比值基本不变或略有下降，在病情恢复期逐渐回升至正常范围。这一点与 AIDS 形成鲜明对比，AIDS 病人的 CD4$^+$ 显著减少，而 CD8$^+$ 则代偿性增加，导致 CD4$^+$/CD8$^+$ 比值下降甚至倒置。同时尸检也证明脾

脏和肺门淋巴结萎缩，内部淋巴组织出血坏死，T、B 淋巴细胞数量明显减少，免疫组化显示 CD4 几乎无表达，CD8 则呈散在阳性表达[3,4,5]，与分类计数结果一致。$CD4^+$ 和 $CD8^+$ 的这种特征性改变为 SARS 的早期发现提供了一个可靠的实验室指标。

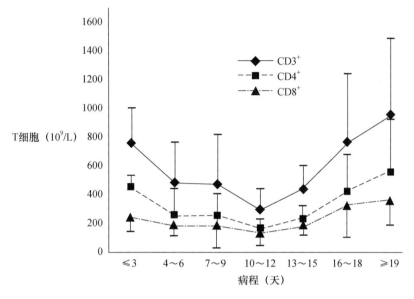

图 1　不同病程的 SARS 患者 T 细胞亚群变化

(选自参考文献 [8])

　　发现 SARS 患者 T 淋巴细胞亚群的这一特征性改变之后，研究人员对 $CD4^+$ 和 $CD8^+$ 下降与病程和病情的相关性进行了更深入的统计分析，结果显示：

　　（1）对于同一病人而言，T_4、T_8 数量变化的过程与病情发展的阶段性大致吻合，即疾病初期 T_4、T_8 数量开始下降，极期降至最低点，病情进入恢复期 T_4、T_8 数量开始回升[11]，也就是说 T_4、T_8 数量最低的时候也是病情最重的时候。

　　（2）对于不同病人而言，T_4、T_8 数量下降的程度和回升的快慢与病情轻重及预后密切相关，病情越重的病人，T_4、T_8 下降越显著，细胞数恢复得越慢，死亡病例则持续或波动式下降，始终未恢复正常[11,12]（见图 2）。

　　因此，T_4、T_8 计数不仅可以作为判断预后的指标之一，同时还对掌握治疗时机，制订治疗方案具有一定的参考价值。

　　T_4、T_8 数量与病情的相关性从病因学角度给了我们一个重要提示：SARS

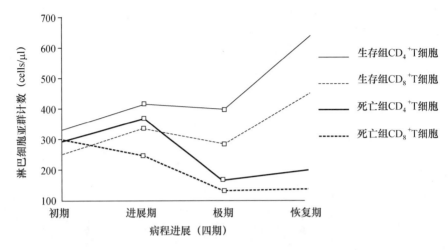

图 2　生存组与死亡组 CD_4^+ T 细胞、TD_8^+ T 细胞变化

（选自参考文献 [11]）

病毒引起的一过性细胞免疫功能缺陷很可能是该病的主要发病机制。在获得性免疫反应的应答过程中 T_4 承担重要的总指挥任务，它通过识别免疫递呈细胞表面的 MHC/抗原肽复合物接受外来抗原信号，然后再去激活 B 细胞和 CD8 阳性的病毒特异性细胞毒性 T 淋巴细胞（CTL）及巨噬细胞等，从而全面启动并调节体液免疫和细胞免疫。机体抵抗病毒感染主要依靠 CTL，即细胞免疫反应。通常病毒感染后 1 周左右，可检测出 $CD8^+$ T 细胞数量增加，而 $CD4^+$ T 细胞数量变化不显著（AIDS 除外）[13,14]。SARS 患者的辅助细胞（T_4）和效应细胞（T_8）同时减少使体内最重要的抗病毒机制遭到摧毁性的破坏，此时人与病毒的较量就像手无寸铁的平民面对全副武装的士兵，其结局可想而知。另外，$CD4^+$ 减少后容易继发混合性感染（如 AIDS 患者），因此对于 $CD4^+$ 数目回升缓慢或不回升的重症或死亡患者，继发感染很可能是病情恶化的原因之一。导致 T_4 和 T_8 的减少的直接原因尚无定论，但是 SARS 相关病毒直接破坏或者过度免疫应答之后器官衰竭的可能性不大，因为在这两种情况下，T_4、T_8 不会在短时间内恢复。目前认为可能是 SARS 病毒引起的淋巴细胞异常分布。不论原因如何，这种对免疫应答链的"多点爆破"式打击无疑是造成本病进展快、病情重、治疗难的重要原因之一。对这一现象的深入研究和科学解释将使 SARS 的本质更加清晰地呈现在我们面前。

　　另一方面，北京地坛医院等单位的资料显示，SARS 病人 B 细胞数较健康对照组升高[15,16]，北京佑安医院资料显示，随访 SARS 患者至恢复期，血清 IgM 和或 IgG 阳性率达 86.4%[17]，表明体液免疫反应可能在机体对抗 SARS

的过程中发挥了一定作用。

3. 多器官受累

虽然患者的临床表现以呼吸系统症状为主，但尸检证明死亡患者均伴有多器官和组织的改变，包括：心脏、肝、肾、脑、胃、胰腺、肾上腺等的小血管炎和灶性坏死、变性[3,4,5]。病原体及其毒素、高热、缺氧导致这些器官的非特异性病变，使患者的全身状况进一步恶化，对治疗的反应性差。

（二）免疫病理

1. 超敏反应、"过激反应""细胞因子风暴"

免疫系统在发挥免疫效应的同时几乎不可避免地给机体带来炎症性损伤，这种现象称之为超敏反应。正是通过这种损伤过程才使得被病原体感染的细胞和组织得以清除，从而消灭病原体繁殖的巢穴。这种局部的损伤是为了保全整体的健康，是以小的牺牲换取大的利益。在这个清除或者说损伤过程中，天然免疫系统和获得性免疫系统均从多个层面参与其中，包括补体、吞噬细胞、抗体、NK 细胞、CTL、细胞因子等。而反应的强度一方面取决于病原本身的免疫原性和表位特征，另一方面也受到体内神经、精神、内分泌及免疫系统本身的精密的网络式调控，以保证反应的强度保持在适中的范围内，否则将得不偿失。SARS 的临床表现和病理检查结果表明，SARS 患者的免疫系统、呼吸系统及全身器官的损伤之重之快绝非普通病毒感染可比，这提示我们：可能是体内发生了过度的免疫应答，或者叫"过激反应"，其具体表现之一可能是作为免疫反应重要介质的细胞因子大量集中释放，形成"细胞因子"风暴，这一假设已经得到了充分的数据证实。经检测 SARS 病人多种前炎性细胞因子如 IL-2、IL-6、IL-8、IL-10、IL-12、IL-16 和 TNF-α 水平均升高，尤以发病 14 天后更加明显[18,19]。它们具有多种生物活性，包括刺激 T 和 B 淋巴细胞活化增殖，趋化中性粒细胞等炎症细胞，促进溶酶体酶释放、生物活性脂质形成及呼吸暴发和超氧化物形成，刺激成纤维细胞增殖并合成胶原纤维，抑制病毒复制，杀伤被病毒感染的细胞。值得注意的是体内的抗炎因子 IL-13（能下调前炎介质 IL-6 及 TNF-α）在 SARS 患者中短暂升高后开始下降[18]，而在动物模型中，IL-13 降低是导致急性肺损伤（ALI）向急性呼吸窘迫综合征（ARDS）发展的重要原因。前炎因子的上调和抗炎因子的下调形成合力使机体引发了强烈的炎症反应，产生多器官多组织的病理损伤。不容否认的是体内多数前炎细胞因子在炎症反应中具有双刃剑的作用：一方面造成组织损伤，另一方面也是除特异性病毒抗体之外降低体内病毒载量的一种有力手段。患者肺部影像学改变 14 天后开始好转，以及病毒载量 10 天达到高峰、15 天开始下降的现象与细胞因子 14 天后明显增加的现象吻合，间接证明了细胞因子的抗病毒作用。经过适当治疗后多数 SARS 患者能够康复而没有迁延为慢性炎症很可能也和多种细胞因子上调有关（慢性乙型肝炎患者 IL-2 水平明显低下，而且降低程度与临床病程相关[19]）。也有人提出 SARS 的病理改变与自身免疫病类似，自身抗体的形成也可能与之有关[20]。儿童发病率低、症状轻、预后好的现象与"过激反应理论"有吻合之处，因为除了这一群体中有可能因儿时接种疫苗产生交叉免疫之外，还有可能他们的免疫系统尚未成熟，不足以产生"过激反应"。

2. 病毒抗原决定簇减少

另外，通过免疫信息学软件对 SARS 病毒表面的蛋白质序列进行分析表明：与常见的人类冠状病毒 HCV-229E 相比，SARS 相关病毒的抗原决定簇明显减少，其中 S 蛋白（spike 蛋白，能够识别特定物种细胞表面的受体进行选择性感染）的 3 个主要抗原决定簇全部消失并出现了 1 个新的抗原决定簇，原来的中等强度决定簇成为主要决定簇，整体的 MHC 分子结合积分下降。这可能与本次疫情产生免疫应答缓慢，病程较长有关（通常为 21 天）[11]。

SARS 的复杂之处在于，同时存在着免疫反应过强（严重广泛的病理改变）和免疫损伤（脾和淋巴结破坏，T_4 和 T_8 减少，并发混合感染）的证据和迹象。目前看来 SARS 的发病机制很可能是：病毒导致免疫损伤→免疫失调→过激反应，但其中的具体环节有待更深入的研究来证实。这是 SARS 临床研究与基础免疫学研究的交接点，也是研究的难点和重点。

（三）治疗及预后

根据 SARS 病人临床表现的时相性，病程基本可分为四期：前驱期（或初发期）、进展期、极期（或高峰期）和恢复期，与之相对应的病理生理变化为病毒血症期、肺水肿渗出期、肺间质实质炎期和炎症吸收期[22,23]。通过上文对 SARS 发病过程中免疫学机制的探讨，不难发现临床表现的不同阶段就是免疫系统与病毒作斗争的不同阶段，了解了这种现象背后的免疫学本质，我们才能够制订精确的治疗方案，把握宝贵的治疗时机。SARS 发病机制与免疫失调密切相关，对于重症患者，除了对症和支持治疗外，最重要的就是尽快将失控的免疫系统调节到正常状态，避免机体遭受更严重的损害而进入不可逆的阶段。及时合理地应用激素可以减轻过激反应和炎症渗出，使呼吸系统和全身器官免遭超敏反应的破坏。多家医院的治疗经验均证实，早期应用激素和无创呼吸机可降低死亡率，疗程应涵盖进展期和极期。但激素的使用也不是越早越好，因为疾病的初发期是病毒血症期，此时应用激素可能抑制机体的抗病毒免疫，从而加速病毒的复制过程，所谓"双峰现象"可能与激素使用不当有关。同时激素的副作用绝不能忽视，必须给予适当的支持疗法和免疫增强剂[24]。

国内的多项研究表明，清热解毒类中药可减轻免疫应答中过度的炎症反应，它不像激素那样对免疫系统进行全面抑制，而是通过对复杂的细胞因子网络进行精密协调，使得前炎性细胞因子不至过度分泌[25]。在 SARS 治疗中使用中西医结合的方法收到了很好的效果，再一次显示了中医辨证论治、调节免疫的独到之处。

在上文中已经提到 T_4 和 T_8 下降的程度和恢复的快慢可以作为判断预后的指标。一项包含 124 例病人的研究显示，4 例死亡病例的 $CD4^+$ T 细胞数均<200 个/μl，而 $CD4^+$ T 细胞数≥200 个/μl 的患者中没有死亡病例[8]。郭雁宾则提出，$CD3^+$、$CD4^+$、$CD8^+$ T 细胞的绝对数降至正常低限的 1/2、1/3 以下，且 5～7 天不恢复提示病情严重[22]。吴昊的研究则表明，（162 例病人）$CD3^+$<600 个/μl 与 SARS 重型，$CD3^+$<400 个/μl 与 SARS 极重型存在良好相关性[23]。年龄以及是否患有慢性病也与病情轻重及预后有关[11]：40 岁以下的患者多表现为免疫功能短期受损并迅速恢复，40 岁以上，特别是超过 50 岁的病人免疫损伤出现早，T 细胞降低严重且不易恢复，病死率高；死亡组病人的年龄偏大且多为原有慢性病的病人，这两类病人的共同特点就是免疫力低下，全身状况不佳，这一点再次证明 SARS 是一种与免疫密切相关的疾病，免疫功能的强弱决定着疾病的转归。

三、SARS 的启示

（一）发展血液免疫学的重要性

当 SARS 疫情尘埃落定之后，我们更加深刻地认识到发展血液免疫学的重要性和迫切性。疾病和免疫是一对永恒的矛盾，随着基础医学研究的发展，几乎每一种疾病的发病机制和治疗、预防都离不开免疫学理论的支持。血液免疫学的重要之处不仅在于人体的血液之中包含着几乎所有类型的免疫细胞，更是因为各种纷繁复杂的免疫事件，不论是局灶性的还是全身性的，其发生、发展都离不开血液这个重要的媒介。这个学科的完善和发展将为我们全面动态地了解所有已知和未知的免疫相关性疾病提供强大的知识储备。人体免疫系统的基本工作原理大家都已耳熟能详，但是目前的薄弱环节是对于这一复杂网络体系的精确调节我们仍然知之甚少，而这一点又正是通过免疫学了解疾病治疗疾病的关键所在。在血液系统这个流动的载体内，通过什么样的信息渠道维持免疫应答的稳态，又是通过哪些量化指标控制它的上调或下调，什么因素会导致系统失控以及一旦失控如何进行有效的人工干预，这一系列问题如果得到解决我们在 SARS 这样的突发事件面前就会更加得心应手，有的放矢地开展工作。当前国内外广泛开展的干细胞研究使我们有可能在体外有目的地诱导出具有各种分化潜能的细胞，这无疑也为血液免疫学的发展带来了曙光和希望。有许多实验室和医疗单位已启动了自体外周血干细胞和脐带血干细胞移植疗法改善肿瘤患者的免疫功能。这项工作实现了人们为免疫系统输入"增援部队"的设想，为血液免疫学指明了一个新的发展方向。

（二）医学教育问题

在总结"SARS 战役"的经验教训时，我们都不免想到引发病情蔓延的几个重要因素。这其中最值得医务工作者自身重视的是传染病防治观念的淡泊和知识的欠缺，如果追根溯源的话，应该与当前的医学教育体制有一定的关系。

1. 传染性疾病没有销声匿迹

科学技术的进步的确使医学领域出现许许多多的重大突破，培养高端人才也随之成了我们衡量教育水平的一个重要指标。分子生物学、生物信息学、微创外科、器官移植、射频消融等等先进的学科和技术是医生和准医生们津津乐道的话题。而鼠疫、天花、结核和埃博拉出血热似乎只能让我们的思绪飞到中世纪的欧洲、20 世纪 50 年代初期的中国或现在仍然贫困落后的非洲。实际上，第一次卫生革命的任务还远远没有完成，传染病爆发的危险依然存在。第一，各个国家和整个世界的发展都不是绝对均衡的，卫生条件落后的地区仍然存在，而世界各国之间的联系却越来越多，这种国际化趋势既有利于全世界携起手来对抗疾病，也为某些疾病的迅速蔓延创造了条件。因此，与传染病共生共存的医学免疫学不但没有过时，没有萎缩，而且始终在医学实践中发挥着不可替代的重要作用。在对抗传染病的过程中，不论是接种疫苗（预防）、检测病原体或抗体（诊断），还是输入免疫球蛋白、干扰素（治疗）都离不开免疫学理论和科研成果的支持；第二，科学在发展，病原体也在发生变化：我们刚刚用三联化疗方案控制了结核没多久，新的耐药型病例就在一些地区卷土重来；冠状病毒在本科生的教材里就有了详尽的描述，如今却突然横行肆虐。这种现象的出现是因为随着工业、农业、航天、军事等各个行业的突飞猛进，人类共存的自然环境和社会环境正在发生巨大的变化，导致病原体变异的因素无处不在，甚至治疗疾病的技术本身就会导致这种改变。真实的例子告诉我们：新型病原体引起的传染性疾病应始终作为医学教育和临床工作的重点之一，与之相应的免疫学研究刻不容缓。

2. 医学是一个统一的整体

医学是一门综合性学科，也是一门实践性很强的学科，其中的学科门类是根据科学实践的经验人为划分的。基础医学、临床医学、预防医学各有侧重，但却是个统一的整体，不可分割；一个卫生事件甚至一个散发病例都可能融合了多个学科的背景和表现，不会仅局限在某个单一的专业领域内。因此，我们的医学教育在强调专业性的同时，绝不能放弃整体性。否则，培养出的人才就会成为完全的学院派，缺乏实用价值。我们国家的医疗资源与人口总数是不成正比的，更加需要一专多能的人才。面临严重灾害或突发事件时，如果每一名医生都能及时认清事件的本质，并迅速进入有效的工作状态，就有可能避免事态的恶化，等苗头已经完全显露出来再去补课必然会错过最佳时机。

（三）科学态度及科学作风

SARS 疫情的凶险性使政府、业内人士和老百姓都格外急切地想了解相关的知识，这种心态也波及科学研究领域里。大部分研究人员是想通过夜以继日的研究工作为国家分忧、为百姓解难，但也不乏投机取巧、浑水摸鱼者。一段时间内群众性新闻媒体和专业杂志都把焦点集中在 SARS 这个专题上，个别科学态度不端正、作风不严谨的人便利用特殊时期的方便条件捞取学术资本，骗取知名度，造成一些没有经过科学设计、扎实工作和严格论证的半成品式的成果，甚至虚假成果匆忙见诸报端。从最初对病原体的疑问到至今仍然未能定论的发病机制，以及传播过程中的细节问题，SARS 的出现的确给我们带来了种种困惑。但是对 SARS 的迷惘，只有用科学的态度去求索才能消除（引自《中国医学论坛报》SARS 专刊），急功近利的思想只会害人害己。这种风气并非始于 SARS，也不会止于 SARS，只不过是在 SARS 期间集中暴露出来而已。这个问题的解决需要科学工作者提高自身的学术修养，更呼唤一套健全的监督和奖惩制度。科学因严肃而神圣，任何弄虚作假的人都会受到舆论的指责和应有的惩罚。

参考文献

[1] Holmes KV，Lai MM. Coronaviridae：the viruses and their replication. In：Fields BN，Knipe DM，Howley PM ed. Fields virology. 3rd ed. Philadelphia：Lippincott-Raven，

1996：1075-1094.

［2］Vabret A，Mourez T，Gouarin S，et al. An out break of Coronavirus OC43 Respiratory Infection in Normandy. France Clin Infect Dis，2003，36：985-989.

［3］丁颜青，王慧君，申洪，等. 严重急性呼吸综合征病原体检测及临床病理学观察. 中华病理学杂志，2003，(3)：195-200.

［4］郎振为，张立洁，张世杰，等. 严重急性呼吸综合征 3 例尸检病理分析. 中华病理学杂志，2003，(3)：201-204.

［5］赖日权，冯晓冬，王卓才，等. SARS 尸检组织的病理变化和超微结构观察. 中华病理学杂志，2003，(3) 205-208.

［6］李太生，邱志峰，韩扬，等. 严重急性呼吸综合征急性期 T 淋巴细胞亚群异常改变. 中华检验医学杂志，2003，(5)：297-299.

［7］崔魏，吴卫，张峰，等. 严重急性呼吸综合征患者淋巴细胞及其亚群的表型分析. 中华检验医学杂志，2003，(5)：303-305.

［8］国家 SARS 防治紧急科技行动北京组. 传染性非典型肺炎 T 细胞和免疫球蛋白动态变化的研究. 北京 SARS 防治学术论坛论文汇编，(1)：66-70.

［9］郭新会，李秀惠，张可，等. 严重急性呼吸综合征患者 T 细胞亚群分析. 北京 SARS 防治学术论坛论文汇编，(1)：71-72.

［10］刘顺爱，戴旺苏，张剑平，等. SARS 病人外周血 T 淋巴细胞的动态变化及其在发病进程和发病机理中的意义. 北京 SARS 防治学术论坛论文汇编，(1)：76-77.

［11］吴昊，陈新月，张永宏，等. 严重急性呼吸综合征的细胞免疫功能研究. 北京 SARS 防治学术论坛论文汇编，(1)：83-86.

［12］王笑梅，王立平，张剑平. SARS 患者淋巴细胞亚群的动态改变及其与病情变化的相关性分析. 北京 SARS 防治学术论坛论文汇编 (1)：87-90.

［13］Van Dam JG，Damoiseaux JG，Christiaans MH，et al. Acute primary infection with cytomegalovirus (CMV) in kidney transplant recipients results in the appearance of a phenotypically abberant CD. T cell population. J Immunol，2002，168：5455-5464.

［14］Dunne PJ，Faint JM，Gudgeon NH，et al. Epstein-barr virus-specific CD. T cells that retain replicative potential. Blood，2002，100：933-940.

［15］国家 SARS 防治紧急科技行动北京组. 传染性非典型肺炎患者 B 细胞亚群及 CD40 表达的意义. 北京 SASR 防治学术论坛论文汇编，(1)：49-52.

［16］张剑平，冯鑫，刘顺爱，等. SASR 病人 NK 细胞 B 淋巴细胞的动态变化及发病机理初探. 北京 SASR 防治学术论坛论文汇编，(1)：73-75.

［17］闫惠平，丁惠国，闵福援，等. SARS 患者特异性抗体随访研究. 北京 SARS 防治学术论坛论文汇编，(1)：91-93.

［18］国家 SARS 防治紧急科技行动北京组. 传染性非典型肺炎血液细胞因子的动态变化及其意义. 北京 SARS 防治学术论坛论文汇编，(1)：62-65.

［19］李卓，郭新会，郝娃. 严重急性呼吸综合征患者血清白细胞介素水平与 T 细胞亚群的关系. 北京 SARS 防治学术论坛论文汇编，(1)：79-82.

[20] 纪小龙，尹彤，申明识. 从 SARS 患者肺部病变的病理特点 SARS 的损伤机理. 临床微生物学和免疫学杂志. 2003，123，(5)：321.

[21] 王月丹，谢雍，陈慰峰. SARS 病毒表面蛋白抗原决定簇的免疫信息学分析. 北京大学学报医学版，2003，35（增刊）：70-74.

[22] 郭雁宾. 传染性非典型肺炎的临床分期、分型与重症早期预竟警指标. SARS 防治学术论坛论文汇编，(1)：26-27.

[23] 吴昊，陈新月，赵春惠，等. 严重急性呼吸综合征临床分型分期初步探讨. SARS 防治学术论坛论文汇编，(1)：37-41.

[24] 林江涛. SARS 治疗中糖皮质激素的应用指征及相关问题的看法. SARS 防治学术论坛论文汇编，(1)：197-198.

[25] 沈自尹. 清热解毒药可抑制过度免疫反应. 健康报，2003-06-05 (6).

〔原载：中国免疫学会血液免疫专业分会. 第三届全国血液免疫学学术大会论文集，2003：10.〕

外科手术病人并发凝血功能
障碍的处理

北京医科大学血液病研究所

北京医科大学人民医院　　王德炳

外科手术病人并发凝血功能障碍大体上可分为三种情况：

（1）由于凝血因子缺乏所造成的凝血功能障碍，其中包括先天性的凝血因子缺乏以及继发于某些疾病所致的凝血因子缺乏，主要是肝胆系统疾病；

（2）外科手术、创伤并发播散性血管内凝血问题（DIC）；

（3）脾切除与某些血小板减少性疾病。

一、外科手术并发凝血因子缺乏

（一）外科手术并发先天性凝血因子缺乏

先天性凝血因子缺乏的疾病很多，但与外科手术关系密切的为血友病、假性血友病（vonwillebrand disease）与ⅩⅢ因子缺乏症。

1. 血友病（Hemophilia）：血友病分甲、乙、丙三种，以血友病甲最为常见，且病情最重，血友病乙次之，血友病丙则极为少见。Biggs 报告三者之比为 138：20：3。上海瑞金医院统计为 3：1：0，三者分别为缺乏因子ⅩⅢ、Ⅸ与因子Ⅺ。因子Ⅷ是一种分子量为 100 万～200 万的大分子糖蛋白，由三种成分组成，即Ⅷ：C（凝血部分），Ⅷ R：Ag（相关抗原部分）及Ⅷ R：VWF（假性血友病因子）。Ⅷ：C 位于 X 染色体上，血友病甲即缺乏这一部分，属性联隐性遗传，女性为携带者，男性发病。

血友病出血与血小板减少所致出血不同，其特点是深在、量大、延缓性出血。用一般的止血方法如压迫等则无济于事。其出血好发部位是：

（1）关节腔出血是本病的特殊表现，以踝、膝、肘等关节多见，其他为髋、肩、指关节等有时也可累及。根据病程可分为三个时期。急性期：关节腔内积血，关节肿胀、疼痛；全关节炎期：关节组织呈炎性病变，滑膜增厚；关节畸形期；关节纤维化变为强硬，活力受限，肌肉萎缩。

（2）肌肉出血主要发生在用力较强的肌肉群，如腰大肌出血可引起腹膜后血肿。臀大肌出血。

（3）内脏出血以消化道出血为常见，可发生呕血、便血或黑便。泌尿系出血可有血尿及肾绞痛症状。其他内脏出血有肺出血、中枢神经系统出血，如脑内出血及硬膜下血肿等。

（4）创伤和手术后出血：自发性出血是本类病的特点，外伤或手术后出血也颇为多见。

对于血友病患者，当考虑外科手术时应持慎重态度。但是当由于大量出血形成血肿压迫重要器官或部位而危及患者生命时或者由于关节畸形严重影响患者的生活时，则外科手术还是必须进行的。其处理原则如下：

（1）在手术前后以及在手术的过程中，必须监测患者的Ⅷ：C 的活性。Ⅷ：C 活性的正常值 $60\%\sim150\%$。根据Ⅷ：C 的活性可将血友病分为重型、中型及轻型。重型患者Ⅷ：C 活性为 $0\sim2\%$，中型为 $2\%\sim10\%$，轻型为 $10\%\sim25\%$。轻度出血常见于自发性出血或轻微损伤；中度出血常见有关节积血、一般创伤或小手术；重度出血常见有内脏出血，大手术或严重创伤，特别是头颅损伤或颈、咽、舌等部位的出血可窒息或压迫中枢神经和重要血管等危险。

对于大手术应设法将Ⅷ：C 活性维持在 100% 以上，而一般中等手术也必须把Ⅷ：C 活性提高至 $30\%\sim50\%$ 才能达到止血的目的。必须指出的是不能把凝血时间作为血友病的监测指标，因为凝血时间是极为不敏感的，只有在因子Ⅷ浓度 $<1\%$ 时才会延长，故约有 1/3 血友病患者的凝血时间完全可以正常。

（2）关于代替疗法的制品选择问题，迄今为止，替代疗法仍是治疗血友病最重要的方法。有以下几种制品：①新鲜血及新鲜血浆；②冷冻血浆；③浓缩剂；④冷沉淀剂。根据国际标准 1 h 的抗血友病球蛋白相当于 1 ml 新鲜血浆中因子Ⅷ的活动度。一般来说，1000 ml 的新鲜血浆可使患者因子Ⅷ的含量提高至正常的 $20\%\sim25\%$ 左右。对一般小手术可考虑用新鲜血或新鲜血浆。当血友病患者发生大出血及行大手术时，需要短时间内提高凝血因子的浓度以控制出血，但短时间内大量输全血或血浆又有引起循环负荷过重、心功能不全和肺水肿的危险。因此就必须考虑输浓缩剂或冷沉淀剂。因此，浓缩剂及冷沉淀剂的出现对血友病的治疗提供了新的手段，有的血友病患者为了预防大出血的危险而自备有浓缩剂，可以直接从静脉中输入。

（3）维持时间：因子Ⅷ：C 的半衰期为 12 小时。除了在手术前应将Ⅷ：C 的活性提高到所需要量外，在手术过程中，需要定期补充。大手术患者术后第 1 天，应每间隔 8 小时输注一次。第 2 天应每间隔 12 小时输注一次，一直至

7～10 天，同时监测因子Ⅷ：C 活性。血友病患者手术的愈合一般需要 10～14 天。

（4）关于肾上腺皮质激素的应用问题：肾上腺皮质激素可以减少出血，加速血肿的吸收，1 周时可以抑制抗血友病球蛋白抗体的形成。因此，对大出血、手术的病人还是适宜的。每月可给泼尼松（Prednisone）60～80 mg。为避免皮质激素的副作用，故不主张长期应用。

（5）抗纤溶药物：血友病患者纤维蛋白形成延缓，抗纤溶药物虽不能提高血浆中因子Ⅷ：C 的活性，但能抑制纤维蛋白原的激活因子，使纤维蛋白溶酶原不能被激活为纤维蛋白溶酶，从而抑制纤维蛋白的溶解作用，保护已形成的凝血块不被溶解，从而达到止血、促进伤口愈合的作用。这类药物有 6-氨基己酸、对羧基苄胺及止血环酸等。

2. 血管性假血友病（vascular Hemophilia）：1926—1931 年，von Willebrand 首先描述此病，因此又称之为 von Willebramd disease。von Willebramd 病是常染色体显性遗传疾病。临床上表现为出血时间长，皮肤黏膜出血为主，男女均可罹患。实验室检查见血小板黏附功能减低，瑞斯托（Ristocetin）试验阳性，因子Ⅷ：C，Ⅷ：RAg，Ⅷ：vWF 均减少。但以后两者减少更为显著。而血友病患者Ⅷ：RAg 及Ⅷ：vWF 则不减少，Ristoetm 试验也为阴性。

von Willebramd 病在创伤及手术后常可发生广泛渗血，有时出血量相当大。但由于Ⅷ：C 的活性降低不如血友病甲那么严重，因此总的来讲出血可比血友病轻一些，关键是及时了解和识别此病，采取合适的治疗方案。在手术前及手术中输新鲜血、新鲜血浆或冷沉淀剂是比较有效的治疗方法。根据病情可以维持一周左右。也可以给予抗纤溶剂。

3. 因子ⅩⅢ缺乏症：因子ⅩⅢ为纤维蛋白稳定因子（Fibrin Stabilizing faetor）。在正常供血过程中纤维蛋白原在凝血酶的作用下，首先形成纤维蛋白单体，然后以氢链相连形成纤维蛋白多聚体，此种多聚体结构疏松、可以溶于30％ 5 克分子溶度尿素溶液中，故称为可溶性纤维蛋白。在因子ⅩⅢ的作用下，可溶性纤维蛋白变为牢固的纤维蛋白聚合体。如果缺乏因子ⅩⅢ，则纤维蛋白不能牢固地聚合，此种出血的特点为延迟性出血，即创伤或手术时出血不多或稍多，而在 12～36 小时内发生严重出血，伤口愈合不佳。

对于本病的处理首先在于做出正确的诊断。补充替代疗法可以获得满意的疗效，由于因子ⅩⅢ的半衰期较长（3～6 天），达到止血作用需要的量很少，每公斤体重输入 3～4 ml 血浆，就能维持止血的效果，为了防止手术出血和改善创伤愈合，可以每 3～4 周输新鲜血浆一次。

（二）外科手术并发继发性凝血因子缺乏

继发性凝血因子缺乏与先天性凝血因子缺乏不同。继发性凝血因子缺乏是多种凝血因子的联合缺乏，先天性的凝血因子缺乏常常是单一的凝血因子缺乏。继发性凝血因子缺乏主要是由于肝脏器质性病变，特别是肝硬变所引起。纤维蛋白原（因子Ⅰ）、凝血酶原（因子Ⅱ）、因子Ⅴ、Ⅶ、Ⅸ、Ⅹ都是在肝细胞胞内合成，上述因子除纤维蛋白原外，又必须在维生素K参与下在肝细胞内合成，故称之为维生素K依赖性凝血因子。人类维生素K的来源主要是通过食物和肠道内细菌群的合成，在肠道内依赖胆盐吸收，经血液及淋巴液而进入肝脏。正常情况下需要量很少，每日每公斤体重约1微克，一般不致引起维生素K缺乏。但在以下情况下可以影响维生素K的吸收：肠道内缺乏胆盐，如阻塞性黄疸、胆石、胆囊炎、肠道肿瘤、胆道手术后引流、胆道瘘管。肠道吸收功能碱低，如肠瘘、胃结肠瘘、慢性胰腺炎、广泛小肠切除、慢性溃疡性结肠炎、慢性腹泻等所致吸收不良。长期口服广谱抗生素，抑制肠道正常菌群；长期口服石蜡油或蓖麻油作润肠剂，使脂溶性维生素K排出体外。

在肝脏疾病，特别是存在活动性病变时，由于肝细胞合成凝血因子功能障碍，尽管补充维生素K制剂；或当进行大手术时消耗大量凝血因子，而肝脏又无力及时合成补偿凝血因子，就可能发生出血不止的情况，因此补充凝血因子是十分重要的。其处理原则如下：

（1）术前应检查凝血象，了解凝血因子缺乏的情况，这一点应作为常规。

（2）补充凝血酶原复合物，该制品系自健康人的血浆中精制而得的冻干血液制剂，含有因子Ⅱ、Ⅶ、Ⅸ、Ⅹ四种。首次剂量为每公斤体重减至30～60 U，以后可每公斤体重减至5～10 U。

（3）输新鲜血浆及纤维蛋白原。每日可给纤维蛋白原1～2 g。

（4）静脉注射维生素K。

（5）如有肝硬变合并脾功能亢进引起血小板严重减少时，应供给浓缩血小板。

二、外科手术并发 DIC 问题

外科手术合并DIC并非少见，特别是创伤，或肺、胰腺、前列腺、脾等大型手术，某些肿瘤如乳腺、肺、胃、结肠、前列腺手术时也常合并DIC。以上疾患所致DIC的主要原因是大量的组织损伤，释放组织凝血活素激活了外源性凝血系统而导致过度凝血，从而消耗凝血因子，纤维蛋白溶解亢进。近年来，由于体外循环，心脏外科的开展，在手术的过程中，使红细胞及血小板破坏增加而释放出磷脂，这样可以激活内源性及外源性凝血系统而导致 DIC。

当怀疑 DIC 时，应迅速做出诊断。诊断的根据是：要有诱发 DIC 的病因和出血、休克栓塞、溶血等临床表现；要有实验室的诊断指标。Colman 提出，过筛试验为血小板 < 15 万/mm^3；凝血酶原时间 $\geqslant 15$ 秒，纤维蛋白原 $\leqslant 160$ mg%；纤溶确诊试验，凝血酶时间 $\geqslant 25$ 秒，优球蛋白溶解时间 $\leqslant 120$ m。若三项筛选试验或其中二项均异常即可诊断为 DIC。根据我们的实践，在筛选试验中，血小板应呈进行性下降而小于 10 万/mm^3，纤维蛋白原 $\leqslant 150$ mg%，凝血酶原比正常对照延长 3 秒以上。若三项异常再加上一项纤溶试验阳性即可诊断。

关于外科手术合并 DIC 的处理：首先应解除病因，在手术中尽量避免损伤过多的组织，避免过大的创面以免引起过多的组织凝血活素释放出来而激活外源性凝血系统。同时清洗创面上的凝血块，因为纤维蛋白凝血块具有抗凝血酶的作用，使凝血酶时间延长。

关于肝素的应用问题：手术中合并 DIC 是否应用肝素目前有不同意见。有人担心应用肝素可能对手术止血不利，我们的体会是在输新鲜血补充凝血因子的同时给予少量肝素是有益的。因为肝素可以抑制凝血过程中的三个环节，这样可以切断过度凝血、消耗凝血因子的恶性循环。

抗血小板黏聚剂的应用问题：对于手术并发 DIC，一般不主张用强的抗血小板黏聚剂如阿司匹林（Aspirin）、前列素 E 等。静滴低分子右旋糖酐有对抗淤滞、扩充血容量、降低血液黏滞度、疏通毛细血管、改善微循环的作用，同时可以保护血管内皮，阻止血小板的黏附作用。一般 24 小时用量不超过 1 500 ml 为宜。超过或反复大剂量应用可抑制网状内皮系统功能，增加出血倾向。

补充凝血因子：应及时输新鲜血及血浆。必要时输血小板。

三、脾切除与某些血小板减少性疾病

血小板在止血及凝血过程中有重要的作用。原发性血小板减少性紫癜（ITP）、血栓性血小板减少性紫癜、Erans 综合征是血小板减少性紫癜中最重的疾病。其中以血栓性血小板减少性紫癜最为严重，死亡率很高。其病因尚不完全清楚。其临床特征是血小板减少、出血、黄疸、神志障碍、肝功能受损、肾功能衰竭、原发性血小板减少及 Evams 综合征均为自身免疫性疾病，血中产生自身抗体（IgG）而破坏血小板，骨髓中则巨核细胞增高。Evams 综合征除原发性血小板减少外而同时出现自身免疫性溶血性贫血。

以上三种疾患，通过脾切除均可获得较好的结果，因此也是脾切除的适应证。几年来，我们与我院外科协作治疗上述疾病取得了一定的疗效。有 1 例合并甲状腺机能亢进的原发性血小板减少性紫癜的女性患者，血小板只有 $2\,000/mm^3$，出血严重，由于甲亢无法用皮质激素治疗，脾切除后血小板上升至 15 万$/mm^3$。以后血小板经常维持在 8 万～10 万$/mm^3$ 之间。另 1 例血栓性血小板减少性紫癜的 20 岁女性患者，住院时黄疸，神志不清，肝脾大，血小板 1 万$/mm^3$。病情十分危重，经脾切除及大剂量皮质激素治愈出院。脾切除术前应备有浓缩血小板制剂及新鲜血液于手术开始前及术中应用可以大大减少出血量。

［原载：普外临床，1986，1（1）：74-77.］

急性白血病患者 bcl-x$_L$，mdr-1，mrp 基因表达及临床意义

石红霞[1]，李　莉[1]，崔健英[2]，江　滨[1]，卢锡京[1]，
韩　伟[1]，丘镜滢[1]，傅剑锋[1]，王德炳[1]

（1. 北京大学人民医院血液病研究所，北京　100044；2. 北京市复兴医院血液科）

[关键词] 药物耐受性；基因，bcl-x$_L$；基因，mdr-1；基因，mrp；基因表达调控，白血病

[中图分类号] R733.7　　　　[文献标识码] A

[文章编号] 1671-167X（2002）01-0088-03

多药耐药（multidrug resistance，MDR）是急性白血病治疗失败的主要原因，在临床耐药研究中，MDR 表型与 P-170（P 糖蛋白，p-gp）表达有密切关系[1]。多药耐药基因 mdr-1 的表达产物 p-gp 作为细胞膜上的药泵降低细胞内药物浓度导致耐药的机制已被广为接受。MRP 是近年发现的一个新的 ABC（ATP-binding cassatte）家族的成员，作为经典耐药途径的补充，其耐药机制与药物的囊泡转运有关[2]。有研究表明，在肿瘤中 MRP 的表达与临床耐药有关[3]。MRP 与 p-gp 表达的相互关系及临床意义需进一步研究。化疗药物是凋亡的诱导剂，抑制凋亡的相关基因的表达也与耐药有关[4]。抑制凋亡的基因 bcl-2[5]和 bcl-x$_L$[6]过表达可导致多药耐药。mdr-1[7]及 bcl-x$_L$[8]在急性白血病中的表达均被发现分别与 CD34 的表达相关。在急性髓性白血病中发现 mdr-1 与 bcl-x$_L$ 表达密切相关[9]。探讨 mdr-1 及 bcl-x$_L$ 在急性白血病中表达的相互关系及它们与临床耐药的关系，对预测患者的化疗效果，指导临床选择用药及优化治疗方案，探索新的耐药逆转策略均具有重要意义。

1. 资料与方法

1.1　病例

急性白血病患者（均为住院病人）40 例中 31 例来自 1999 年 1 月至 2000

年 1 月北京大学人民医院血液病研究所，9 例来自 1999 年 1 月至 2000 年 1 月北京复兴医院血液科。40 例病人均经 FAB 分型确诊，其中 31 例经 MIC 分型确诊。急性髓性白血病（AML）24 例，急性淋巴细胞白血病 13 例，慢性髓性白血病急粒变 2 例，急性混合细胞白血病 1 例。男 23 例，女 17 例，年龄 15～77 岁，平均年龄 37±16 岁，正常对照 8 例标本取自健康骨髓捐献者。复发和难治的诊断标准[10]：

（1）标准的诱导化疗两个疗程不能达到完全缓解（CR）；

（2）CR$_1$ 后 6 个月内复发；

（3）CR12 个月后复发再诱导无效；

（4）2 次及多次复发。

据此标准进行疗效判断，将患者分为 2 组：复发和难治组、敏感组。

1.2 检测方法

1.2.1 RNA 提取　全部病例均于化疗前采集骨髓血 5 ml，肝素抗凝，Ficoll 液分离单个核细胞。2×10^6 个细胞采用 Trizol 法提取细胞内总 RNA，8.0 g/L 琼脂糖快速鉴定，紫外分光光度计测定总 RNA 的浓度及纯度，−70 ℃ 冻存。

1.2.2 cDNA 的合成　反应体系 20 μl，含总 RNA 1 μg，M-MLV 200 u，Rnasin 20 u，dNTP 1 mmol/L，2.5 μmol/L 随机引物，37 ℃ 1 h。95 ℃ 加热 5 min 灭活 M-MLV。−20 ℃ 冻存。

1.2.3 PCR 反应　全部 PCR 引物由赛百盛生物工程公司合成。各引物序列如下：bcl-x（bcl-x$_L$/bcl-x$_s$）上游引物 5′-TTGGACAATGGACTGGTTGA-3′，下游引物 5′-GTAGAGTGGATGGTCAGTG-3′（产物 bcl-x$_L$ 764 bp or bcl-x$_s$ 585 bp）；mdr-1 上游引物 5′-CTGGTGTTTGGAGAAATGACAG-3′，下游引物 5′-CCCAGTGAAAAATGTTGCCATTGAC-3′（产物 401 bp）；mrp 上游引物：5′-TCTCTCCCGACATGACCGAGG-3′，下游引物 5′-CCAGGAATAT-GCCCCGACTTC-3′（产物 291 bp）；β$_2$ 微球蛋白（β$_2$-MG）：上游引物 5′-AC-CCCCACTGAAAAAGATGA-3′，下游引物 5′-ATCTTCAAACCTCCAT-GATG-3′（产物 114 bp）。PCR 反应体系 30 μl，以 β$_2$-MG 为内参，含 cDNA 2 μl，Taq 酶 1 u，dNTP 0.2 mmol/L，0.2 μmol/L 各引物，用 PCR 反应仪分别扩增。反应条件：95 ℃ 加热 5 min 预变性，然后进行循环扩增：94 ℃ 50 s 变性，55 ℃ 45 s 退火，72 ℃ 50 s 延伸，35 个循环后，后延伸 72 ℃ 5 min。

1.3 PCR 反应产物分析

产物各 12 μl 在 28.0 g/L 琼脂糖凝胶上电泳，5 V/cm，紫外光下照相，用图像分析系统对目的基因和内参照基因 PCR 反应产物条带进行辉度扫描。分别计算两个扩增片段积分光密度（IOD）的比值。

1.4 统计学处理

全部数据经计算机 Excel 软件处理，进行 t 检验，χ^2 检验和相关分析。

2 结果

2.1 PCR 检测的敏感性和特异性

8 例正常人骨髓标本中细胞内恒定表达的 β_2-MG 均为阳性，而各个目的基因均为阴性，以已知的相关细胞系（Jurket 表达 bcl-x_L，A549/DDP 表达 mdr-1 和 mrp，K562/VCR 表达 mdr-1）为阳性对照，在相应位置均有阳性条带出现，并无其他杂带出现（图 1）。

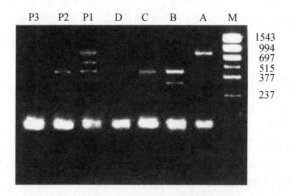

图 1　各目的基因表达的 RT-PCR 结果

M：marker；A：Jurket；B：A549/R；C：K562/R；D：HL-60；P：patient.

2.2 高表达组和低表达组的临床特征

我们根据所得的各目的基因的表达相对量（IOD 比值）绘制了散点图，可以看到 bcl-x_L 和 MDR 在敏感组和难治组的分布不同。根据各目的基因 IOD 值在敏感组和难治组的分布，我们以 bcl-x_L/β_2-MG＞1.0，MDR/β_2-MG＞0.5 为高表达，观察高表达组与低表达组的临床特征，结果见表 1。可以看出 bcl-x_L 高表达组与低表达组在髓外浸润和完全缓解率方面差异有显著性（$P＜0.05$）。而 MDR 高表达组与低表达组在发病年龄、髓外浸润和完全缓解率方面有明显差异（$P＜0.05$）。

表 1　高表达 bcl-x$_L$ 和 mdr-1 病人的临床特征

Groups	bcl-x$_L$ high expression	bcl-x$_L$ low expression	mdr-1 high expression	Mdr-1 low expression
n	17	23	18	22
Age（years）	38±12	38±17	44±14$^\triangle$	34±15
Sex（Femal/Male）	7/10	6/17	6/11	7/15
White blood cell（×10^9/L）	79±119	38±49	59±112	53±64
Leukemia cell percent in bone marrow（%）	80±27	80±18	69±30	85±10
Extramedullary infiltration	7*（41.17%）	6（26.09%）	8$^\triangle$（44.44%）	5（22.73%）
Incidence of leukocytosis（%）	4（23.53%）	3（13.04%）	2（11.11%）	5（22.73%）
Complete remission rate（%）	4*（23.53%）	17（73.91%）	4$^\triangle$（22.22%）	18（81.82）

* $P<0.05$，compared with bcl-x$_L$ low expression group；$^\triangle$ $P<0.05$，compared with mdr low expression group.

2.3　各目的基因的表达量

在敏感组和难治组各目的基因的平均表达（IOD$_{目的基因}$/IOD$_{\beta\text{-MG}}$，以 $\bar{x}\pm s$ 表示）见表 2。通过 t 检验可以看出，在难治组中 bcl-x$_L$ 和 mdr-1 的表达量明显高于敏感组（$P<0.05$）。

表 2　敏感组和难治组中各目的基因的平均表达（$\bar{x}\pm s$）

Gronps	n	IOD（target gene/β_2-MG）		
		bcl-x$_L$	mdr	mrp
Sensitive	22	0.36±0.89	0.25±0.66	0.20±0.42
Refractory	18	1.07±1.22*	1.19±1.86*	0.15±0.32

* $P<0.05$，compared with sensitive group.

2.4　各基因的相关性分析

bcl-x$_L$ 和 bcl-x$_S$ 表达无相关（$r=0.0045$，$P<0.05$），bcl-x$_L$ 和 mdr-1 呈正相关（$r=0.4075$，$P<0.01$），mdr-1 和 mrp 表达无相关（$r=0.11$，$P>0.05$），bcl-x$_L$ 和 mrp 表达无明显相关（$r=0.1991$，$P>0.05$）。

2.5 临床疗效与各目的基因阳性表达的关系

以目的基因/β_2MG>0.3 为阳性，难治组 bcl-x$_L$ 阳性率 11/18 (61.11%)，敏感组 6/22 (27.27%)，$P<0.05$；难治组 mdr-1 阳性率 13/18 (72.22%)，敏感组 3/22 (13.64%)，$P<0.05$；难治组 mrp 阳性率 4/18 (22.22%)，敏感组 4/22 (18.18%)，$P>0.05$。以 bcl-x$_L$/β_2-MG>1.0，mdr-1/β_2-MG>0.5 为高表达，同时高表达 bcl-x$_L$ 和 mdr-1 的 13 例患者中 11 例表现为耐药（$P=0.001$）。

3. 讨论

多药耐药是白血病化疗失败的主要原因，除经典的耐药途径外，由于化疗药物主要引起凋亡，抑制凋亡也可导致多药耐药，临床上对抑制凋亡的 bcl 家族基因的检测也越发重视。

有研究表明，bcl-x$_L$ 与 CD34 的表达密切相关，在造血干祖细胞上表达 bcl-x$_L$ 而不是 bcl-2[8]。bcl-x 基因的 mRNA 经剪切后形成 bcl-x$_L$ 和 bcl-x$_S$，bcl-x$_L$ 可抑制多种因素诱导的细胞凋亡的共同通路[11]，其耐药机制与药物进入细胞及药物浓度没有关系[4]。在白血病中 bcl-x$_L$ 的高表达与多药耐药密切相关[6]。mdr-1 的表达产物 p-gp 的耐药机制与药物的转运有关，它的表达也与 CD34 的表达密切相关[7]。也有研究表明 bcl-x$_L$ 和 mdr-1 呈正相关[9]，我们的结果也显示了这一点，bcl-x$_L$ 和 mdr-1 同时高表达时几乎完全耐药。另外有研究报告说 mdr-1 与 bcl-2 的表达无相关[12]，说明 bcl-x$_L$ 和 mdr-1 这两种耐药机制存在某种联系，有必要进行深入的研究。

MRP 是 ABC 家族的一员，近年来它被发现与肿瘤的多药耐药有关系，其耐药机制与药物在细胞内的囊泡转运有关。有学者的研究表明 mdr-1 和 mrp 表达无相关[13]，mrp 表达似乎在 M$_5$ 中更常见[14]。我们的结果也显示两者之间无关，mrp 表达与治疗效果无明显相关，这与一些文献报告[14]一致。但也有研究者认为 mrp 表达与治疗效果相关[13]，可能与 mrp 在急性白血病中的表达率较低有关，需要大样本的分析。临床耐药是一个复杂的体系，是多种机制共同作用的结果，bcl-x$_L$ 和 mdr-1 表达有较好的相关性，可作为急性白血病提示预后的指标和指导化疗药物选择及方案设计的依据。

参考文献

[1] Nooter K，Sonneveld P. Clinical relevance of P-glycoprotein expression in hematologic

malignancies [J]. Leuk Res，1994，18：233-243.

[2] Leith C. Multidrug resistance in leukemia [J]. Curr Opin Hematol，1998，5（4）：287-291.

[3] Nooter K，Westerman AM，Flens MJ，et al. Expression of the multidrug resistance-associated protein（MRP）gene in human cancers [J]. Clin Cancer Res，1995，1（11）：1301-1310.

[4] 许元富，杨纯正. 细胞凋亡的抑制和肿瘤细胞耐药 [J]. 中华血液学杂志，1997，18（6）：333-336.

[5] Reed JC. Bcl-2 prevention of apoptosis as a mechanism of drug resistance [J]. Clin Oncol Hematol，1995，9：451-473.

[6] 周剑锋，陈燕，李崇渔，等. Bcl-x_L 在急性髓性白血病细胞的表达及与化疗敏感性的关系 [J]. 中华血液学杂志，1997，18：584-588.

[7] Lamy R，Goasguen JE，Mordelet E，et al. P-glycop rotein（P170）and CD34 expression in adult acute myeloid leukemia [J]. Leukemia，1994，8：1879-1883.

[8] Park JR，Bernstein ID，Hockenbery DM. Primitive human hematopoietic precursors express bcl-x but not bcl-2 [J]. Blood，1995，86：868-876.

[9] Pallis M，Zhu YM，Russell NH. Bcl-x_L is heterogeneously associated with acute myeloblastic leukemia cells and is associated with autonomous growth in vitro and with P-glycoprotein expression [J]. Leukemia，1997，11：945-949.

[10] Hiddemann W，Bucher R. Treatment strategies in acute myeloid leukemia [J]. Blut，1990，60（3）：163-171.

[11] Adam JM，Cory S. The bcl-2 protein family：arbiters of cell survival [J]. Science，1998，281：1322-1326.

[12] 高秀华，张晓辉，乔振华，等. 难治与复发急性白血病 p170 和 p26 与多药耐药关系的分析 [J]. 中华血液学杂志，1998，19：67-69.

[13] 王福旭，董作仁，罗建民，等. 急性白血病患者多药耐药相关蛋白基因表达及临床意义 [J]. 中华血液学杂志，1998，19：63-66.

[14] Filipits M，Suchomel RW，Zochbauer S，et al. Multidrug resistance-associated protein in acute myeloid leukemia：No impace on treatment out come [J]. Clin Cancer Res，1997，3：1419-1425.

（2000-04-04　收稿）

（本文编辑：景　霞）

［原载：北京大学学报（医学版），2002，34（1）：88-90.］

急性白血病患者持久性植活
异基因骨髓一例报告

北京医学院血液病研究所　　　陆道培　郭乃榄　金能人　王德柄
　　　　　　　　　　　　　　　田　丁　丘镜滢　单福香
北京市肿瘤研究所　　　　　　汤　慧　肖泽久
北京市儿科研究所HLA实验室　安家宾
卫生部北京生物制品研究所　　刘隽湘　任玉敏

　　急性白血病患者接受骨髓移植可使化疗与放疗剂量加大到远远超过常规剂量，从而可消灭患者体内残存的白血病细胞。根据近年国外少数医学中心的经验与统计预测，已可使大多数患者长期缓解或根治。同种异基因骨髓在持久性植活者国内尚无报告，兹将本所长期植活异基因骨髓，并随访超过 7 个月的 1 例急性单核细胞性白血病报告如下：

病例报告

　　韩某，女性，19 岁，住院号 168113，学生，于 1981 年 1 月 2 日因急性单核细胞性白血病转来我院。体检：全身淋巴结轻度肿大，有明显出血倾向。肝大肋缘下 3 cm，脾肋缘下 2.5 cm。入院化验：血红蛋白 5.2 克％，血小板 1.3 万～5.2 万/mm³。白细胞骨髓最多见为原单与幼单细胞，共占 67％，外周血幼单核占 19％。各项组织化学染色亦符合单核细胞系幼稚细胞。诊断为急性单核细胞性白血病。

　　患者入院经用三尖杉酯碱 6 mg/日及左旋门冬酰胺酶后，病情完全缓解，以后又用 HCVZP 等方案强化、并鞘内注射阿糖胞苷 2 次。每次脑脊液检查皆正常。

　　经过组织配型等一系列准备之后，于 1981 年 8 月 21 日开始骨髓移植治疗方案：−9～−6 天每日阿糖胞苷 100 mg 静点；−5～−4 天每日环磷酰胺 2.5 g 静点，−3～−2 天每日柔红霉素 40 mg 静注；−1 天全身照射 600 rads，剂量率为 13 rad/分，次日（0 天）静脉输入其胞兄的骨髓血 1 000 ml。有核细胞总数为 1.625×10^{10}，按受者体重折算则为 3.25×10^8/kg。

患者白细胞在 +2 天降至 100/mm³，自 +4 至 +13 天间一直为 0～50/mm³。血片中未见到白细胞或仅见个别白细胞。至 +21 天，白细胞始达 1 000/mm³ 以上，血小板至 +30 天始达 1 万/mm³ 以上。在 +20 天以前曾输单采的白细胞与血小板共 11 次。

为预防移植物抗宿主病，患者在 +1 天曾输甲氨蝶呤 22.5 mg，+3、+7 天各输 15 mg。以后基本为 15 mg/周，直至 102 天。

自 +33 天起患者全身皮肤发痒，随即出现散在暗红色斑丘疹，直径为 0.5～1 cm。皮肤活检报告"符合移植物抗宿主病 Ⅱ 级"。同时 SGPT 升至 290 u。在继续应用甲氨蝶呤、加用强的松等措施 10 天后，皮疹完全消退。自 +55 天开始，全身皮肤又出现皮疹，以面颊部最突出。+62 天时，巩膜浅黄染，血清胆红素 1.61 mg，SGPT 510 u，尿胆元 1：20（+）。同时口腔黏膜满布白斑，眼泪与唾液缺乏，吞咽困难，考虑皆为慢性移植物抗宿主病的表现。经上述措施后，皮疹基本消退，SGPT 接近正常，眼泪恢复。

移植后 +15 天时，骨髓穿刺显示增生明显低下，但已可见少数幼红细胞与幼稚粒细胞。自 +36 天后每月穿刺一次，皆示骨髓增生活跃，无白血病复发现象。染色体核型分析几乎皆为含 XY 染色体的核型。说明其胞兄的骨髓已持久性植活，代替了患者原来的骨髓。

红细胞同工酶分析：移植前患者红细胞的酸性磷酸酶为 AB 型，当时已 4 个月未输血。患者胞兄供者的酸性磷酸酶为 B 型。移植后第 5 个月时，患者红细胞的同工酶测定显示皆为 B 型。此外患者的酯酶 D 在移植后亦变得与供者相同。红细胞血型在移植前患者为 MN 型，供者为 M 型，移植后第 6 个月的测定结果皆为 M 型。这些事实说明，患者体内的造血组织已为供者骨髓所代替。

［原载：北京医学院学报：1982，14（3）：294.］

老年急性白血病 340 例临床分析

石红霞 赵 颖 张宇辉 王 晶 尉 岩 杨申淼 鲍 立 路 瑾
江 浩 江 倩 赖悦云 史慧琳 刘艳荣 江 滨 王德炳 黄晓军[*]

（北京大学人民医院血液病研究所，北京 100044）

[摘要] 目的 分析老年急性白血病的分布及预后情况。方法 选取 2009 年 9 月至 2013 年 5 月在我院未经治疗的、年龄大于 60 岁的急性白血病患者 340 例，对其发病年龄、预后危险因素、治疗、生存时间等指标进行分析。结果 340 例 60 岁以上老年急性白血病患者中，中位发病年龄 68 岁，急性淋巴细胞白血病（ALL）24 例（7.06%）；在急性髓细胞白血病（AML）314 例中，初发 AML（de novo AML）250 例（79.62%）。急性早幼粒细胞白血病（APL）仅 9 例。初发 AML（非 APL）中细胞遗传学和分子生物学预后较好的 34 例（14.11%），预后差的 61 例（25.31%），随着年龄增加，预后较好的比例降低，而预后差的比例升高。在有生存资料的患者 93 例中，85 例选择了化疗。年龄也对完全缓解（CR）率、总体生存有显著影响。化疗后获得 CR 的患者生存明显优于未获得 CR 的患者。结论 老年急性白血病患者预后差，如何提高总体生存仍然是一个难题。

[关键词] 白血病，急性；老年人；诊断；预后；治疗

[中图分类号] R733.71 [文献标识码] A

[DOI] 10.3724/SP.J.1264.2013.00142

Acute leukemia in the elderly: clinical analysis of 340 cases

SHI Hongxia, ZHAO Ying, ZHANG Yuhui, WANG Jing, WEI Yan, YANG Shenmiao, BAO Li, LU Jin, JIANG Hao, JIANG Qian, LAI Yueyun, SHI Huilin, LIU Yanrong, JIANG Bin, WANG Debing, HUANG Xiaojun[*]

(Institute of Hematology, Peking University People's Hospital, Beijing 100044, China)

[Abstract] Objective To investigate the distribution and prognosis of eld-

基金项目：国家自然科学基金重点项目（81230013）；首发专项重点攻关项目（2011-4022-08）

[*] 通信作者：黄晓军，Tel：010-88326007，E-mail：xiaojunhuang@medmail.com.cn

收稿日期：2013-07-04；修回日期：2013-07-27

erly patients with acute leukemia. **Methods** Clinical data of 340 untreated acute leukemia patients with age over 60 years admitted in our hospital from September 2009 to May 2013 were enrolled in this study. Their onset age，prognostic risk factors，therapy and survival were retrospectively analyzed. **Results** In this cohort of patients，their median onset age was 68 years. There were 24 patients（7.06%）with acute lymphoblastic leukemia（ALL）. In 314 patients with acute myeloblastic leukemia（AML），there were 250 patients（79.62%）with de novo AML，and 9 patients with acute promyelocytic leukemia （APL）. There were 34 cases（14.11%）of de novo AML（non APL） having good prognosis based on cytogenetic and molecular biology，and 61 cases having unfavourable prognosis. The proportion of good prognosis was decreased along with the increase of age，while that of unfavourable prognosis was elevated. Among the 93 patients with survival data，85 of them received chemotherapy. Age also exerted obvious effect on the complete remission （CR）rate and total survival rate. Patients who gained CR after chemotherapy had longer survival than those without CR. **Conclusion** The prognosis of elderly patients with acute leukemia is poor. How to improve the total survival rate is still a difficult task.

［**Key words**］leukemia，acute；elderly；diagnosis；prognosis；treatment

This work was supported by the Key Program of National Natural Science Foundation of China（81230013）and the Key Tackling Project of First Special Foundation（2011-4022-08）.

Corresponding author：HUANG Xiao Jun，E-mail：xiaojunhuang@medmail.com.cn

急性白血病的第二发病高峰在 60 岁以后，随着我国人口老龄化的加剧，老年急性白血病患者数量逐年增多，多数老年患者合并有基础疾病，脏器功能减退，往往不能进行充分的治疗，化疗后的完全缓解率低，总体生存时间缩短，因此成为临床医师和社会都棘手的问题。本文对 2009 年 9 月年至 2013 年 5 月北京大学人民医院确诊为急性白血病的 60 岁以上 340 例老年患者的临床资料进行了分析。

1. 对象与方法

1.1 对象

选取 2009 年 9 月至 2013 年 5 月在北京大学人民医院门诊及血液科病房未经治疗的、年龄大于 60 岁的急性白血病患者 340 例，所有患者均在北京大学人民医院经过骨髓穿刺、骨髓活检、流式细胞学、细胞遗传学及分子生物学等检查确诊。

1.2 诊断标准

参照 2008 年 WHO 造血与淋巴组织肿瘤分类方案。

1.3 骨髓和外周血涂片

瑞氏染色，骨髓片进行 200 个有核细胞的分类计数及观察细胞形态。

1.4 细胞遗传学检查

治疗前取骨髓，24 h 培养法处理标本，用 G 带法显带进行染色体核型分析根据国际人类染色体（ISCN 1995）命名核型。用实时逆转录酶/聚合酶链反应（real RT/PCR）法进行 BCR/ABL，WT1，PRAME，AML1-ETO，CBFb-MYH11，MLL 相关及 AML 相关融合基因检测。用 DNA 测序法检测 NPM-1，FLT3-ITD3，JAK2V617 突变[1]。

1.5 免疫表型分析

采用流式细胞术进行免疫表型分析[2]。

1.6 治疗及疗效判断

1.6.1 治疗　包括支持治疗、化疗、造血干细胞移植。

1.6.2 疗效判断　按照《血液病诊断及疗效标准》相关标准判定[3]。

1.7 统计学处理

使用 SPSS20.0 软件进行数据的统计分析。各主要指标以频数或均值表示，组间比较采用 t 检验，计数资料以百分率（%）表示，率的比较采用 χ^2 检验，生存分析采用生命表法及 Kaplan Meier 法，不同组别的差异采用 log-rank 法检验，采用 Cox 回归分析影响生存的预后因素。$P < 0.05$ 为差异有统

计学意义。

2. 结 果

2.1 发病情况

340 例 60 岁以上老年急性白血病患者中，中位发病年龄 68（60～89）岁。急性淋巴细胞白血病（acute lymphocytic leukemia，ALL）24 例，占 7.06%；急性髓细胞白血病（acute myeloid leukemia，AML）314 例，占 92.35%；系列未明急性白血病（acute leukemia of ambiguous lineage，ALAL）2 例占 0.59%。在 AML 中，有骨髓增生异常综合征（myelodysplastic syndrome，MDS）、骨髓增殖性肿瘤（myeloproliferative neoplasm，MPN）病史、治疗相关或继发性 AML（t-AML）等非初发急性髓细胞白血病（non-de novo AML）64 例（20.38%），初发 AML（de novo AML）250 例（79.62%），急性早幼粒细胞白血病（acute promyelocytic leukemia，APL）9 例。各年龄段的疾病分布见表 1。年龄<70 岁占 56.47%，年龄<75 岁占 81.47%。

表 1 各年龄段的疾病分布 [*n*（%）]

| Aeg（years） | ALL* | AML | | | Total |
| | | non-de novo AML | de novo AML | | |
			APL	Other	
60～64	9（34.62）	19（29.69）	6（66.67）	82（34.02）	116（34.12）
65～69	7（26.92）	15（23.44）	0（0.00）	54（22.41）	76（22.35）
70～74	8（30.77）	15（23.44）	0（0.00）	62（25.73）	85（25.00）
75～79	1（3.85）	11（17.19）	2（22.22）	31（12.86）	45（13.24）
≥80	1（3.85）	4（6.25）	1（11.11）	12（4.98）	18（5.29）
Total	26（7.65）	64（18.82）	9（2.65）	241（70.88）	340（100.00）

AML：acute myeloid leukemia；ALL：acute lymphocytic leukemia；APL：acute promyelocytic leukemia. * Include 2 cases with acute leukemia of ambiguous lineage

2.2 预后危险因素分析

按照国内相关专家共识进行分组[4,5]。在 24 例 ALL 中，22 例为 B 细胞 ALL（B-ALL）。在 B-ALL 组中，1 例免疫分型为 pro-B，BCR/ABL 阳性 6 例

（27.27％），白细胞≥30×10⁹/L 的 5 例（22.73％），高危组（有上述三种危险因素）10 例（45.45％）。在 B-ALL 中，年龄≥70 岁患者 10 例，高危组 5 例（50％）；年龄＜70 岁的患者 12 例，高危组 5 例（41.67％）。

在 250 例初发 AML 中，按照年龄≥60 岁患者的细胞遗传学和分子生物学预后分组[5]，预后较好的 APL t（15；17）仅 9 例（3.6％）；复杂核型 35 例（14％），其余为预后中等组。如果按照＜60 岁以下患者的细胞遗传学和分子生物学预后分组标准对初发 AML（非 APL）进行分析，预后较好的 [Inv（16），t（8；21），t（16；16），正常核型伴单独 NPM1 突变] 34 例（14.11％），预后差的 [复杂核型（＞3 异常），－5，－7，5q－，7q－，11q23，inv（3），t（3；3），t（6；9），t（9；22），正常核型伴单独 FLT3 突变] 61 例（25.31％），预后中等的 [核型正常，＋8，t（9；11），不在好和差组的其他核型，在 t（8；21）或 inv（16）伴有 C-KIT 突变的] 146 例（60.58％），各年龄段预后分组见表 2。可以看出，随着年龄增加，预后较好的比例明显降低，而预后差的比例明显升高。在 105 例年龄≥70 岁患者中，高危组 31 例（29.52％），低危组 11 例（10.48％）；年龄＜70 岁的患者 136 例，高危组 30 例（22.06％），低危组 23 例（16.91％）。

表 2　初发 AML（非 APL）的细胞遗传学和分子生物学预后分组　[n（％）]

Age（years）	Unfavorable	Intermediate	Favorable	Total
60～64	21（25.61）	47（57.32）	14（17.07）	82（34.02）
65～69	9（16.67）	36（66.67）	9（16.67）	54（22.41）
70～74	18（29.03）	36（58.06）	8（12.9）	62（25.73）
75～79	8（25.81）	21（67.74）	2（6.45）	31（12.86）
≥80	5（41.67）	6（50.00）	1（8.33）	12（4.98）
Total	61（25.31）	146（60.58）	34（14.11）	241（100.00）

2.3　各年龄段的治疗分布

在有生存资料的患者 93 例中，85 例选择了化疗。年龄分布见表 3。在进行化疗的患者中低于 70 岁的患者占 77.65％；而≥70 岁的患者仅占 22.35％。

表 3　各年龄段的治疗分布　　　　　　　　　[n（%）]

Age（years）	Supportive care	Chemotherapy	Total
60～64	0（0.00）	41（48.24）	41（44.09）
65～69	1（12.50）	25（29.41）	26（27.96）
70～74	4（50.00）	11（12.94）	15（16.13）
75～79	2（25.00）	7（8.24）	9（9.68）
≥80	1（12.50）	1（1.18）	2（2.15）
Total	8（8.60）	85（91.40）	93（100.00）

在采用化疗的 85 例患者中，获得完全缓解（complete remission，CR）的 49 例，总 CR 率 57.65%，各年龄段的疗效见表 4。随年龄增长，CR 率明显下降。70 岁以下患者的 CR 率（68.18%）明显高于≥70 岁组（22.22%；$P<0.05$）。2 例 APL 患者均获得 CR，至今总生存期分别为 12 和 36 个月。

表 4　各年龄段的 CR 分布　　　　　　　　　[n（%）]

Age（years）	AML＋ALL	AML	ALL	Total
60～69	45（68.18）*	40（74.07）	5（55.56）	66（77.65）
≥70	4（22.22）	4（26.67）	0（0.00）	18（21.18）
Total	49（57.65）	44（60.27）	5（41.67）	85（100.00）

AML：acute myeloid leukemia；ALL：acute lymphocytic leukemia；CR：complete remission. Compared with≥70years old，* $P<0.05$

2.4　生存分析

2.4.1　各年龄段的总体生存情况　见图 1。低于 70 岁的患者生存明显优于 70 岁以上者（$P<0.05$）。

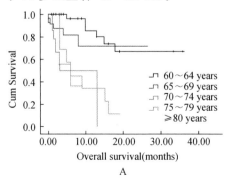

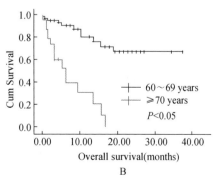

A　　　　　　　　　　　　　　　　　　　　B

图 1　不同年龄的生存曲线

2.4.2 能否获得 CR 对生存的影响 在获得 CR 的 49 例患者中，平均生存 30.32 个月，而未获得 CR 的患者，平均生存 6.33 个月（$P<0.05$）。生存曲线见图 2。在 60～69 岁组和≥70 组，能够获得 CR 的患者的生存期明显延长（$P<0.05$）。

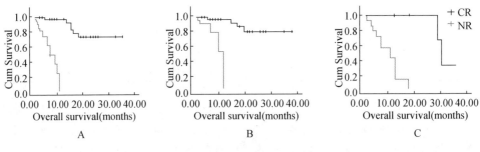

图 2 获得 CR 对生存的影响

CR：complete remission；NR：no remission. A：total；B：60～69 years old；C：≥70 years old

2.4.3 生存的多因素分析 在有生存资料的 80 例 AML 患者中，按年龄（<70 岁和≥70 岁）、是否进行治疗、是否获得 CR、是否为高危组分组进行生存的多因素分析，是否为高危组对生存没有影响（$P=0.168$），只有年龄分组能够影响生存（$P<0.05$）。在进行化疗的 73 例 AML 患者中，是否为高危组对生存没有影响（$P=0.355$）。

3. 讨 论

在成人急性白血病中，发病年龄在 60 岁以上的 AML 患者比例约为 50%。随着我国人口老龄化的加剧，老年急性白血病患者数量逐年增多，血液科医师要面临越来越多的老年急性白血病患者。而另一方面，随着社会经济的发展，社会对提高生活质量和延长寿命都有更高的要求，因此，对老年白血病的研究也就越发迫切。但在近十几年，老年急性白血病的治疗效果并没有显著提高。老年 AML 患者的 CR 率仅为 50%，中位生存期仅为 5～6 个月，5 年生存率也只有 4%[6,8]。

目前认为，老年 AML 的生物学特征与年轻患者有较大差异，诊断前有其他血液疾病的比例较高。我们的资料中，有 MDS、MPN 病史、治疗相关或继发性 AML（t-AML）等非初发急性髓细胞白血病（non-de novo AML）占 20.38%，而这种转化的或继发的 AML 预后极差，几乎没有敏感的药物。另外，在我们的研究中，按照中国的专家共识[5]中≥60 岁关于细胞遗传学和分子生物学预后分组，AML 组中预后较好的仅占 3.6％。随着年龄的增加，细胞遗传学和分子生物学上预后不良的比例也逐渐增加，与文献中的趋势相同[6,8]。这些可能是造成老年急性白血病疗效不佳的原因之一。

我们的结果显示，不考虑疾病类型和危险因素，年龄是影响 CR 和总生存的重要因素，相对年轻（<70 岁）的患者，CR 率可达 68％，而获得 CR 的患者的生存都明显延长。但是，由于老年患者多有基础疾病或脏器功能下降，不能耐受强烈的化疗，一般都倾向于应用较小剂量的姑息化疗，这往往不能获得好的疗效。更高年龄者多采用支持治疗，采用化疗的比例很低[6]。文献也显示在 60～75 岁的老年人中，如果基础情况较好、没有高危因素，选用标准剂量的 AML 化疗方案的 CR 率可达 70％～80％[7-13]。而年龄大于 70 岁的患者，CR 率明显下降，是否采用化疗、如果采用化疗是否采用减低的剂量化疗都还有争议。因此，几乎所有的白血病治疗指南都建议老年急性白血病患者进入临床试验[14-16]。

近年来，随着移植技术的提高，减低剂量预处理方案的造血干细胞移植在老年患者中的应用也逐渐增加，但由于缺乏合适的供者、不能耐受移植物抗宿主病、免疫重建延迟以及较高的复发率等，使能够采用骨髓移植的老年人寥寥无几。

对于 70 岁以下的患者，化疗的效果带给血液科医师很大的信心，而大于 70 岁的患者的治疗还是巨大的难题。在提高生活质量、减轻痛苦和延长生存期之间的平衡依然是我们要面临的严峻选择，尚需要更多的临床试验来提供选择依据。

参考文献

[1] 秦亚溱，李金兰，主鸿鹄，等. 实时定量 RT-PCR 技术测定初治白血病患者常见融合基因转录子水平及其标准化的探讨 [J]. 中华血液学杂志，2007，28（7）：433-437.

[2] 刘艳荣，于弘，常艳，等. 四色荧光标记抗体在白血病免疫分型中的应用及意义 [J]. 中国实验血液学杂志，2002，10（5）：423-427.

[3] 张之南. 血液病诊断及疗效标准 [M]. 第 3 版. 北京：科学技术出版社，2007：103-123.

[4] 中华医学会血液学分会、中国抗癌协会血液肿瘤专业委员会. 中国成人急性淋巴细胞白血病诊断与治疗专家共识 [J]. 中华血液学杂志，2012，33（9）：789-792.

[5] 中华医学会血液学分会白血病学组. 急性髓系白血病治疗的专家共识（第一部分）[J]. 中华血液学杂志，2009，30（6）：429-431.

[6] Juliusson G，Antunouic P，Derolf A，et al. Age and acute myeloid leukemia：real world

data on decision to treat and outcomes from the Swedish Acute Leukemia Registry [J]. Blood, 2009, 113 (18): 4179-4187.

[7] 于凡，林冬，周春林，等. 老年急性髓系白血病的特点及疗效分析 [J]. 临床血液学杂志, 2010, 23 (5): 513-516.

[8] Röllig C, Thiede C, Gramatzki M, et al. A novel prognostic model in elderly patients with acute myeloid leukemia: results of 909 patients entered into the prospective AML 96 trial [J]. Blood, 2010, 116 (6): 971-978.

[9] Oran B, Weisdorf DJ. Survival for older patients with acute myeloid leukemia: a population-based study [J]. Haematologica, 2012, 97 (12): 1916-1924.

[10] Manoharan A, Trickett A, Kwan YL, et al. Flexible low intensity combination chemotherapy for elderly patients with acute myeloid leukemia [J]. Int J Hematol, 2002, 75 (5): 519-527.

[11] Annino L, Goekbuget N, Delannoy A. Acute lymphoblastic leukemia in the elderly [J]. Hematol J, 2002, 3 (5): 219-223.

[12] Klepin HD, Balducci L. Acute myelogenous leukemia in older adults [J]. Oncologist, 2009, 14 (3): 222-232.

[13] Malfuson JV, Etienne A, Turlure P, et al. Risk factors and decision criteria for intensive chemotherapy in older patients with acute myeloid leukemia [J]. Haematologica, 2008, 93 (12): 1806-1813.

[14] O' Donnell MR, Abboud CN, Altman J, et al. Acute myeloid leukemia [J]. J Natl Compr Canc Netw, 2011, 9 (3): 280-317.

[15] Hunault-Berger M, Leguay T, Thomas X, et al. Arandomized study of pegylated liposomal doxorubicin versus continuous-infusion doxorubicin in elderly patients with acute lymphoblastic leukemia: the GRAALL-SA1 study [J]. Haematologica, 2011, 96 (2): 245-252.

[16] Lübbert M, Rüter BH, Claus R, et al. A multicenter phase II trial of decitabine as first-line treatment for older patients with acute myeloid leukemia judged unfit for induction chemotherapy [J]. Haematologica, 2012, 97 (3): 393-401.

（编辑：周宇红）

[原载：中华老年多器官疾病杂志，2013，12 (8): 565-569.]

老年慢性粒单核细胞白血病 21 例分析

石红霞* 赵 颖 张宇辉 王 晶 尉 岩 杨申淼 鲍 立 路 瑾
江 浩 江 倩 赖悦云 史慧琳 刘艳荣 江 滨 王德炳

（北京大学人民医院血液病研究所，北京 100044）

［关键词］老年人；白血病，粒-单核细胞，慢性；诊断；预后；治疗

［中图分类号］R733.72 ［文献标识码］A

［DOI］10.3724/SP.J.1264.2013.00146

慢性粒单核细胞白血病（chronic myelomonocytic leukemia，CMML）在 WHO 分类中被归类到骨髓增生异常（myelodysplastic syndromes，MDS)/骨髓增殖性肿瘤（myeloproliferative neoplasms，MPN)[1]，其表现既有骨髓病态造血的特征，同时又有骨髓增殖的特征。造血干细胞移植（hematopoietic stem cell transplantation，HSCT）是根治 CMML 唯一的方法，但对老年患者而言，HSCT 并不是常规使用的治疗方法，其他对 CMML 有效的治疗并不多。对老年 CMML 患者来说，如何选择治疗方式和治疗时机对能否延长生存和提高生活质量是非常重要的问题。

1. 对象与方法

1.1 对象

北京大学人民医院 2009 年 9 月至 2013 年 5 月门诊及住院 CMML 患者 21 例，男 16 例，女 5 例；年龄 56～84 岁，中位年龄 72 岁。

1.2 诊断标准

参照 2008 年 WHO 造血与淋巴组织肿瘤分类方案。

收稿日期：2013-07-04；修回日期：2013-07-27

通信作者：石红霞，Tel：010-88325361，E-mail：hxshi55@sina.com

1.3 骨髓和外周血涂片

瑞氏染色，骨髓片进行 200 个有核细胞的分类计数及观察细胞形态。

1.4 细胞遗传学检查

治疗前取骨髓，72 h 培养法处理标本，用 G 带法显带进行染色体核型分析，根据国际人类染色体（ISCN 1995）命名核型。用实时逆转录酶/聚合酶链反应法进行 BCR/ABL，WT1，PRAME，AML1-ETO，CBFβ-MYH11，MLL 相关及 AML 相关融合基因检测。用 DNA 测序法检测 NPM-1，FLT3-ITD3，JAK2V617 突变[2]。

2. 结 果

2.1 临床表现

21 例患者多因乏力、面色苍白、低热等症状就诊。1 例因查体单核细胞增多就诊。

2.2 血常规

外周血中位白细胞 29.8（5.76～174）×10^9/L，原始细胞比例 2（0～19）%，单核细胞比例 48（10～74）%，单核细胞计数 11.5（1.3～126）×10^9/L，中心粒细胞计数 5.6（0.5～20.9）×10^9/L。血红蛋白＜100 g/L 者 12 例（占 57.1%），4.0×10^9/L＜白细胞＜13×10^9/L 者 2 例（9.5%），＞13×10^9/L 者 19 例（90.5%），血小板＜100×10^9/L 者 9 例（42.8%）。

2.3 骨髓象

按照 WHO 关于 CMML 的分型（CMML-1，CMML-2，CMML-1 或 CMML-2 伴有嗜酸性粒细胞增多），CMML-1 型 8 例，CMML-2 型 10 例，CMML-2 型伴嗜酸性粒细胞增多 2 例。

病态造血：仅有粒系病态表现的 6 例（28.6%），表现为粒系细胞颗粒过多、过少或缺失，双核中幼粒细胞，成熟粒细胞胞核分叶过多或过少，核浆发育不平衡等。仅有红系病态表现的 4 例（19%），表现为核分叶、多核、核碎裂、巨幼样变、大红细胞等。巨核细胞系病态没有单独出现，表现为骨髓中出现淋巴样小巨核细胞、单圆核、多圆核巨核细胞。多系病态造血表现的 7 例（33.3%）。没有病态造血表现的 4 例（19%）。

2.4　细胞遗传学

21 例患者均进行了染色体分析，复杂核型 2 例，＋8 者 1 例，t（5；8）者 1 例，正常核型 17 例，均未发现 Ph 染色体。逆转录酶/聚合酶链反应检测均未发现 BCR/ABL 融合基因。NPM1 突变阳性 3 例，其中 2 例为正常核型，1 例为 t（5；8）。JAK2V617F 突变 1 例。

2.5　治疗与转归

2.5.1 支持治疗　定期输注浓缩红细胞、促红细胞生成素。部分病例用 α-干扰素治疗，剂量一般为 $3×10^6$ U 皮下注射，隔日 1 次。

2.5.2 化疗及造血干细胞移植　包括羟基脲单药治疗和小剂量阿糖胞苷、高三尖杉酯碱、柔红霉素及地西他滨为主的联合化疗等。在有生存资料的 13 例患者中，仅采用支持治疗或羟基脲治疗的患者 8 例（CMML-1 型 2 例，CMML2 型 6 例），死亡 2 例；采用联合化疗的 5 例患者中，4 例为 CMML-2 型或进展到 CMML-2 型或急变的患者，仅 1 例患者在化疗后获得缓解，其余 3 例患者未获得缓解，分别在化疗后 21 d，1 和 18 个月死亡，1 例 CMML-1 型患者（56 岁）化疗后获得缓解，进行异基因骨髓移植，存活至今。

2.5.3 转归　在有生存资料的 13 例患者中，CMML-1 型 5 例，1 例在诊断 10 d 后进展为急性单核细胞白血病（AML-M5），化疗 21 d 后死亡；1 例在诊断 4 年后进展为 CMML-2 型，化疗后 1 个月死亡。1 例进行联合化疗后获得完全缓解，进行 HSCT 后存活至今。CMML-2 型 6 例，CMML-2 型伴嗜酸细胞增多 1 例，共死亡 3 例，存活的 4 例中仅 1 例进行联合化疗获得完全缓解，其余 3 例均采用支持治疗或羟基脲单药治疗，尚未发生进展，存活期分别为 24、29、43 个月。

3. 讨论

CMML 在 1982 年 FAB 分类中是 MDS 的一个亚型，2001 年 WHO 造血和淋巴细胞肿瘤分类中，将 CMML 归属于新设立的 MDS/骨髓增殖性疾病（myeloproliferative disease，MPD）。在 2008 年新的 WHO 髓系肿瘤分类中将此类疾病更名为 MDS/MPN[1]。

在 WHO 的 CMML 诊断标准中，除 Ph 染色体或 BCR/ABL（－）外，持续的外周血单核细胞＞$1.0×10^9$/L 是诊断的必要条件[3]，在鉴别诊断中，CMML 与急性单核细胞白血病（AML-M5）又主要依据原始细胞（包括原始单核细胞、幼稚单核细胞和原始粒细胞）的数量。而单核细胞的形态学多变，即使是有经验的形态学家之间也会对幼稚单核细胞和成熟单核细胞的判定有差异。在本研究中有 1 例 81 岁的患者，骨髓中原始粒细胞和原始单核细胞占12.5％，而幼稚样单核细胞不同医生之间（4 人，包括一位著名血液病老专家）计数比例为 10％～32％，但外周血均为成熟单核细胞，未见幼稚细胞，未治疗2 年无进展。

由于单核细胞的形态学多变，单纯依靠形态学确诊有一定的困难。因此人们寄望于免疫分型来帮助诊断。有研究者认为 CMML 患者的成熟单核细胞中CD56 和 CD2 的异常率表达明显增高，可作为鉴别 CMML 和 MDS 及 AML-M5b 及正常人的重要指标之一[5]。但也有研究者认为 CD56 的异常表达并不能作为 CMML 特异的诊断标志。单核细胞 CD15 表达缺失或减低现象、CD14 拖尾现象比正常对照及 M5b 者显著，可以作为辅助诊断的手段[5,6]。

CMML 治疗方法很多，包括新上市的去甲基化药物地西他滨或阿扎胞苷等，疗效均不理想[7-10]：总反应率 20％～70％，中位生存 12～24 个月。造血干细胞移植是目前治愈 CMML 的惟一方法。但对老年患者而言，尤其是＞70岁的患者，进行移植的机会非常少。在非老年患者组中，移植的效果也并不理想，欧洲血液和骨髓移植组报道，50 例 CMML 患者年龄为 19～61 岁，中位年龄 44 岁，移植相关死亡率高达 52％，5 年生存率仅为 21％，5 年无病生存率仅为 18％，5 年的疾病复发率高达 49％[11]。

在本组的老年患者中，部分 CMML-2 患者进展并不迅速，仅用支持治疗或羟基脲单药治疗获得了很好的生活质量。其中 1 例白细胞正常的 CMML-2 患者（诊断时年龄 81 岁），追溯其血常规发现，在诊断 8 年之前即有外周血单核细胞明显增高，但血红蛋白和血小板均正常。这例患者在确诊后未采取任何治疗，病情维持稳定，生活如常，已存活 2 年。

因此，对于老年 CMML 患者，尤其是高龄患者，是否采用积极治疗须因人而异，强烈化疗可能并不是最佳的治疗选择。

参考文献

[1] Orazi A, Germing U. The myelodysplastic-myeloproliferative neoplasms：myeloprolifer-ative diseases with dysplastic features [J]. Leukemia，2008，22（7）：1308-1319.

[2] 秦亚溱，李金兰，主鸿鹄，等. 实时定量 RT-PCR 技术测定初治白血病患者常见融合基因转录子水平及其标准化的探讨 [J]. 中华血液学杂志，2007，28（7）：433-437.

[3] 张之南. 血液病诊断及疗效标准 [M]. 第 3 版. 北京：科学技术出版社. 2007：163-165.

［4］刘元波，郝玉书，卞寿庚，等. 慢性粒-单核细胞白血病临床及血液学特征鉴定——附 35 例分析［J］. 中华血液学杂志，1996，17（12）：629-633.

［5］Galton DAG. Haematological differences between chronic granulocytic leukemia，atypical chronic myeloid leukemia and chronic myelomonocytic leukemia［J］. Leuk lymph，1992；7：343.

［6］王韫秀，张继红，胡延平，等. 多参数流式细胞术在慢性粒单核细胞白血病骨髓增生异常综合症及急性单核细胞白血病免疫表型鉴别中的应用及其意义［J］. 中国实验血液学杂志，2012，20（4）：857-862.

［7］Scott BL，Ramakrishnan A，Storer B，et al. Prolonged responses in patients with MDS and CMML treated with azacitidine and etanercept［J］. Br J Haematol，2010，148（6）：944-947.

［8］Braun T，Itzykson R，Renneville A，et al. Molecular predictors of response to decitabine in advanced chronic myelomonocytic leukemia：a phase 2 trial［J］. Blood，2011，118（14）：3824-3831.

［9］Wijermans PW，Lubbert M，Verhoef G，et al. An epigenetic approach to the treatment of advanced MDS：the experience with the DNA demethylating agent 5-aza-2'-deoxycytidine（Decitabine）in 177 patients［J］. Ann Hematol，2005，84（Suppl 1）：9-17.

［10］Zandberg DP，Huang TY，Ke X，et al. Treatment and outcomes for chronic myelomonocytic leukemia compared to myelodysplastic syndromes in older adults［J］. Haematologica，2013，98（4）：584-590.

［11］Kroger N，Zabelina T，Guardiola P，et al. Allogeneic stem cell transplantation of adult chronic myelomonocytic leukaemia. A report on behalf of the Chronic Leukaemia Working Party of the European Group for Blood and Marrow Transplantation（EBMT）［J］. Br J Haematol，2002；118（1）：67-73.

（编辑：周宇红）

［原载：中华老年多器官疾病杂志，2013，12（8）：585-586.］

血液免疫学现状及发展趋势

郑姝颖[①]　王德炳

（北京大学血液病研究所，北京 100044）

[中国图书分类号] K825.6　　　[文献标识码] A

[文章编号] 1000-484X（2009）07-0579-03

Immunohematology：

That branch of hematology which studies antigen-antibody reactions and analogous phenomena as they relate the pathogenesis and clinical manifestations of blood disorders.

——Doland's Illustrated Medical Dictionary. 30th edition

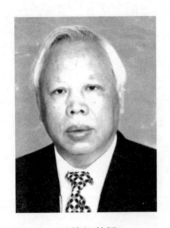

王德炳教授

王德炳（1937 年—），男，河南省方城县人。教授、主任医师、博士生导师、著名血液病学家、医学教育家。1960 年毕业于北京医学院医疗系，历任北京大学血液病研究所副所长、北京医科大学校长、北京大学党委书记。全国政协委员（1998—2007 年）、中华医学会常务理事、中国医师协会副会长、中国免疫学会血液免疫分会主任委员、中国高等医学教育专业委员会会长。

血液系统是各种重要免疫细胞的载体，也是各种免疫事件的主要发生场所。不论是按照理论上的推测，还是根据已有的大量研究成果都不难得出这样的结论——血液学与免疫学一定存在着密不可分的关系。而事实上，这两个原本各自独立的学科已经在很多亚领域内出现了广泛的衔接和渗透。血液免疫学最初起源于输血配型时所涉及的红细胞

---

① 北京大学人民医院，北京 10044

血型抗原抗体反应以及出凝血等免疫学问题。近年来，随着临床血液病学和免疫学以及遗传学、基因组学、分子生物学等相关基础学科的发展，血液免疫学理论在深度和广度上都有了大幅度的延伸：血液病的病因学及发病机制研究越来越多地涉及免疫学因素；许多免疫治疗研究逐渐进入临床试验阶段并初见成效；各种抗体、免疫因子乃至瘤苗不断进入临床试验和商品化阶段。另外，作为各种恶性血液病的最有效治疗手段，造血干细胞移植技术的各个环节也离不开免疫学理论的有力支持。血液免疫学正逐渐从一株稚嫩的幼苗成长为一个具有完善的理论体系和丰满知识框架的新兴交叉学科。经过《中国免疫学杂志》领导的积极联络和筹备，中国免疫学会血液免疫专业分会得以在这份高质量学术期刊上开辟血液免疫学专栏，这个专栏必将对促进我国血液免疫学未来的发展起到积极作用。借此机会本文将对血液免疫学近年来的发展现状和未来的趋势作一简要介绍，希望能够抛砖引玉，让更多血液免疫学领域的同行关注这个专栏，并将它作为专业交流的园地。

近年来血液免疫学在基础理论研究和临床应用领域均取得了长足发展。基础医学研究的不断深入、临床诊疗水平的提高、药物研发及生产领域高新技术的不断涌现，为血液免疫学的振兴和发展提供了良好的契机。血液免疫学在发病机理、免疫学诊断方法、免疫调节策略等方面的研究正逐渐从笼统模糊的宏观路线上升到分子水平。其中比较有代表性的进展包括如下内容。

1 红细胞免疫学进展

红细胞具有多种天然免疫分子（CD35、CD44、CD55、CD58、CD59、NKEF、ECKR），是人体天然免疫的重要组成部分。同时，红细胞还参与调控获得性免疫应答（通过 CD58、CD59 与 T 淋巴细胞的 CD2 结合）。

近年来的研究表明：红细胞天然免疫功能与白细胞的天然免疫和适应性免疫功能常呈一致性改变。在病毒感染（如 HBV）、肿瘤和自身免疫病（SLE、银屑病）患者中，红细胞天然免疫功能指标常与疾病进展程度及预后相关。红细胞数量大，检测简单易行，因此通过测定红细胞免疫功能指标（如 CD35 分子数量）来监测、预测病情进展情况，反映机体免疫力水平，方法简便实用，有推广应用价值。

另外，人工制备抗红细胞 CD35 单抗和抗病毒或细菌单抗嵌合而成的双价单抗异聚体——heteropolymer（HP）一端与病毒或细菌结合，一端与红细胞表面的 CD35 结合，这样就可以通过红细胞将血中的病原体运送至网状内皮系统进行清除。

2 调节性 T 细胞

免疫调节机制是决定免疫系统能否维持机体正常状态的重要因素之一，血液系统也不例外，免疫应答过度导致自身免疫性疾病，免疫应答受抑则会引发肿瘤等疾病，因此免疫调节机制一直是免疫学研究的前沿课题之一。近十年来，一种 CD4$^+$CD25$^+$ 调节性 T 细胞正成为众多免疫学家注意的焦点，相关论文也呈爆发式的涌现。这种细胞可通过细胞间直接接触或分泌抑制性细胞因子的方式发挥抗原非特异性免疫抑制效应，与机体对自身抗原的耐受、移植免疫及抗肿瘤免疫有密切关系。因此对 CD4$^+$CD25$^+$ 调节性 T 细胞生物学功能和特性的深入研究可能会成为造血干细胞移植（移植耐受及 GVHD 与 GVL 的分离）、血液系统肿瘤免疫治疗、自身免疫性血液病等领域的一个新的突破口。

3 造血干细胞移植与免疫

GVL 与 GVHD 的分离与调控一直是血液免疫学者感兴趣的热点问题，其实质就是试图通过免疫干预策略增强 GVL，预防或减轻 GVHD。主要的技术路线包括：

(1) 体外扩增调节性 T 细胞，与供者淋巴细胞同时回输；

(2) 调节 Th1 与 Th2 及 Tc1 与 Tc2 之间的偏移；

(3) G-CSF 动员的外周血造血干细胞移植；

(4) 选择性 T 细胞去除，去除同种反应性 T 细胞；

(5) 通过调节 IL-2 的 T 细胞活化作用，预防 GVHD；

(6) 阻断共刺激信号通路预防 GVHD；

(7) 选择 HLA 相合但次要组织相容性抗原不相合的供者；

(8) 体外扩增抗原特异性 CTL 输注给受者；

(9) 利用同种反应性 NK 细胞增强 GVL。

4 血液病的免疫学发病机理

各种血液病中有相当一部分的发病机制或多或少的含有免疫学因素。

4.1 再生障碍性贫血（AA）

众多研究表明细胞免疫异常是 AA 发病机制中的主要环节，强化免疫抑制治疗对 AA 的显著疗效也成为其佐证。AA 发病中免疫激活的过程同时伴有免疫耐受打破的过程，表现出自身免疫性疾病的免疫反应特征。

4.2 MDS

MDS 与其他肿瘤性疾病一样，也存在细胞免疫过度耐受。这可能是 MDS 克隆得以不断扩增并逐渐向白血病进展的重要机制。

4.3 PNH

PNH 病人由于 PIG-A 基因突变导致红细胞表面缺乏那些通过 GPI（PIG-A 基因的编码产物）与之相连的补体调节蛋白，如膜攻击复合物抑制因子 CD59、CD55。根据这一发病机制，现已开发出重组人 CD59 蛋白和人源抗 C5 单抗，二者均能对补体活化途径进行抑制，防止补体过度活化所致的溶血现象，临床应用已取得较好疗效。

4.4 出、凝血疾病

4.4.1 ITP 以往对 ITP 发病机制的认识主要集中在体液免疫异常（体内产生自身抗体），但越来越多的证据表明细胞免疫因素也参与了 ITP 的发病过程，这些因素包括：

（1）自身反应性 T 细胞凋亡不足；

（2）T 细胞的异常激活；

（3）T 细胞亚群及功能异常，如调节性 T 细胞减少；

（4）T 细胞的细胞毒作用。

4.4.2 循环性凝血因子抗体 由于体内产生的循环性抗凝血因子抗体直接抑制了某一特异性凝血因子的活性而影响凝血过程，导致患者出现皮肤、肌肉、胃肠道及泌尿生殖道等部位的出血。这些抗体是遗传性凝血因子缺乏患者经多次替代疗法后产生的同种抗体（Alloantibody）或免疫异常患者体内产生的自身抗体（Autoantibody），二者均可抑制某一特定的凝血因子活性。目前最常见的是针对凝血因子Ⅷ的抗体，其次可见到抗凝血因子Ⅸ、Ⅺ、Ⅴ、Ⅶ、Ⅻ 等循环抗体。

4.5 缺铁性贫血

近年来发现免疫因子会通过诱导肝脏高表达抗菌肽 Hepcidin（肝抗菌肽）使血清铁下降。其机制是 Hepcidin 与其受体——细胞膜表面的膜铁转运蛋白（Ferroportin1）结合后会一同内化至溶酶体发生降解。Ferroportin1 在十二指肠、肝细胞和巨噬细胞表达，负责将铁运出细胞，其大量降解将使铁在细胞内累积，降低了肠道对铁的吸收和储存铁的释放。血清铁的降低一方面可以抑制细菌和肿瘤细胞对铁的利用，对机体产生保护，同时也会造成贫血。Hepcidin的发现解开了一直困扰我们的谜团：免疫反应与铁代谢之间是如何发生联系的？

5 血液病的免疫诊断

流式细胞术（Flow Cytometry）的出现使我们能通过抗原抗体反应特异性识别血液细胞表面的特征性 CD 分子并藉此对细胞进行更为准确的分类。这种方法与传统的血液细胞形态学和细胞遗传学方法相互补充形成了一个较为完善的血液病诊断体系，对提示预后及指导治疗具有重要意义。

6 血液系统恶性肿瘤的免疫治疗

由于化疗和放疗的毒副作用及其在治疗效果上的局限性，人们一直在努力寻找治疗肿瘤的其他途径。利用免疫手段清除肿瘤细胞一直是人们积极尝试的方法之一，而血液系统肿瘤由于具有以下特点比实体瘤更适于进行免疫治疗：

（1）瘤细胞容易获取，便于制备瘤苗或在体外诱导免疫效应细胞；

（2）传统治疗手段可杀灭大部分瘤细胞使患者进入微小残留病状态，便于免疫治疗发挥作用；

（3）免疫治疗与传统化疗无交叉耐药性，便于相互补充。

血液病免疫治疗主要分为主动免疫治疗和过继免疫治疗。

（1）主动免疫治疗是指通过瘤苗激活机体的抗肿瘤免疫反应，按技术方法可分为：核酸（DNA 或 RNA）、抗原肽、肿瘤细胞（或其裂解物）、树突细胞瘤苗；按针对的抗原分类则包括肿瘤特有抗原（融合基因、EBV、独特型）、肿瘤过表达抗原（WT1、Pr3、survivin）和多效价瘤苗（自体全细胞瘤苗、通用旁观者瘤苗）。

（2）过继免疫治疗包括：单抗（耦联和非耦联的）、肿瘤特异性 CTL、GVL 和 DLI、细胞因子、LAK 和 CIK。

（3）免疫调节剂的应用包括：干扰素、白细胞介素、集落刺激因子等，其作用机制不是像前两种策略那样直接诱导免疫反应或直接补充免疫效应分子、免疫效应细胞而是对机体的免疫状态进行整体调节。免疫调节剂往往是通过上调相关分子的表达，促进免疫细胞增殖、分化或成熟，促进其他免疫因子或抗体分泌，增强巨噬细胞、NK 细胞杀伤活性及其自身直接的肿瘤杀伤活性来增强机体的抗肿瘤免疫，力图达到杀灭肿瘤的效果。基因工程技术的成熟使得多种免疫调节剂已经商品化，剂型多样，使用方便。

血液肿瘤免疫治疗方面已经取得的成果包括：

（1）大多数方案已进入临床试验阶段（单抗、细胞因子已商品化），试验涉及多数血液系统恶性肿瘤。

（2）临床免疫学水平有效：产生细胞因子、T细胞增殖、产生肿瘤特异性T细胞、产生特异性抗体。

（3）部分已获得临床反应：PR、CR、融合基因检测阴性、肿瘤消退、生存期延长。

（4）许多改进方案正在积极研发中并已在体外证明有效。

同时，这些方案也存在很多亟待解决的问题：

（1）肿瘤相关抗原的免疫原性弱。

（2）肿瘤细胞中有些出现抗原缺失或双克隆性甚至三克隆性，无法被特异性效应细胞或抗体识别。

（3）多数策略并非通用，需为每位病人"量身定制"，如与独特型抗体有关的方案，耗时耗力。

（4）抗原特异性治疗只能针对已知抗原，有些方案还要知道表位所在的具体肽段。

（5）细胞水平的免疫治疗操作复杂繁琐，不便进行大规模临床试验。

（6）过继免疫治疗中CTL进入体内后作用的持久性。

（7）肿瘤细胞的体内迁移问题。

（8）治疗用细胞不能迁移到活化部位或作用部位。

根据目前的研究结果和发现的问题，血液免疫学未来的发展方向可能主要集中在以下方面：

（1）加强基础研究，依托分子生物学、细胞生物学、基因组学等多学科的发展，丰富和深化血液免疫学理论体系。

（2）基础与临床相结合，充分利用并体现交叉学科的特色和优势。

（3）在原有分类的基础上，对各功能细胞群，如DC、CD4$^+$、CD8$^+$T细胞、调节性T细胞等进行更精确的亚群分类。

（4）开发制备通用型瘤苗。

（5）免疫应答调节机制的研究依然是血液免疫学的研究热点。

（6）寻找有效分离GVHD和GVL的理论依据和技术手段。

血液免疫学是一门实践性很强的学科，它的出现不是人为划分的结果，而是血液科医生在临床工作中的不断思考和探索与免疫学专家的深入研究和分析相结合后应运而生的产物。这门学科的出现标志着血液学理论的又一次飞跃和提升，同时也是血液学专业广大临床和科研工作者面临的又一个挑战。

［收稿 2009-05-05］

（编辑　许四平）

［原载：中国免疫学杂志，2009，25（7）：579-581.］

血液肿瘤的免疫治疗

王德炳[1]　　**童春容**[2]　　**张念先**[1]

（1. 北京大学人民医院血研所　2. 北京大学人民医院细胞治疗中心）

抗肿瘤免疫是肿瘤治疗的一个重要手段，大体上分为非特异性免疫和特异性免疫。前者比如早期的非特异性免疫增强剂 BCG、KLH 等；细胞因子治疗，如 IL-2、IFN-γ；过继性免疫治疗如 LAK（lymphokine activated killer）、CIK（cytokine induced killer）治疗等。特异性免疫是目前肿瘤免疫治疗的主要方向，其中抗原呈递细胞（APC），主要是 DC 细胞（dendritic cells）治疗为近年来的热点。以下主要就非特异治疗中的 CIK 治疗和特异性免疫治疗做一综述。

CIK 是外周血淋巴细胞经 CD3 单抗、IL-2、IFN-γ 体外刺激，扩增出来的杀伤细胞，其体外的增殖能力及在动物体内对肿瘤细胞的清除作用比 LAK 强。童春容等对 CIK 治疗急性白血病的疗效做了大量的研究。作者体外培养病人的自体 CIK 细胞或自体 DC 细胞致敏的 CIK 细胞，根据病人对治疗的反应给予 1～4 个疗程的治疗，每个疗程回输（4～30）×10^9 CIK 细胞。治疗 39 例经过化疗或自体骨髓移植后处于第一次完全缓解期（CR1）的病人，治疗后病人的持续完全缓解（CCR）率高达 80%。其中成人 31 例，达到 CCR 者有 23 人，儿童 8 例，全部达到 CCR。DC-CIK 治疗对 B-ALL 的效果突出，20 例病人中有 17 例达到 CCR。对于复发后再次化疗达到完全缓解（CR2）的病人，CIK 治疗也有一定效果，6 例 CR2 的病人 CIK 治疗后 3 人达到 CCR。作者还用 CIK 治疗 9 例完全缓解后残留白血病基因或染色体异常的病人，一个疗程后，所有病人均检测不到基因或染色体异常，这说明 CIK 有清除微小残留白血病，预防复发的作用。但是，需要指出的是，CIK 治疗未完全缓解的病人的效果不好。用此法治疗 3 例未缓解的病人，无一人达到 CCR。这也说明过继性免疫治疗需要在肿瘤负荷减少到一定程度时才能发挥更好的作用。

CIK 在白血病治疗上的另一个较为重要的发现是对于治疗白血病合并丙型病毒性肝炎有效。童春容等收治了 12 名各类白血病合并丙型肝炎的病人，在开始治疗前，6 例肝功正常而另外 6 例肝功有不同程度的异常。根据病人对治疗反应性的不同，治疗 1～4 个疗程，每个疗程回输（5～22.8）×10⁹CIK 细胞。治疗后，12 名病人的血清 HCV-RNA 均有一段时间转阴，9 例持续转阴，其中持续转阴达 1 年以上者 5 人。6 例开始治疗前肝功异常的病人在治疗后肝功正常或接近正常。这说明 CIK 不仅对治疗白血病本身起到重要作用，同时还可以治疗白血病合并病毒性肝炎，提高病人对长期化疗的耐受性。

DC 细胞是最强的抗原呈递细胞，不成熟的 DC 位于外周组织，有很强的摄取、加工外源抗原的能力，但是刺激 T 细胞增殖的能力很弱；随后 DC 向胸腺和二级淋巴器官迁移，在那里成为成熟的 DC 细胞，成熟的 DC 抗原呈递能力很强，但摄取和加工抗原的能力减弱。细胞表面高表达 MHC-Ⅰ、Ⅱ类分子，以及 B7-1、B7-2、CD40 等共刺激分子。DC 细胞对捕获的外源抗原或对内源性抗原处理加工，形成多肽，与 MHC Ⅰ类或Ⅱ类分子结合，呈递到细胞表面，并分泌一些细胞因子。Th 细胞和 Tc 细胞接受抗原和共刺激分子双信号的刺激，在细胞因子的共同作用下，形成抗原特异的 Th 细胞和 CTL（细胞毒 T 淋巴细胞）细胞。

肿瘤细胞表面的 MHC 分子和共刺激分子表达减少或不表达，细胞因子的分泌减少。肿瘤细胞本身对 DC 细胞、T 细胞、B 细胞等有抑制作用。因此造成免疫逃逸。

基于对这一免疫过程的认识，从以下 4 个方面开展肿瘤的免疫治疗：

1. 培养成熟的 DC 细胞。
2. 寻找肿瘤特异抗原（TSA）或肿瘤相关抗原（TAA）。
3. 提高 MHC 分子和共刺激分子的表达水平。
4. 提高细胞因子的表达水平。

1. 培养成熟的 DC 细胞

肿瘤患者细胞分化形成成熟有功能 DC 的能力有不同程度的减弱。例如肿瘤细胞分泌的一些因子会影响 DC 的成熟。Gabrilovich 指出，肿瘤细胞可以分泌 VEGF（Vascular endothelial growth factor），抑制 DC 的成熟。所以在体外扩增 DC，再回输到体内可以避免体内环境对 DC 的抑制。体内或体外实验最常用的两种类型的 DC 细胞是单核细胞来源的和 CD34⁺ 来源的 DC。在 GM-CSF 和 IL-4 存在的环境中，DC 细胞扩增，但是在加入 LPS、TNF-α、CD40L 后，DC 才能成熟，表面高表达 MHC 分了和共刺激分子，如 CD40、80、86，并具备呈递抗原的能力。近年来，还有文章报道 SCF（stem cell factor）和 FLT3L（FLT3-ligand）也可以用来扩增 DC。SCF 可能扩增 DC 前体细胞而 FLT3L 诱导 DC 分化。体外可以从骨髓、外周血和脐带细胞扩增 DC，来源可以是病人自体细胞或正常人的细胞。Choudhury 等用 GM-CSF、IL-4 和 CD40L 在体外培养 19 例 AML 病人的骨髓细胞，除 1 例外均扩增出 DC 细胞，这些 AML 来源的 DC 可以有效攻击自体肿瘤细胞而对缓解期正常的自体细胞的细胞毒性很小。体外培养 ALL、CML 等也得到了类似的结果。但是可以看出，这些白血病细胞扩增 DC 的效率低于正常的 CD34$^+$ 细胞扩增的效率。CML 骨髓来源的 DC 由于也具有 bcr/abl 融合基因，所以能持续呈递 BCR/ABL 和其他一些未知的肿瘤相关抗原。有人设想在 I 期临床试验中，从 CML 慢性期的病人单核前体细胞培养自体 DC，皮下注射 $1 \times 10^6 \sim 5 \times 10^7$ DC，尤其适用于自体骨髓移植后的免疫治疗。Fujii 给 1 例 CML 自体外周干细胞移植后的 CML 病人注射体外培养的自体 DC，体外证实自体 DC 可激活特异性免疫。将 DC 回输到病人体内后，发现 DC 引起肿瘤特异性 T 细胞免疫的证据。注射 DC 疫苗后，外周血和骨髓中 ph$^+$ 细胞数量减少。

2. 特异抗原

寻找并利用特异性肿瘤抗原是特异性免疫治疗的关键。特异性肿瘤抗原的来源主要有：（1）合成的多肽；（2）肿瘤溶解物或可溶性蛋白；（3）融合细胞；（4）基因转染 DC 后由 DC 细胞 MHC I 分子呈递的多肽。

2.1　合成的多肽

首先要筛选出合适的多肽，第二确定这种多肽是否具有免疫原性，第三体外试验多肽是否能有效激活抗原特异性免疫反应，最后才能进入到临床试验。

优点：（1）使免疫反应攻击 1～2 个少数抗原，避免了交叉反应性自身免疫反应。（2）在技术上简便，迅速，可以合成多种肿瘤抗原。（3）使用合成的多肽可以避免细菌或病毒的污染。

缺点：（1）每一种多肽由一个 HLA 分子呈递，应用上受到限制。（2）天然的多肽抗原性弱。（3）有耐受的危险。

应用多肽的方案有：（1）和免疫佐剂或细胞因子一起直接应用多肽；（2）lipopeptide 结合体；（3）用多肽冲击淋巴细胞或 DC；（4）脂质体复合物；（5）近年来，用一种多糖 poly-N-acetyl glucosamine 作为多肽抗原的载体，在动物模型上可以有效地诱发特异性免疫反应。

在白血病中最典型的是 CML 和 PML。共同点是形成融合基因，转录形成融合蛋白。在蛋白质的融合部位的一段多肽是正常细胞所没有的，因而具有高度的特异性。Osman 等用 PML-RAR 蛋白融合区含 12 个氨基酸的多肽冲击 DC，经这样处理过的 DC 置敏的抗原特异性的 CD8[+] T 细胞对肿瘤细胞有显著的细胞毒活性，抗原特异性的 CD4[+] T 细胞也参与了免疫反应，与未经处理的 T 细胞比较有显著的差异。对 CML 人工合成多肽的研究也得到了类似的结论。He 等试验证实，用 12B1 细胞制造 CML 急性变的小鼠模型。用合成的一段序列 GFKQSSKAL 冲击 DC 后免疫小鼠，与只有多肽免疫相比，小鼠脾中 bcr-abl 特异性的 CTL 前体细胞高 150 倍，体外再次用多肽冲击过的 DC 细胞刺激小鼠脾细胞，可使 IFN-γ 分泌量明显升高，对 12B1 的细胞毒性更强。小鼠的生存期显著延长。Osman 取 CML 病人的外周血或纯化的 DC 前体细胞在体外用 GM-CSF 和 L-4 培养，然后用 12 个氨基酸的多肽冲击，并加入 TNF-α 诱导 DC 成熟。经过多肽冲击的 DC 致敏的外周血淋巴细胞，其肿瘤细胞特异的细胞毒性和分泌 GM-CSF 和 TNF-α 的能力均远远均高于未用多肽冲击的 DC 致敏的淋巴细胞（$P < 0.001$）。CD4[+] 和 CD8[+] T 细胞均参与了特异性免疫反应。多肽冲击的 DC 致敏的外周血淋巴细胞对自体巨噬细胞没有细胞毒作用，提示多肽冲击的 DC 致敏的外周血淋巴细胞可以在提高 GVL 的同时不加重 GVHD。

2.2 肿瘤溶解物或可溶性蛋白

Wheatley 等用 EB 病毒转染正常人的淋巴母细胞株（BLCL），比较单用 DC，完整 BLCL 或 BLCL 溶解物冲击 DC 产生 EB 病毒特异性的 CTL 的能力。发现 BLCL 溶解物冲击的 DC 致敏的 CTL 活性比另外两组强（$P < 0.01$），而且 CTL 的数目也比另外两组高。DC 细胞在未成熟时有很强的摄取外源抗原的能力，在 DC 细胞经过处理与 MHC I 和 MHC II 分子一起呈递到膜表面。其优点是 MHC I 和 MHC II 分子同时参与了抗原呈递过程，因而不仅激活了 CD8[+] 效应细胞，而且激活了 CD4[+] 辅助细胞。这种方法的缺点是 DC 无选择性的呈递抗原，许多在多种组织中广泛表达的非肿瘤抗原被呈递后，非但对抗肿瘤免疫毫无作用，而且有导致自身免疫反应的可能。

多发性骨髓瘤（MM）和非霍奇金淋巴瘤（NHL）是克隆性扩增的淋巴细胞，涉及了 Ig 的重排。高可变区（CDR）是结合抗原的部位，这些抗原区（独特型 Id）在任何 MM 或 NHL 都是独特的，可以抗独特型抗体或抗独特型的 T 细胞识别。肿瘤来源的 Id 是自身蛋白，在多数情况下免疫原性很弱。用免疫佐剂如细胞因子可以增强 Id 的免疫原性。但是 MM 细胞表面 Ig 表达量很低，而且分泌大量可溶性蛋白，因此使用抗独特型抗体对于 MM 的病人来说效果不会很好。相反，Id 特异性的 T 细胞不需要结合膜表面的 Ig，而识别经 DC

处理过的内源性或摄取的 Ig 的多肽片段。而且，B 细胞也可以经 MHC Ⅰ 和 MHC Ⅱ 途径处理抗原，因此基于 APC 细胞的特异性免疫是 MM 免疫治疗的最佳方案。Lim 等取 6 名 IgG 型骨髓瘤病人的外周血培养 DC，用自体 Id 冲击 DC，分 3 次回输到病人体内，观察到了 Id-特异性的 B 细胞和 T 细胞免疫。5 名病人的 PBMC 增殖，2 人的 IFN-γ 分泌增加，3 人 Id-特异的细胞毒 T 细胞前体增多。3 名病人产生抗 Id 的 IgM 抗体，4 人产生了抗 Id 的 IgG 抗体，并在 1 人身上观察到血清 Id 水平持续下降（25％）。因此，Id 冲击的 DC 可以作为治疗多发性骨髓瘤的方法之一。Liso 等和 Titzer 等的试验结果也支持用 Id 冲击的 DC 治疗多发性骨髓瘤。

2.3 融合细胞

Wang 将骨髓 DC 与同基因的 RMA-S 淋巴瘤细胞融合，所形成 RMA-S/DC 融合细胞表达 MHC Ⅰ、MHC Ⅱ 和共刺激分子，以及 DC 特异的表面分子和肿瘤特异性膜表面分子。这种融合细胞可以加工并呈递肿瘤抗原，给小鼠免疫照射过的融合细胞可以在体内产生肿瘤特异性的 CTL。给小鼠预先输注融合细胞可以在一定程度上起保护性免疫作用。降低肿瘤的发生率，延长生存期。

2.4 转染抗原基因

另一种策略是用适当的载体将肿瘤抗原基因导入 DC 细胞，尤其是正常的 DC 细胞，编码产生 TAA 并由 DC 呈递到膜表面。将 ATT 基因转入 DC 可以通过不同的载体，包括质粒、细菌、病毒载体，也可以 RNA 直接转染细胞。重组的病毒疫苗的优点在于：（1）可以转染的细胞类型广泛；（2）转化效率高；（3）可以引起体液免疫和细胞免疫。载体可选择逆转录病毒、腺病毒和痘苗病毒载体。Gahn 等在体外用重组腺病毒将 LMP2a 基因转入 DC 细胞，修饰后的 DC 刺激 LMP2a 特异性的 CTL 增殖，并可以杀伤 LMP2a 表达量很低的 LCL 细胞。这说明肿瘤基因修饰的 DC 可以针对肿瘤抗原表达量低而逃避免疫的特点，成为免疫治疗的另一方法。

Colombo 等证实，给小鼠口服携带半乳糖苷酶基因的减毒疫苗，目的基因小肠的 APC 细胞中有转化。通过口服减毒疫苗向 APC 转染抗原基因可以避免在体外培养 DC 细胞。Gilboa 等试验证实，向 DC 中转染编码抗原的 RNA 也可产生抗原特异性 CTL。RNA 可以直接被未成熟的 DC 所摄取，但如果要转染成熟的 DC 就需要 cationic lipid 等转染剂了。Su 等将 LMP2a RNA 转入淋巴瘤病人自体不成熟的 DC 细胞中，转染过程不影响 DC 细胞的免疫表型和高表达 HLA-Ⅰ、Ⅱ类分子及共刺激分子的能力。与转入无关 RNA 的 DC 相比，转入

LMP2a RNA 的 DC 刺激自体淋巴细胞增殖的能力很强，可以同时刺激识别 LMP2a 的 $CD4^+$ 和 $CD8^+$ T 细胞的增殖。使用肿瘤的 RNA 无需已知肿瘤抗原，但同样也面临自身免疫的危险，尤其是和免疫增强剂如细胞因子同时使用的时候。血流系统肿瘤中获得性基因异常可以产生特异性 CTL 细胞。但是，由于肿瘤源性的 $CD34^+$ 细胞增殖性弱或者成熟性较高，所以在体外转染大量的肿瘤来源的 DC 较为困难。

3. 提高 MHC 分子和共刺激分子的表达水平

Kikuchi 等在体外用腺病毒将 CD40L 基因转入 DC 细胞中，然后给 B16 黑色素瘤或 CT26 结肠癌小鼠模型瘤内注射 $2×10^6$ 的 AdmCD40L-DC，发现转染了 CD40L 基因的 DC 可以持续抑制肿瘤的生长，并可延长小鼠的生存期。CD40L-DC 的数目减少到 $2×10^5$ 的时候抗肿瘤作用依然继续。注射到皮下接种的 CT26 肿瘤中的 CD40L-DC 细胞迁移到脾中，从而激活了免疫反应。在裸鼠背上平行接种 2 个 B16 肿瘤，一侧瘤内注射 CD40L-DC，另一侧不做处理，两侧肿瘤平行消退。将 CD40L-DC 免疫的小鼠的脾细胞接种到裸鼠上，可预防肿瘤的形成。这说明 CD40L-DC 细胞可以在体内产生肿瘤特异性免疫。

MHC Ⅰ 分子主要将抗原呈递给 $CD8^+$ 的 CTL 细胞，从广义上讲表达 MHC Ⅰ 的细胞也是抗原呈递细胞，如肿瘤细胞，但是肿瘤细胞往往 MHC 分子和共刺激分子的表达水平明显降低，因此提高肿瘤分子上 MHC 分子或共刺激分子的表达也是增强抗肿瘤免疫的方法之一。B 细胞本身就是一种抗原呈递细胞，但是正如 Wendtner 等提出，B 细胞肿瘤，包括多发性骨髓瘤上 B7 的表达量很低或不表达。作者将 B7-1 或 B7-2 基因包装在重组腺相关病毒载体上（rAAV），转染多发性骨髓瘤细胞株 LP-1 和 RPMI8826。与作为对照的 rAAV-neo-Lp1 细胞相比，rAAVB7-Lp1 细胞可以刺激 T 细胞 10 倍增殖，并分泌 IL-2 和 IFN-γ。[51]Cr 释放试验结果显示，rAAVB7-Lp1 细胞可引起针对 LP-1 细胞的细胞毒反应，而 rAAVneo-Lp1 细胞则不能，说明在肿瘤细胞中转染共刺激因子基因可以提高特异性抗肿瘤免疫。

4. 转入细胞因子基因

已有一些试验将细胞因子基因转入 DC 细胞，在体外及动物模型上均证实了这种经过改造的 DC 提高抗肿瘤免疫的作用。在血液肿瘤方面也有人将细胞因子基因转入肿瘤细胞，并得取了类似的肯定结果。Wen 等将 IL-12 基因和

CD80 基因连到 MSCV 逆转录载体（murine stem cell virus-based retroviral vector）上，转染入骨髓瘤细胞株 U266，使 U266 稳定表达 CD80 并分泌 IL-12 达 1 ng/24 h/10^6 细胞。经过改造的 U266 细胞与正常淋巴细胞的 MLR 反应增强，同时正常淋巴细胞对 U266 细胞的细胞毒反应和 IFN-γ 的分泌量均提高。Takahashi 等将 CD40L 基因和 IL-2 基因共转染到 B-NHL 细胞上，也得取了类似的结果。提示向肿瘤细胞中转入细胞因子基因也是抗肿瘤免疫的手段之一。

目前非特异性免疫治疗已经进入临床试验阶段，其抗肿瘤的作用是肯定的，但目前一般作为化疗、放疗等传统肿瘤治疗手段的一种辅助治疗，用于消灭放、化疗后残留的肿瘤负荷或用于癌症晚期身体状况不适合于激烈的放、化疗的病人。而对特异性免疫治疗虽然进行了大量的试验，已经取得了一些令人兴奋的结果，但对于主要还处于体外试验和动物实验阶段，在如何提高免疫反应的特异性和有效性方面还有待进一步研究，尤其是以下几方面的问题：（1）TAA 的选择；（2）可溶性蛋白质的特异性；（3）基因修饰 DC 的载体的选择；（4）DC 的来源和有效回输数量；（5）最佳给入途径和方法。相信随着研究的不断深入，免疫治疗会越来越多的用于肿瘤的治疗。

参考文献

[1] Appelbaum FR. Choosing the source of stem cells for allogeneic transplantation: no longer a peripheralissue. Blood, 1999, 84: 381.

[2] Dazzi F, et al. Donor lymphocyte infusions of relapse of chronic myeloid leukemia after allogeneic stem cell transplant: Where we now stand. Experimental Hematology, 1999, 27: 1477.

[3] Dlubek D, et al. G-CSF mobilized leukopheresis products, cellular characteristics and clinical performance in allografting. J Hematother, 1999, 8: 157.

[4] Elmaagacli AH, et al. The risk of residual molecular annd cytogenetic disease in patients with Philadelphia-chromosome positive first chronic phase myelogenous leukemia is reduced after transplantatuion of allogenetic peripheral blood stem cells compared with bone marrw. Blood, 1999, 94: 384.

[5] Gluckman E, Broxmeyer HE, et al. Hematopoietic reconstitution in a patient with Fanconi's anemia by means of umbilical cord blood from an HLA-identical sibling. New Engl J Med, 1989, 321: 1174.

[6] Gluckman E, et al. Outcome of cord blood transplantation from related and unrelated donors. New Engl J Med, 1997, 337, 6: 373.

[7] Kim DK, et al. Comparison of hematopoietic activities of human bone marrow and um-

bilical cord blood CD 34 positive and negative cells. Stem Cells，1999，17：286.

［8］Kolb HJ，et al. Graft-versus-leukemia effect of donor lymphocyte transfusions in marrow grafted patients. Blood，1995，86：2041.

［9］McNiece I，et al. Ex vivo expansion of hematopoietic progenitor cells：preliminary results in breastcancer. Hematol Cell Therpty，1999，41：82.

［10］Novelli EM，et al. Human hematopoietic stem/progenitor cells generate CD5[+] B lymphoid cells in NOD-SCID mice. Stem Cells，1999，17：242.

［11］Porter DL，et al. The graft-versus-leukemia effects of allogeneic cell therapy. Annu Rev Med，1999，50：369.

［12］Rubinstein P，et al. Outcome of 562 recipients of placental blood transplants from unrelated donors. New Engl J Med，1998，339，22：1575.

［13］Storek J，et al. Allogeneic peripheral blood stem cell transplantation may be associated with a high risk of chronic graft-versus-host disease. Blood，1997，90：4705.

［14］Sykes M，et al. Mixed lympho-hemapoietic chimerism and graft-versus-lymphoma Effects after non-myeloablative threapy and HLA-mismatched bone-marrow transplantation. Lancet，1999，353：1755.

［15］Welte K. Benefit of mismatched related donor（haploidentical）allotransplantation. In The New Aspects in Stem Cell Transplantation，Proceedings of the Kirin Educational Symposium 7，1999，p.10.

［16］Zikos P，et al. Allogeneic hemopoietic stem cell transplantation for patients with high risk acute lymphoblastic leukemia，favorable impact of chronic graft-versus-host disease on survival and release. Heamatologica，1998，83：896.

（原载：中国免疫学会血液免疫专业学会. 血液免疫专业学会成立暨学术交流大会论文汇编，2001.）

急性白血病患者胞苷脱氨酶活性改变的临床意义

赵晓甦[1] 孙志强[2] 江 滨[1△] 王德炳[1]

（1. 北京大学人民医院，北京大学血液病研究所，北京　100044；

2. 贵阳医学院附属医院血液科）

[摘要] **目的**：探讨不同病期急性白血病（AL）患者骨髓细胞内胞苷脱氨酶（CDD）活性与临床疗效的关系。**方法**：应用放射性同位素法检测 80 例急性白血病患者骨髓单个核细胞内 CDD 活性，并分析其与临床疗效的关系。**结果**：初治及难治复发组患者的 CDD 活性明显高于完全缓解（CR）组（$P < 0.05$）。CDD 活性与患者的年龄、性别、白血病分型及应用含有阿糖胞苷（Ara-C）方案的化疗效果等因素之间无明显相关性（$P > 0.05$）。**结论**：AL 患者细胞内 CDD 活性可能与疾病阶段相关，但它可能不是体外预测 Ara-C 疗效的独立指标。

[关键词] 白血病；急性病；胞苷脱氨酶；阿糖胞苷；放射性同位素

[中图分类号] R733.71　　　　[文献标识码] A

[文章编号] 1671-167X（2008）02-0181-04

The assay of intracelluar cytidine deaminase activity and its clinical significance in patient with acuteleukemia

ZHAO Xiaosu[1]，SUN Zhiqiang[2]，JIANG Bin[1△]，WANG Debing[1]

（1. Institute of Hematology，Peking University People's Hospital，Beijing 100044，China；2. Department of Hematology，The Affiliated Hospital of Guiyang Medical College）

[ABSTRACT] **Objective**：To investigate the relationship between the intracellular cytidine deaminase（CDD）activity and drug resistance in acute leuke-

Corresponding author semajl zhao xiaosu@gnajl com

mia （AL） of different stage. **Methods**：CDD activity of 80 AL patients was determined by radio active isotope assay. **Results**：CDD activity of previously untreated and refractory/relapse AL patients was much higher than that of patients in completere mission （$P < 0.05$）. There was no significant difference of CDD activity between previously untreated and refractory/relapse patients （$P > 0.05$）. The activity of CDD had no correlation with age，sex，classification of AL and effect of chemotherapy containing cytidine deaminase （Ara-C）. **Conclusion**：Intracellular CDD activity in AL patients may be related to the stages of the disease. It seemed that CDD might not be considered as an independent predictive factor for the drug healing efficacy of Ara-C.

［**KEY WORDS**］ Acute leukemia；Cytidine deaminase；Cytosine arabinoside；Radioactive isotope assay

阿糖胞苷（Ara-C）现已成为治疗急性白血病（AL）最有效的化疗药物之一，对 Ara-C 耐药可导致绝大多数急性白血病患者的治疗失败。Ara-C 经核苷载体进入细胞后经脱氧胞苷激酶（DCK）磷酸化生成其活性产物 Ara-CTP，同时经胞苷脱氨酶（CDD）迅速脱氨为无活性产物阿糖尿苷（Ara-U）。目前已有研究证实，在白血病细胞株中 CDD 活性增加导致的 Ara-C 在细胞内快速脱氨是其耐药机制中的一个主要因素，并认为治疗前的 CDD 活性与诱导治疗的效果相关，但目前关于该问题还存在着很多争议。为探讨不同病期 AL 患者细胞内 CDD 活性与临床疗效的关系，我们应用放射性同位素法检测 80 例 AL 患者骨髓单个核细胞（MNC）内 CDD 活性，并分析其与临床疗效的关系。

1. 资料与方法

1.1 研究对象

本研究中所有患者均签署知情同意书。80 例 AL 患者均来自北京大学血液病研究所，经形态学（M）、免疫表型（I）、细胞遗传学（C）、分子生物学（M）分型确诊。其中男 49 例，女 31 例；中位年龄 39（13~86）岁。初治 AL 组 31 例，复发难治组 27 例，完全缓解（CR）组 22 例。其中急性髓细胞性白血病（AML）61 例［M_0 1 例、M_1 2 例、M_2 21 例、急性早幼粒细胞白血病（APL）23 例、M_4 8 例、M_5 4 例、M_6 2 例］，急性淋巴细胞白血病（ALL）17 例，混合性白血病 2 例。复发及难治患者应用含标准剂量的 Ara-C 方案化疗，如 Ara-C 与米托蒽醌、VP-16、阿克拉霉素等药物联合。难治性白血病的诊断标准采用 Hiddemann 标准[1]。

1.2 实验方法

标本采集及 MNC 的分离：抽取 3 ml 骨髓，肝素抗凝，常规分离 MNC，−70 ℃保存备用。

细胞内 CDD 的提取：解冻标本，PBS 洗涤 2 次后调整计数细胞为 1×10^7 个。加入 CDD 缓冲液 1 ml，−70 ℃放置 24 h，取出解冻 2 h，反复 3 次。离心（10 000 r/min）5 min，留取上清液（含 CDD）待反应。显微镜下观察沉淀物为细胞碎片，证实细胞膜确实破碎。

体外酶反应：取 80 μl 含酶液加入 0.002 Ci/L 的 ^{3}H-ara-C（Amersham Biosciences 产品）溶液 20 μl 混匀。37 ℃水浴反应 120 min 后加入甲醇 300 μl 终止反应。冰上冷却 10 min，高速离心 10 000 r/min，5 min，取上清液待测。

过柱交换及测定放射性：将反应提取液过树脂柱（Amberlite，Dowex$_{50}$ W-H$^+$，Fluka 产品），用蒸馏水 20 ml 冲洗，同时收集冲洗液 20 ml，取其中 500 μl，加入 17 ml 闪烁液直至成均匀相，放入液体闪烁仪中测量读数。

1.3 统计学分析

脱氨酶活性以（液闪仪测量值−本底）$\times$40 为最终结果，组间比较用 t 检验，CDD 活性与临床疗效的判断用 χ^2 检验，所有数据均采用 SPSS11.0 软件进行处理。

2. 结果

2.1 AL 患者细胞内 CDD 的活性测定结果

在各组患者中，CDD 活性的个体差异较大，不同个体的活性值可相差几十甚至几百倍。初治组和难治复发组 AL 患者的 CDD 活性明显高于完全缓解组（$P<$0.05），而初治组与难治复发组的 CDD 活性差异无统计学意义（$P>$0.05，表1）。

表1　各组 AL 患者细胞内 CDD 的活性

Groups	Number	Range（cpm/10^7）	CDD activity（cpm/10^7）
Previously untreated	31	444.0～31 104.0	20 483.6±14 012.7*
Refractory	27	1 484.0～38 764.0	24 166.8±10 796.7*
Complete remission	22	156.0～31 168.0	9 577.6±10 186.0

* $P<$0.05，compared with complete remission group；cpm，counts perminute；CDD，cytidine deaminase。

2.2 AL 各亚型间 CDD 活性的比较

由表 2 可以看出在 AL 各组中，AML 和 ALL 患者骨髓单个核细胞内的 CDD 活性差异无统计学意义（$P>0.05$）。由于 APL 在治疗和疗效方面与其他型的髓性白血病有较大的不同，因此我们单独比较 APL 与非 APL 的 AML 患者的 CDD 活性值，表 2 显示各组 AML 患者中 APL 与非 APL 的 CDD 活性差异无统计学意义（$P>0.05$）。

2.3 患者性别、年龄与 CDD 活性的关系比较

由表 3 可见各组 AL 患者中男性和女性的 CDD 值相比较差异无统计学意义（$P>0.05$）。将患者以 50 岁为界分为两组来比较 CDD 活性的差异，AL 各组中两个年龄组的 CDD 活性差异也无统计学意义（$P>0.05$）。

2.4 同一患者治疗前后 CDD 活性的比较

本试验还对 5 例 AL 患者进行了治疗前后 CDD 活性的动态观察。从表 4 可看出，治疗前 CDD 活性较高的患者（病例 1、2、5）用含 Ara-C 的方案化疗后均未达到完全缓解，且化疗前后 CDD 活性变化不明显；而治疗前 CDD 活性较低的患者（病例 3、4）治疗后达到完全缓解，且 CDD 活性较治疗前明显降低。

2.5 CDD 活性与患者对化疗疗效的关系比较

2.5.1 初治组患者的 CDD 活性与化疗疗效的关系

初治组 AL 患者 CDD 活性的中位值为 21 856.0 cpm/10^7，随访其中 16 例患者，有 8 例患者在诱导化疗后获得完全缓解，CDD 均值为 26 977.5 cpm/10^7，7 例患者经治疗后证实为难治性白血病，CDD 均值为 24 764.5 cpm/10^7，1 例早期死亡。完全缓解与难治患者的 CDD 活性差异无统计学意义（$t=-0.281$，$P>0.05$）。在长期随访的 15 例患者中，CDD 活性值高于中位值的有 10 例，其中 5 例获得完全缓解，而低于中位值的有 5 例，其中 3 例获得完全缓解，χ^2 检验未发现差异有统计学意义（$\chi^2=0.134$，$P>0.05$）。

表 2　各组患者各亚型间 CDD 活性的比较

Groups	AML vs ALL	APL vs Other AML
Previously untreated (cpm/10^7)	20 202. 2±12 623. 4 vs 21 947. 2±21 761. 2	12 565. 6±11 528. 5 vs 14 585. 0±11 448. 5
n	26	20
Refractory (cpm/10^7)	24 378. 1±11 071. 6 vs 28 024. 0±6 510. 9	23 555. 2±12 454. 6 vs 24 721. 0±11 020. 7
n	17	8	5	12
Complete remission (cpm/10^7)	5 778. 0±6 446. 7 vs 10 422. 0±10 801. 9	12 580. 0±11 842. 8 vs 4 811. 2±4 544. 7
n	18	4	13	5

cpm，countsperminute；AML，acutemyelocytic leukemia；ALL，acute lymphocytic leukemia；APL，acute promyelocytic leukemia.

表 3 患者性别、年龄与 CDD 活性的关系比较

Groups	Male vs Female	Age$>$50 vs Age$<$50
Previously untreated (cpm/10^7)	11 358.7±9 546.2 vs 13 242.2±12 361.5	9 251.6±10 485.3 vs 13 797.1±11 104.0
n	15 16	10 21
Refractory (cpm/10^7)	26 321.7±11 878.9 vs 23 412.6±10 613.4	19 274.0±12 438.3 vs 25 017.7±10 562.0
n	7 20	4 23
Completere mission (cpm/10^7)	8 415.5±9 115.2 vs 10 241.7±11 025.3	3 714.0±5 700.5 vs 10 880.7±10 608.7
n	8 14	4 18

表 4　AL 患者治疗前后 CDD 活性值比较

State	Before therapy ($cpm/10^7$)	After therapy ($cpm/10^7$)	Effect
Previously untreated			
Patient1	20 548.0	32 984.0	NR
Patient2	31 104.0	25 976.0	NR
Refractory			
Patient3	6 788.0	5 892.0	CR
Patient4	13 460.0	468.0	CR
Patient5	33 376.0	27 912.0	NR

NR, non-remission; CR, complete remission.

2.5.2　难治复发组患者的 CDD 活性与化疗疗效的关系

难治复发组 AL 患者 CDD 活性的中位值为 27 912.0 $cpm/10^7$，随访其中 23 例患者，有 9 例患者在化疗后获得完全缓解，CDD 均值为 19 917.8 $cpm/10^7$，14 例患者经多次化疗仍未达到缓解，并最终死亡 2 例，CDD 均值为 24 558.9 $cpm/10^7$，完全缓解及持续未达到缓解患者的 CDD 活性之间，差异无统计学意义（$t = -0.993$，$P > 0.05$）。在随访的 23 例患者中，CDD 活性值高于中位值的有 10 例，其中 3 例获得完全缓解，而低于中位值的有 13 例，其中 6 例获得完全缓解，χ^2 检验未发现差异有统计学意义（$\chi^2 = 0.619$，$P > 0.05$）。

3. 讨论

Ara-C 为核苷类抗代谢药，是目前治疗髓性 AL 最有效的药物之一，对急性淋巴细胞白血病也有一定疗效，因此探讨 Ara-C 的耐药机制是预防和克服耐药、使患者达长期生存并最终获得治愈的关键之一。Ara-C 进入细胞后一方面在 DCK 的作用下迅速磷酸化成为有活性的三磷酸形式 Ara-CTP；另一方面又在 CDD 作用下迅速脱氨成为无活性的 Ara-U。有关 CDD 的研究主要集中在 CDD 酶活性与耐药的相关性及酶的多态性与功能方面。Steuart 等[2] 发现白血病细胞内 CDD 活性高的患者对标准剂量的 Ara-C 化疗无反应，提示 CDD 活性升高可能是 Ara-C 耐药的重要机制之一。

AL 患者细胞内 CDD 活性与所处的疾病阶段是否有关？Schroder 等[3] 对 36 例 AML 患者进行随访观察，发现初治及难治复发患者的 CDD 活性显著高于完全缓解组，同时还发现复发组患者的 CDD 活性明显高于初治组（$P=0.015$）。也有研究只对初治和复发患者进行了检测，而无完全缓解患者的检测结果[4]。本试验对不同疾病阶段的 AL 患者（初治、难治复发、完全缓解）均进行了检测，发现初治和难治复发组患者的 CDD 活性明显高于完全缓解组（$P<0.05$），这与 Schroder 等[3]的研究结果相同。根据以上结果我们初步认为，CDD 活性与疾病阶段相关，患者在处于未缓解期时细胞内 CDD 活性明显升高。在我们动态观察的 5 例患者中，处于未治和难治复发状态时的 CDD 活性均较高，而处于完全缓解状态时的 CDD 活性较低，这进一步证实了上述观点。

CDD 活性测定对于预测 Ara-C 敏感性是否有意义尚存在不同意见。德国一研究小组观察了统一治疗方案的 23 例初治 AML 患者，其中 9 例患者达到 CR，8 例在诱导治疗后未缓解，比较这两组患者未治疗时 CDD 酶活性的中位值后发现，完全缓解组 CDD 酶活性显著低于诱导不缓解组[3]，但 Mejer 等[5]及 Smyth 等[6]的试验却未得出 CDD 活性与 Ara-C 耐药有关的结果。本试验也就 CDD 活性对患者化疗疗效的影响进行了研究，也未发现 Ara-C 疗效与患者细胞内 CDD 活性有明显相关性。Neff 等[7]在一项包括 33 例 AML 患者的研究中发现，CDD 酶活性具有较大的个体差异，其与 Ara-CTP 形成之间没有逆相关关系，与 Ara-CTP 半衰期也不相关。因此我们认为 CDD 活性可能不是一个预测 AL 患者对 Ara-C 疗效的独立指标。

关于 CDD 活性与 AL 分型、患者性别、年龄的关系，国内一项对 31 例 AL 患者的研究曾发现，AML 组的 CDD 活性显著高于 ALL 组，年龄在 50 岁以上者的 CDD 活性是 50 岁以下者的 1.8 倍，未发现与性别有关[4]。本研究结果也未发现年龄和性别对 AL 各组患者细胞内 CDD 活性有影响。以前的研究多比较肯定 DCK 在 Ara-C 药效方面的作用，有研究认为，不同患者对 Ara-C 化疗反应有差别主要是因为患者细胞内 DCK 活性的高低可能与年龄和性别这两个因素相关，而 CDD 活性与年龄及性别无明显相关性[4]。Bergman 等[8]曾提出 AML 患者对 Ara-C 比 ALL 患者更加敏感，原因主要是由于白血病的原始粒细胞膜表面的核苷酸特异性转运载体多于原始淋巴细胞，而与细胞内 CDD 活性的高低关系不大。本研究在各疾病阶段 AL 患者中未发现 CDD 活性与 AL 分型有关，由于病例数有限，本研究结果还有待于大宗病例的证实。APL 是 AML 中比较特殊的亚型，在临床治疗方面有其特殊性，化疗对于 APL 的效果明显优于其他 AML 亚型[9]，而这些化疗方案中一般均含有 Ara-C。有研究认为 APL 患者对 Ara-C 反应较好是因为和其他型髓性白血病相比，APL 患者细胞内的 DCK 活性或 DCK/CDD 值更高，说明 Ara-C 可能是一种 APL 患者诱导缓解后的较理想的巩固化疗药物，但与患者细胞内的 CDD 活性高低无明显相关性[4]。本研究对比了各组患者中 APL 与非 APL 患者的 CDD 活性，未发现差异有统计学意义（$P>0.05$），因此我们认为患者细胞内的 CDD 活性高低并不是 APL 患者化疗效果好的主要影响因素。

Ara-C 被认为是目前治疗 AL 最有效的药物之一，关于其耐药机制的研究对指导临床用药和判断疗效都具有极其重要的意义。由于 Ara-C 的药代动力学的个体差异很大，AL 患者和正常人细胞内的 CDD 活性差异也较大，所以需要更大规模的临床试验详细分层来研究其在 Ara-C 耐药机制中的作用，明确 CDD 活性与 AL 患者疾病阶段、肿瘤负荷及 Ara-C 化疗疗效的关系。

参考文献

[1] Hiddemann W，Buchner T. Treatment strategies in acute myeloid leukemia（AML）. B. Second line treatment [J]. Blut，1990，60：163-171.

[2] Steuart CD，Burke PJ. Cytidine deaminase and the development of resistance to arabinosylcytosine [J]. Nature New Biol，1971，233：109-110.

[3] Schroder JK，Kirch C，Seeber S，et al. Structural and functional analysis of the cytidine deam inase gene in patients with acute myeloid leukemia [J]. Br J Haematol，1998，103：1096-1103.

[4] 陈芳源，陆虹旻，宣正华，等. 急性白血病细胞内 dCK 和 CDA 含量与临床疗效的关系 [J]. 上海医学，2001，24：266-269.

[5] Mejer J，Nygaard P. Cytosine arabinoside phosphory lation and deam ination in acute myeloblastic leukemiacells [J]. Leuk Res，1978，2：127-131.

[6] Smyth JF，Robins AB，Leese CL. The metabolism of cytosine ara binoside as a predictive test for clinical response to the drug in acute myeloid leukemia [J]. Eur J Cancer，1976，12：567-573.

[7] Neff T，Blau CA. Forced expression of cytidine deam inase confers resistance to cytosine arabinoside and gemcitabine [J]. Exp Hematol，1996，24：1340-1346.

[8] Bergman AM，Pinedo HM，Jongsma AP，et al. Decreased resistance to gemcitabine (2′,2′-difluorodeoxy citidine) of cytosine arabinoside resistant myeloblastic murine and rat leukemia cell lines：role of altered activity and substrate specificity of deoxycyti dinekinase [J]. Biochem Pharmacol，1999，57：397-406.

[9] Grignani F，Fagioli M，Alcalay M，et al. Acute promyelocytic leukemia：from genetics to treatment [J]. Blood，1994，83：10-25.

（2007-06-07　收稿）

（本文编辑：任英慧）

［原载：北京大学学报（医学版），2008，40（2）：181-184.］

二例血液肿瘤患者化疗后并发弥漫性肺泡出血——附文献复习

江　倩　杨申淼　江滨　卢冰冰　黄晓军　王德炳

[摘要] 目的：提高对血液肿瘤患者化疗后非感染性肺部并发症——弥漫性肺泡出血（DAH）的认识，探讨其发病原因和恰当的治疗方案。方法：报道2例分别患有急性淋巴细胞白血病和非霍奇金淋巴瘤患者化疗后 DAH 的症状和体征，实验室检查、X 线胸片或胸部 CT 结果以及治疗和转归。结果：2例患者在化疗后出现咳嗽、进行性呼吸困难、血红蛋白降低、低氧血症和 X 线胸片或胸部 CT 浸润影。例1还伴有发热，气管插管中吸出血性液体，例2伴有咯血。诊断为 DAH。2例患者均获益于中、大剂量糖皮质激素的治疗。结论：DAH 是一种为多种原因导致的、少见的、致死性的非感染性肺部并发症。强调本病的早期诊断、发现病因和及时、正规的治疗。

[关键词] 出血，肺泡，弥漫性；白血病；淋巴瘤；药物治疗，联合

Diffuse alveolar hemorrhage as a complication in patients with hematologic malignancies after chemotherapy: report of two cases and literature review

JIANG Qian，YANG Shenmiao，JIANG Bin，LU Bingbing，
HUANG Xiaojun，WANG Debing.
Institute of Hematology，Peking University，
People's Hospital，Beijing 100044，China.
Corresponding author：HUANG Xiaojun，E-mail：xjhrm@medmail.com.cn

[Abstract] Objective To study diffuse alveolar hemorrhage （DAH） in patients with hemotologic malignancies after chemotherapy and discuss the possible etiology and appropriate therapy. Methods：Symptoms，physical examina-

---

作者单位：100044　北京大学人民医院血液病研究所（江倩、杨申淼、江滨、黄晓军、王德炳），呼吸科（卢冰冰）

通信作者：黄晓军，Email：xjhrm@medmail.com.cn

tions, laboratory examination, chest radiographs or computed tomographic (CT) scans, treatments and outcomes of two patients with acute lymphoblastic leukemia (ALL) and non-Hodgkin lymphoma (NHL) each after chemotherapy were presented. **Results**: Both of the patients developed cough, progressive dyspena, a drop of hemoglobin level, hypoxemia and widespread pulmonary infiltrate on chest radiographs or CT scans after chemothrapy. Morever, case 1 (ALL) had high fever and bloody fluid drained from the intubation of mechanical ventilation, case 2 (NHL) developed continual hemoptysis. They were diagnosed as DAH and improved significantly after intermediate-or high-dose corticosteroid therapy. **Conclusions**: DAH is a rate fatal acute noninfectious pulmonary complication in patients with hemotologic malignancies after chemotherapy. Early accurate diagnosis, identifying the underlying cause and appropriate treatment are critical for the management of DAH.

[**Key words**] Hemorrhage, diffuse, pulmonary alveoli; Leukemia; Lymphoma; Drug therapy, combination

　　血液肿瘤患者化疗后发生的肺部并发症中绝大部分是细菌、真菌或病毒所致的感染，小部分为心源性或非心源性肺水肿、白细胞淤滞、白血病细胞溶解性肺病和间质性肺炎等。我们首次报道我所诊治的 1 例急性白血病和 1 例恶性淋巴瘤患者化疗后十分少见的非感染性肺部并发症——弥漫性肺泡出血（DAH），复习文献并探讨可能的病因和恰当的治疗。

临床资料

　　例 1　患者，女，42 岁。因确诊急性淋巴细胞白血病 B 细胞型于 2005 年 11 月 4 日入院。入院后检查，血常规：WBC $236.8×10^9$/L，分类：原始淋巴细胞占 0.98，Hb 75.0 g/L，BPC $69.0×10^9$/L。经地塞米松 10 mg/d×7 d 治疗后，2005 年 11 月 11 日起予以 CODP 方案（环磷酰胺 1.2 g 第 1 天；长春地辛 4 mg 每周 1 次，共 4 次；柔红霉素 60 mg/d 第 1、2 天，40 mg 第 3 天；地塞米松 10 mg/d 第 1～21 天，第 22～28 天减量停用）化疗。2005 年 12 月 9 日骨髓达完全缓解。此后，血细胞逐渐恢复。肝肾功能以及凝血酶原时间（PT）、部分凝血活酶时间（APTT）、纤维蛋白原（Fg）、D-二聚体（D-Dimer）、纤维蛋白降解产物（FDP）始终正常。血清免疫学检查均为阴性。

2005 年 12 月 14 日，患者在白细胞和中性粒细胞绝对计数（ANC）处于迅速上升的过程中出现干咳、发热、呼吸困难进行性加重，查体：体温 39.5～40.2 ℃，呼吸 40 次/分，心率 120 次/分，双肺未闻啰音。2005 年 12 月 19 日，血气分析：$PaCO_2$ 30.1 mmHg，PaO_2 72.9 mmHg，pH7.53。X 线胸片示双肺纹理增重、模糊，小片状絮状影。拟诊肺部感染。予以多种广谱抗生素联合治疗均无效。2005 年 12 月 22 日，患者病情恶化：呼吸 56 次/分，心率 138 次/分，血压正常。血气分析（氧流量 5 L/min）：$PaCO_2$ 39.9 mmHg，PaO_2 57 mmHg，pH 7.54。氧合指数为 100 mmHg。锁骨下静脉插管检测中心静脉压为 8 cmH_2O。X 线胸片呈双肺弥漫性浸润影（图 1）。诊断：急性呼吸窘迫综合征。立即予以气管插管及呼吸机辅助通气（呼气末气道内正压为 15 cmH_2O）。数小时后体温降至 38.0 ℃以下，氧合指数逐渐改善（次日＞300 mmHg），气管插管内吸出大量黄白痰。2005 年 12 月 25 日，气管插管内持续吸出大量血性痰液。患者无其他部位出血。血常规 WBC $6.9×10^9/L$、Hb 59.0 g/L、BPC $10.0×10^9/L$，PT、APTT 和 FIB 正常。诊断：DAH。

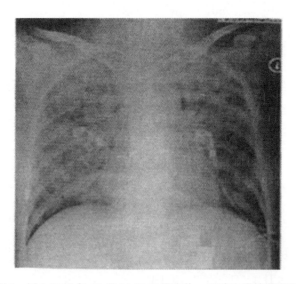

图 1　例 1 2005 年 12 月 22 日 X 线胸片：双肺弥漫性浸润影

连续输注血制品（红细胞、血小板和新鲜血浆）5 d 后引流物颜色明显变浅、转为白色，欲拔除气管插管，因气囊放气过程中再次吸出大量血性分泌物而放弃，并维持原治疗。2006 年 1 月 4 日成功拔除气管插管。呼吸机支持后 X 线胸片较前略有好转。发病前后血常规和凝血指标见表 1。

2006 年 1 月 7 日，患者咳嗽和呼吸困难再现，咯血痰。氧合指数 245 mmHg。

表 1　2 例患者 DAH 发生前后的血常规和出凝血指标

例号	检测日期	血常规				出凝血指标				
		WBC (×10⁹/L)	ANC (×10⁹/L)	Hb (g/L)	BPC (×10⁹/L)	PT (s)	APTT (s)	Fg (mg/L)	FDP (mg/L)	D-Dimer (μg/L)
1	DAH 前									
	2005-12-10	2.45	0.38	83.1	326.0	12.0	30.1	3565.5	<5	225.00
	2005-12-12	3.33	1.42	84.6	239.6					
	DAH 后									
	2005-12-16	7.61	6.56	84.4	240.0					
	2005-12-21	7.93	7.11	68.9	180.0	11.9	26.2	4516.7	>20	1903.75
	2005-12-25	6.90	5.56	59.0	10.0	14.3	27.9	2220.0	>20	20 000.00
	2005-12-26*	7.14	5.72	71.5	60.3	14.1	32.4	1572.6	>20	7804.73
	2005-12-31*	7.54	6.14	90.5	131.2	14.9	28.7	3050.0	>20	5300.00
2	DAH 前									
	2006-02-13	4.10	3.10	73.3	40.4	13.9	49.6	2381.0	<5	200.00
	2006-03-02	2.41	1.81	78.0	24.5					
	DAH 后									
	2006-03-03	2.95	2.01	68.2	5.4					
	2006-03-05*	1.80	1.12	75.0	6.0	19.5	48.7	720.0	>5	350.00
	2006-03-06*	1.59	0.62	64.9	48.5	17.9	48.8	879.0	>20	528.60
	2006-03-08*	0.71	0.23	71.5	71.4	15.5	40.8	1598.0	>20	1108.30

注：* 输注血制品后

X 线胸片示双肺浸润影较前加重。2006 年 1 月 11 日，在抗感染和输注血制品等支持治疗的同时加用甲泼尼龙 80 mg/d（分 2 次），症状部分缓解，但很快反复。2006 年 1 月 18 日，胸部 CT 示双肺纹理模糊，多发斑片状致密影及毛玻璃影，双侧胸腔积液，心包积液。提高甲泼尼龙剂量为 100 mg/d（分 2 次），1 d 后症状及氧合指数显著改善，3 d 后甲泼尼龙逐渐减量。2006 年 2 月 5 日，胸部 CT 证实出血和积液明显吸收。患者发病过程中血、痰培养始终未发现病原菌。

为延续白血病的治疗，2006 年 1 月 20 日和 2 月 2 日在应用甲泼尼龙的同时给予长春地辛 4 mg。2006 年 2 月 3 日，患者出现肠麻痹和尿潴留（分析为长春地辛的神经毒性），3 d 后死于肠麻痹继发腹膜炎、感染中毒性休克。

例 2　患者，男，68 岁。因高热 5 d 于 2006 年 2 月 10 日入院。入院后检查，血常规：WBC 4.1×10^9/L，Hb 73.3 g/L，BPC 40.4×10^9/L，血液生化检查：白蛋白 21.1 g/L，AST 45 U/L，总胆红素 111.2 μmol/L，直接胆红素 51.7 μmol/L，尿素氮、肌酐正常。APTT 49.6 s，其他凝血指标正常。血清免疫学检查均为阴性。超声心动图显示心脏功能正常。经骨髓病理学检查确诊为非霍奇金淋巴瘤 Ⅳ B 期（肝脏、骨髓受累），弥漫大 B 细胞型。

2006 年 2 月 20 日，患者出现轻度咳嗽并咯少量白色痰液，X 线胸片显示双下肺纹理重，痰培养发现金黄色葡萄球菌、粪肠球菌和琼适不动杆菌。诊断：双肺支气管炎。经广谱抗生素治疗后症状明显减轻。

2006 年 2 月 28 日起予以 R-COP 方案（利妥昔单抗 600 mg，第 1 天；环磷酰胺 600 mg/d，第 3、4 天；长春地辛 4 mg，第 3 天；甲泼尼龙 60 mg/d，第 3～7 天）化疗。2006 年 3 月 3 日第 2 次应用环磷酰胺后数小时，患者出现咳嗽、痰中带血丝和呼吸困难，无其他部位出血。查体：呼吸 30 次/分，血压 150/90 mmHg，心率 133 次/分，双肺未闻啰音。血常规 WBC 2.95×10^9/L、Hb 68.2 g/L、BPC 5.4×10^9/L。拟诊急性左心衰竭、肺部感染，予以强心、利尿、扩血管、加强抗感染和输注血制品等治疗，病情无改善。

2006 年 3 月 6 日，患者咯大口鲜血和痰，且呼吸困难明显加重。血气分析：$PaCO_2$ 40.0 mmHg，PaO_2 41.4 mmHg，pH7.48，氧合指数 197 mmHg。X 线胸片呈双肺弥漫性浸润影（图 2）。诊断：DAH。在原治疗的基础上（包括化疗的组成之一甲泼尼龙 60 mg/d）加大甲泼尼龙剂量为 200 mg/d（分 2 次），次日症状及氧合指数显著改善，4 d 后症状全部消失、氧合指数＞30 mmHg，1 周后 X 线胸片显示肺部出血明显吸收。发病前后血常规和凝血指标见表 1。患者发病期间痰培养结果同发病前。

2006 年 3 月 21 日，患者接受第 2 次化疗（化疗方案中以表阿霉素替代环磷酰胺，余同首次），过程顺利，淋巴瘤病情缓解后出院。

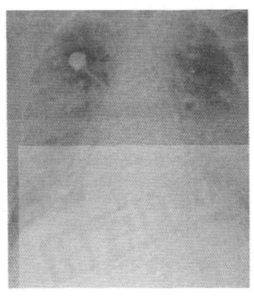

图2 例2 2006年3月6日X线胸片：双肺弥漫性浸润影

讨 论

DAH是一种由多种原因引发的少见的、高度致死性的、肺泡微循环损伤、炎症和（或）细胞因子释放所导致的临床综合征，表现为干咳、呼吸困难、低氧血症、X线胸片显示肺部浸润影、支气管肺泡灌洗（BAL）回收物呈血性等的一组临床急症[1-5]。DAH的曾用名为肺内出血（intrapulmonary hemorrhage）、肺泡出血（pulmonary alveolar hemorrhage）、肺毛细血管出血（pulmonary capillary hemorrhage）、肺微血管出血（microvascular lung hemorrhage）等。

多数学者认为，DAH应专指由非感染性和非心源性因素所诱发的疾病症候群。常见的病因包括：

1. 免疫性疾病，如Wegener肉芽肿、Goodpasture综合征、系统性红斑狼疮等；

2. 出凝血异常，如免疫性或血栓性血小板减少性紫癜；

3. 原发性，如原发性肺含铁血黄素沉着症；

4. 药物：

（1）细胞毒药物，如环磷酰胺、白消安、环己亚硝脲、博来霉素、丝裂霉素等；

（2）非细胞毒药物，如胺碘酮、青霉胺、呋喃妥因、维A酸、柳氮磺胺嘧啶、甲亢平、丙硫氧嘧啶、可卡因等；

（3）抗凝剂、溶栓剂、抗血小板制剂；

5. 毒物，如氧中毒；

6. 放射线；

7. 造血干细胞移植（HSCT）；

8. 其他，如肺静脉阻塞性疾病、肺毛细血管瘤等[1-4]。

DAH 的组织病理学变化分为急性期的渗出性病变和慢性期的增殖性病变[1-3]。急性期表现为肺泡腔内出血，可见吞噬含铁血黄素的巨噬细胞和纤维蛋白，Ⅰ型肺泡上皮细胞变性、脱落、坏死，Ⅱ型肺泡上皮细胞增生。肺间质出血、水肿、存在或缺如血管炎的特征（肺泡隔膜增宽、炎性细胞浸润、纤维蛋白性血栓形成、毛细血管壁纤维素样坏死等），直接免疫荧光染色可见免疫复合物沉积（见于某些免疫性疾病）。慢性期表现为不同程度的肺间质纤维化。

DAH 的症状为干咳、进行性呼吸困难和发热，咯血并非必需。实验室检查包括：血常规示血红蛋白下降，血气分析示低氧血症，X 线胸片/胸部 CT 肺部呈单侧或双侧弥漫性浸润或实变影，少数伴有胸腔积液，纤维支气管镜采集 BAL 回收物呈血性或镜检发现吞噬含铁血黄素的巨噬细胞。DAH 的诊断主要依靠症状和实验室检查，其中，呼吸困难、贫血、缺氧和 X 线胸片/胸部 CT 肺部浸润的程度是评估病情轻重的指标。另外，还应注意尿常规或肾功能、血清免疫学指标（如抗中性粒细胞胞质抗体、抗核抗体、抗肾小球基底膜抗体和抗心磷脂抗体等）和出凝血功能，必要时可进行肺或肾活检以利诊断。

由于 DAH 的临床表现并不特异，尤其是疾病早期，因此易被误诊。本病应注意与感染、心源性肺水肿、出凝血异常的疾病［如弥散性血管内凝血（DIC）］和肺内局部病变（如感染、肿瘤或血管异常）等相鉴别。

本组 2 例患者在发病初期出现咳嗽、呼吸困难或发热、无或仅有少量咯血以及 X 线胸片异常时均被当做严重的"肺部感染"诊治，例 2 痰培养中曾发现病原菌更混淆了诊断，而且还被疑诊为"急性左心衰竭"。显示，早期识别 DAH 确有一定的难度。有的作者曾强调 BAL 在 DAH 诊断中的重要性，特别是当缺少咯血症状时，不仅可以证实肺内出血的存在，而且可以协助检测有无病原菌感染。尽管局限性肺出血在血液肿瘤化疗患者尸解的检出率不低，但 DAH 只占 1.9%～6.1%，生前诊断者更是寥寥无几，我们仅检索到 10 余篇相关报道[6-15]，其中，半数为经尸解或肺活检病理证实。因此。发病较少是 DAH 易被忽视的另一原因。

文献所及血液肿瘤患者化疗后 DAH 的病因主要为非感染性疾患[6-12]，少数为感染[13-15]；前者包括白细胞肺内淤滞或白血病细胞溶解性肺病，以及急性早幼粒细胞白血病合并 DIC 或维 A 酸综合征等；后者的病原体为嗜麦芽窄食假单胞菌或曲霉菌。该 2 例患者发生 DAH 的原因不明，分析可能有：

1. 细胞毒药物（环磷酰胺）诱导的肺毒性：细胞毒药物通过对肺泡上皮细胞和血管内皮细胞的直接毒性，以及激活肺小血管的炎症免疫过程介导弥漫性肺损伤（DAD）和 DAH 等肺毒性，其中，DAD 是白血病/淋巴瘤患者放/化疗或 HSCT 后最主要的（约 55%）的肺部病理改变[16]。DAH 常发生在 DAD 的基础上和过程中。环磷酰胺是最常见的引发肺毒性的细胞毒药物之一，临床上表现为急性发作（用药后不久）或延迟发作（用药后数月～数年）。其剂量与肺毒性之间无显著的相关性，但大剂量时 DAH 的发生率明显增加。动物实验证实，环磷酰胺的肺毒性主要取决于给药时机体的肿瘤负荷[17]。本组 2 例初诊血液肿瘤患者分别在应用环磷酰胺后 1 月余和数小时发生 DAH，高度怀疑与此药相关。

2. ANC 的恢复：在自体或异基因 HSCT 后，中性粒细胞植活与 DAH 发病显著相关已越发为人们所重视[4,5,18]。可能的机制为移植后中性粒细胞回归、聚集于肺内血管，通过释放蛋白酶、氧自由基、炎性介质或细胞因子（如脂多糖、IL-1β、IL-6、IL-8、IL-12 和肿瘤坏死因子 α 等）启动并维持了肺血管内皮细胞的损伤[19]。本组例 1 恰在化疗后 ANC 由低谷迅速升高的过程中发生 DAN，高度怀疑与 ANC 的恢复相关。

3. 红细胞变形性差：研究发现，患有白血病和某些实体瘤的小鼠较正常者体内红细胞的变形能力显著降低[20]。此特点可能形成本组患者肺小血管内细胞的缺氧性损伤，参与 DAH 的发生。

4. 出凝血异常：本组患者在 DAH 发作过程中出现了程度不等的血小板和凝血因子减少，分析原因为：

（1）出血对血小板和凝血因子的消耗；

（2）原发病所致的血小板减少和凝血因子生成障碍（例 2）；

（3）化疗的影响（例 2）。

2 例均未能通过血制品替代治疗阻止病情进展，提示，出凝血异常不是导致 DAH 的原因，但很可能加重了出血的程度。

2 例患者在 DAH 发病前或过程中疑存在肺部感染，但疾病迅速控制得益于中、大剂量糖皮质激素而非加强抗感染力度，显示，感染不是 DAH 的主要原因。

DAH 的治疗包括：

（1）针对病因：疑为药物诱导的 DAH 应立即停药。

（2）首选糖皮质激素：适合于各种原因所致的 DAH。常规用法为甲泼尼龙 150～500 mg，6 h 1 次，至少 250 mg/d，3～5 d 后逐渐减量，2～3 个月减完。一般给药 24～48 h 后起效，2 周后 X 线胸片/胸部 CT 肺部出血消失，但重症者影像学完全正常会稍晚。大剂量糖皮质激素与较好的预后显著相关，低剂量甲泼尼龙无异于不治疗[21]。

（3）环磷酰胺：与糖皮质激素联合适用于免疫性疾病引发的 DAH。

（4）其他：硫唑嘌呤、利妥昔单抗、丙种球蛋白和血浆置换等可作为治疗难治的、免疫性疾病引发的 DAH 的选择。

（5）支持治疗：呼吸机辅助通气、纠正缺氧对呼吸衰竭者最为重要。此外，输注血小板、补充凝血因子以及防治感染等也不容忽视[1-2]。

本病预后较差，各种原因所致 DAH 的病死率为 30%～100%，其中，药物诱导的达 50%～100%。主要死因为呼吸衰竭，少数为治疗相关并发症或原发病进展。DAH 的预后取决于能否及早认识本病、发现病因并予以正确的治疗[1-3]。

例 1 在诊断 DAH 后一度仅注重支持治疗，糖皮质激素应用较晚且初期剂量偏小（80 mg/d）导致疾病迁延、反复；例 2 在应用甲泼尼龙 60 mg/d 的情况下发生 DAH 并日益恶化，增加甲泼尼龙剂量后 2 例病情均迅速改善。证实中、大剂量糖皮质激素早期应用是挽救 DAH 患者的唯一疗法。例 1 的直接死因为肠麻痹继发腹膜炎、感染中毒性休克，恐与大剂量糖皮质激素导致白血病化疗患者免疫功能进一步低下不无关联。总之，DAH 是血液肿瘤患者化疗后多种原因导致的一种少见的、致死性的非感染性肺部并发症。应提高临床医生对本病的认识，并强调早期诊断、发现病因和及时、正规的治疗。

参考文献

[1] Collard HR，Schwarz MI. Diffuse alveolar hemorrhage. Clin Chest Med，2004，25：583-592.

[2] Specks U. Diffuse alveolar hemorrhage syndromes. Curr Opin Rheumatol，2001，13：12-17.

[3] Schwarz MI，Fontenot AP. Drug-induced diffuse alveolar hemorrhage syndromes and vasculitis. Clin Chest Med，2004，25：133-140.

[4] Afessa B，Tefferi A，Litzow MR，et al. Diffuse alveolar hemorrhage in hematopoietic stem cell transplant recipients. Am J Respir Crit Care Med，2002，166：641-645.

[5] Cohen S. Diffuse pulmonary hemorrhage：evolutionary "flaw" or consequence of evolutionary progress? Am J Med Sci，2002，323：130-139.

[6] Colde DW，Drew WL，Klein HZ，et al. Occult pulmonary haemorrhage in leukaemia. Br Mcd J，1975，2：166-168.

[7] Wurthner JU，Kohler G，Behringer D，et al. Leukostasis followed by hemorrhage complicating the initiation of chemotherapy in patients wiht acute myeloid leukemia and hyperleukocytosis：a clinicopathologic report of four cascs. Cancer，1999，85：368-374.

[8] Thiery G，Rousselot P，Parrot A，et al. Acute monocytic leukemia presenting as acute

respiratory failure. Am J Respir Crit Care Med，2003，167：1329-1333.

[9] Wan TS，Yip SF，Yeung YM，et al. Fatal diffuse alveolar damage complicating acute myeloid leukemia with abnormal eosinophils and trisomy X. Ann Hematol，2002，81：167-169.

[10] Raanani P，Segal E，Levi I，et al. Diffuse alveolar hemorrhage in acute promyelocytic leukemia patients treated with ATRA-a manifestation of the basic disease or the treatment. Leuk Lymphoma，2000，37：605-610.

[11] Nicolls MR，Terada LS，Tuder RM，et al. Diffuse alveolar hemorrhage with underlying pulmonary capillaritis in the retinoic acid syndrome. Am J Respir Crit Care Med，1998，158：1302-1305.

[12] Saka H，Ito T，Ito M，Diffuse pulmonary alveolar hemorrhage in acute promyelocytic leukemia. Intern Med，1992，31：457-458.

[13] Elsner HA，Duhrsen U，Hollwitz B，et al. Fatal pulmonary hemorrhage in patients with acute leukemia and fulminant pneumonia caused by Stenotrophomonas maltophila. Am Hematol，1997，74：155-161.

[14] Rousseau A，Morcos M，Amrouche L，et al. Lethal pulmonary hemorrhage caused by a fulminant Stenotrophomonas maltophilia respiratory infection in an acute myeloid leukemia patient. Leuk Lymphoma，2004，451：1293-1296.

[15] Bernard A，Loire J，Caillot D，et al. Emergency lung resections for invasive aspergillosis in neutropenic patients. Ann Chir，1995，49：849-853.

[16] Doran HM，Sheppard MN，Collins PW，et al. Pathology of the lung in leukaemia and lymphoma：a study of 87 autopsies. Histopathology，1991，18：211-219.

[17] Cohen MH，Matthews MJ. Chemotherapy-induced pulmonary toxicity in mice bearing L1210 leukemia. Oncology，1983，40：132-137.

[18] Robbins RA，Linder J，Stahl MG，et al. Diffuse alveolar hemorrhage in autologus bone marrow transplant recipients. Am J Med，1989，87：511-518.

[19] Kharbanda S，Panoskaltsis-Mortari A，Haddad IY，et al. Inflammatory cytokines and the development of pulmonary complications after allogeneic hematopoietic cell transplantation in patients with inherited metabolic storage disorders. Biol Blood Marrow Transplant，2006，12：430-437.

[20] Cohen MH. Impairment of red blood cell deformability by tumor growth. J Natl Cancer Inst，1979，63：525-526.

[21] Metcalf JP，Rennard SI，Reed EC，et al. Corticosleroids as adjunctive therapy for diffuse alveolar hemorrhage associated with bone marrow transplantation. University of Nebraska Medical Center Bone Marrow Transplant Group. Am J Med，1994，96：327-334.

（收稿日期：2006-04-29）

［原载：中华血液学杂志，2007，28（4）：230-234.］

其他临床研究论文（仅收录篇名）

[1] 鲍立，江滨，王德炳，陈珊珊，邱镜滢，卢锡京，黄晓军，陆道培. 高白
    细胞急性早幼粒细胞白血病的临床研究 ［J］. 中国综合临床，2007，（7）：
    606-608.

[2] 王蔚，江滨，鲍立，路瑾，黄晓军，王德炳，陆道培. 氟达拉滨联合阿糖
    胞苷治疗难治/复发急性淋巴细胞白血病 32 例临床报告 ［C］. //中华医学
    会血液学分会第八届全国白血病研讨会暨第五届全国难治性白血病学术研
    究会论文汇编. 2006：63-66.

[3] 鲍立. 江滨，黄晓军，王德炳，邱镜滢，卢锡京，陈欢，陆道培. Ph 阳
    性急性淋巴细胞白血病的临床研究 ［J］. 中华血液学杂志，2005，26
    （1）：34-37.

[4] 石红霞，江滨，丘镜滢，卢锡京，傅剑锋，王德炳，陆道培. 成人 t（8；
    21）急性髓系白血病 M2 型治疗方案及预后分析 ［J］. 中华血液学杂志，
    2005，26（8）：481-484.

[5] 鲍立，江滨，黄晓军，王德炳，邱镜滢，卢锡京，路瑾，石红霞，王峰
    荣，陆道培. 难治性复发成人急性淋巴细胞白血病的治疗 ［J］. 北京大学
    学报（医学版），2005，37（4）：355-357.

[6] 邱镜滢，朱伟，张艳，陈珊珊，江滨，史惠琳，师岩，何琦，党辉，王德
    炳，陆道培. Ph 染色体阳性急性性白血病细胞遗传学及临床研究 ［J］. 中
    国实验血液学杂志，2005，13（3）：358-363.

[7] 尉岩，闫晨华，史惠琳，刘艳荣，邱镜滢，江滨，王德炳. 骨髓形态学在
    单核细胞白血病诊断中的作用 ［J］. 中华放射医学与防护杂志，2005，
    （4）：354-356.

[8] 孔圆，江滨，王德炳，刘开彦，黄晓军，卢锡京，孙志强，陆道培. 80 例
    青少年急性淋巴细胞白血病 MICM 分型与临床预后分析 ［J］. 中华血液学
    杂志，2004，25（7）：39-42.

[9] 鲍立，江滨，黄晓军，石红霞，路瑾，王峰荣，王德炳，陆道培. 难治复
    发急性淋巴细胞白血病的治疗 ［A］. 中华医学会血液学分会. 中华医学会
    第八次全国血液学学术会议论文汇编 ［C］. 中华医学会血液学分会，
    2004：2.

[10] 孔圆，江滨，王德炳. Ph 染色体阳性青少年急性淋巴细胞白血病 MICM
    分型与临床预后分析 ［A］. 中国免疫学会血液免疫专业分会. 第三届全

国血液免疫学学术大会论文集［C］. 中国免疫学会血液免疫专业分会，2003：2.

［11］孙志强，江滨，赵晓甦，鲍立，吴彤，卢锡京，孔圆，王德炳. 急性白血病病人骨髓细胞胞苷脱氨酶基因表达的研究［J］. 中国实验血液学杂志，2003，11（3）：246-250.

［12］高体玉，慈云祥，付爽，王德炳. 应用傅立叶变换红外光谱研究白血病骨髓血红细胞［J］. 北京大学学报（自然科学版），2001，（2）：192-196

［13］高体玉，慈云祥，付爽，王德炳. 急/慢性粒细胞白血病患者骨髓血细胞的 FTIR 研究［J］. 高等学校化学学报，2001，（6）：908-911.

［14］杨钟波，江滨，任汉云，丘镜滢，王贺，王德炳. 两性霉素 B 治疗恶性血液肿瘤合并真菌感染 40 例临床分析［J］. 中华内科杂志，2001，40（11）：757-759.

［15］李莉，陈英玉，郑蕊，马大龙，王德炳. 几种不同方式诱导 Jurkat 细胞凋亡过程中 TFAR19 的表达［J］. 中国实验血液学杂志，2000，8（2）：81-84.

［16］高体玉，慈云祥，付爽，王德炳. 急、慢性粒细胞白血病患者骨髓血红细胞的 Fourier 变换红外光谱研究［C］. //2000 年中国博士后学术大会会议论文集. 2000：216-220.

［17］程淑琴，邱镜滢，陆道培，洪波，刘辉，党辉，何琪，师岩，王德炳. 染色体原位杂交检测 28 例急性早幼粒细胞白血病残留病变［J］. 北京医科大学学报，2000，32（1）：49-52.

［18］陈育红，傅剑峰，杜小红，邱镜滢，王德炳，陆道培. 米托蒽醌为主的联合化疗治疗急性髓细胞性白血病 126 例疗效分析［J］. 中华内科杂志，1999，38（6）：377-379.

［19］苏琳，任汉云，王德炳，等，真性红细胞增多症及血栓并发症发病机理研究进展［J］. 临床血液学杂志，1999，12（1）：43.

［20］任新萍，王德炳，李怀娜，慈云祥. 足叶乙甙诱导 HL-60 细胞凋亡过程中电化学行为的研究［J］. 中华血液学杂志，1999，20（2）：25-27.

［21］郑蕊，王德炳，付剑峰等. 杂合性急性白血病 9 例分析［J］. 北京医科大学学报，1999，31（2）：169-171.

［22］邱镜滢，张伟华，王德炳，付剑峰，何琦，师岩，陆道培. 银屑病与白血病的关系——附 33 例报告［J］. 北京医科大学学报，1999，31（1）：87-89.

［23］程康，伏爽，王德炳，冯军，慈云祥. 应用电化学方法分析 K562 细胞凋

亡（英文）[J]. 中国实验血液学杂志，1998，6（1）：69-75.

[24] 任新萍，高晖，王申五，王德炳. 急性白血病化疗和体内细胞凋亡关系的研究 [J]. 中华肿瘤杂志，1998，（3）：31-32.

[25] 黄晓军，付剑锋，段萱，王德炳，陆道培. 急性白血病完全缓解后巩固维持化疗的长期随访 [J]. 中华内科杂志，1998，37（10）：695-696.

[26] 任新萍，蒋宜彬，王申五，王德炳. RT-PCR 检测 bcl-2 在急性髓细胞白血病的表达及其临床意义 [J]. 中国实验血液学杂志，1998，6（1）：79-80.

[27] 洪波，丘镜滢，史慧琳，何琦，谭家怀，师岩，党辉，荣亿迎，王德炳，陆道培. 染色体原位抑制杂交在急性早幼粒细胞白血病研究中的应用 [J]. 北京医科大学学报，1998，30（1）：29-31.

[28] 任新萍，王德炳，付剑锋，丘镜滢，单福香，卢锡京，段萱，江滨，陆道培. 全反式维甲酸治疗急性早幼粒细胞白血病并发维甲酸综合征七例临床分析 [J]. 中华内科杂志. 1998，37（6）：416.

[29] 伏爽，杨耀明，程康，郭乃榄，王德炳. PCR 法检测急性淋巴细胞性白血病患者骨髓移植后残留白血病细胞 [J]. 北京医学大学学报，1998，30（4）：81.

[30] 吴萍娜，韩伟，江倩，史慧琳，尉岩，缪莉婷，叶静，王德炳. 骨髓涂片显示细胞增生低下患者的骨髓涂片和骨髓切片的对比观察 [J]. 北京医科大学学报，1998，30（3）：284-286.

[31] 丘镜滢，柴晔，何琦，党辉，师岩，洪波，史惠琳，王德炳，陆道培. 从核型演变探讨骨髓增生异常综合征的发病机制 [J]. 北京医科大学学报，1997，29（3）：207-210.

[32] 黄晓军，苏文，傅剑峰，王德炳. 硫鸟嘌呤致严重肝损害死亡 1 例报告 [J]. 北京医科大学学报，1997，29（3）：288.

[33] 丘镜滢，谭家怀，洪波，陈珊珊，何琪，党辉，范红，陆道培，王德炳. 急性早幼粒细胞白血病的形态学、免疫学和细胞遗传学检测的临床意义 [J]. 北京医科大学学报，1997，29（4）：333-335.

[34] 任新萍，王德炳，傅剑锋，丘镜滢，单福香，卢锡京，史琪，段萱，陆道培. 全反式维甲酸治疗急性早幼粒细胞白血病 60 例 [J]. 北京医科大学学报，1997，29（3）：221-223.

[35] 段萱，傅剑锋，黄晓军，吴继颖，韩晓光，张鸣，王德炳. 中剂量阿糖胞苷联合米托蒽醌治疗复发及难治性急性白血病 [J]. 北京医科大学学报，1997，29（5）：477-482.

[36] 任新萍，王德炳，傅剑锋，丘镜滢，卢锡京，单福香，江滨，陆道培.
高白细胞急性白血病 44 例分析 [J]. 北京医科大学学报，1997，29
（4）：345-347.

[37] 傅剑锋，陈育红，张金声，王德炳，单福香，卢锡京. 毕加敬. 鬼臼噻
昐治疗成人白血病 48 例疗效评估 [J]. 中国实用内科杂志，1996，（9）：
545-546.

[38] 丘镜滢，谭家怀，王德炳，洪波，何琪，党辉，史惠琳，江滨，吴萍娜，
陆道培，Speicher M. 应用形态学、核型和染色体原位抑制杂交方法联合
检测急性早幼粒细胞白血病 [J]. 临床血液学杂志，1996，9（4）：
146-149.

[39] 江倩，吴萍娜，王德炳. MDS 骨髓切片组织学与涂片细胞学诊断比较
[J]. 北京医科大学学报，1996，28（2）：157.

[40] 蒋宜彬，张萍，于燕，王申五，王德炳. 多药而药基因在初治和复发的
急性白血病中的表达 [J]. 北京医科大学学报，1996，28（6）：416-418.

[41] 党辉，傅剑锋，单福香，史惠琳，洪波，丘镜滢，王德炳，陈珊珊，吴
萍娜. 成人急性淋巴细胞白血病和杂合性急性白血病 MIC 分型及预后分
析 [J]. 北京医科大学学报，1995，27（5）：343-346.

[42] 丘镜滢，洪波，吴萍娜，党辉，单福香，王德炳. 急性非淋巴细胞白血
病 16 号染色体畸变及其异常细胞形态学观察 [J]. 临床血液学杂志，
1995，8（1）：4-7.

[43] 郭乃榄，陆道培，卢锡京，范蕴明，王德炳，付剑锋，任汉云，吴彤，
刘剑，刘素贤，单福香，史琪，郑缓，张捷. 伊米配能/西司他丁对免疫
功能低下患者合并感染的疗效 [J]. 中华血液学杂志，1995，16
（2）：98.

[44] 卢锡京，王德炳，傅剑锋，单福香，江滨. 老年人急性髓系白血病 43 例
分析 [J]. 北京医科大学学报，1995，27（2）：137-138

[45] 邓星明，王德炳，傅剑锋，丘镜滢，单福香，卢锡京，江滨，史琪，刘
亚平，张秀莲，李小妹，陆道培. 维甲酸治疗急性早幼粒细胞白血病出
现的白细胞增多症及其处理 [J]. 中华血液学杂志，1995，16（7）：341-
343，388.

[46] 江滨，王德炳，单福香，傅剑锋，陈珊珊，郭乃榄，乐晓峰，陆道培.
急性早幼粒细胞白血病缓解后治疗及随访——附 40 例报告 [J]. 中华血
液杂志，1995，16（5）：247-249，278-279.

[47] 史琪，陆道培，王德炳，孟勤，邓星明. 血液病患者与丙型肝炎 [J].

中华内科杂志，1994，33（8）：547-548.

[48] 傅剑锋，王德炳，单福香，江滨，张景云，张丽丽，赵军，毕加敬，靳洪珍，张金声，陆道培. 干扰素 α-2 b 治疗慢性髓性白血病 ［J］. 北京医科大学学报，1994，26（3）：168-170.

[49] 张捷，王德炳. 重组人白细胞介素-3（rhIL-3）对急性髓性白血病（AML）细胞作用的体外研究 ［J］. 中国实验血液学杂志，1994，2（1）：43-48.

[50] 傅剑锋，王德炳，单福香，江滨，高健，陆道培，张玉琴. 阿克拉霉素与阿糖胞苷联合方案治疗急性白血病 96 例分析 ［J］. 中华内科杂志，1994，33（1）：65.

[51] 单福香，付剑锋，江滨，陈欢，张景云，王德炳，陆道培. 米托蒽醌联合阿糖胞苷或足叶乙甙治疗成人急性白血病 53 例 ［J］. 中华血液学杂志，1994，15（7）：378.

[52] 江滨，王德炳，付剑锋，单福香，李永敢，陆道培. 国产安吖啶治疗急性白血病 Ⅱ 期临床试用 ［J］. 北京医科大学学报，1993，25（5）：314-317.

[53] 陈珊珊，张海帆，薛文韬，李鲲，傅剑锋，吴平娜，王德炳. 成人急性髓性白血病的反常免疫表型 ［J］. 中国实验血液学杂志，1993，1（1）：45-50.

[54] 史惠琳，陆道培，王德炳，钱正珍，李云，吴萍娜. 骨髓移植后造血及细胞形态学观察 ［J］. 临床血液学杂志，1992，5（3）：108-110，145.

[55] 黄晓军，江滨，单福香，迟小力，段萱，陈涛，王德炳. 维甲酸治疗急性早幼粒细胞性白血病的探讨——附 10 例报告 ［J］. 临床荟萃，1991，（10）：452-454.

[56] 常平，李真，赵永祥，王德炳. 重组 α-干扰素在恶性血液病中的应用 ［J］. 国外医学·输血及血液学分册，1988，（3）：190-192.

[57] 陆道培，王德炳，卢锡京. 药物性睡眠性血红蛋白尿 ［J］. 临床血液学杂志，1988，1（2）：25-27.

[58] 王树桐，楼滨城，陆道培，王德炳，杨淑娴，郭乃榄，刘小阁，邹惠茹，丘镜滢. 三尖杉酯碱及其联合化疗方案治疗急性非淋巴细胞白血病的策略——附 25 例分析 ［J］. 北京医科大学学报，1986，18（3）：226-227，225.

[59] 陆道培，郭乃榄，王德炳，等. Sustained engraftment of allogeneic bone marrow transplants in three cases of leukemia. Chinese Medical Journal，

1985，65（7）：475-480.

［60］陆道培，王德炳等. 异基因骨髓持久性植活治疗白血病。中华内科学杂志，1984，23（11）：657-661.

［61］陆道培，郭乃榄，金能人，王德炳，田丁，丘镜滢，单福香，汤慧，肖泽久，安家宾，刘隽湘，任玉敏. 急性白血病患者长期植活同种异基因骨髓一例报告（摘要）［J］. 医学研究通讯，1982，（8）：6，20.

第三部分　论著

[1] 王德炳. 内科学. 北京：北京大学医学出版社，2012.

[2] 王德炳. 血液免疫学. 北京：北京大学医学出版社，2009.

[3] 王德炳. 中国医学教育管理体制和学制学位改革研究. 北京：北京大学医学出版社，2006.

[4] 王德炳. 我在北医五十年. 北京：北京大学医学出版社，2006.

[5] 王德炳. 北京大学住院医师规范化培训（修订版）. 北京：北京大学医学出版社，2002.

[6] 王德炳. 急症重症诊断与治疗. 北京：中国科学技术出版社，1996.

[7] 王德炳. 医院信息系统. 北京：北京医科大学，中国协和医科大学联合出版社，1996.

第四部分　译著

[1] 孔玛 P. 临床内科学. 王德炳，主译. 北京：北京大学医学出版社，2008.

[2] 萨比斯通. 克氏外科学. 15 版. 王德炳，主译. 北京：人民卫生出版社，2002.

[3] 布朗·沃德. 哈里森内科学. 15 版. 王德炳，主译. 北京：人民卫生出版社，2003.

[4] 蒂尔妮 M. P. 现代医学诊断与治疗. 王德炳，主译. 北京：人民卫生出版社，2001.

第五部分　获奖项目

[1] 1998 年 3 月，《危重急症的诊断与治疗》，卫生部科技成果三等奖。

[2] 2001 年 9 月，《加强住院医师规范化培训，提高临床师资队伍素质》，北京市教育教学成果（高等教育）一等奖。

[3] 2007 年 9 月，北京大学医学部 2007 年度桃李奖。

[4] 2013 年 12 月，中华医学会医学教育分会医学教育终身成就奖。